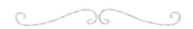

女科经方临证传薪

王庆侠　彭少芳　卫爱武　邝秀英　主编

U0314514

中医古籍出版社
Publishing House of Ancient Chinese Medical Books

图书在版编目（CIP）数据

女科经方临证传薪 / 王庆侠等主编 . —北京：中医古籍出版社，2024.1

ISBN 978-7-5152-2604-0

Ⅰ. ①女… Ⅱ. ①王… Ⅲ. ①中医妇科学—验方—汇编②中医儿科学—验方—汇编 Ⅳ. ① R289.53 ② R289.54

中国版本图书馆 CIP 数据核字（2022）第 228822 号

女科经方临证传薪

王庆侠　彭少芳　卫爱武　邝秀英　主编

责任编辑　王　梅　赵月华

封面设计　艺点锦秀

出版发行　中医古籍出版社

社　　址　北京市东城区东直门内南小街 16 号（100700）

电　　话　010-64089446（总编室）　010-64002949（发行部）

网　　址　www.zhongyiguji.com.cn

印　　刷　北京市泰锐印刷有限责任公司

开　　本　787mm×1092mm　1/16

印　　张　24.25　彩插　0.5

字　　数　547 千字

版　　次　2024 年 1 月第 1 版　2024 年 1 月第 1 次印刷

书　　号　ISBN 978-7-5152-2604-0

定　　价　89.00 元

《女科经方临证传薪》编委会

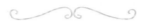

主　编

王庆侠　北京中医药大学

彭少芳　汕头市中心医院

卫爱武　河南中医药大学第一附属医院

邝秀英　广州中医药大学第一附属医院

执行主编

李奕菊　中国医科大学航空总医院

王　琦　山东省博兴县中医院

王佳琪　北京中医药大学东直门医院通州院区

吴聪英　北京中医药大学东直门医院通州院区

副主编

王　莹　首都医科大学附属复兴医院月坛社区卫生服务中心

郭世英　陕西广济堂医药集团医院

石少琦　河南中医药大学第一附属医院

安茂钦　青岛市黄岛区六汪中心卫生院

刘晓辉　内蒙古医科大学

张　宸　北京王府中西医结合医院

杨成英　上海市轩岐中医药文化研究院

范欢欢　江苏省中医院

俞舒丹　北京中医药大学东直门医院通州院区

崔世超　广东省生殖科学研究所（广东省生殖医院）

《女科经方临证传薪》主编简介

王庆侠教授

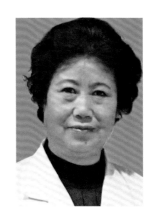

北京中医药大学教授、主任医师，著名内科、妇科专家，从医50余年。现任中国中医药信息学会中医医疗信息互联网咨询分会名誉会长、中国中医药信息学会温病分会执行副会长、世界中医药学会联合会温病专业委员会常务副秘书长。

先后在中国协和医科大学协和医院、北京中医药大学从事中医及中西医结合临床、教学、科研工作，曾讲授过中医基础理论、中医诊断学、中医内科学、中医妇科学等课程。临床经验丰富，在多年临床工作中，擅长用中医、中西医结合方法诊治内科、妇科疾病，尤其对治疗不孕不育有独特疗效，常用中药与手法治疗儿科疾病，用中药内服、外敷治疗皮肤科疾病。其优良的教学效果、卓著的临床疗效，受到广泛好评。

历年来，参加国家级、省部级科研课题多项，出版学术著作4部，发表学术论文70余篇，获科研奖及优秀论文奖多项。

曾应邀在国内及法国、新加坡、马来西亚等多地讲学及临床诊疗，事迹被多部名人录刊载。

彭少芳教授

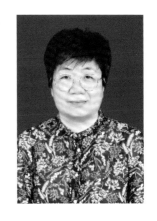

二级教授，主任医师，硕士研究生导师，享受国务院特殊津贴专家，广东省首批名中医师承项目指导老师；汕头市中心医院中医助孕和优生研究所所长，中医科副主任，汕头市中医妇科（中医助孕和优生诊疗中心）重点扶持专科主任；中华中医药学会生殖医学分会常委，中华中医药学会妇科分会委员，广东省中医药学会妇科专委会、生殖医学专委会和盆底医学专委会副主委，广东省泌尿生殖学会不孕不育学分会副主委、汕头市中医药学会常委等，汕头市健康科普专家，获国家发明专利与科技奖各7项；获广东省巾帼科技创新带头人、第七届南粤巾帼十杰、广东省三八红旗手标兵、潮汕星河国瑞科技奖、汕头市优秀拔尖人才等殊荣；在不孕不育领域有多项国内外领先的理论创新，创立固肾方治疗多种类的功能性不孕不育症，首创固肾育胎生态疗法；长期坚持第一线临床治疗，被誉为"送子观音"；2017年获"感谢有你——中国生育力呵护天使"荣誉称号，2020年荣获首批"汕头市

名中医传承工作室建设项目"资助，2021年获"第五届南粤好医生"荣誉称号。擅长于不孕不育、复发性流产、月经病、子宫内膜异位症等妇科疾病的防治。

卫爱武教授

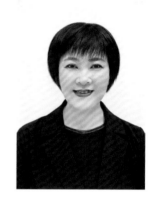

医学博士，出站博士后，教授，主任医师，博士研究生导师。河南中医药大学中西医结合生殖医学研究所所长，河南中医药大学第一附属医院生殖医学科主任，河南省教育厅学术技术带头人，河南省医德标兵。中华中医药学会生殖医学分会副主任委员，世界中医药联合会妇科专业委员会及生殖医学专业委员会常务理事，河南省中西医结合学会生殖分会主任委员，河南省医学会生殖分会副主任委员。主持及参与国家级科研项目3项，主持省级、厅局级科研项目8项，获省部级科研成果奖2项，获厅局级成果奖8项，发表学术论文100余篇，参编著作11部。

邝秀英教授

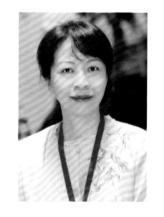

副主任中医师，医学硕士，广州中医药大学第一附属医院治未病科负责人，国家中医药管理局中医药文化科普巡讲专家，获得广东省健康管理学会授予"健康管理十年创新纪念奖"，全国第六批名老中医师承项目继承人，广东省首批名老中医师承项目继承人。

现任中华中医药学会膏方分会常务委员、中华中医药学会治未病分会常务委员、中华中医药学会健康促进工作委员会常务委员、广东省中西医结合学会治未病专业委员会副主任委员、广东省医师协会健康促进工作委员会副主任委员、广东省健康管理学会健康体检管理专业委员会副主任委员、广东省中西医结合学会健康管理工作委员会副主任委员、广东省医师协会健康促进工作委员会第三届委员会副主任委员、广东省老年保健协会养生专业委员会副主任委员、广东省中西医结合学会中西医结合标准化专业委员会常务委员、广东省中医药学会膏方专业委员会常务委员、广东省精准医学应用学会精准健康管理分会常务委员、广东省医学会健康管理学分会委员、中国女医师协会营养学专委会委员、广东省女医师协会女性健康保健专家委员会委员、广东省中医药学会糖尿病专业委员会委员等。

擅长五运六气理论指导下膏方、针灸等调理体质及亚健康状态，治疗糖尿病、甲状腺疾病、更年期综合征、风湿病、睡眠障碍等。

前　言

　　女科，今称妇科，是中医学独具特色的学科之一。妇女有经、带、胎、产方面的生理特点，所以其病变有月经病、带下病、妊娠病、产后病等不同于男性的病种。此外，还有一些妇女所特有的杂病，故妇科疾病可简要地概括为经、带、胎、产、杂五大类别。在这些疾病的诊疗方面，中医学有着鲜明的特色，且疗效卓著。所以说，中医妇科学是中医学体系中独具特色的学科。

　　中医学典籍浩如烟海，而女科独树一帜。自《黄帝内经》以降，中医学临床经典著作首推汉代张仲景的《伤寒杂病论》，其书中对妇人疾病证治的论述颇为翔实。后世医学家在女科理论及临床中亦多有发挥，著述颇丰。至今，中医妇科学已经形成了完整的理论与临床辨证论治体系，有效地指导着临床诊疗工作。

　　为推动中医妇科教学、临床、科研工作的传承与进一步发展，给从事中医妇科工作的同道提供文献资料，以便随时查阅，编者特搜集、整理部分经典著作中有关女科方面的内容，汇编成册，题名为《女科经方临证传薪》，以供同道参考。

　　本书内容分为四篇。第一篇为张仲景女科经典温课。篇中汇集了白云阁藏本《伤寒杂病论》的有关内容，分为女科经典温课、女科学验研究、优生优育学验传承、女科治则治法学术特色、女科活血化瘀法学术概述、女科痛证学验概述等章节。其中，于仲景原文后又附以后世医家注释，便于读者理解、研习。

　　第二篇为张仲景女科经方温课。篇中包括女科经方概述、女科经方应用概述、女科经方论治专病举隅等，分别对仲景女科经方及其临床应用进行了分析、介绍。

第三篇为张仲景女科经方临证新论。篇中对仲景女科经方及后世某些女科名方进行了详细解析，并结合现代临床及研究进行了介绍，以拓展读者应用经方的临床路径。

第四篇为名医名家学验薪传。篇中介绍了古代与当代七位著名医学家在妇科方面的突出贡献，着重介绍了他们在中医妇科方面的理论建树与临床经验，令人读来更觉易学、实用。

本书力求发掘仲景学说中的女科部分，又从传承发扬的角度介绍了几位名家的女科学术思想，以期为读者提供"读临床，做经典"的思路，因而适于高等中医院校本科生、研究生与中医妇科教学、临床及科研工作者阅读、参考。

由于编者水平所限，书中缺点、舛误在所难免，敬希读者诸君批评指正。

王庆侠

二〇二三年八月

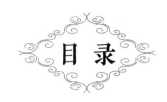

目 录

第二篇 张仲景女科经方温课

第三篇　张仲景女科经方临证新论

第四篇　名医名家学验薪传

第一篇

张仲景女科经典温课

第一章
张仲景女科经典温课

第一节
白云阁藏本《伤寒杂病论·辨妇人各病脉证并治》
精读（一）

师曰：妇人得平脉，阴脉小弱，其人渴，不能食，无寒热，名妊娠，桂枝汤主之。于法六十日当有此证，设有医治逆者，却一月，加吐下者，则绝之。

魏念庭曰：妇人男子同其脏腑而气血分主不同，故妇人三十六病不列于凡病一百九十八证之内。此三十六病大约皆经血通闭，胎孕生产之故，悉男子所无者也，所以另立妇人病为一卷，而首言妊娠。妇人经血应乎月，故三十日一至；男子精气应乎日，故随时可得。男阳物也，阳静专而动直；妇人阴物也，阴静翕而动辟。妇人二十九日经血不至，静翕也；每月一至，动辟也。辟则能受矣。男子澹然无欲，则精气不知在何所以存，精专也；欲动情盛则精气不知自何而来，动直也。易云：天地纲缊，万物化醇，男女媾精，万物化生，此妊娠之所由成也。于何辨？师曰：辨其有无于脉。妇人得平脉，无病之人也。然阳脉盛大，阴脉小弱，是旧经血已尽，新经血方生，乃所生之血归于胎胞以养妊娠，而血分遂觉不足，气分遂觉有余，故阴脉独见小弱也。阴虚必内热生，内热生必渴，此其可征者一也。内热者必消谷而能食，妊娠在身，气血聚于下，下盛上虚，虚热不能消谷思食，此其可征者二也。若为他气血虚实之证，必寒热作，今却无寒热，是上虚下实，实者，妊娠而非疾病，此其可征者三也。是名之曰妊娠，而知为无病之妇人矣。但妊娠虽非病，而上虚下实，阴弱阳盛，不治之亦足以为病。主之以桂枝汤，意在升阳于胃则思食，胃阳足则津足而渴止。所以不治于血分者，妊娠至三五月经血久闭而不泄，则阴之弱者自渐强矣。此渴与不能食在何时见乎？师言法于六旬见者，为正一月而经应至不至，妊娠之胎始含气血，如水于胞中；再一月经又不至，妊娠之胎方合气血而有形质，与母同气息，所以觉血不足，阴弱而渴，上不足胃虚而不能食也。此必两月前后有此证也，设不知此理，以为渴与不食乃虚实疾病之类也，医家逆治之。却于一月之外，经不至之时疑为经闭不行，或将两月之际以渴不能食为实邪在胸胃。误吐误下，将妊娠中之气血初聚者易散矣，必绝其医药，或如疟证中饮食消息止之之法，忌其油腻生冷肥甘，胃气自复而吐下俱可已矣。

李珥臣曰：此节病证，即妊娠恶阻是也。寸为阳脉主气，尺为阴脉主血，阴脉小弱者，血不足也。

尤在泾曰：平脉，脉无病也，即《内经》身有病而无邪脉之意。阴脉小弱者，初时胎气未盛而阴方受蚀，故阴脉比阳脉小弱。至三四月经血久蓄，阴脉始强，《内经》所谓手少阴脉动者，妊子，《千金》所谓三月尺脉数是也。其人渴，妊子者，内多热也，一作呕亦通。今妊妇二三月往往恶阻不能食是已。无寒热者，无邪气也，夫脉无故而身有病，而又非寒热邪气，则无可施治，惟宜桂枝汤和调阴阳而已。徐氏云：桂枝汤外证得之为解肌和营卫，内证得之为化气调阴阳也。六十日当有此证者，谓妊娠两月，正当恶阻之时，设不知而妄治，则病气反增，正气反损，而呕泻有加矣。绝之谓禁绝其医药也。娄全善云：尝治一二妇恶阻病吐，前医愈治愈吐，因思仲景绝之之旨，以炒糯米汤代茶，止药，月余渐安。

《素问》云：何以知怀子之且生也？岐伯曰：身有病而无邪脉也。

《素问》云：阴搏阳别，谓之有子。

《脉经》云：肾名胞门子户，尺中肾脉也，尺中之脉按之不绝，法妊娠也。左右三部脉沉浮正等，按之无绝者，有娠也。妊娠初时，寸微小，呼吸五至。三月而尺数也。脉滑疾重以手按之散者，胎已三月也。脉重手按之不散，但疾不滑者，五月也。妇人妊娠四月，欲知男女法，左疾为男，右疾为女，俱疾为生二子……又法，妇人妊娠，其夫左乳房有核是男，右乳房有核是女也。

桂枝汤方

桂枝三两（去皮）　芍药三两　甘草二两（炙）　生姜三两（切）　大枣十二枚（擘）

上五味，㕮咀，以水七升，微火煮取三升，去滓。适寒温服一升。服已须臾，歠热稀粥一升余，以助药力。温覆令一时许，遍身漐漐似有汗出者益佳，不可令如水流漓，病必不除。

妇人宿有癥病，经断未及三月，而得漏下不止，胎动在脐上者，为癥痼害。妊娠六月动者，前三月经水利时，胎也。下血者，后断三月，衃也。所以血不止者，其癥不去故也，当下其癥，桂枝茯苓丸主之。

徐忠可曰：妇人行经时，遇冷则余血留而为癥。癥者，谓有形可征。然癥病女人恒有之，或不在子宫则仍行经而受孕，经断即是孕矣。未及三月，将三月也。既孕而见血，谓之漏下。今未及三月而漏下不止，则养胎之血伤，故胎动。假使动在脐下，则直欲落矣。今在脐上，是每月凑集之新血，因癥气相妨而为漏下，实非胎病，故曰癥痼害。宿疾难愈，曰痼。无端而累之，曰害。至六月胎动，此宜动之时矣，但较前三月，经水利时，胎动下血，则已断血，三月不行，乃复血不止，是前之漏下，新血去而癥反坚牢不去，故须下之为安。

程云来曰：此有癥病而怀胎者，虽有漏血不止，皆癥痼之为害，非胎动胎漏之证，下其癥痼，妊娠自安。此《内经》所谓有故无殒，亦无殒也。

魏念庭曰：胎与衃之辨，当于血未断之前三月求之。前三月之经水顺利，则经断必是胎。前三月有曾经下血者，则经断必成衃。汤本求真曰：癥者，《玉篇》云癥为腹结病也。尾台氏曰：癥盖腹中有凝结之毒，按之应手可征而知也，故癥者明为腹内之小肿状物也，而与月经闭止子宫出血有因果关系，有见此者即可推知其为癥之血塞。师云所以血不止者，其癥不去故也，因之知此出血为癥，亦即血塞，血流阻碍，血压升腾于侧枝血行之结果。师云当下其癥，桂枝茯苓丸主之，是此方之治血塞，及何为而出血之作用，从可知矣。

《楼氏纲目》曰：凡胎动，多当脐，今动在脐上，故知是癥也。

黄竹斋曰：妊娠六月，婴儿形体生成略具，故胎动在六月也。

《医宗金鉴》曰：胎动胎漏皆下血，而胎动有腹痛，胎漏无腹痛。故胎动宜行气，胎漏宜清热。

陆九芝曰：衃，芳杯切。《说文》：衃，凝血也。《素问·五脏生成》：赤如衃血者死。注衃谓败恶凝聚之血，色赤黑也。

《万病回春》曰：经脉不行已经三月者，尺脉不止，则是胎也。验胎散，川芎为末，每服一钱，空心艾叶煎汤调下。觉腹内微动，则有胎也。若服后一日不动，非胎，必是经闭。

桂枝茯苓丸方

桂枝　茯苓　牡丹皮　桃仁　芍药各等分

上五味，末之，炼蜜和丸，如兔屎大，每日食前服一丸，不知，加至三丸。

《辑义·炮炙论》序曰：大豆许，取重十两鲤目比之，如兔屎。十二两鲤目，梧桐子，十两鲤目，如兔屎，小于梧桐子。

徐忠可曰：药用桂枝茯苓丸者，桂枝、芍药一阳一阴，茯苓、丹皮一气一血，调其寒温，扶其正气；桃仁以之破恶血，消癥癖，而不嫌伤胎血者，所谓有病则病当之也。且癥之初必因寒，桂能化气而消其本寒。癥之成必挟湿热为窠囊，苓渗湿气，丹清血热，芍药敛肝血而扶脾，使能统血，则养正即所以去邪耳……每服甚少而频，更巧，要知癥不碍胎其结原微，故以渐磨之。又曰：此方去癥之力不独桃仁；癥者，阴气也，遇阳则消，故以桂枝扶阳而桃仁愈有力矣。其余皆养血之药也。

《皇汉医学》曰：桂枝茯苓丸因脐下部之瘀血块，左直腹筋之挛急为目标，而为用之方也，则因瘀血之血管血液诸病，悉能治之。

赵以德曰：桂枝、桃仁、丹皮、芍药能去恶血，茯苓亦利腰脐间血，即是破血。

程云来曰：牡丹、桃仁以攻癥瘕，桂枝以和卫，芍药以和荣，茯苓以和中，五物相需为治妊娠有癥瘕之小剂。

《妇人良方》曰：夺命丸专治妇人小产，下血至多，子死腹中，其人憎寒，手指、唇口、爪甲青白，面色黄黑；或胎上抢心，则闷绝欲死，冷汗自出，喘满不食；或食毒物，或误服草药伤动胎气，下血不止。胎尚未损，服之可安；已死，服之可下。此方的系异人传授，至妙。

《济阴纲目》曰：催生汤，候产母腹痛腰痛，见胞浆下，方服（即本方水煎热服）。

《金匮玉函要略辑义》曰：桂枝取之于通血脉消瘀血，犹桃核承气中所用。《张氏医通》改作桂心，非也。《千金·妊娠恶阻》茯苓丸注《肘后》云：妊娠忌桂，故熬。庞安时云：桂炒过则不损胎也。此等之语，不必执拘。《陈氏伤寒五法》云：桂枝不伤胎。盖桂枝轻而薄，但能解发邪气而不伤血，故不堕胎。

《方技杂志》曰：尝治七岁女儿之行经，服药十余日而愈……又治二岁之女子经行者，初疑为小便下血，因检视阴户，经水也，诚稀有之事。二人均无其他异证，但因见血妄行，故用桂枝茯苓丸煎汤，皆不日而愈。

妇人怀娠六七月，脉弦发热，其胎愈胀，腹痛恶寒，少腹如扇，所以然者，子脏开故也，当以附子汤温之。

徐忠可曰：怀孕至六月七月，此胃与肺养胎之时也。脉弦者，卫气结则脉弦。发热者，内中寒亦作热也。寒固主张，弦脉使人胃胀。六七月胃肺养胎而气为寒所滞，故始胀尚可，至此则胎愈胀也。寒在内则腹痛恶寒，然恶寒有属表者，此连腹痛则知寒伤内矣。少腹如扇，阵阵作冷若或扇之也，此状其恶之特异者；且独在少腹，盖因子脏受寒不能阖，故少腹独甚。子脏者，子宫也。开者，不敛也。附子能入肾温下焦，故曰宜以附子汤温其脏。

程云来曰：胎胀腹痛亦令人发热、恶寒。少腹如扇，阴寒胜也。妊娠阴阳调和则胎气安，今阳虚阴盛不能约束胞胎，故子脏为之开也。附子汤用以温经。

赵以德曰：妊至六七月筋骨坚强之时，若其脉弦，弦为虚，为寒，内格其阳于外而发热；阴寒内逆而作胀、腹痛恶寒者，其内无阳，故子脏开，少腹如扇也，用附子汤复返其阳，以温其脏。

尤在泾曰：脉弦发热，有似表邪，而乃身不痛而腹反痛，背不恶寒而腹反恶寒，甚至少腹阵阵作冷，若或扇之者然。所以然者，子脏开不能合，而风冷之气乘之也。夫脏开风入，其阴内胜则其脉弦为阴气，而发热且为格阳矣。胎胀者，内热则消，寒则胀也。

徐忠可曰：子脏者，子宫也，开者不敛也，宜以附子汤温其脏。原方失注，想不过《伤寒论》中附子合参苓术芍之附子汤耳。

《诸病源候论》曰：子脏开，由子脏宿虚，因产冷气乘之，血气得冷不能相荣，故令开也。

《张氏医通》曰：妊娠脉弦为虚寒，虚阳散外故发热，阴寒内逆故胎胀。腹痛恶寒者，其内无阳，子脏不能司闭藏之令，故阴中觉寒气习习如扇也，用附子汤以温其脏则胎自安。世人皆以附子为堕胎百药长，仲景独用以为安胎圣药，非神而明之，莫敢轻试也。

附子汤方

附子二枚（炮，去皮，破八片） 茯苓三两 人参二两 白术四两 芍药三两

上五味，以水八升，煮取三升，去滓。温服一升，日三服。

师曰：妇人有漏下者，有半产后因续下血都不绝者，有妊娠下血者，假令妊娠腹中痛，为胞阻，胶艾汤主之。

《脉经》"半产"作"中生"，"胞阻"作"胞漏"。

徐忠可曰：概言妇人下血宜以胶艾汤温补其血，而妊娠亦其一。但致病有不同，无端漏下者，此平日血虚而加客邪；半产后续下血不绝，此因失血血虚而正气难复；若妊娠下血如前之因癥者，固有之，而兼腹中痛，则是因胞阻。阻者，阻其欲行之血而气不相顺，非癥痼害也，故同以胶艾汤主之。盖芎、归、地、芍，此四物汤也，养阴补血莫出其上。血妄行必挟风而为痰浊，阿胶能去风澄浊，艾性温而善行，能导血归经，甘草以和之使四物不偏于阴，三味之力也。而运用之巧，实在胶艾。

魏念庭曰：妇人有漏下者，而漏下不同。有半产后因胎不足十月而堕，堕而续下血不绝者；有妊娠而胎尚在腹，即下血者，非时而下，俱可名之漏下也。半产之漏下，另商治法于产后篇中详之，假令妊娠而下血腹中痛，此胞气阻滞之故也。胞气何以阻？以气虚寒也。气虚寒则血必不足而凝，凝则气愈阻而作痛，气阻血凝则又内生虚热。血之凝者尚凝，而余血遂漏不止；甚则伤胎而动，动而竟坠，此胞中气血因虚而寒，因寒而阻，因阻而凝，因阻凝而热，因热而下血，因下血而伤胎堕孕，递及之道也。师主之以胶艾汤，用芎藭行血中之凝，阿胶、甘草、当归、地黄、芍药五味全补胞血之虚，艾叶温子脏之血。寒证见加干姜；热证见者干姜烧灰存性，温经散寒，开凝通阻，而血反止矣。干姜之加，乃注中所增，实不易之药，余治妇人经血，屡试屡效者也。

唐容川曰：此节须分宾主，妇人有无胎即经水漏下不匀者，有半产后因下血不绝

者，此两证是宾；有妊娠下血者，此一句是主。"假令"二字，承上文而言。假令妊娠而下血腹中痛者，此为胞阻也。胞阻是阻胞中之血，恶阻是阻胃中之水，此又当辨。

《诸病源候论》曰：漏胞者，谓妊娠数月而经水时下，此由冲脉任脉虚，不能约制太阳少阴之经血故也。冲任之脉为经脉之海，皆起于胞内；手太阳小肠脉也，手少阴心脉也，是二经为表里，上为乳汁，下为月水，有娠之人经水所以断者，壅之以养胎，而蓄之为乳汁。冲任气虚，则胞内泄漏不能制其经血，故月水时下，亦名胞阻。漏血尽则人毙也。

程云来曰：妊娠经来，《脉经》以阳不足谓之激经也。

胶艾汤方

地黄六两　　芎䓖二两　　阿胶二两　　艾叶三两　　当归三两　　芍药四两　　甘草二两

上七味，以水五升，清酒三升，煮六味，取三升，去滓，内胶烊消。温服一升，日三服。

程云来曰：胶艾主乎安胎，四物主乎养血，和以甘草，行以酒势，血能循经养胎，则无漏下之患。

赵以德曰：调经止崩，安胎养血，妙理无出此方。

陈修园曰：此为胞阻者出其方治也。然此方为经水不调，胎产前后之总方。

《千金方》曰：胶艾汤治妊娠二三月上至七八月，其人顿仆失据，胎动不安。伤损腰腹痛欲死，若有所见及胎奔上抢心短气方（即本方干地黄四两，艾叶三两，余各二两）。

《和剂局方》曰：胶艾汤治劳伤血气，冲任虚损，月水过多，淋沥漏下，连日不断，脐腹疼痛，及妊娠将摄失宜，胎动不安，腹满下堕，或劳伤胞络，胞阻漏血，腰痛闷乱，或因损动胎，上抢心，奔冲短气，及因产乳冲任气虚，不能约制，经血淋沥不断，延引日月，渐成羸瘦。

吉益东洞曰：芎归胶艾汤治吐血下血诸血证者，不别男子妇人矣。

《妇人良方》曰：陈氏六物汤治血痢不止，腹痛难忍，即本方去甘草。

《产科心法》曰：胎动各有所因，或怒动肝火，或起居不慎，或跌扑闪动及房事动扰，则胎不安，孕妇腰痛，发热，不食不眠。方用安胎饮主之，于本方加砂仁、云苓、白术，水煎服。

《女科辑要》曰：《素问》：阴虚阳搏，谓之崩。许叔微云：经云：天暑地热，经水沸溢。又云：阴虚者尺脉虚浮，阳搏者寸脉弦急，是为阴血不足，阳邪有余，故为失血内崩，宜奇效四物汤，即本方去甘草加黄芩。

齐仲甫曰：堕胎后血出不止，一则因热而行，一则气虚不能敛，泻血，多者必烦闷而死；或因风冷堕胎，血结不出，抢上攻心，烦闷而死。当温经逐寒，其血自行，若血淋漓不止，是冲任气虚不能约制故也，宜胶艾汤加伏龙肝散。

《达生编》曰：胶艾汤治妇人怀孕后而经水又来，或半产后下血不绝，或怀孕下血腹痛，或损伤冲任，月水过多淋沥不断。

尾台氏曰：妊娠颠踬，胎动冲心，腹痛引腰背，或觉胎痿缩状，或下血不止者，可用芎归胶艾汤。胎不殒者即安，若胎殒者即产。治肠痔下血，绵绵不止，身体痿黄，起则眩晕，四肢无力，小腹刺痛者。若胸中烦悸，心气郁塞，大便燥结者，兼用黄连解毒汤、泻心汤。血痢不止而无腹满实热证，惟腹中攀痛，唇舌干涸者，此方间亦有效。妇人有每妊娠堕胎者，有每产不育者，若证人始终服此方，五月以后严慎枕席，可以免不育之患。

《药征》李时珍引《饮膳标食》题云：酒之清者曰酿。《说文》，酿，酝也，然则清酒宜用平常所饮无灰酒清也。

尤在泾曰：妇人经水淋沥，及胎产前后下血不止者，皆冲任脉虚而阴气不能守也，是惟胶艾汤为能补而固之，中有芎、归能于血中行气，艾叶利阴气，止痛安胎，故亦治妊娠胞阻。胞阻者，胞脉阻滞，血少而气不行也。

妇人怀妊，腹中㽲痛，当归芍药散主之。

尤在泾曰：《说文》㽲音绞，腹中急也，乃血不足，而水反侵之也。血不足而水侵，则胎失其所养，而反得其所害矣，腹中能无㽲痛乎？芎、归、芍药益血之虚，苓、术、泽泻除水之气。赵氏曰：此因脾土为木邪所客，谷气不举，湿气不流，抟于阴血而痛，故用芍药多他药数倍，以泻肝木。亦通。

当归芍药散方

当归三两　芍药一斤　茯苓四两　白术四两　泽泻半斤　芎䓖三两

上六味，杵为散。取方寸匕，温酒和，日三服。

魏念庭曰：妊娠腹中㽲痛，血气虚阻，主以当归芍药散。归芎以生血，芎䓖以行血，茯苓、泽泻渗湿利便，白术固中补气，方与胶艾汤同义。以酒和代干姜，无非温经补气，使行阻滞之血也。血流通而痛不作，胎斯安矣。

程云来曰：和以酒服者，藉其势以行药力，日三服则药力相续，而腹痛自止。

陈灵石曰：怀妊腹痛多属血虚，而血生于中气，中者，土也，土过燥不生物，故以归、芎、芍药滋之；土过湿亦不生物，故以苓、术、泽泻渗之。燥湿得宜，则中气治而血自生，其痛自止。

《和剂局方》曰：当归芍药散，治妊娠腹中绞痛，心下急满，及产后血晕，内虚气乏，崩中久痢。常服通畅血脉，不生痈疡，消痰养胃，明目益津。

黄竹斋曰：此散为双补气血之剂，后人去泽泻加入熟地、人参、甘草，名八珍汤，反腻滞而失灵矣。

妊娠呕吐不止，干姜人参半夏丸主之。

赵以德曰：此即后世所谓恶阻病也。先因脾胃虚弱，津液留滞，蓄为痰饮。至妊二月之后，胚化成胎，浊气上冲，中焦不胜其逆，痰饮遂涌，呕吐而已，中寒乃起。故用干姜止寒，人参补虚，半夏、生姜治痰散逆也。

魏念庭曰：妊娠呕吐不止者，下实上必虚，上虚胸胃必痰饮凝滞而作呕吐，且下实气必逆而上冲，亦能动痰饮而为呕吐。方用干姜温益脾胃，半夏开降逆气，人参补中益气，为丸缓以收益补之功，用治虚寒妊娠家至善之法也。

陈修园曰：此为妊娠之呕吐不止，而出其方也。

干姜人参半夏丸方

干姜一两　人参一两　半夏二两

上三味，末之，以生姜汁糊为丸，如梧子大，每服饮下五丸，日三服。

程云来曰：寒在胃脘则令呕吐不止，故用干姜散寒，半夏、生姜止呕，人参和胃。

陈修园曰：半夏得人参，不惟不碍胎，且能固胎。

黄坤载曰：此方以生姜汁炼蜜为丸，治反胃呕吐，甚则加茯苓更妙。

娄全善曰：余治妊阻病累用半夏未尝动胎，亦有故无殒之义，临病之工何必拘泥？

尤在泾曰：此益虚温胃之法，为妊娠中虚而有寒饮者设也。夫阳明之脉顺而下行者也，有寒则逆，有热亦逆，逆则饮必从之，而妊娠之体，精凝血聚，每多蕴而成热者矣。

《太平圣惠方》曰：半夏丸治妊娠恶阻病，醋心，胸中冷，腹痛，不能饮食，辄吐青黄汁方，即本方三味等分，捣罗为末，以地黄汁浸蒸饼和丸如梧桐子大，每服不计时候，以粥饮下十丸。

黄竹斋曰：《外台方》青竹茹、橘皮、半夏各五两，生姜、茯苓各四两，麦冬、人参各三两，为治胃热气逆呕吐之法，可补仲景之未备也。

妊娠小便难，饮食如故，当归贝母苦参丸主之。

赵以德曰：小便难者，膀胱热郁气结成燥，病在下焦不在中焦，所以饮食如故。用当归和血润燥；《本草》贝母治热淋，以仲景陷胸汤观之，乃治肺金燥郁之剂，肺是肾水之母，水之燥郁由母气不化也，贝母非治热，郁解则热散，非淡渗利水也，结通则水行；苦参长于治热利窍逐水，佐贝母入行膀胱以除热结也。

尤在泾曰：小便难而饮食如故，则病不由中焦出，而又无腹满身重等证，则更非水气不行，知其血虚热郁而津液涩少也。《本草》当归补女子诸不足，苦参入阴利窍除伏热，贝母能疗郁结兼清水液之源也。

当归贝母苦参丸方

当归四两　贝母四两　苦参四两

上三味，末之，炼蜜为丸，如小豆大，饮服三丸，日三服。

原注：男子加滑石半两。

《验方新编》曰：孕妇小便不通，此胎压尿胞不得小便，心烦不卧，名曰转胞方。

《金匮玉函要略辑义》曰：贝母《本经》《甄权》并云：治产难。而《外台·子痫门》《小品》葛根汤方后云：贝母令人易产，若未临月者升麻代之。此说虽不可信，然足见其亦有利窍之功。本方所用盖取之于利窍耳。

《时氏产经》曰：苦参丸主疗与原文同，即本方用滑石，以米饮下二十丸。

《济阴纲目》曰：归参丸治酒齇鼻，乃血热入肺。当归二两，苦参四两，上为末，酒糊丸桐子大，每服七八十丸，食后热茶下。

妊娠有水气，小便不利，洒淅恶寒，起即头眩，葵子茯苓散主之。

沈明宗曰：此胎压卫气不利致水也。

尤在泾曰：妊娠小便不利与上条同，而身重、恶寒、头眩，则全是水气为病，视虚热液少者，霄壤悬殊矣。葵子、茯苓滑窍行水，水气既行，不淫肌体，身不重矣；不侵卫阳，不恶寒矣；不犯清道，不头眩矣。经曰：有者求之，无者求之，盛虚之变，不可不审也。

陈无择曰：凡妇人宿有风寒冷湿，妊娠喜脚肿，俗为皱脚。亦有通身肿满，心腹急胀，名曰胎水。

巢元方曰：此由脾胃虚弱，有停水而挟以妊娠也。水渍于胞，则令胎坏，惟将产之月而脚微肿，则其产易。盖胞藏水血多也，初妊娠者则反坏胎。

《妇人良方》曰：《产宝》论曰：夫妊娠肿满，由脏气本弱，因产重虚，土不克水，血散入四肢，遂至腹胀，手足、面目皆浮肿，小便秘涩。

《张氏医通》曰：膀胱者，内为胞室，主藏津液，气化出，溺外利，经脉上行至头为诸阳之表。今膀胱气不化水，溺不得出，外不利经脉，所以身重洒淅恶寒，起即头眩。但利小便，则水去而经气行，表病自愈。用葵子直入膀胱以利癃闭，佐茯苓以渗水道也。

葵子茯苓散方

葵子一斤　茯苓三两

上二味，杵为散。饮服方寸匕，日三服。小便利则愈。

程云来曰：葵子之滑可以利窍，茯苓之淡用以渗泄，二物为利水之轻剂。

陈灵石曰：葵子俗人畏其滑胎，不必用之。《中藏经》五皮饮加紫苏，水煎服，甚效。

《千金》曰：治妊娠小便不利方，即本方二味各一两。

《千金翼方》曰：治妊娠得热病，五六日小便不利，热入五脏方（即本方二味各一两）。

《妇人良方》曰：葵子散治妊娠小便不利，身重恶寒，起则头眩晕及水肿者。

王子亨云：妊娠小便不通，特避寒药，又名茯苓汤。葵子五两，茯苓三两，上二味为末，每服二钱，米饮调下，小便利则愈。

《时氏产经》：如不通，恐足转胞，加发灰少许调服极妙，葵子用黄葵子。

《太平圣惠方》曰：葵子散治妊娠身体浮肿，小便不利，洒淅恶寒，即本方加汉防己，凡三味各二两。

《产科心法》曰：妊娠妇人常有面目腿足肿胀，故有子气、子满、胎水各肿之名，其实皆由脾土不足以传化水谷之湿，而胞胎壅遏，膀胱不化，水泛横流，致肺气不降而喘息，小便淋沥不利。葵茯汤，冬葵子炒半斤，茯苓三两，共为末，每米饮汤，服三钱。

妇人妊娠，身无他病，宜常服当归散，则临产不难，产后亦免生他病。

《脉经》曰：此下有"即易产无疾苦"六字。

徐忠可曰：宜常服者，虽无病亦宜服之也。盖生物者土也，而土之所以生物者，湿也，血为湿化，胎尤赖之。故以当归养血；芍药敛阴；肝主血而以芎劳通肝气；脾统血而以白术健脾土。安胎之法，唯以凉血利气为主，黄芩能清肺而利气之源，白术佐之则湿无热而不滞，故白术佐黄芩有安胎之能。胎产之难，皆由热郁而燥，机关不利，养血健脾君以黄芩，自无燥热之患。故曰：常服则临产不难，产后亦免生他病也。

赵以德曰：《内经》云：阴搏阳别谓之有子。尺脉搏击者，由子宫之气血相搏而形于脉也。精留血裹，阴阳纽合也。动搏则变化，而变化生于动，若静而不动则不生不化。是以妊娠之血不可以静，静则凝，凝则泣，泣则亏少而虚，皆不得与化胎之火相合。要其胎孕生化必脉动搏。故调之者，先和阴阳，利其气血，常服养胎之药。非惟安胎易产，且免产后诸病。芎、归、芍药之安胎补血，白术之用有三：一者益胃，致安气以养胎；二者胎系于肾，肾恶燥，能燥湿而生津；三者皆致中焦所化之新血，去腰脐间之陈瘀。至若胎外之血，因寒湿滞者皆解之。黄芩减壮火而反于少火则可以生气，与脾土湿热来伤，及开血之瘀闭，故为常服之剂。然当以脉之迟数虚弱加减之，有病可服，否则不必也。

当归散方

当归一斤　黄芩一斤　芍药一斤　芎䓖一斤　白术半斤

上五味，杵为散。酒服方寸匕，日再服。

黄竹斋曰：妊娠常服，即易产，胎无苦疾。产后百病，悉主之。汪氏《医学原理》有人参。

《方氏丹溪心法附余》曰：此方养血清热之剂也。瘦人血少有热，胎动不安，素曾半产者，皆宜服之，以清其源而无患也。

尤在泾曰：妊娠之后，最虑湿热伤动胎气，故于芎、归、芍药养血之中，用白术除湿，黄芩除热。丹溪称黄芩、白术为安胎之圣药，夫芩、术非能安胎者，去其湿热而胎自安耳。

魏念庭曰：方中不过补虚清热而已，用酒以温和之，使气血足而常流行于周身，而后趋注胞中养胎中之气血，不致于凝阻作痛，积热漏下，俾母不得其养而并累及其子也。故方注云常服则易产。胎无苦疾，即临蓐之际母子之安全，可以预必矣。产后百病且主之，况妊娠时也。

《明医杂著》：调理妊娠在于清热养血，条实黄芩为安胎圣药，清热故也，暑月宜加之。养胎全在脾胃，譬犹悬钟于梁，梁软则钟下坠，折则堕矣，故白术补脾为安胎君药。

《外台》曰：《古今录验》白术汤疗妊娠卒得心痛欲死，《千金》治妊娠腹中满痛叉心，不得饮食，即本方去芎归。上三味切，以水六升煮取二升半，分三服，半日全尽，微下水令易生。

《易简方》曰：治经三四月不行，或一月再至，即本方加山茱萸。

《苏沈良方》曰：四神散治血气心腹痛，当归芍药川芎各一两，干姜半两炮，上每服二钱，暖酒调下。予每作以疗妇人气痛，常以一服瘥。又白术散治妇人妊娠伤寒，白术黄芩等分，新瓦上同炒香。上为散，每服三钱，水一中盏，生姜三片，大枣一个擘破，同煎至七分，温服。但觉头发热便可服，三两服即瘥。惟四肢厥冷阴证者，未可服。

《万病回春》曰：安胎丸，妊娠常宜服之……（即本方五味）为末，酒糊丸如梧桐子大，每服五十丸，茶汤任下，空心服，日进三服。此方养血清热之药也，瘦人血少有热，胎动不安，素惯半产者，皆宜服之，以清其源而后无患也。

妊娠身有寒湿，或腹痛，或心烦心痛，不能饮食，其胎跃跃动者，宜养之，白术散主之。

尤在泾曰：妊娠伤胎，有因湿热者，亦有因湿寒者，随人脏气之阴阳而各异也。当归散正治湿热之剂；白术散白术、牡蛎燥湿，川芎温血，蜀椒去寒，则正治湿寒之剂也。仲景并列于此，其所以诏示后人者深矣。

程云来曰：痰饮在心膈，故令人心烦、吐痛，不能食饮。白术主安胎为君，芎䓖主养胎为臣，蜀椒主温胎为佐，牡蛎主固胎为使。按瘦而多火者，宜用当归散；肥而有寒者，宜用白术散。不可混施也。

白术散方

白术　芎䓖　蜀椒（去目、汗）　牡蛎各等分

上四味，杵为散。酒服一钱匕，日三服，夜一服。但苦腹痛，加芍药；心下毒痛，倍加芎䓖；心烦吐痛，不能食饮，加细辛一两，半夏大者二十枚。服之后，更以醋浆水服之。若呕，以醋浆水服之；复不解者，小麦汁服之；已后渴者，大麦粥服之，病虽愈，服之勿置。

魏念庭曰：白术散为妊娠胃气虚寒，水湿痰饮逆于上而阴寒凝滞血气阻闭于下通治之方也。

《和剂局方》曰：白术散调补冲任，扶养胎气。治妊娠宿有风冷，胎痿不长；或失于将理，动伤胎气，多致损堕。怀孕常服，壮气益血，保护胎脏。

张路玉曰：本方四味本草皆谓能去恶血，而养胎用之，何也？盖血聚而后成胎，少遇邪则所聚之血将宿而不运，反类恶血，必开陈然后胎可安也。养胎不惟在血，而胎系于肾，养之又在于胃，所以补肾调胃以固精和中。用白术调胃；蜀椒开痹，痹开则阳精至；牡蛎治崩，崩止则阴精固；川芎下入血海运动胎血，破旧生新；或阴血不利在内抑屈而痛者，以芍药之泻通其阴；设直冲心而痛者，以芎䓖之散通其阳；或挟瘀恶之气上逆于胃，而心烦吐痛不能食饮者，用细辛温中祛痰下气，半夏治心下急痛，和胃进食止吐逆。若呕而不止者，由肝木妄动，用小麦饮养其本气以安之。大麦主消渴益气调中，故中气不足而渴者用之。

程云来曰：若呕者复用浆水服药以止呕，呕不止再易小麦汁以和胃。呕止而胃无津液作渴者，食大麦粥以生津液。病愈服之勿置者，以大麦粥能调中补脾，故可常服，非指上药可常服也。

《产科心法》曰：妇人月经不行已六七个月，从前月事准，今又无病，腹不见大，脉见微滑但不甚旺，此胎不长也，是以常有十二三个月而生者。此产母血气不旺，法当助其血气补其脾胃，即胎长腹大而生。《指掌方》用白术丸，即本方加当归、阿胶、地黄，共为末，蜜丸。

妇人怀身七月，腹满不得小便，从腰以下如有水状，此太阴当养不养，心气实也，宜泻劳宫、关元，小便利则愈。

"关元"《玉函》作"小肠之募，无微利"之"微"字。

尤在泾曰：腹满不得小便，从腰以下重，如有水气，而实非水也。所以然者，心气实故也。心，君火也，为肺所畏，而妊娠七月，肺当养胎，心气实则肺不敢降，而胎失其养，所谓太阴当养不养也。夫肺主气化者也，肺不养胎，则胞中之气化阻，而水乃不行矣，腹满便难身重职是故也。是不可治其肺，当利劳宫以泻心气，刺关元以行水气，使小便微利，则心气降，心降而肺自行矣。劳宫，心之穴；关元，肾之穴。

程云来曰：七月手太阴肺经养胎，金为火乘则肺金受伤而胎失所养，又不能通调水道，故有腹满不得小便，从腰以下如有水气状也。劳宫穴在手心，厥阴心主穴也，泻之则火不乘金矣。关元穴在脐下，为小肠之募，泻之则小便通利矣。此穴不可妄用，刺之能落胎。

《脉经》曰：妇人怀胎，一月之时足厥阴脉养，二月足少阳脉养，三月手心主脉养，四月手少阳脉养，五月足太阴脉养，六月足阳明脉养，七月手太阴脉养，八月手阳明脉养，九月足少阴脉养，十月足太阳脉养。诸阴阳各养三十日，活儿。手太阳、少阴不养者，下主月水，上为乳汁，活儿养母。怀娠者，不可灸刺其经，必坠胎。

《千金方》曰：妇人门有徐子才逐月养胎方。

《甲乙》曰：劳宫者火也，一名五里，在掌中央动脉中，手心主脉之所留也，为荥，刺入三分，留六呼，灸三壮。又云，女子绝子，衃血在内不下，关元主之。

徐忠可曰：仲景妊娠篇几十方，而丸散居七，汤居三。盖汤者荡也，妊娠当以安胎为主，则攻补皆不宜骤，故缓以图之耳。若药品无大寒热，亦不取泥膈之药，盖安胎以养阴调气为急也。

（杨建宇，李彦知，范竹雯，郑绍明，王锦平）

第二节
白云阁藏本《伤寒杂病论·辨妇人各病脉证并治》精读（二）

问曰：新产妇人有三病，一者病痉，二者郁冒，三者大便难，何谓也？师曰：新产血虚，多汗出，喜中风，故令病痉；亡血，复汗，寒多，故令郁冒；亡津液，胃燥，故大便难。

"痉"正脉本作"痓"，今依沈、尤、《金鉴》、陈本改。

程云来曰：产后颈项拘急，口噤，背反张者，为痉。以新产荣虚，卫气慓悍，但开其腠理，则汗易出而风寒易入，故令病痉。产后血晕者为郁冒，又名血厥。经曰：诸乘寒者则为厥，郁冒不仁，以亡血复汗则阳又虚，阳虚则寒，故令郁冒。大便难者，亡血则虚其阴，汗出则虚其阳，阴阳俱虚则津液内竭，肠胃干燥，故大便难。此新产妇人有三病也。

尤在泾曰：痉，筋病也，血虚汗出，筋脉失养，风入而益其劲也。郁冒，神病也，亡阴血虚，阳气遂厥，而寒复郁之，则头眩而目瞀也。大便难者，液病也，胃藏津液，而渗灌诸阳，亡津液胃燥，则大肠失其润而便难也。三者不同，其为亡血伤津则一，故皆为产后所有之病。

徐忠可曰：喜中风，喜者易也。

陈修园曰：此为产后提出三病以为纲，非谓产后止此三病也。

《女科辑要》曰：仲景论腰背反张为痉。无汗者为刚痉，主以葛根汤；有汗者名柔痉，主以桂枝加葛根汤。桂枝汤乃治中风主方，故有汗之痉属风；葛根汤中用麻黄，麻黄乃散寒主药，故无汗之痉属寒。仲景治少阴伤寒未见吐利之里证者，用麻黄附子细辛汤、麻黄附子甘草汤微发汗，盖寒邪乘少阴之虚而欲入，急以附子保坎中之阳，而以麻黄散外感之寒，真神方也。小续命汤虽非仲景之制，方中用此二味，正见攻守相须之妙……特不可用于有汗之柔痉耳。有汗柔痉更有二种：一则因虚而受外来之风，一则血虚筋急并无外感之风。有风者虽汗出必然恶风，主以华元化愈风散；只血虚而无风者，必不恶风，纯宜补血。

汤本求真曰：据《明理论》云：郁为郁结而气不舒者也，冒为昏冒而神不明者也，准是以观，即现今之脑贫血也。

产妇郁冒，其脉微弱，呕不能食，大便反坚，但头汗出。所以然者，血虚而厥，厥则必冒。冒家欲解，必大汗出，以血虚下厥，孤阳上出，故头汗出。所以产妇喜汗出者，亡阴血虚，阳气独盛，故当汗出，阴阳乃复。大便坚，呕不能食者，小柴胡汤主之。

尤在泾曰：郁冒虽有客邪，而其本则为里虚，故其脉微弱也。呕不能食，大便反坚，但头汗出，津气上行而不下逮之象，所以然者，亡阴血虚，孤阳上厥，而津气从之也。厥者必冒，冒家欲解，必大汗出者，阴阳乍离，故厥而冒，及阴阳复通，汗乃大出而解也。产妇新虚，不宜多汗，而此反喜汗出者，血去阴虚，阳受邪气而独盛，汗出则邪去，阳弱而后与阴相和，所谓损阳而就阴是也。小柴胡主之者，以邪气不可不散，而正虚不可不顾，惟此法为解散客邪而和利阴阳耳。

徐忠可曰：此为郁冒与大便难之相兼者详其病因与治法也。大便坚，非热多，乃虚燥也。呕非寒，乃胆气逆也。不能食，非实邪，乃胃有虚热也，故以柴胡、参、甘、芩、半、姜、枣和之。

《脉经》曰：问曰：妇人病经水不通，而发其汗，则郁冒不知人，何也？师曰：经水下，故为里虚，而发其汗，为表复虚，此为表里俱虚，故令郁冒也。

《医说》曰：人平居无苦疾，忽如死人，身不动摇，目闭口噤，但如眩冒，移时方寤。此由已汗过多，血少气并于血，阳独上而不下，气壅塞而不行，故身如死。气过血还，阴阳复通，故移时方寤。名曰郁冒，亦名血厥，妇人多有之。

《金匮玉函要略辑义》:《巢源》云:烦闷之状,心烦气欲绝是也。亦有去血过多,亦有下血极少,皆令烦闷。若去血过多,血虚气极,如此而烦闷者,但烦闷而已;若下血过少而气逆者,则血随气上掩于心亦令烦闷,则烦闷而心满急,二者为异。亦当候其产妇血下多少,则知其产后应运与不运也。然烦闷不止则毙人,巢氏所论如此,知产后血晕自有两端,其去血过多而晕者属气脱,其证眼闭口开,手撒手冷,六脉微细或浮,是也。下血极少而晕者属血逆,其证胸腹胀痛,气粗,两手握拳,牙关紧闭,是也。此二者证治霄壤,服药一瘥,生死立判,宜审辨焉。而本条所论别是一证,《活人书·妊娠伤寒门》载此条于三物黄芩汤之后,则知是专治妇人草蓐伤风,呕而不能食者。若以小柴胡汤为产后郁冒之方,则误人殆多矣。

小柴胡汤方

柴胡半斤　黄芩三两　人参三两　半夏半升(洗)　甘草三两(炙)　生姜三两(切)　大枣十二枚(擘)

上七味,以水一斗二升,煮取六升,去滓。再煎服三升。温服一升,日三服。若胸中烦而不呕者,去半夏、人参,加栝楼实一枚。若渴,去半夏加人参,合前成四两半,栝楼根四两。若腹中痛者,去黄芩加芍药三两。若胁下痞硬,去大枣加牡蛎四两。若心下悸,小便不利者,去黄芩加茯苓四两。若不渴,外有微热者,去人参,加桂枝三两,温服微汗愈。若咳者,去人参、大枣、生姜,加五味子半升,干姜二两。

郁冒病解,能食,七八日更发热者,此为胃实,大承气汤主之。

魏念庭曰:乃新产胃虚,食入不能遽化,积七八日有宿食在胃,所以发热也。有宿食何以能发热?盖胃中气血为一身荣卫所禀之宗气,此有宿食之邪停滞必作胃热,胃热而周身之荣卫俱热,所以宿食能发热也。师明之此为胃实有物,有形之邪应下之以清积热,去实邪,不必以产后胃虚为疑阻也。

沈明宗曰:此即大便坚,呕不能食,用小柴胡汤而病解能食也,病解者,谓郁冒已解。能食者,乃余邪隐伏胃中,风热炽盛而消谷,但食入于胃,助起余邪复盛,所以七八日而更发热,故为胃实。是当荡涤胃邪为主,故用大承气峻攻胃中坚垒,俾无形邪相随有形之滞一扫尽出,则病如失。仲景本意发明产后气血虽虚,然有实证即当治实,不可顾虑其虚,反致病剧也。

大承气汤方

大黄四两(酒洗)　厚朴半斤(去皮,炙)　枳实五枚(炙)　芒硝三合

上四味,以水一斗,先煮二物,取五升,去滓,纳大黄,更煮,取二升,去滓,纳芒硝,更上微火一两沸,分温再服。得下,余勿服。

产后腹中疞痛，若虚寒不足者，当归生姜羊肉汤主之。

魏念庭曰：妊娠腹中疞痛，胞阻于血寒也。产后腹中疞痛者，里虚而血寒也。一阻一虚而治法异矣，阻则用通而虚则用塞。主之以当归生姜羊肉汤，大约为血虚里虚者主治也。

周禹载曰：产后本虚则寒易入。今腹中为肝之募，为脾之统，痛非正虚而邪实耶。此汤原治寒疝，取以治产后未尝不可，即以治虚劳又谁曰不宜？

徐忠可曰：疞痛者，缓缓痛也，概属客寒相阻。故以当归通血分之滞，生姜行气分之寒，然胎前责实，故当归白芍散内加茯苓、泽泻泻其水湿。此之产后大概责虚，故君之以羊肉，所谓形不足者补之以味也。盖羊肉补气，疞痛属气弱故宜之，此方攻补兼施，故并治寒疝虚损。

程云来曰：产后血虚有寒，则腹中急痛。《内经》曰：味厚者为阴，当归羊肉味厚者也，用以补产后之阴，佐生姜以散腹中之寒，则疞痛自止。夫辛能散寒，补能去弱，三味辛温补剂也，故并主虚劳寒疝。

当归生姜羊肉汤方（见厥阴病）

当归三两　生姜五两　羊肉一斤

上三味，以水八升，煮取三升。温服七合，日三服。寒多者，加生姜成一斤；痛多而呕者，加橘皮二两，白术一两。加生姜者，亦加水五升，煮取三升，分温三服。

《丹溪心法》曰：当产寒月，脐下胀满，手不可犯，寒入产门故也。服仲景羊肉汤，二服愈。

《严氏济生》曰：当归羊肉汤治产后发热自汗，肢体痛，名曰蓐劳，即本方加人参、黄芪。

《产宝诸方》曰：羊肉汤治虚人，及产妇腹中痛，虚眩不支，两胁当脐急痛，上冲前后相引，治之如神，即本方加川芎。

《验方新编》曰：有因产时寒气客于子门，入于小腹；或坐卧不谨，使风寒之气乘虚而入。此寒证也，但不作胀且无形影，服羊肉汤甚妙，羊肉汤通治上腹痛、小腹痛、儿枕痛之神方也。

产后腹痛，烦满不得卧，不可下也，宜枳实芍药散和之。

《医宗金鉴》曰：产后腹痛，不烦不满，里虚也。今腹痛，烦满不得卧，里实也。气结血凝而痛，故用枳实破气结，芍药调腹痛……佐以麦粥，恐伤产妇之胃也。

魏念庭曰：产妇血流不快，积于腹中作痛，心烦胁满不得卧，此又为实邪，非虚寒在血而疞痛矣。盖不得卧一证，逆气上冲之甚，既无上冒下厥，但头汗出，则非正虚而为邪实可验矣。法应开散而行其瘀滞，则诸病可已。枳实烧黑者，入血中行积也，加以芍药走血分，而血癥可开散矣。以麦粥下之者，即大麦粥，取其滑润益血，且有益胃气也。并主痈脓，亦血之酝酿而成者耳。

枳实芍药散方

枳实　芍药等分

上二味，杵为散。服方寸匕，日三服，麦粥下之。

唐容川曰：烦满腹痛虽是气滞，然见于产后，则其滞不在气分而在血分之中也，故用芍药以利血，用枳实而必炒黑使入血分，以行血中之气。并主痈脓者，脓乃血所化，此能行血中之滞故也，知主痈脓，即知主产后满痛矣。

《金匮玉函要略辑义》曰：此前排脓散中去桔梗，不用鸡子黄用麦粥，立方之意稍近，故并治痈脓乎。

师曰：产后腹痛，法当以枳实芍药散。假令不愈，必腹中有瘀血着脐下也，下瘀血汤主之。

魏念庭曰：以枳实芍药下积血止腹痛矣。设痛不止何谓也？师示之曰：产妇腹痛法当以枳实芍药散，假令不愈者此为腹中有干血着脐下；又非止新产血流不快之故，平日之癥血为患也，即前篇所言可以为害于妊娠者也，宜下瘀血汤主之。类于抵当汤丸之用，亦主经水不利，无非通幽开积之治也。和酒为丸者，缓从下治也。服之新血下者，产后之血也；内有如猪肝者非新血也，干血之邪症也。此必先服前方不效，而后可用也。

汤本求真曰：师曰主经水不利，又云顿服之后干血下如豚肝，观此是腹痛之原因。其为月经排泄不充分审矣。瘀血久滞于脐下部之血管内，即以形成血塞而压迫刺激邻接部之知觉神经。故服本方后能镇痛者，因刺激神经之原因的干血，即血塞变为豚肝状而被排除也。

下瘀血汤方

大黄三两　桃仁二十枚　䗪虫二十枚（去足）

上三味，末之，炼蜜和丸，以酒一升，水一升，煮取八合，顿服之，血下如豚肝愈。

赵以德曰：血之干燥凝着者，非润燥荡涤不能去也。芍药、枳实不能治，须用大黄荡逐之。桃仁润燥，缓中破结，䗪虫下血，用蜜补不足，止痛和药，缓大黄之急，尤为润也。与抵当同类，但少缓尔。

尤在泾曰：大黄、桃仁、䗪虫下血之力颇猛，用蜜丸者，缓其性不使骤发，恐伤上二焦也。酒煎顿服者，补下治下制以急，且去疾惟恐不尽也。

《医林改错》曰：下瘀血汤治血鼓腹大，腹皮上有青筋者。桃仁八钱，大黄五分，䗪虫三个，甘遂五分或八分，为末冲服，水煎服。

尾台氏曰：下瘀血汤加干漆二两，荞麦糊为丸，治小儿疳疾、痞块。诸药无效，羸瘦胀满不欲饮食，面身痿黄浮肿，唇舌刮白或殷红，肌肤索泽，巨里（即心脏部）跳动，如黄胖兼有蛔虫者，有奇效。

产后七八日，无太阳证，少腹坚痛，此恶露不尽也；若不大便，烦躁发热，脉微实者，宜和之；若日晡所烦躁，食则谵语至夜即愈者，大承气汤主之。

"烦躁发热"四字，《脉经》作"四五日跌阳脉"六字，"食则谵语至夜即愈"八字，《脉经》作"谵语利之则愈"六字。

魏念庭曰：产后七八日之久无太阳证，为头痛恶寒等是也。见发热非外感也，少腹坚痛者，此恶露不尽之故也。兼以不大便烦躁发热，切其脉微实，知非血虚而为血实也。然血实必下之，前二方酌其轻重为用，血实可消矣。

尤在泾曰：无太阳证者，无头痛恶寒之表证也。产后七八日，少腹坚痛，恶露不尽，但宜行血去瘀而已。然不大便，烦躁，发热，脉实，则胃之实也。日晡为阳明旺时，而烦躁甚于他时，又胃热之验也。食气入胃，长气于阳，食入而助胃之热则谵语，至夜阳明气衰而谵语愈，又胃热之验也。故曰：热在里，结在膀胱。里即阳明，膀胱即少腹，盖谓不独血结于下而亦热聚于中也。若但治其血而遗其胃，则血虽去而热不除，即血亦未必能去，而大承气汤中，大黄、枳实均为血药，仲景取之者，盖将一举而两得之欤。

陈修园曰：此条"至夜即愈"四字，为辨证大眼目。盖昼为阳而主气，暮为阴而主血。观下节妇人伤寒发热经水适来，昼日明了，暮则谵语，如见鬼状者，此为热入血室。以此数句而对面寻绎之，便知至夜则愈，知其病不专在血也。

唐容川曰：末二句热在里，结在膀胱，是仲景自注此节之文。言无太阳表证，而有烦躁发热及不大便谵语之证，则是热在阳明之里也。阳明部位不在少腹，今因产后热邪乘虚入血室，则恶露不尽，结在膀胱也。膀胱者胞之室，血结亦可干膀胱。此虽产后，而既见热实证，又见血结，便不得以产后为虚而不攻。仲景举例以为凡见热实，治法总视乎此。

徐忠可曰：此条言产后恶露不尽，有血瘀而病实不在血，因腹内有热致血结膀胱，其辨尤在"至夜即愈"四字。谓产后七八日则本虚稍可矣，无太阳证则非头痛发热恶寒之表证矣。乃少腹坚痛，非恶露不尽而何。然而不大便，则为肠胃中燥热，烦躁发热则为实热上攻；脉微实则又非虚比，日晡烦躁则为脾胃郁热证，更食则谵语胃热尤确，诸皆热结肠胃之证，而非恶露不尽本证也。况至夜即愈，病果在阴则宜夜重，而夜反愈，岂非实热内结乎？故以大承气汤主之，意在通其热结以承接其元气，则恶露自行。不必如前之单下瘀血，恐单去血而热不除，则并血亦未必能去也。

合信曰：产后四五日内，略见血露初红，六七日后渐变而黄而白。血露之用洗涤之宫，与平日经水不同。或二十日，或十余日不妨。

产后中风，数十日不解，头痛，恶寒，发热，心下满，干呕，续自微汗出，小柴胡汤主之。

《金匮要略》：产后风，续之数十日不解，头微痛，恶寒，时时有热，心下闷，干呕汗出，虽久阳旦证续在耳，可与阳旦汤。即桂枝汤，见下利中。

黄竹斋曰：此节中风，头痛，恶寒发热，干呕，汗出诸证皆是桂枝汤证，惟得之数十日之久不解，而心下满则邪已入少阳之半表半里矣，故以小柴胡汤主之也。

赵以德曰：伤寒病，太阳证，头痛发热，汗出恶风者，桂枝汤主之。又太阳病八九日不解者，表证仍在，当发其汗，此治伤寒法。凡产后感于风寒诸证，皆不越其规矩。此条与上文承气为表里之例耳。

陈修园曰：此言产后阳旦证未罢，病虽久而仍用其方也……孙真人……以桂枝汤加黄芩为阳旦汤，后人因之（徐、沈、尤及《金鉴》）。今因《伤寒论》悟出，是桂枝汤增加附子，以头痛恶寒时时有热，自汗，干呕，俱是桂枝证；而不用桂枝汤者，以心下闷当用桂枝去芍药汤之法，今因产后亡血不可径去芍药，须当增桂以宣其阳。汗出至数十日之久，虽与发汗遂漏者迥别，亦当借桂枝加附子汤之法，固少阴之根以止汗。且止汗即在发汗之中，此所以阳旦汤为丝丝入扣也。

陈灵石曰：孙真人以桂枝汤加黄芩为阳旦汤，其意以心下闷为热气误矣。夫有热气则当心烦，今曰心下闷则非热可知矣。况头微痛恶寒，时时有热，干呕汗出，为太阳桂枝汤之证，盖太阳底面便是少阴，续续至数十日不解，显系少阴之君火微，而水寒之气盛，寒气上凌阳位，是以为心下闷之苦。《伤寒论》桂枝加附子治漏汗，加桂治气从少腹上冲心，去芍治胸满，俱有明文可据。故取桂枝汤增桂以扶君主之阳，加附子以镇水阴之逆，使心阳振水脏温，则上逆之阴邪不攻而散矣。

产后中风，发热，面赤，头痛而喘，脉弦数者，竹叶汤主之。

《千金》及《翼》"而喘"作"喘气"，《圣济》"头痛"作"头目昏痛"。

魏念庭曰：产后中风，即伤风也。发热面赤，喘而头痛，似是阴虚阳盛之感风矣，不知热之所上炎者，携风势也，标也；而风之所以不能去者，无正阳气也，本也。主之以竹叶汤，竹叶、葛根、桔梗清热解其表热之风邪，人参、甘草、大枣、生姜补助其本虚之元气。

徐忠可曰：中风发热头痛，表邪也。然面正赤，此非小可淡红，所谓面若妆朱，乃真阳上浮也；加之以喘，气高不下也，明是产后大虚，元阳不能自固，而又杂以表邪，自宜攻补兼施。

尤在泾曰：此产后表有邪而里适虚之证，若攻其表则气浮易脱，若补其里则表多不服。竹叶汤用竹叶、葛根、桂枝、防风、桔梗解外之风热，人参、附子固里之脱，甘草、姜、枣以调阴阳之气而使其平，乃表里兼济之法。凡风热外淫而里气不固者，宜于此取则焉。

沈明宗曰：产后最易变为柔痉，故发热头痛虽属太阳表证，恐隐痉病之机，所以方后云颈项强加大附子一枚。

陈修园曰：此为产后正虚邪盛者，而出其补正散邪之方也。方中以竹叶为君者，以风为阳邪，不解即变为热，热甚则灼筋而成痉，故以温散药中先以此而折其势，即杜渐防微之道也。

《金匮玉函要略辑义》曰：《金鉴》云"产后中风"之下当有"病痉者"三字，始与方合。此注恐非，是方盖防发痉之渐，若至直发痉则难奏效也。

竹叶汤方

竹叶一把　葛根三两　桔梗一两　人参一两　甘草一两　生姜五两　大枣十五枚

上七味，以水八升，煮取三升，去滓。温服一升，日三服。

颈项强，用大附子一枚，破之如豆大，前药扬去沫。呕者，加半夏半升洗。

《千金》"加半夏半升洗"作"半夏四两"。《翼方》无"一枚"下七字，"前"作"煎"。《全书》同，"大"字赵、徐注云该是"人"字。《医通》云扬去沫者，不使辛热上浮之气助其虚阳上逆也。

程云来曰：产后血虚，多汗出喜中风故令病痉。今证中未至背反张而发热面赤头痛，亦风痉之渐，故用竹叶主风痉，防风治内痉，葛根治刚痉，桂枝治柔痉，生姜散风邪，桔梗除风痹，辛以散之之剂也。邪之所凑其气必虚，佐人参以固卫，附子以温经，甘草以和诸药，大枣以助十二经，同诸风剂则发中有补，为产后中风之大剂也。颈项强急痉病也，加附子以散寒，呕者风拥气逆也，加半夏以散逆。

赵以德曰：此证太阳上行至头表，阳明脉过膈上循于面，二经合病故如是。竹叶汤亦桂枝汤变化者。仲景凡治二经合病多加葛根，为阳明解肌药也。防风佐桂主二经之风，竹叶主气上喘，桔梗佐竹叶利之，人参亦治喘，甘草和中，生姜、大枣行谷气，发荣卫。谷气行，荣卫和，则上下交济而汗出解矣。附子恐是方后所加，治颈项强耳。颈项强者以邪在太阳，禁固其筋脉不得屈伸，故用附子温经散寒湿，以佐葛根。若邪在胸中而呕，加半夏治之。

产后，烦乱呕逆，无外证者，此乳中虚也，竹皮大丸主之。

《金匮要略》：妇人乳中虚，烦乱呕逆，安中益气，竹皮大丸主之。

唐容川曰：中焦受气取汁，上入心以变血，下安胃以和气。乳汁去多则中焦虚乏，上不能入心以化血，则心神无依而烦乱；下不能安胃以和气，则冲气上逆而为呕逆。其方君甘草、枣肉以填补中宫，化生津液；而又用桂枝、竹茹达心通脉络，以助生心血，则神得凭依而烦乱止；用石膏、白薇以清胃降逆，则气得安养而呕逆除。然此四药相辅而行，不可分论，必合致其用乃能调阴和阳，成其为大补中虚之妙剂也。

赵以德曰：妇人以阴血上为乳汁，必藉谷气精微以成之。然乳房居胃土阳明经脉之所过，乳汁去多则阴血乏而胃中益虚，阴乏则火挠而神昏乱；胃虚则呕逆。用甘草泻心火安中益气，石膏疗烦乱，竹皮主呕逆，桂枝利荣气，通血脉，又宣导诸药使无捍格之患。柏实，《本草》主恍惚虚烦，安五脏，益气；烦喘者为心中虚火动肺，故以柏实两安之。

尤在泾曰：妇人乳中虚烦乱呕逆者，乳子之时气虚火胜，内乱而上逆也。竹茹、石膏甘寒清胃，桂枝、甘草辛甘化气，白薇性寒入阳明治狂惑邪气，故曰安中益气。

竹皮大丸方

竹茹二分　石膏二分　桂枝一分　甘草七分　白薇一分

上五味，末之，枣肉和丸，如弹子大。饮服一丸，日三服，夜二服。有热倍白薇；烦喘者，加柏实一分。

程云来曰：竹茹甘寒以除呕哕，石膏辛寒以除烦逆，白薇咸寒以治狂惑邪气。夫寒则泥膈，佐桂枝以宣导；寒则伤胃，佐甘草以和中。有热倍白薇，白薇能除热也。用枣肉为丸者，统和诸药以安中益气也。

《济阴纲目》曰：中虚不可用石膏，烦乱不可用桂枝，此方以甘草七分，配众药六分，又以枣肉为丸，仍以一丸饮下。可想其立方之微，用药之难，审虚实之不易也。

魏念庭曰：用枣肉和丸益胃安中，为上部虚热之治，至善之法也。

产后下利，脉虚极者，白头翁加甘草阿胶汤主之。

赵以德曰：伤寒厥阴证热利下重者用白头翁汤。四味尽苦，寒以治热，苦以坚肠胃。此产后气血两虚，因加阿胶补气血而止利，甘草缓中通血脉。然下利血滞也，夫人之血行则利自止，甘草尤为要药，此方岂独治产后哉？

唐容川曰：此下利，是言痢疾便脓血也。仲景此数节或言产后伤寒，或言产后中风，此又言产后或得痢疾，仍当照法用白头翁汤。惟依产后血虚之极，故宜加补血之品。此仲景举例以见其概，非谓产后痢疾仅此一方，又非谓虚寒洞泻而下利亦用是方也。

白头翁加甘草阿胶汤方（见厥阴病）

白头翁二两　甘草二两　阿胶二两　秦皮三两　黄连三两（《千金》各二两）　檗皮三两

上六味，以水七升，煮取二升半，去滓，内胶烊消，分温三服。

魏念庭曰：产后下利虚极者，自当大补其气血矣。不知其人虽极虚而下利者，乃挟热之利，补之则热邪无出，其利必不能止也。主之以白头翁加甘草阿胶汤，清热燥湿，补中理气，使热去而利自止。亦治虚热下利之妙方，不止为产后论治矣。

徐忠可曰：虚极不可无补，但非他味参、术所宜，恶其壅而燥也。亦非芩、泽淡渗可治，恐伤液也。惟甘草之甘凉，清中即所以补中；阿胶之滞润，去风即所以和血。以此治病即以此为大补，方知凡治痢者湿热非苦寒不除，故类聚四味之苦寒不为过；若和血安中，只一味甘草及阿胶而有余。治痢好用参、术者，政由未悉此理耳。

尾台氏曰：白头翁加甘草阿胶汤治产后下利腹痛，荏苒不已，羸瘦不食，心悸身热，唇口干燥，便血急迫者。又曰：痔核肛中焮热疼痛，或便血者，若大便燥结，加大黄。

吉益东洞曰：白头翁加甘草阿胶汤证不具，但云产后下利，此方岂惟产后下利治之乎？凡本方证而下血、心烦急迫不得眠者此方主之；虽男子亦有热利下重，大便血，心烦急迫不得眠者，宜用此方。

妇人在草蓐，自发露得风，四肢苦烦热，头痛者，与小柴胡汤；头不痛但烦者，三物黄芩汤主之。

徐忠可曰：此言产妇有暂感微风，或在半表半里，或在下焦，风湿合成生虫，皆能见四肢烦热证，但以头之痛不痛为别耳。故谓在草蓐，是未离产所也。自发露得风，是揭盖衣被稍有不慎而暂感也。产后阴虚，四肢在亡血之后，阳气独盛又得微风则苦烦热。然表多则上入而头痛，当以上焦为重，故主小柴胡和解。若从下受之，而湿热结于下，则必生虫，而头不痛。故以黄芩清热为君，苦参去风杀虫为臣，而以地黄补其元阴为佐。曰：多吐下虫，谓虫得苦参必不安，其上出下出，政未可知也。

三物黄芩汤方

黄芩一两　苦参二两　干地黄四两

上三味，以水六升，煮取二升，去滓。温服一升，多吐下虫。

《千金》作"上三味㕮咀，以水八升煮取二升，去滓，适寒温服一升，日二，多吐下虫"。

黄竹斋曰：苦参、地黄皆能杀三虫，下匶虫，而虫之生多因肠热，故用黄芩以清之也。

《千金方衍义》曰：邪在表里之间而见烦热头痛，舍小柴胡别无良法。若但烦热而无头痛，知风热已陷血分，止宜黄芩清解外内之风热，苦参搜涤伏陷之湿热，地黄滋血中伏火。服后多吐下虫积者，以虫乘热上膈，得苦寒降泄则伏而不动，往往随药而出也。

产后虚羸不足，腹中痛，吸吸少气，或苦少腹拘急，痛引腰背，不食。产后一月，日得服四五剂为善，令人强壮。宜内补当归建中汤主之。

《千金翼方》"少腹中急摩痛"，作"小腹拘急挛痛"。

《千金》：内补当归建中汤，治妇人产后虚羸不足，腹中刺痛不止，吸吸少气；或苦少腹中急摩痛引腰背，不能饮食。产后一月，日得服四五剂为善，令人强壮。

沈明宗曰：产后体虽无病，血海必虚，若中气充实，气血虽虚，易能恢复。或后天不能生血充于血海，则见虚羸不足。但血海虚而经络之虚是不待言，因气血不利而瘀，则腹中刺痛。冲任督带内虚，则苦少腹拘急，痛引腰背。脾胃气虚，则吸吸少气不能食。故用桂枝汤调和荣卫，加当归欲补血之功居多。若大虚加胶饴，峻补脾胃而生气血。若去血过多，崩伤内衄，乃血海真阴大亏，故加地黄、阿胶汤以培之。方后云：无生姜以干姜代之，乃温补之中兼引血药入血分生血，其义更妙。

徐忠可曰：产后虚羸不足，先因阴虚后并阳虚，补阴则寒凝，补阳则气壅。后天以中气为主，故治法亦出于建中，但加当归即偏于内，故曰内补当归建中汤。谓腹中刺痛，不止血少也。吸吸少气，阳弱也，故将桂枝、生姜、当归之辛温以行其荣卫之气，甘草、白芍以养其脾阴之血，而以饴糖、大枣峻补中气，则元气自复，而羸者丰痛者止也。然桂枝于阴阳内外无所不通，尤妙得当归善入阴分，治带下之疾，故又主少腹急摩痛引腰背不能饮食者，盖带下病去而中气自强也。曰产后一月，日得服四五剂为善，谓宜急于此调之，庶无后时之叹。然药味和平，可以治疾，可以调补，故又曰令人强壮宜。其云大虚加饴糖，以虚极无可支撑，惟大甘专于补脾，脾为五脏六腑之母，止此一条可以得其生路也。其去血过多，崩伤内衄，加干地黄、阿胶，以其所伤原偏于阴，故特多加阴药，非产后必宜用地黄、阿胶也。

张路玉曰：此即黄芪建中之变法，彼用黄芪以助外卫之阳，此用当归以调内荣之血，两不移易之定法也。

内补当归建中汤方

当归四两　桂枝三两　芍药六两　生姜三两　甘草二两（炙）　大枣十二枚

上六味，以水一斗，煮取三升，去滓。分温三服，一日令尽。若大虚，加饴糖六两，汤成内之，于火上暖令饴消。若去血过多，崩伤内衄不止，加地黄六两，阿胶二两，合八味，汤成内阿胶。若无当归，以芎䓖代之，用胶饴八两。若无生姜，以干姜代之。

《千金翼》"汤成"下有"去滓"二字。"内衄"《千金》作"内竭"，非也。《千金翼》与本条同。

《诸病源候论》曰：吐血有三种，一曰内衄，出血如鼻血，但不从鼻孔出，或去数升乃至一斛是也。

《千金》曰：芍药汤治产后苦少腹痛方，即小建中汤用胶饴八两。

《太平惠民和剂局方》曰：当归建中汤治妇人一切血气虚损，及产后劳伤，虚羸不足，腹中疗痛，吸吸少气，少腹拘急痛引腰背，时自汗出，不思饮食（即本方）。方后云：产讫直至半月，每日三服，令人丁壮。

《张氏医通》曰：脾风传肾，小腹痛冤热出白液，名曰蛊，《左传》以丧志名为蛊病，乃真元不守也，当归内补建中汤加黄芪。

《验方新编》曰：产后去血过多，肝气暴虚，内则不能养神，外则不能养筋，以致神昏气少，汗出身冷，眩晕卒倒，手足扯动，此肝虚风自内生者也，当归建中汤（即本方）。又产后血虚，外受风冷之气，内伤寒冷之物，以致腹痛，得人按摩则止，或热物熨之即止者是也。用当归建中汤入米汤三匙，搅匀热服。

（杨建宇，李彦知，范竹雯，郑绍明，王锦平）

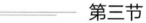

第三节
白云阁藏本《伤寒杂病论·辨妇人各病脉证并治》
精读（三）

妇人咽中如有炙脔者，半夏厚朴茯苓生姜汤主之。

赵以德曰：上焦阳也，卫气所治，贵通利而恶闭郁，郁则津液不行，而积为涎。胆以咽为使，胆主决断，气属相火，遇七情至而不决，则火亦郁而不发，不发则焰不达，不达则气如咽，与痰涎结聚胸中，故若炙脔。用半夏等药散郁化痰而已。

尤在泾曰：凝痰结气，阻塞咽嗌之间，《千金》所谓"咽中帖帖如有炙肉，吞不下，吐之不出者"是也。

《医宗金鉴》曰：即今之梅核气病也。此病得于七情郁气，凝涎而生。故用半夏、厚朴、生姜辛以散结，苦以降逆，茯苓佐半夏以利饮行涎，紫苏香芳以宣通郁气，俾气舒涎去，病自愈矣。此证男子亦有，不独妇人也。

《诸病源候论》曰：咽中如炙肉脔者，此是胸膈痰结与气相搏，逆上咽喉之间，结聚状如炙肉之脔也。

半夏厚朴茯苓生姜汤方

半夏一升　厚朴三两　茯苓四两　生姜五两

上四味，以水一斗，煮取四升，去滓，温服一升，日三服，夜一服。痛者，加桔梗一两。

《金匮要略》本方有"干苏叶二两"。

《三因极一病证方论》曰：大七气汤治喜怒不节，忧思兼并，多生悲恐，或时震惊，致脏气不平，憎寒发热，心腹胀满，傍冲两胁，上塞咽喉，有如炙脔，吐咽不下，皆七气所生。

《全生指迷方》曰：若咽中如炙肉脔，咽之不下，吐之不出，由胃寒乘肺；肺胃寒则津液聚而成痰，致肺管不利，气与痰相搏，其脉涩，半夏厚朴汤主之。

陈灵石曰：方中以半夏降逆气，厚朴解结气，茯苓消痰，尤妙以生姜通神明助正祛邪，以紫苏之辛香散其郁气，郁散气调而凝结焉有不化者哉？后人以此汤变其分两，治胸腹满闷呕逆等证，名七气汤，以治七情之病。

徐忠可曰：余治王小乙咽中每噎塞嗽不出，余以半夏厚朴汤投之即愈。后每复发，细问之云，夜中灯下每见晕如团五色，背脊内间酸，其人又壮盛，知其初因受寒，阴气不足而肝反郁热，甚则结寒微动，挟肾气上冲咽喉塞噎也。即于此方加大剂枸杞、菊花、丹皮、肉桂，晕乃渐除，而咽中亦愈，故曰"男子间有之"，信不诬也。

《太平圣惠方》曰：半夏散治咽喉中如有炙腐，于本方中加枳壳、诃梨勒皮。

《王氏易简方》曰：四七汤治喜怒悲思忧恐惊之气，结成痰涎，状如破絮，或如梅核在咽喉之间，咯不出，咽不下，此七气之所为也。或中脘痞满，气不舒快；或痰涎壅盛上气喘急；或因痰饮中节，呕吐恶心，并宜服之（即本方）。又云，妇人情性执着，不能宽解，多被七气所伤，遂致气填胸臆，或如梅核上塞咽喉，甚者满闷欲绝，产妇尤多此证。服此剂，间以香附子药久服取效。妇人恶阻尤宜服之，间以红丸子尤效。一名厚朴半夏汤，一名大七气汤。

《仁斋直指》曰：四七汤（即本方）治惊忧气遏上喘。

《孙氏三吴医案》曰：张溪亭乃眷，喉中梗梗有肉如炙脔，吞之不下，吐之不出，鼻塞头晕，耳常啾啾不安，汗出如雨，心惊胆怯，不敢出门；稍见风即遍身疼，小腹时疼，小水淋涩而疼；脉两寸皆短，两关滑大，右关尤搏指，此梅核气证也。以半夏四钱，厚朴一钱，紫苏叶一钱五分，茯苓一钱三分，姜三片，水煎，食后服。每用此汤调理多效。

《济阳纲目》曰：三因七气汤（即本方）治七气相干，阴阳不得升降，攻冲心腹作痛。用紫苏子。

《汉药神效方》曰：多纪茞庭曰：治梅核气，用半夏厚朴汤加浮石，最有奇效。

妇人脏燥，悲伤欲哭，数欠伸，象如神灵所作者，甘草小麦大枣汤主之。

尤在泾曰：脏躁，沈氏所谓子宫血虚，受风化热者是也。血虚脏躁，则内火扰而神不宁，悲伤欲哭，如有神灵，而实为虚病……使魂魄不安者，血气少而属于心也。数欠伸者，经云：肾为欠、为嚏。又肾病者，善伸数欠颜黑，盖五志生火，动必关心；脏阴既伤，窍必及肾也。小麦为肝之谷而善养心气，甘草、大枣甘润生阴，所以滋脏气而止其燥也。

《素问》曰：精气并于心则喜，并于肺则悲。王注：肝虚而肺气并之则为悲。

《灵枢》曰：悲哀动中则伤魂，魂为肝神明，肺金并于肝木也。

《灵枢》曰：人之欠者何气使然？曰卫气昼日行于阳，夜半则行于阴。阴者主夜，夜者卧。阳者主上，阴者主下，故阴气积于下。阳气未尽，阳引而上，阴引而下，阴阳相引故数欠，阳气尽，阴气盛则目瞑，阴气尽而阳气盛则寤矣。

唐容川曰：妇人子宫，古亦名子脏，子脏之血液本于胃中，胃中汁液多则化乳化血，下达与催乳相似。肺散津而主悲，肺津虚则悲伤欲哭。心藏血而主神，心血虚则神乱而如有神灵所凭。津血两虚则不能下润子脏，故统以滋补汁液者化生津血。

《汉药神效方》曰：妇人脏躁，西医谓之子宫痫，即今舞蹈病。

甘草小麦大枣汤方

甘草三两　小麦一升　大枣十枚（擘）

上三味，以水六升，煮取三升，去滓，分温三服。

程云来曰：悲则心系急，甘草、大枣甘以缓诸急也。小麦谷之苦者，《灵枢经》曰：心病者，宜食麦，是谷先入心矣。

《本事方》曰：乡里有一妇人，数欠伸，无故悲泣不止。或谓之有祟，祈禳请祷备至，终不应。用麦甘大枣汤，尽剂而愈。

《妇人良方》曰：程虎卿内人黄氏，妊娠四五个月，遇昼则惨戚，悲伤泪下，数欠，如有所凭。医与巫者兼治，皆无益……非大枣汤不愈……药一投而愈矣。

方舆輗曰：此方虽云治妇人脏躁，然不拘男女老少，凡妄悲伤啼哭者，一切用之有效。近有一妇人笑不止，诸药罔效，以甘麦大枣汤与之愈。后用治小儿啼哭，亦效。

《产科心法》曰：孕妇无故悲泣，为脏燥也，用大枣汤治之妙。小麦、甘草各三两，大黑枣十枚，以水六分煎至三分，分三四次服。

妇人吐涎沫，医反下之，心下即痞，当先治其涎沫，后治其痞。治吐涎沫，宜桔梗甘草茯苓泽泻汤；治痞，宜泻心汤。

《千金》"妇人"下有"霍乱呕逆"，用甘草泻心汤、小青龙汤主之。

程云来曰：经曰：水在肺，吐涎沫。此水饮在上而医反下之，伤其阴血，心下即痞也。

尤在泾曰：吐涎沫，上焦有寒也，不与温散而反下之，则寒内入而成痞，如伤寒下早例也。然虽痞而犹吐涎沫，则上寒未已，不可治痞，当先治其上寒，而后治其中痞。亦如伤寒例，表解乃可攻痞也。

桔梗甘草茯苓泽泻汤方

桔梗三两　甘草二两　茯苓三两　泽泻二两

上四味，以水五升，煮取三升，去滓，温服一升，日三服。

水饮结于上焦胸肺之间则吐涎沫。仲景用桔梗、甘草治肺痈时出浊唾，本方再加以茯苓、泽泻，俾上溢之水饮由小便而去也。

泻心汤方（见吐衄病）

大黄二两　黄连一两

上二味，以水三升，煮取一升，去滓，顿服之。

《金匮玉函要略辑义》：据《千金》，当是甘草泻心汤。

甘草泻心汤方

甘草四两（炙）　黄芩三两　干姜三两　半夏半升　黄连一两　大枣十二枚（擘）

上六味，以水一斗，煮取六升，去滓，再煎取三升，温服一升，日三服。

魏念庭曰：泻心汤在《伤寒论》中为方不一，亦当合《伤寒论》中痞证诸条参观之，而求其治法。

妇人之病，因虚积冷结，为诸经水断绝，血结胞门。或绕脐疼痛，状如寒疝；或痛在关元，肌若鱼鳞；或阴中掣痛，少腹恶寒；或引腰脊，或下气街。此皆带下，万病一言。察其寒热，虚实紧弦，行其针药，各探其源。子当辨记，勿谓不然。

《金匮要略心典》曰：妇人之病，因虚、积冷、结气，为诸经水断绝，至有历年，血寒积结胞门，寒伤经络凝坚。在上呕吐涎唾，久成肺痈，形体损分。在中盘结，绕脐寒疝；或两胁疼痛，与脏相连；或结热中，痛在关元，脉数无疮，肌若鱼鳞，时着男子，非止女身。在下来多，经候不匀，令阴掣痛，少腹恶寒；或引腰脊，下根气街，气冲急痛，膝胫疼烦，奄忽眩冒，状如厥癫；或有忧惨，悲伤多嗔，此皆带下，非有鬼神。久则羸瘦，脉虚多寒。三十六病，千变万端；审脉阴阳，虚实紧弦；行其针药，治危得安，其虽同病，脉各异源。子当辨记，勿谓不然。

名古屋玄医曰：此言瘀血在上、在中、在下也，冷阴之证言阴户腰脊，下根环跳际是也。

《诸病源候论》曰：诸方说三十六疾者，是十二症、九痛、七害、五伤、三痼，谓之三十六疾也。十二症者，是所下之物，一者如膏，二者如青血，三者如紫汁，四者如赤皮，五者如脓痂，六者如豆汁，七者如葵羹，八者如凝血，九者如清血，血似水，十者如米汁，十一者如月浣，十二者经度不应期也。九痛者，一者阴中痛伤，二者阴中淋痛，三者小便即痛，四者寒冷痛，五者月水来腹痛，六者气满并痛，七者汁出，阴中如虫啮痛，八者胁下皮痛，九者腰痛。七害者，一者害食，二者害气，三者害冷，四者害劳，五者害房，六者害妊，七者害睡。五伤者，一者穷孔痛，二者中寒热痛，三者小腹急牢痛，四者脏不仁，五者子门不正，引背痛。三痼者，一者月水闭塞不通，其余二痼者，文阙不载。而张仲景所说三十六种疾，皆由子脏冷热劳损，而挟带下起于阴内。条目混漫，与诸方不同，但仲景义最玄深，非愚浅能解，恐其文虽异，其义理实同也。

《千金》曰：三痼，一曰羸瘦不生肌肤，二曰绝产乳，三曰经水闭壅。

《医学源流论》曰：妇人之疾与男子无异，惟经期胎产之病不同，且多癥瘕之疾。其所以多癥瘕之故，亦以经带胎产之血易于凝滞，故较之男子为多。故古人名妇科谓之带下医，以其病总属于带下也。凡治妇人，必先明冲任之脉。冲脉起于气街，在毛际两旁，并少阴之经，挟脐上行，至胸中而散；任脉起于中极之下，脐旁四寸，以上毛际，循腹里，上关元。又云：冲任脉皆起于胞中，上循背里，为经脉之海。此皆血之所从生而胎之所由系。明于冲任之故，则本原洞悉，而后其所生之病，千条万绪，可以知其所从起。

《史记》曰：过邯郸闻贵妇人，即为带下医。知古称带下，乃妇科经血诸疾之通名也。

黄竹斋：徐氏云：妇人咽中如有炙脔，即所谓寒伤经络凝坚在上也。脏燥，即所谓或有忧惨悲伤多嗔也。吐涎沫，所谓凝坚在上呕吐涎唾也。魏氏谓"或结热"中一段，即虚劳骨蒸传尸之候。

问曰：妇人年五十所，病下血，数十日不止，暮即发热，少腹里急，腹满，手掌烦热，唇口干燥，何也？师曰：此病属带下。何以知之？曾经半产，瘀血在少腹不去，故唇口干燥也。温经汤主之。

"所"《脉经》作"许"，"少腹"通作"小腹"，"里急"下有"痛"字，"掌"下无"烦"字。

程云来曰：妇人年逾七七则任脉虚，太冲脉衰少，天癸竭，地道不通。今病下血数十日不止，下多则亡阴，阴虚则暮发热也。任冲之脉皆起于少腹，任冲虚则少腹急，有瘀血则少腹满也。阴虚不能济火，故手掌烦热。血虚不足以荣唇口，故唇口干燥也。妇人五十而有此病，则属带下。以其人曾经半产，犹有瘀血著于少腹不去。故《内经》曰：任脉为病，女子则带下瘕聚也。既已经半产则任冲伤，年逾七七则任冲竭，任冲之脉不能以荣唇口，则唇口干燥，知有瘀血也。故以温经汤治之。

陈修园曰：此承上节历年血寒积结胞门之重证，而出其方治也。

李珥臣曰：妇人年五十则已过七七之期，任脉虚太冲脉衰，天癸竭地道不通时也。所病下利，据本文带下观之，当是崩淋下血之病。盖血属阴，阴虚故发热。暮亦属阴也。任主胞胎，冲为血海，二脉皆起于胞宫而出于会阴，正当少腹部分。冲脉挟脐上行，故冲任脉虚则少腹里急，有干血亦令腹满。《内经》云，任脉为病，女子带下瘕聚是也。手背为阳，掌心为阴，乃手三阴过脉之处。阴虚，故掌中烦热也。阳明脉挟口环唇，与卫脉会于气街，皆属于带脉。《难经》云：血主濡之，以冲脉血阻不行，则阳明津液衰少不能濡润，故唇口干燥。断以病属带下，以曾经半产少腹瘀血不去，则津液不布，新血不生，此则唇口干燥之所由生也。

《医通》曰：问下利不止，答属带下，何也？妇人年已五十，经绝胞门闭塞，冲任不复输泻之时。所积血自胞门化为带下，无所从出。大便属阴，故就大便为下利，是即以带下例治之。

温经汤方

吴茱萸三两　当归二两　芎䓖二两　芍药二两　人参二两　桂枝二两　阿胶二两牡丹皮二两　甘草二两　生姜二两　半夏半斤　麦门冬一升

上十二味，以水一斗，煮取三升，去滓。日三服，每服一升，温饮之。

程云来曰：妇人有瘀血，当用前证下瘀血汤，今妇人年五十，当天癸竭之时，又非下药所宜，故以温药治之，以血得温即行也。经寒者，温以茱萸、姜、桂；血虚者，益以芍药、归、芎；气虚者，补以人参、甘草；血枯者，润以阿胶、麦冬；半夏用以止带下，牡丹用以逐坚癥。十二味为养血温经之剂，则瘀血自行而新血自生矣。故亦主不孕、崩中而调月水。

徐灵胎曰：此调经总方。

李珥臣曰：《内经》谓血气虚者，喜温而恶寒，寒则凝涩不流，温则消而去之。此汤名温经，以瘀血得温即行也。方内皆补养气血之药，未尝以逐瘀为事。而瘀血自去者，此养正邪自消之法也，故妇人崩淋不孕，月事不调者，并主之。

《脉经》曰：妇人经断，一月血为闭，二月若有若无，三月为血积。小腹寒，手掌反逆，当与温经汤。

《张氏医通》曰：温经汤并治经阻不通，咳嗽便血。

妇人少腹寒，久不受胎，或崩中去血，或月水来过多，或至期不来，温经汤主之（此节依涪古本及《金匮要略》补）。

《医宗金鉴》曰：曾经半产崩中，新血难生，瘀血未尽，风寒客于胞中，为带下，为崩中，为经水愆期，为胞寒不孕。均用温经汤主之者，以此方生新去瘀，暖子宫，补冲任也。

《千金方》曰：治崩中下血，出血一斛，服之即断。或月经来过多，及过期不来，服之亦佳方。《外台》引《千金》名温经汤，斛作斗。

《太平惠民和剂局方》曰：温经汤治冲任虚损，月候不调，或来多不断，或过期不来，或崩中去血过多不止。又治曾经损娠，瘀血停留，少腹急痛，发热不利，手掌烦热，唇干口燥，及治少腹有寒，久不受胎。《医学入门》名大温经汤。

《产宝诸方》曰：温经汤治女人曾经小产成带。三十六病，腹胀唇口干，日晚发热，小腹急痛，手足烦热，大肠不调，时泄痢，经脉不匀，久不怀妊方。即本方十一味，上为粗末，每服二钱，水一盏，姜五片煎至七分，去滓，空心温服，忌生冷滑物。

经水不利，少腹满痛，或一月再经者，王瓜根散主之。阴肿者，亦主之。

程云来曰：胞中有寒，则血不行而经水不利，积于少腹则满痛也。妇人经水上应太阴之盈亏，下应海潮之朝夕，故月月经行相符而不失其常轨。今经一月再见，则经停积一月不行矣，故用王瓜根散以下积血。

尤在泾曰：妇人经脉流畅，应期而至，血满则下，血尽复生，如月盈则亏，月晦复出也。惟其不利则蓄泄失常，似通非通，欲止不止，经一月而再见矣。少腹满痛，不利之验也。

陈修园曰：此为带下而经候不匀，一月再见者，出其方治也。土瓜即王瓜也，主驱热行瘀，佐以䗪虫之蠕动逐血，桂芍之调和阴阳，为有制之师。此条单指经水不利之带下病也。

王瓜根散方

王瓜根三分　芍药三分　桂枝三分　䗪虫三枚

上四味，杵为散。酒服方寸匕，日三服。

土瓜根散方原注：阴肿亦主之。

《药征》土瓜根散《脉经》作王瓜根散，《礼记·月令》作王瓜生，《淮南子》亦作王瓜，则"土"字盖"王"字之讹也，宜呼王瓜根散。

赵以德曰：此亦因瘀血而病者，经水即不利，一月再见之不同，皆冲任瘀血之病。土瓜根能通月水，消瘀血，生津液，津生则化血也；芍药主邪气腹痛，除血痹，开阴寒；桂枝通血脉引阳气；䗪虫破血积，以酒行之。非独血积冲任者有是证，肝藏血，主化生之气，与冲任同病而脉循阴器，任督脉亦结阴下，故皆用是汤治之。肿非惟男子之睾丸，妇人之阴户亦有之，多在产时瘀血流入作痛，下坠出户也。

程云来曰：疝以凝血所成，故此方亦治肿。

徐灵胎曰：此治瘀血伏留在冲脉之方。

妇人半产若漏下者，旋覆花汤主之；黄芪当归汤亦主之。

《金要要略》曰：寸口脉弦而大，弦则为减，大则为芤，减则为寒，芤则为虚，寒虚相搏，此名曰革，妇人则半产漏下，旋覆花汤主之。

徐忠可曰：半产或下血而为漏下，此因虚而寒气结也，结则气不摄血，而为漏下矣。故以旋覆开结气而通其虚中之滞，加葱行其气也，加绛少许为血分引经耳。

旋覆花汤方（见胸痹病）

旋覆花三两　葱十四茎　新绛少许

上三味，以水三升，煮取一升，顿服。

黄芪当归汤方

黄芪二两半　当归半两

上二味，以水五升，煮取三升，去滓，温服一升，日三服。

黄竹斋曰：黄芪当归汤，《兰室秘藏》名为当归补血汤，《济阴纲目》取治一切去血过多之证。此用之以治半产漏下，其旨符合也。黄芪补益气分药也，当归补益血分药也。血无气则不行，故用五倍之黄芪以为当归之徒卒以引血归经，自无气不摄血漏下之患矣。

尤在泾曰：本文已见虚劳篇中，此去男子亡血亡精句，而益之曰旋覆花汤主之，盖专为妇人立法也。详本草旋覆花治结气，去五脏间寒热，通血脉。葱主寒热，除肝邪，绛帛入肝理血，殊与虚寒之旨不合。然而肝以阴脏而舍少阴之气，以生化为事，以流行为用，是以虚不可补，解其郁聚即所以补；寒不可温，行其血气即所以温。固不可专补其血以伤其气，亦非必先散结聚而后温补，如赵氏、魏氏之说也。

陈灵石曰：旋覆花汤《金匮》中两见，一治积聚证以通肝着之气，一治妇人杂病证以化弦芤为革之脉。若革脉不化，则必半产漏下，但此方非谓漏下时始用耳。

《素问·腹中论》曰：有病胸胁支满者，妨于食，病至则先闻腥臊臭，出清液，先唾血，四肢清，目眩，时时前后血……病名血枯。此得之年少时有所大脱血。若醉入房中，气竭肝伤，故月事衰少不来也……治以四乌鲗骨，一茹芦，二物并合之，丸以雀卵，大如小豆，以五丸为后饭，饮以鲍鱼汁，利肠中及伤肝也。

妇人陷经漏下，色黑如块者，胶姜汤主之。

李珥臣曰：陷经漏下，谓经脉下陷而血漏下不止，乃气不摄血也。黑不解者，瘀血不去则新血不生，荣气腐败也。然气血喜温恶寒，用胶姜汤温养气血，则气盛血充，推陈致新而经自调矣。

《医宗金鉴》曰：陷经者，谓经血下陷，即今之漏下崩中病也。

程云来曰：血与气俱行则活而红，血不行则死，死则黑也。此血凝于下焦，故下黑不解。胶姜汤，其亦温经行血剂软。

胶姜汤方

阿胶三两　地黄六两　芎䓖二两　生姜三两　当归三两　芍药三两　甘草二两

上七味，以水五升，清酒三升，先煮六味，取三升，去滓，内胶烊消，温服一升，日三服。

黄竹斋曰：本方即胶艾汤，以生姜易艾叶。

赵以德曰：气倡而血从，则百脉流动，以候其天癸。苟有邪以阻之，则血不从其气而自陷于血海。血海者肾主之，肾寒水也，其色黑，是以漏下黑矣。犹《内经》所云：结阴下血也。方虽不全见，胶艾二物亦足治之。艾火皮肤灸之尚能内入，况服之而不自阳引入于阴乎？姜以散其阴，开通腠理，致津液行气也。

尤在泾曰：陷经，下而不止之谓。黑则因寒而色瘀也。胶姜汤方未见，然补虚温里止漏，阿胶、干姜二物已足。林亿云：恐是胶艾汤。按：《千金》胶艾汤有干姜，似可取用。

《诸病源候论》曰：载五色漏下，其五曰：肾脏之色黑，漏下黑者是肾脏之虚损，故漏下而挟黑色也。

陈修园曰：宋妇产后三月余，夜半腹痛发热，经血暴下鲜红，次下黑块，继有血水，崩下不止，约有三四盆许，不省人事，牙关紧闭，挽余诊之。时将五鼓矣，其脉似有似无，身冷面青气微肢厥。予曰：血脱当益阳气，用四逆汤，及胶艾汤加干姜，均不瘥。沉思方悟前方用干姜，守而不走，不能导血归经也。乃用生姜一两，阿胶五钱，大枣四枚。服半时许，腹微响，四肢头面有微汗，身渐温，须臾苏醒。自道身中疼痛，乃与米汤一杯，又进前方，血崩立止，脉复厥回。大约胶姜汤，即生姜阿胶二味也。盖阿胶养血平肝，去瘀生新；生姜散寒升气，亦陷者举之，郁者散之，伤者补之、育之之义也。

初虞世《古今录验》曰：妇人崩中连日不止，熟艾鸡子大，阿胶炒为末半两，干姜一钱，水五盏。先煮艾姜至二盏半，顷出，入胶烊化，分三服，一日服尽。

妇人少腹满如敦状，小便微难而不渴，或经后产后者，此为水与血俱结在血室也，大黄甘遂阿胶汤主之。

《脉经》作"小腹满如敦敦状"。

尤在泾曰：敦，音对。按《周礼》注，槃以盛血，敦以盛食，盖古器也。少腹满如敦状者，言少腹有形高起，如敦之状……小便难，病不独在血矣。不渴，知非上焦气热不化。生后即产后，产后得此，乃是水血并结，而病属下焦也。故以大黄下血，甘遂逐水，加阿胶者，所以去瘀浊而兼安养也。

唐容川曰：敦古之盛黍稷器，所谓朱槃玉敦也（见《周礼·天官·玉府》）。与今之碗相似，如敦状即谓胀满如今之碗状。又"生后者"三字最紧要，"杂病水肿"条，仲景详言水分血分，"妇人伤胎"条详言胎水胎血，水行则气行，水蓄则气蓄，理可互明。故生产后水气畅行，血不停瘀也，气不畅血不行，则二者并结矣。

《灵枢》曰：石瘕生于胞中，寒气客于子门，子门闭塞，气不得通，恶血当泻不泻，衃以留止，日以益大，状如怀子，月事不以时下，皆生于女子，可导而下。

《灵枢》曰：微大为石水，起脐以下，至小腹垂垂然，上至胃脘，死不治。

大黄甘遂阿胶汤方

大黄四两　甘遂二两　阿胶三两

上三味，以水三升，煮取一升，去滓，顿服之。

程云来曰：苦以下结，大黄之苦以下瘀血，甘遂之苦以逐留饮；滑以利窍，阿胶之滑以利小便。为行水下结血之剂。

魏念庭曰：水邪与瘀血俱结在血室，同为有形之物，斯可以为实邪而驱逐攻下也，主以大黄甘遂汤。大黄下血，甘遂逐水，二邪同治矣。入阿胶者，就阴分下水血二邪，而不至于伤阴也。顿服之，血当下，血下而水自必随下矣。此瘀血积于产后，虽在血室，又不同于抵当汤丸之下。下之于大便，此即产后篇中所言热在里，结在膀胱者也。彼单为血，故用大承气汤；此兼水邪，故用大黄甘遂汤。邪在专兼，治亦分专兼矣。是此二条之意，在由膀胱之清道宣泄居多也，不同于抵当汤丸之治自浊道泻邪也，学者识之。

妇人时腹痛，经水时行时止，止而复行者，抵当汤主之。

魏念庭曰：妇人经水不利快而下，有瘀血在血室也。非得之新产后，则血之积于血室坚而成衃必矣。不同生后之积血易为开散也，必用攻坚破积之治，舍抵当不足以驱逐矣。

徐忠可曰：不利下者，明其有血欲行而不肯利下，既非若久闭不至，亦非若行而不畅。如一月再见者，是有形之物碍之，故以大黄、桃仁、水蛭、虻虫峻攻之。

尤在泾曰：经水不利下者，经脉闭塞而不下，比前条下而不利者有别矣。故彼兼和利，而此专攻逐也。然必审其脉证并实而后用之，不然妇人经闭多有血枯脉绝者矣，虽养冲任，犹恐不至，而可强责之哉？

抵当汤方（见太阳病中）

水蛭三十个（熬）　虻虫三十个（去翅足，熬）　桃仁二十个（去皮尖）　大黄三两（酒洗）

上四味，以水五升，煮取三升，去滓，温服一升。不下更服。

《千金》曰：杏仁汤治月经不调，或一月再来，或两月三月一来，或月前或月后闭塞不通方。即本方，加杏仁二两，《翼方》作三十枚，主治同。又抵当汤治月经不利，腹中满，时自减，并男子膀胱满急方。即本方去虻虫，加虎掌二两。又桃仁煎治带下，月经闭不通，即本方去水蛭，加朴硝五两。

尾台氏曰：妇人经水不利者，弃置不治，后必发胸腹烦满，或小腹硬满，善饥健忘，悲忧惊狂等证；或酿成偏枯瘫痪、痨瘵、鼓胀、膈噎等证，遂至不起，宜早用抵当汤通畅血隧，以防后患焉。堕扑折伤，瘀血凝滞，心腹胀痛，二便不通者；经闭少腹硬满，或眼目赤肿疼痛不能瞻视者；经水闭滞，腹底有症，腹见青筋者，并宜此方。产后有恶露不尽，凝结成块为宿患者，平素用药难收其效，须待再妊分娩之后用此方。不过十日，其块尽消。

妇人经水闭，脏坚癖，下白物不止，此中有干血也，矾石丸主之。

尤在泾曰：脏坚癖不止者，子脏干血，坚凝成癖而不去也。干血不去，则新血不荣，而经闭不利矣。由是蓄泄不时，胞宫生湿，湿复生热，所积之血转为湿热所腐，而成白物，时时自下，是宜先去其脏之湿热，矾石却水除热，合杏仁破结润干血也。

程云来曰：《内经》曰：任脉为病，女子带下瘕聚。又曰：脾传之肾，病名曰疝瘕，少腹冤热而痛，出白，一名曰蛊。今此证脏坚癖，岂非瘕聚与疝瘕乎？下白物，岂非带下与出白乎？

沈明宗曰：脏即子宫也，坚癖不止。"止"当作"散"字，坚癖不散，子宫有干血也。白物者，世谓之白带也。

矾石丸方

矾石三分（烧）　杏仁一分

上二味，末之，炼蜜为丸，枣核大，内脏中，剧者再内之。

魏念庭曰：脏坚之脏，指子宫也。脏中之脏，指阴中也。

程云来曰：矾石酸涩，烧则质枯，枯涩之品故《神农经》以能止白沃，非涩以固脱之意也。杏仁者非以止带，以矾石质枯，佐杏仁一分以润之，使其同蜜易以为丸，滑润易以内阴中也。此方专治下白物而设，未能攻坚癖下干血也。

赵以德曰：设干血在冲任之海者，必服药以下之，内之不能去也。

《千金翼》曰：治妇人阴痒脱方，矾石熬，上一味末之，每日空腹酒和服方寸匕，日三服。

《寿世保元》曰：治妇人阴中生疮，杏仁、雄黄、矾石、麝香少许，上四味细末，和敷阴中。治阴痒方，杏仁烧作灰，乘热绵裹纳阴中，日二易之。

《验方新编》曰：治鼻中生疮，杏仁去皮尖研烂，乳汁调搽即愈。又蛆虫入耳，杏仁捣如泥，取油滴入耳中，非出则死。

《汉方解说》曰：治带球，治白带下，阴中瘙痒证。子宫腔部及膣粘膜之小溃疡，有奇效。明矾、蛇床子仁六分，樟脑三分，杏仁二分，白粉一分，上为末，以蜂蜜为膣球状，白粉为衣。隔日一个，插入腔中。

妇人六十二种风证，腹中气血如刺痛者，红蓝花酒主之。

尤在泾曰：妇人经尽、产后，风邪最易袭入腹中，与血气相搏而作刺痛。刺痛，痛如刺也。六十二种病未详。红蓝花苦辛温，活血止痛，得酒尤良，不更用风药者，血行而风自去耳。

赵以德曰：妇人以血为主，一月一泻，然后和平。若风邪与血凝搏，或不输血海，以阻其月事；或不流转经络以闭其荣卫；或内触脏腑以违其和，因随取止，遂有不一之病。所以治之惟有破血通经，用红花酒则血开气行，而风亦散矣。

魏念庭曰：此六十二种之风名，不过言风之致证多端，为百病之长耳，不必拘泥其文而凿求之。

陈修园曰：言血气者，所以别乎寒疝也。

红蓝花酒方

红蓝花一两

上一味，以酒一斗，煎减半，去滓，分温再服。

张隐庵曰：红花色赤多汁，生血行血之品也。陶隐居主治胎产血晕，恶血不尽绞痛，胎死腹中。《金匮》方红蓝花酒，治妇人六十二种风，又能主治疟。临川先生曰：治风先治血，血行风自灭。盖风为阳邪，血为阴液……妇人有余于气，不足于血，所不足者，乃冲任之血……月事以时下，故多不足也。红花性上行开散蔓，主生皮肤间散血，能资妇人之不足，故主治妇人之风……用酒煎以助药性，能引其外出，主生脉外之血者也。《灵枢经》云：饮酒者卫气先行皮肤，故用酒煎以助药性。疟邪亦伏于膜原之腠理间，故能引其外出。夫血有行于经络中者，有散于皮肤外者，而所主之药亦各不同。如当归、地黄、甘草之类，主养脉内之血者也；红蓝花，主生脉外之血者也；川芎、芍药、丹皮、红曲之类，又内外之兼剂也，学者能体认先圣用药之深心，思过半矣。

《妇人良方》曰：（红花酒）疗血晕绝不识人，烦闷，言语错乱，恶血不尽，腹中绞痛，胎死腹中。红蓝花一两，上为末，分二服，每服酒二盏，童子小便二盏，煮取盏半，候冷分为二服，留滓再并煎，一方无童便（出《肘后》）。《徐氏胎产方》治产后血晕昏迷，心气绝。

《寿世保元》曰：治胞衣不下，红花一两炒，清酒五爵沃之，温服。此乃气弱而瘀血盈于胞也，故用清酒壮其气，红花散其血。

《女科辑要》曰：热病胎死腹中，新汲水浓煮红花汁，和童便热饮，立效（《本草经疏》）。

《汉药神效方》曰：伊泽兰轩曰：妇人经水来前，每惯腹痛，日本俗谓之月虫，可服以沙糖汤，后用红花浸热酒服之有效，即《金匮》之红蓝花酒意。

《外台秘要》曰：近效疗血晕绝不识人、烦闷方。

《熊氏补遗》曰：热病胎死腹中。

《产乳方》曰：治胎衣不下。

妇人腹中诸病痛者，当归芍药散主之，小建中汤亦主之。

魏念庭曰：妇人腹中诸病，血气凝聚而痛作，以当归芍药散主之，生新血之中寓行宿血之义。再有妇人腹中痛，非养血行瘀所可愈者，则中虚之故也，中虚气自运行不快，气运不快则血行多滞，宜补其中生胃阳，而气旺血行痛不作矣，此建中汤之所以主中虚腹痛也。

尤在泾曰：妇人以血为主，而血以中气为主。中气者，土气也，土燥不生物，土湿亦不生物。芎、归、芍药滋其血，苓、术、泽泻治其湿，燥湿得宜，而土能生物，疾痛并蠲矣。

陈修园曰：此为妇人腹中诸疾痛而出其方治也，寒热虚实气食等邪，皆令腹痛。谓可以就此方为加减，非真以此方而统治之也。

小建中汤方（见太阳病）

桂枝三两　芍药六两　甘草二两（炙）　生姜三两（切）　大枣十二枚（擘）　胶饴一升

上六味，以水七升，先煮五味，煮三升，去滓，纳饴，更上微火消解。温服一升，日三服。呕家不可用，以甜故也。

赵以德曰：此腹痛者，由中气脾土不能升，阴阳二气乖离，肝木乘克而作痛。故用是汤补中伐木，通行阴阳也。

陈修园曰：此为妇人虚寒里急腹中痛者，出其方治也。案：《伤寒论》云，阳脉涩，阴脉弦，法当腹中急痛，宜小建中汤主之；不瘥，更与小柴胡汤。主以建中者，其意在于补中生血，非养血定痛也。盖血无气不生，无气不行，得建中之力则中气建运，为之生生不息，即有瘀痛者亦可平之。

《施圆端效方》曰：大加减建中汤，治妇人胎前产后一切虚损，月事不调，脐腹刺痛，往来寒热，自汗口干，烦渴，于黄芪建中汤去胶饴，加当归川芎白术。

问曰：妇人病，饮食如故，烦热不得卧，而反倚息者，何也？师曰：此名转胞，不得溺也。以胞系了戾，故致此病，但利小便则愈，肾气丸主之。

尤在泾曰：饮食如故，病不由中焦也。了戾及缭戾同，胞系缭戾而不顺，则胞为之转，胞转则不得溺也。由是下气上逆而倚息，上气不能下通而烦热不得卧。治以肾气者，下焦之气肾主之，肾气得理，庶缭者顺、戾者平而闭乃通耳。

唐容川曰：胞字即脬字，脬，膀胱也。《史记》仓公传正义曰：脬通作胞。此转胞，或胎压其脬，或忍溺入房，以致膀胱之系缭戾而不得小便，水因反上冲肺则倚息不得卧。烦热者，膀胱太阳之气乱也。凡逆转者，当顺举之，而后得返其正。故用肾气丸振动肾气以举之，举之则所以利之也。

赵以德曰：此方在虚劳中治腰痛、小便不利、小腹拘急，此亦用之何也？盖因肾虚用之也……用此补肾则气化，气化则水行，水行则邪者降而愈矣。然转胞之病，岂尽由下焦肾虚气不化所致耶？或中焦脾虚不能散精归于胞，及上焦肺虚不能下输布于胞，或胎重压其胞，或忍溺入房皆足成此病，必求其所因以治之也。

津田玄仙曰：产后转胞用八味丸多能见效，但中有不效者，可用《古今医鉴》方。用甘遂选上好品八钱研为细末，用饭糊捏和敷贴脐中，又用甘草节六钱煎汤频服，小便立通，善能救人于一时，甚奇妙。

《舒氏女科要诀》曰：了戾者，绞纽也。

《诸病源候论》曰：胞转之病，由胞为热所迫，或忍小便，俱令水气还迫于胞，屈辟不得充张，外水应入不得入，内溲应出不得出，内外壅胀不通，故为胞转。其状小腹急痛，不得小便，甚者至死。张仲景云：妇人本肥盛，头举自满，今反羸瘦，头举空减，胞系了戾，亦致胞转。

《金匮玉函要略辑义》曰：了、缭并音聊。缭，缠也，绕也。《千金》有四肢痿蹙、缭戾等文，《舒氏女科要诀》云：了戾者，绞纽也。

《医宗必读》曰：孕妇胎满壅胞，多致小便闭塞，宜升举其气，仲景用八味丸酒服。

《女科辑要》曰：戴元礼云：有赤白浊人，服玄菟丹不效，服附子八味丸即愈者，不可不知。按：此即坎中阳微、下焦失纳之意，屡用有效。

肾气丸方（见虚劳病）

地黄八两　薯蓣四两　山茱萸四两　泽泻三两　牡丹皮三两　茯苓三两　桂枝一两　附子一枚（炮）

上八味，捣筛，炼蜜和丸，如梧桐子大。酒下十五丸，渐加至二十五丸，日再服。不能饮者，白饮下之。

妇人阴寒，蛇床子散主之。

沈明宗曰：此治阴掣痛，少腹恶寒之方也。胞门阳虚受寒现证不一，非惟少腹恶寒之一证也。但寒从阴户所受，当温其受邪之处则病得愈。故以蛇床子一味大热助其阳，纳入阴中俾子宫得暖，邪去而病自愈矣。

尤在泾曰：阴寒，阴中寒也。寒则生湿，蛇床子温以去寒，合白粉燥以除湿也。此病在阴中而不关脏腑，故但内药阴中自愈。

徐忠可曰：坐，谓内入阴中，如生产谓坐草之坐也。

蛇床子散方

蛇床子一两

上一味，末之，以白粉少许，和合相得，如枣大。绵裹内阴中，自温。

赵以德曰：白粉即米粉，藉之以和合也。

《汉药神效方》曰：妇人阴中痒痛，或白带，或子宫下垂，交合时发痛者，用蛇床子末，和熟艾，置绢袋中，其形如蕃椒，插入阴中，以尖头插入子宫为佳。

《药征》曰：白粉即铅粉，今胡粉也。

《儒门事亲》曰：如圣丹，治妇人赤白带下，月经不来，用蛇床子、枯白矾等分为末，醋作面糊丸弹子大，胭脂为衣，绵裹纳入阴户，如热极，再换，日一次。

《永类方》曰：男子阴肿胀痛，蛇床子末鸡子黄调敷之。

《简便方》曰：痔疮肿痛不可忍，蛇床子煎汤熏洗。

《验方新编》曰：阴户生疮，或痒，或痛，或肿，地骨皮、蛇床子煎水，常洗甚效。又方：阴户突出一物，如蛇，如菌，或如鸡冠，此名阴挺。蛇床子五钱，真乌梅九个，煎水熏洗。又：小舌生红泡子，与咽喉证不同，用蛇床子二两，罐内烧烟，吸入喉中自消。

《集简方》曰：妇人阴痒，蛇床子一两，白矾二钱，煎汤频洗。

少阴脉滑而数者，阴中疮也。蚀烂者，狼牙汤主之。

尤在泾曰：脉滑者湿也，脉数者热也，湿热相合而系在少阴，故阴中即生疮，甚则蚀烂不已。狼牙味酸苦，除邪热气、疥瘙恶疮，去白虫，故取治是病。

李珥臣曰：少阴属肾，阴中，肾之窍也。《内经》曰：滑者阴气有余。又云：数则为热。故阴中生疮蚀烂，皆湿热所致。狼牙味苦性寒，寒能胜热，苦能杀虫，故主洗之。

《金匮玉函要略辑义》曰：《袭氏外科百效》云：如因妇人子宫有败精带浊，或月水未净，与之交合，后又未洗，男子肾虚，邪秽滞气，遂令阴茎连睾丸肿疮，小便如淋，名阴蚀疮。然妇人亦有之，据此则阴蚀，乃霉疮之属已。

狼牙汤方

狼牙三两

上一味，以水四升，煮取半升，去滓。以绵缠箸如茧大，浸汤沥阴中洗之，日四遍。

黄竹斋曰：《千金》治阴中痒入骨困方，与《外台》所引异。

《汉药神效方》曰：狼牙即野蜀葵或木兰。

《医宗金鉴》曰：阴中，即前阴也。生疮蚀烂，乃湿热不洁而生䗪也。用狼牙汤洗之，以除湿热杀䗪也。狼牙非狼之牙，乃狼牙草也，如不得，以狼毒代之亦可。其疮深，洗不可及，则用后法也。

《金匮玉函要略辑义》曰：阴蚀乃霉疮之属。

《千金》曰：小儿阴疮方，取狼牙浓煮汁洗之。

《外台》曰：妇人阴痒，狼牙二两，蛇床三两，煮水热洗。

《脉经》曰：妇人脏肿如瓜，阴中疼引腰痛者，杏仁汤主之。

黄竹斋曰：《脉经》以此二条接前条后，盖亦本书佚文。杏仁汤未见，挺核，即阴挺，《验方新编》阴户生物如茄，此名阴茄。用乌头烧枯研末，加醋煎热熏洗，若不消者，当用枯痔散去之。

胃气下泄，阴吹而喧如失气者，此谷道实也，猪膏发煎主之。

赵以德曰：阳明脉属于宗筋，会于气街，若阳明不能升发谷气上行，变为浊邪，反泄下利，子宫受抑，气不上通，故从阴户作声而吹出。猪脂补下焦，生血，润腠理；乱发通关格。腠理开，关格通，则中焦各得升降，而气归故道已。

尤在泾曰：阴吹，阴中出声，如大便失气之状，连续不绝，故曰正喧。谷气实者，大便结而不通，是以阳明下行之气，不得从其故道，而乃别走旁窍也。猪膏发煎润导大便，便通，气自归矣。

《脉经》曰：少阴脉弱而微，微则少血，弱则生风，微弱相搏，阴中恶寒，胃气下泄，吹而正喧。

猪膏发煎方（见阳明病）

猪膏半斤　乱发如鸡子大三把

上二味，和膏煎之，发消药成。分再服。病从小便出。

《三因极一病证方论》曰：膏发煎治妇人谷气实，胃气下泄，阴吹而正喧。发灰、猪油上调匀，绵裹如枣核大，纳阴中。

《女科经纶》曰：妇人阴吹证，仲景以为谷气实，胃气下泄所致，此之病机，有不可解。云来注云，胃实肠虚，气走胞门，亦是随仲景之文而诠之也。夫人谷气，胃中何尝一日不实，而见阴吹之证者未之尝闻，千百年之书其阙疑可也。予甲寅岁游峡石，有友吴禹仲来询云，此镇有一富翁室女，病阴户中时籁籁有声，如后阴之转矢气状，遍访医者不晓，此何病也？予曰：此阴吹证也，仲景之书有之。禹仲因叹予读书之博。

（杨建宇，李彦知，范竹雯，郑绍明，王锦平）

第二章
张仲景女科学验研究

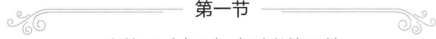

第一节
张仲景对中医妇产科学的贡献

汉代医学家张仲景的《金匮要略》是我国现存最早的诊治杂病的专著，为方书之祖、医方之经、治疗杂病的典范。其中的妇人病三篇，是现存中医古籍中最早的妇科专篇。《金匮要略》以整体观念为指导思想，以脏腑经络学说为基本论点，认为疾病的产生都是整体功能的失调、脏腑经络病理变化的结果，提出了根据脏腑经络病机和四诊八纲进行病和证相结合的辨证方法。

一、病因

张仲景在吸取古人经验的基础上结合自己的临床实践，全面系统地提出了妇科病因学，即三因学说、五邪中人学说、妇人病三大病因学说[1]。

1. 三因学说

《金匮要略·脏腑经络先后病脉证》曰："千般疢难，不越三条：一者，经络受邪，入脏腑，为内所因也；二者，四肢九窍，血脉相传，壅塞不通，为外皮肤所中也；三者，房室、金刃、虫兽所伤。以此详之，病由都尽。"张仲景认为，临床疾病虽然多种多样，但根据病因、传变途径、病位等分类，不外乎以上三种。此既是伤寒杂病的病因，也是妇女杂病的病因。

2. 五邪中人学说

此学说具有一般致病规律，为后世病因学辨证求因奠定了基础。且对疾病的分类、性别分科（如妇科）的做法在其时代难能可贵，具有指导意义。

3. 妇人病三大病因学说

《金匮要略·妇人杂病脉证并治》云："妇人之病，因虚、积冷、结气，为诸经水断绝，至有历年，血寒积结胞门，寒伤经络。"虚指气血虚，积冷指寒凝血瘀，结气指情志不畅、气机郁结、气血失调。此病因学对后世的影响较大，至唐末宋初历时八九百年，形成了温补、消积、行气的治疗风格。

张仲景在妇人病三篇中总结了 36 种妇科疾病，并对其病因病机有独特的见解，形成了一整套治法、治则和许多流传于后世的经典方药方剂。郭雍赞道："仲景规矩准绳明备，足为百世之师。"《金匮要略》方之具体化、系统化，尤其是对妇人病三篇前后编排的次序，即先妊娠，次产后病，最后论述妇人杂病，开后世中医妇科学分类之先河，现代中医妇科学对妇科疾病的论述排序仍采用这种方法。

二、病机

1. 妇人妊娠病

妊娠病即育龄妇女怀孕期间可能产生的疾病。妇女受孕后，因体质差异及随着胚胎发育，可产生诸多疾病，如妊娠恶阻、妊娠下血、妊娠水气等。这些疾病的产生不外乎虚或瘀，而虚更是妊娠疾病产生的根本原因，如恶阻是脾胃虚弱，腹痛由下焦阳虚、命火不足、寒气盛而致，小便难则由血虚郁热所致。所以妊娠病一方面由于气血虚，阴阳不调，造成母体受损，脏腑功能失常；另一方面因虚致瘀，导致水气不运，津液不利，瘀血阻滞。

2. 妇人产后病

产后病的发生，多由于产后亡血伤津、气血俱虚、津液匮乏，无以固护营气、营养温润五脏，致使机体功能下降，脏腑受损，如产后三大症：痉、郁冒、大便难。《金匮要略·妇人产后病脉证治》云："新产血虚，多汗出，喜中风，故令病痉；亡血复汗，寒多，故令郁冒；亡津液，胃燥，故大便难。"产后多虚、多瘀，如产后腹痛，乃是瘀血着于脐下。

3. 妇人杂病

妇人杂病种类及病证颇多，张仲景认为其因"虚、积冷、结气"[2]。妇人贵乎气血充盈，且以血为用。若素体阴虚，命火不足，则可致痛经、闭经、不孕甚至崩漏等。若寒邪侵入，可伤及上、中、下三焦：在上，日久化热，形成肺痈；在中，则为肝脾受损，易胁痛；在下，伤及胞门。女子以肝为先天，肝气条达，则气血通畅，否则气滞血瘀，导致厥癫、梅核气、脏躁、月经不调等。张仲景特别重视妇科杂病中的情志因素，提出"此皆带下，非有鬼神"。情志所伤，伤及肝肾，引起冲、任二脉充盛不足，此不足是妇科病形成的基础，也是妇科病多种治疗方法建立的基础。

三、治则治法

纵观张仲景对妇人病的治法特点，以调理气血为着眼点，突出活血化瘀，一般针对不同的病证各有其不同的用法。

1. 妊娠病

妊娠病的治法，以有病治病、去病保胎为原则。审证求因，治病求本，此病以虚为主，则需调理脾胃，调和阴阳，协调肝脾。如《金匮要略·妇人妊娠病脉证并治》云"妊娠呕吐不止，干姜人参半夏丸主之"，为温中补虚，蠲饮降逆，于补虚的同时祛瘀。对于瘀，则需活血祛瘀，清热利湿，通利小便，如桂枝茯苓丸。

2. 产后病

产后病的病因、病机特殊，在治疗时突出了补益和祛瘀原则。补虚就是要兼顾产后亡血失津、气血俱虚的特点，治法上滋阴生津，益气补血，使气血空虚迅速复苏。《金匮要略·妇人产后病脉证治》曰："产后腹中疠痛，当归生姜羊肉汤主之。"但也不能一味地补，应随证论治，当汗则汗，不可拘泥。如《金匮要略·妇人产后病脉证治》曰"病解能食，七八日更发热者，此为胃实，大承气汤主之"，利用大承气汤通燥泻热，急下存阴。

产后病中的瘀血结实或燥屎结实，总属虚中挟实，而张仲景之治不顾其虚，专攻其实，后世医家谓其为"无粮之师，贵在速战"之术。

3. 妇人杂病

张仲景依据杂病的三大病因，多采用补虚、温阳、消瘀、行气的方法，对后世影响较大，且特别强调妇人病中运用辨证论治，审脉之阴阳，而辨其虚实寒热。对于月经病，多以通调为主，以活血祛瘀、调理气血、补益心神为法。情志病是妇科病的常见病症，治疗时，三阳经重在驱邪，三阴经重在调养肝肾，张仲景主要采用疏肝理气、柔肝开郁、泻肝散郁、滋水泻火诸法[3]。

四、方药

张仲景在方药方面有独特的贡献。

1. 用方

一是立法组方，严依病证。二是辨证用方，原则恒定。三是一病可数方，一方可多用。四是多方法则，堪称创举。五是一方二途，综合调中。

2. 用药

一是重视单味药的功效。二是重视配伍，发挥对药功效[4]。三是加减变化灵活。四是加减药物炮制煎服事宜。五是观察药效，严守法度。六是创制了多种药物剂型。如《金匮要略·妇人杂病脉证并治》"少阴脉滑而数者，阴中即生疮，阴中蚀疮烂者，狼牙汤洗之"，蛇床子散方"温阴中坐药"，以及用矾石丸纳入阴中，治瘀血内着、郁而化热、久而腐化、湿热内蕴的带下病等，可谓开创了中医妇科外阴冲洗、阴道纳药外治法之先河。

参考文献

[1] 张建荣. 金匮妇人三十六病 [M]. 北京：人民卫生出版社，2001：27-154.

[2] 黄仰模. 金匮要略讲义 [M]. 北京：人民卫生出版社，2006：303.

[3] 王国庆. 仲景学术研究 [M]. 北京：学苑出版社，2003：83-85.

[4] 聂惠民. 论《伤寒杂病论》方药实用特色 [J]. 中国医药学报，2001，16（2）：11-14.

（申莎菲）

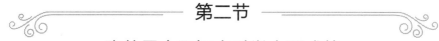

第二节

张仲景中医妇产科学主要成就

中医学对妇女生理特点、疾病的防治等论述有悠久的历史和丰富的经验，在东汉以前虽然已有带下医生扁鹊、女医生淳于衍等，但对妇人病无系统论述，只有个别医案记载。据马王堆汉墓出土文物，可知公元前 2 世纪已有《胎产书》，汉初《艺文志》记载李柱国校正方技书时有《妇人婴儿方》十九卷。可见汉代以前已有不少妇产科专著，可惜均已佚失。《金匮要略》为东汉医学家张仲景所著，其妇人病三篇理、法、方、药悉备，内治法、外治法俱全，具备中医妇科学的雏形，为后世妇科学专著的形成打下了基础。有人认为该书是中医妇科学的鼻祖，这是当之无愧的。书中妇人病三篇是汉代以前妇产科学的集成，也是张仲景临床经验的总结，有其特殊的科学性和实用性。

一、病证分类合理

妇女的生理特点可以用经、孕、产、乳概括，发生的疾病有经、带、胎、产、杂等方面。在《金匮要略》中，张仲景把妇人病按妊娠、产后、杂病归类分篇。

1. 妊娠病证分类

《金匮要略·妇人妊娠病脉证并治》专论妇人在妊娠期间常患的与妊娠有关的疾病，如妊娠的诊断、妊娠恶阻、妊娠腹痛、妊娠下血、妊娠小便难、妊娠水肿、胎动不安等，基本包括妊娠期间的常见病。后世对妊娠病的分类沿袭了这一方法，并有所发展，但增加的证型一般不为临床常见，如胎萎不长、胎死不下、子烦、子痫等。由于妇人以血为本、以气为用，很多妇科病与气血不调有关，而在五脏中，脾主统血运化水湿，肝藏血主疏泄，妊娠时血聚胞宫养胎，肝血相对不足则肝失调畅而气郁血滞，木不疏土，脾虚失运则湿生，故妊娠期间的许多病多与肝脾失调有关。对于妊娠腹痛和胎动不安，《金匮要略》多从肝脾论治，腹痛分为阳虚阴盛和肝脾不调两证型，胎动不安分为血虚湿热和脾虚寒湿两证型。由于比较符合临床实际，后世妇科学沿用这一分类法并有所发展。

2. 产后病证分类

妇人产后多虚、多瘀、易外感，《金匮要略·妇人产后病脉证治》指出新产妇人有痉病、郁冒与大便难三病，论述了产后腹痛、产后中风、烦乱呕逆与下利虚极等病，基本包括产后的常见病。后世妇科学在此基础上有所发展，主要增加了缺乳、产后身痛、自汗盗汗、产后发热等证。

3. 杂病病证分类

《金匮要略·妇人杂病脉证并治》内容庞杂，包括后世妇科学的月经病、带下病和妇科杂病。病证有热入血室、经水不利、带下、漏下、转胞、腹痛、梅核气、脏躁、阴吹、阴疮、癥病等。后世妇科学在此基础上，增加了个别疾病，很多变化体现在疾病的证型上，每个疾病的分型较多，因为随着时代的发展，人们对疾病的认识更加全面、完整。但从疾病的分类来说，《金匮要略》当时的分类还是比较全面系统的。

总之，《金匮要略》对妇人病以妊娠、产后、杂病归类，简明扼要，条理清晰，纲举目张，有利于理论学习与临床应用。这种分类法比较科学、合理，一直为后世中医妇科学所沿用[1]。

二、医理论述详尽

《金匮要略·妇人妊娠病脉证并治》在字里行间、遣方用药的过程中，对妊娠病的医理做了详尽的阐述。妇人妊娠以后，阴血聚于冲任以养胎，致使孕妇肌体处于阴血虚、阳气亢盛的生理状态，同时随着胎体渐长，往往影响气机之升降。这些生理变化，多数孕妇能适应并自我调节过来，如果素体脏腑气血偏盛（偏衰），或孕后复感邪气，则可伤及脏腑、气血或冲任，从而产生妊娠病：如阴血虚、阳气亢盛，阴阳暂时失和，可见阴阳不调证，即恶阻，见阴脉小弱，渴不能食，呕吐；如阴血虚则肝血相对不足，肝失调畅而气郁血滞，木不疏土，脾虚失运则湿生，可见妊娠腹痛、胎动不安等证；如妊娠后期，气化受阻，水气内停，可见妊娠水肿。

《金匮要略·妇人产后病脉证治》"问曰：新产妇人有三病，一者病痉，二者病郁冒，三者大便难，何谓也？师曰：新产血虚，多汗出，喜中风，故令病痉；亡血复汗，寒多，故令郁冒；亡津液，胃燥，故大便难"，强调产后的病理特点为多虚、易外感，对产后腹痛多从气滞血瘀论治，符合产后多瘀的病理特点。张仲景对产后多虚、多瘀、易外感病理特点的论述，为后世所重视并运用，符合临床实际。

《金匮要略·妇人杂病脉证并治》"妇人之病，因虚、积冷、结气，为诸经水断绝，至有历年，血寒积结胞门，寒伤经络"，概括了妇人杂病的病因病机主要为虚、积冷、结气。虚，为气虚血少。妇人以血为本，经、带、胎、产、乳最易耗气伤血，使气血亏虚，正气不足。积冷，即久积冷气，为寒邪在体内凝结不散。因虚在先，妇人触冒风寒，淋雨涉水，易感外寒，或劳累过度损伤真阳，寒自内生，寒邪积而不散，阻碍气血，胞宫失温，疾病丛生。结气，指情志刺激导致的气分郁结。妇人多血虚，影响肝的疏泄功能，所以易受情志刺激而气分郁结，气机失调影响血分运行，使月经、胎孕失常。虚、积冷、结气是妇人杂病病因病机的高度概括，至今仍有重要的临床意义。

三、治疗灵活多样

1. 突破药物剂型

内服有汤、丸、散、酒等剂，外治有针刺、洗剂、坐药及润导法，尤其将栓剂纳入阴中以治带下，将狼牙汤作为洗剂洗涤阴中，治疗阴疮，是剂型方面的一大突破，开辟了妇科病用药的新途径[2]。

2. 确立妇科病的治疗法则

按照妇人病的病理特点，确立了调补气血、行气活血、调和肝脾等妇科常用治则。如妇人杂病腹痛和妊娠腹痛都用当归芍药散调和肝脾，妊娠胎动不安所用之方当归散也有调和肝脾的功效，胶艾汤调补气血，枳实芍药散行气活血等。现代妇科学有十大治法，在《金匮要略》妇人病三篇中都有体现，如肾气丸治妇人转胞为补肾法，当归芍药散治妊娠腹痛为疏肝养肝法，白术散治胎动不安、小建中汤治妇人腹痛为健脾和胃法，胶艾汤治胞阻、当归生姜羊肉汤治产后腹痛为补益气血法，下瘀血汤治产后腹痛、土瓜根散及抵当汤治经水不利为活血化瘀法，枳实芍药散治产后腹痛为理气行滞法，白头翁加甘草阿胶汤治产后下利为清热凉血法，温经汤治下血为温经散寒兼活血化瘀，白术散和当归散、葵子茯苓散都是利湿法的体现，狼牙汤治阴疮为解毒杀虫法。

综上，《金匮要略》妇人病治法注重整体，兼顾局部治疗，分清寒、热、虚、实、痰、湿、郁、虫，在气、在血的不同，然后确定治法，科学合理，为后世效法并沿用。《金匮要略》中妇科病经方除温经汤12味药，其他均不超过10味，多数方剂2~5味，狼牙汤单味药成方，这些方剂可谓简、便、廉、验，至今沿用于临床[3]。

《金匮要略》妇人病三篇问世以后，促进了妇科学的发展，并引起后世医家对妇人病的重视，王叔和继承《金匮要略》的主要内容并加以发挥，著有《脉经》，其中卷九专门阐述有关妇产科的脉象和辨证施治。南齐褚澄《褚氏遗书》对妇人病加以论述。隋唐时期，巢元方的《诸病源候论》有八卷论述妇人病、孙思邈的《千金方》把妇人方置于全书之首，以示重视，二书都载有《金匮要略》原著的内容[4]，可以说无论是巢元方还是孙思邈都受到张仲景的影响，对妇人病加以重视。此后，《产宝》《妇人良方》《傅青主女科》等医书都不同程度受到《金匮要略》妇科学思想的影响和启发，由此奠定了《金匮要略》妇科学鼻祖的地位。

参考文献

[1] 李易男，杨轶. 试论《金匮要略》的中医妇科学成就 [J]. 陕西中医，1991（5）：236-237.

［2］张建荣.《金匮要略》对妇科学的贡献及治法特点［J］.陕西中医函授，1990（3）：5.

［3］武建设，连建伟，单兆伟.《金匮要略》妇人病篇学术思想刍议［J］.中医药通报，2006,5（5）：37–39.

［4］罗元恺.中医妇科学［M］.上海：上海科学技术出版社，1986：1–2.

（张丽艳）

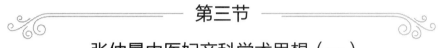

第三节

张仲景中医妇产科学术思想（一）

张仲景《金匮要略》妇人病三篇开中医妇科之先河，最早对祖国医学中的妇科疾病做出具体而系统的记载和专题论述。后世妇科病在临床上的论治，虽有较大的发展，但多是在这三篇的基本理论与治疗方法的指导下取得的。篇中记载的妇科专方沿用至今而不衰，从而证明这妇人病三篇具有极大的学术价值[1]。篇中闪耀着许多宝贵的学术思想，试归纳如下。

一、体现辨证思想

1. 全面继承

《金匮要略》充分反映了对东汉以前妇人病的病案记载，有关妇产科方药的论述及对《黄帝内经》中有关女子生长衰老、月经变化理论的继承和发展。梁明达[2]总结了张仲景对《黄帝内经》的演绎：师古不泥，标"带义"之新；羽翼经旨，索妊脉之隐；祛邪安胎，扬"有故无殒"；治疗得法，精标本之说；光大《灵枢》《素问》，倡异治同治；青出于蓝，擅"杂合以治"。

2. 整体观念

妇人妊娠病篇指出妊娠呕吐、妊娠腹痛、妊娠下血、妊娠小便病变、安胎、养胎等法则。这些治疗建立在胎儿和母体的整体观点上，用药的寒热温凉都是根据母体的不同禀赋来决定的[3]。篇中重点在于腹痛和下血，因为妊娠腹痛、下血可以影响胎儿的发育，甚或导致流产，故论述比较具体。又如妇人产后病篇对妇人产后病的治疗，根据亡血伤津和各个病证的特性，采用不同的治法，但总的原则是必须照顾到新产妇人的体质因素和津液的补充问题。

3. 辨证论治

张仲景强调有是证即用是药，不能拘守禁忌而贻误病机，如对于"宿有癥病"而复受孕者，果断指出"当下其癥"而施以桂枝茯苓丸；对于"子脏开""少腹如扇"之肾阳虚孕妇,大胆以附子汤温其脏;对于"产妇郁冒"转为"胃实"之患者,并不泥于产后血虚,而以大承气汤涤热实;对于产后受风持续"数十日不解"者,只要"阳旦证续在",仍可与阳旦汤。

4. 开拓创新

张仲景发展了妇科"子脏学说",子脏发生疾病之称有胞阻、胞门寒伤、热入血室等,又将妇人杂病病因概括为虚、冷、气,对应在治疗上形成了以温补为中心的风格,故有人称《金匮要略》杂病不杂。温可行气、散寒、化瘀,补可生血、理虚、扶正。气行则血行,正强则邪弱,"五脏元真通畅,人即安和"矣。此外,张仲景治疗妇科前阴疾患的外治方法及剂型,都具有开创性意义。

5. 制方轻灵

《金匮要略》经方用药精炼、配伍灵活,素称"方书之祖"。所有妇科方中,包括药引与溶酶,除温经汤 12 味,其他均不超过 10 味,而狼牙汤单味成方。多数经方 2 ~ 5 味,可谓简、便、廉、验。

6. 治法多样

篇中多种治法精彩纷呈,法随病立,方从证出,方证照合,每一首方、每一味药都对应着一种或多种治法,涉及一种或多种病证。如对妇人腹痛的具体辨证,分列有妊娠腹痛、产后腹痛、杂病腹痛等,而治法有附子汤之温阳祛寒、胶艾汤之温经暖宫、当归芍药散之调和肝脾、当归生姜羊肉汤之养血补虚、枳实芍药散之行气活血、下瘀血汤之破血逐瘀、大承气汤之通腑泄热、温经汤之温经补虚、土瓜根散之行血祛瘀、红蓝花酒之行气化瘀、小建中汤之补中生血等十余种之多,以供后人效法。

二、贯穿脾胃学说

《金匮要略》全书贯穿着一个重要的思想,即保护胃气。观张仲景制方,妇人妊娠病篇中凡十方而丸散居其七,汤居其三,如徐忠可所云"妊娠以安胎为主,攻补皆不宜骤,故缓以图之"。妇人以血为用,受经、带、胎、产之生理特征及饮食劳作等社会因素影响,易罹患气血不足、脾胃虚弱之病而发作腹痛、下血,从仲景细致入微的诊疗措施中可以看出其保护胃气的思想。

育龄妇女出现妊娠反应,若脾胃虚弱、阴血不足,则恶心、呕吐、不欲饮食现象较为剧烈,此时可用桂枝汤调理脾胃,协调阴阳。若妇人怀孕在身,有癥当去者,亦须以丸药缓图,且用量极小,待"不知"再"加至三丸",寓有下癥不伤胎之意。白术散方证中,若呕不解者,以小麦汁服之;病愈而渴者,服用大麦粥,并嘱咐曰"病虽愈,服之勿置",亦全为保护脾胃之计。枳实芍药散中枳实烧黑,以麦粥下之,意同在保护胃气。妇人产后,若阴血不足、血虚火旺致"乳中虚,烦乱呕逆"者,所用竹皮大丸之制,用"枣肉和丸",意亦在"安中益气"。另如妇人脏躁,用甘麦大枣者,"亦补脾气"；妇人腹痛，用小建中者，调补脾胃，补中生血。

另外，从对葱、蜜、生姜及汁、大枣及枣肉、小麦及汁粥、饴糖、猪膏、清酒等方药的运用中，又可以看出张仲景的食疗思想，这些食疗内容恰为脾胃学说的印证及补充。

三、内寓治肝大法

张仲景在《金匮要略》首篇明确提出"见肝之病，知肝传脾，当先实脾"，被后世奉为治疗肝病之圭臬。而妇人病三篇方证内寓暖肝、清肝、养肝、抑肝、疏肝诸法。医者识得病证之所由来，然后可知治法之所确立[4]。薛近芳[5]将妇人病从肝论治法的运用总结为泻肝散结法（即热入血室刺期门）、温肝调经法（温经汤方证）、疏肝理气法（半夏厚朴汤方证）、补肝养胎法（当归芍药散方证）、暖肝缓急法（当归生姜羊肉汤方证）、调肝和血法（枳实芍药散方证）。因妇人病多涉及肝脾两脏，故仲景在治肝的同时，非常重视"肝脾同调"，使木得土养则欣欣向荣，土得木助则固若金汤。如当归芍药散方证，多因肝郁血滞、脾虚湿阻而致肝脾不和、气血失调，临床症状除腹痛外，尚有小便不利、腹微胀满、四肢头面微肿等症，诸药合用，寓通于补，通调血脉，健脾祛湿。仲景立此调和肝脾之大法，同时兼顾到了妇女的生理及病理特点，故对该方灵活加减，临床上对许多妇科疾病都可收到满意的效果，后世尊为名方逍遥散之蓝本。且该方肝脾同调，若用于治疗带下，亦较利湿多、舒肝少之完带汤胜出一筹。另如妊娠养胎之方，当归散与白术散并出，意即提醒后人调肝健脾之奥妙。

连建伟教授素对张仲景、叶天士之治肝大法颇为欣赏并深有研究，指出当归生姜羊肉汤补以去弱，温以散寒，补肝为主，散寒为辅，药少而效宏，为温肝散寒之代表方；甘麦大枣汤既是养心气安心神的好方子，亦是肝苦急、急食甘以缓之的好方子，为甘缓益肝、亦补脾气之代表方。

四、具备血证治略

妇人以血为本，血病则经候不匀，百病丛生。张仲景多次提到"瘀血""干血""血结"，是治血证诸法，《金匮要略》大体粗备。统观妇人病治法的总特点，是以调理气血为着眼点，突出活血化瘀。该书中张仲景治疗妇女因各种原因导致瘀血留滞胞宫而引起的月经不调、痛经、闭经或癥瘕积块，或产后恶漏不尽诸病证之活血化瘀法有：祛瘀消癥法（桂枝茯苓丸方证），温补气血法（胶艾汤方证，当归生姜羊肉汤方证），活血除湿法（当归芍药散方证），通腑祛瘀法（大承气汤方证），行气活血法（枳实芍药散方证），破血逐瘀法（下瘀血汤方证、抵当汤方证），清热化瘀法（小柴胡汤方证），温经化瘀法（温经汤方证），活血通经法（土瓜根散方证），破血逐水法（大黄甘遂汤方证），活血祛风法（红蓝花酒方证），补中生血法（小建中汤方证）。

五、表明仁术为怀

1. 爱护女性

女子大多身体娇弱，故易受"六十二种风"之侵袭，而且在封建时代，女子地位卑下，躬耕田亩，操持家务，生儿育女，辛苦异常。是以张仲景提出妇人杂病之总病机为"至有历年"之"因虚、积冷、结气"，产后三大证之病机都是"亡血伤津"。正因为他注意到妇女患病病性多虚、病理多瘀的特点，故在治疗上尤其重视温养气血，从药物用法上，也可看出这一点。如矾石丸中，矾石经烧，变为枯矾，燥湿力增，则用质润多脂之杏仁以防矾石燥涩太过引起局部干涩不适，又以滋润之蜜和丸如枣核大，有助于将其顺利纳入阴道之中，缓慢溶化而发挥作用。

2. 体察幽微

张仲景关注妇女的情志病变，如脏躁、咽中炙脔等相当于现代医学的某些神经官能症疾病，多由女性长期精神抑郁所致。并重视妇女隐晦之疾，如阴吹、阴疮等前阴病变，妇人多不愿明言相告，因而不易了解，多被忽视。对于妇人"因虚、积冷、结气"而致"少腹寒，久不受胎"之苦者，张仲景提出用温经汤法温养气血，达致受孕，则夫妇可望享受天伦之乐。

3. 安胎养胎

张仲景提供的安胎养胎措施为晋代王叔和、南朝徐之才逐月养胎法之根源。岳在文[6]将《金匮要略》中的安胎法归纳为十法：调和阴阳，消瘀化癥，暖宫散寒，养血调经，调肝和脾，温胃化饮，清热解郁，利水通阳，养肝健脾，健脾利湿。

4. 重视优生

《金匮要略》除提出妇人受孕后的优生养胎措施，还提出祛除劣质胎儿以达优生的观点。妊娠恶阻大多在两个月左右出现，如果病情加重迭出吐下者，当从保护女性及优生学的角度考虑以"绝之"。

妇人病三篇经方千百年来大部分仍在临床上广泛应用，除桂枝汤、附子汤、小柴胡汤、大承气汤等互见于《伤寒论》以及小建中汤、肾气丸等在《金匮要略》中亦用作内科杂病药方，具有明显妇科特点的常用名方，如桂枝茯苓丸、当归芍药散、芎归胶艾汤、甘麦大枣汤、金匮温经汤等，临床上多化裁应用于各科，运用频率较高，实用价值较大。若对其进行深入研究，探讨其中配伍规律，则可以更好地扩大经方运用范围，对临床工作有一定指导和借鉴意义。

参考文献

[1] 聂惠民，张吉，张宁. 经方方论荟要 [M]. 长沙：湖南科学技术出版社，1999.

[2] 梁明达. 从《金匮》妇人病篇看仲景对《内经》的继承和发展 [J]. 北京中医杂志，1986（3）：

40—41.

［3］王渭川.金匮心释［M］.成都：四川人民出版社，1982.

［4］李培生.《金匮》妇科方研讨（下）［J］.湖北中医杂志，1983（4）：45.

［5］薛近芳.浅谈《金匮》妇人病治肝法的运用［J］.黑龙江中医药，1987（1）：50.

［6］岳在文，周丽萍，郜惠萍.《金匮要略》安胎十法［J］.中医函授通讯，1994（3）：7-8.

（武建设，单兆伟）

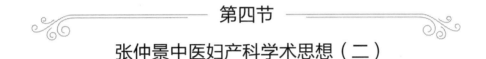

第四节
张仲景中医妇产科学术思想（二）

《金匮要略》妇人病三篇是现存中医古籍中最早设立妇产科专篇的医著，三篇所论病种包括经、带、胎、产、杂病五大类，剂型多样，大多数方剂仍为今天临床所常用，开妇产科辨证论治和外治法治疗妇科病的先河，堪称妇产科学之鼻祖。其中妇人杂病篇专论胎产以外的疾患，论述了妇人杂病的病因、证候及治法，病证有热入血室、经水不利、漏下、带下、转胞、腹痛、梅核气、脏躁及前后阴疾患等。现就《金匮要略》妇人杂病篇论治特点浅探如下。

一、妇科杂病以气血为总纲

《金匮要略》妇人杂病篇言"妇人之病，因虚、积冷、结气，为诸经水断绝，至有历年，血寒积结胞门，寒伤经络"，指出妇人杂病的病因不外虚、积冷、结气三个方面：虚指气虚血少，抗病力虚弱；积冷指久积冷气，寒邪在内凝结不散；结气指由情志刺激导致气机郁结。三大病因中有两方面涉及气血。气血关系密切，两者相互滋生，相互依存；气为血之帅，血为气之母，气病可以及血，血病可以及气，气血同病；气郁日久可及血，因气有一息不运，则血有一息不行；人身之血即以载气，若气不得血，则散而无统。然妇人一生以气血为用，妇女经、孕、产、乳的生理活动均以血为本，且又需耗血，致使机体处于血常不足、气相对有余的状态。如《灵枢·五音五味》言："妇人之生，有余于气，不足于血，以其数脱血也。"而妇人杂病篇言因血而病者，因气而病者，或气血同病者的病症处处可见，且仲景的治疗手段也是以调理气血为主线而贯穿始终的。如："妇人陷经，漏下，黑不解，胶姜汤主之"，此因冲任虚寒不能摄血而致陷经，故用阿胶养血、祛瘀，干姜温经治疗。"带下，经水不利，少腹满痛，经一月再见者，土瓜根散主之"，土瓜根清热行瘀，桂枝温经行血，芍药和阴止痛。"妇人少腹满如敦状，小便微难而不渴，生后者，此为水与血俱结在血室也，大黄甘遂汤主之"，治疗妇人水血并结血室，大黄破血祛瘀，甘遂逐水，配阿胶养血扶正，使邪去而正不伤。上述所论陷经、漏下、伴随经水不利而出现的以腹痛为主症的痛经及水血并结血室等病证，均是因血而病者，且在治疗方面侧重补益气血，温经散寒行瘀。因气而病者，如"妇人咽中如有炙脔，半夏厚朴汤主之""妇人脏躁，喜悲伤欲哭，象如神灵所作，数欠伸，甘麦大枣汤主之"，论述的梅核气、脏躁病证，皆是因气机不畅，气血失和，经络阻滞，脏腑机能失调，病由生之，而治疗也是以调畅气机为主。可见上述这些妇科杂病的病因病机均与气血相关，在治疗方面也是以调理气血为主线的。

二、妇人病多从肝论治

妇人杂病篇中，从立方用药方面可以看出，仲景在治疗妇人病时多从肝论治，创制了许多行之有效的调肝大法，如泻肝散结法、温肝调经法、柔肝建中法、疏肝理气法、养肝扶脾法等。妇人热入血室之症，因值经行之际，血弱气虚，邪热乘虚入血室，热与血结，治之当刺期门穴。期门穴为肝经之募穴，刺之可泻肝散结，清泻瘀热；小柴胡在经主气，在脏主血，热入血室用之，是借少阳之枢以为泻厥阴之用，调经气而行散瘀结之功，具有开门揖盗之妙，与刺期门相对应，此采用的即是泻肝散结之法[1]。治疗妇人冲任虚寒夹瘀之崩漏，立温经汤，方中吴茱萸、桂枝温经散寒，阿胶、芍药、麦冬滋阴养血以调肝，芎劳、牡丹皮活血调气以疏肝，因女子以肝为先天，肝主血海与冲任二脉相通，此诸药共奏温补冲任、养血祛瘀之功。治疗妇人中焦虚寒之腹痛，采用小建中汤温中补虚，柔肝理脾以止痛，肝为刚脏，非阴柔以濡之，方中饴糖温中补虚，白芍养阴缓肝止痛，配以甘草酸肝化阴，缓肝急而止腹痛。半夏厚朴汤治疗梅核气，行气散结，降逆化痰，使郁气得疏，痰涎得化，实为疏肝理气之妙方。

三、同病异治与异病同治

仲景主要的学术成就之一就是创立了以病为纲、病证结合、辨证论治的杂病诊疗体系，而同病异治和异病同治是这一体系的基本体现，且是《金匮要略》治则中的一大特色。同一种疾病，由于人体体质或病机上的差异以及病位的不同，治法因而不同。妇人杂病篇言："妇人腹中诸疾痛，当归芍药散主之。"而妇人妊娠病篇言："妇人怀娠，腹中㽲痛，当归芍药散主之。"二者论述的是不同生理时期的腹痛，而病机均为肝脾不调，治法一致，即异病同治的具体体现。妇人杂病篇治妇人烦热不得卧，但饮食如故之转胞不得溺者，采用肾气丸治疗。肾气丸，在《金匮要略》中可治多病，如治虚劳腰痛、小便不利；治短气有微饮，当从小便去；治男子消渴，小便反多，以饮一斗，小便一斗。以上病症虽症状不同，但病机皆属于肾阳亏虚，气化功能减退，故均用肾气丸温肾化气治疗，可见异病同治这一辨证方法被仲景灵活地运用。妇人杂病篇中论述妇人腹痛，同为腹痛，治法迥异，如"妇人六十二种风，及腹中血气刺痛，红蓝花酒主之。""妇人腹中诸疾痛，当归芍药散主之。""妇人腹中痛，小建中汤主之。"这些均为妇人杂病腹痛证治，但病因病机、治法和方药不同，同为妇人腹痛，一因风血相搏血凝气滞，腹中刺痛，方用红蓝花酒活血化瘀止痛；一因肝脾不调腹中诸痛，方用当归芍药散养血疏肝健脾止痛；一因妇人中焦虚寒，不能温煦经脉而致腹中绵绵作痛。这是同病异治的体现。

四、首创妇科外治法

《金匮要略》妇人病三篇，其理、法、方、药悉备，内外治法俱全，剂型多样，丸、散、膏、丹俱在，而在治法和治疗手段、剂型等方面，妇人杂病篇最为突出的是创制了妇科外治法[2]。根据不同病证、不同病位，采用多种治法，如内治法中，有汤剂、丸剂、散剂、酒剂；外治法中，有针刺，刺肝经募穴期门以泻瘀热治疗妇人热入血室之症；前阴疾病，有纳阴中坐药（丸剂和散剂），如"妇人经水闭不利，脏坚癖不止，中有干血，下白物，矾石丸主之。""蛇床子散方，温阴中坐药。"还有外用洗剂和润导剂、烙剂等剂型（除针刺外），如"少阴脉滑而数者，阴中即生疮，阴中蚀疮烂者，狼牙汤洗之。""胃气下泄，阴吹而正喧，此谷气之实也，膏发煎导之。"尤其是将栓剂纳入阴中以治带下，将狼牙汤作为洗剂，洗涤阴中，以治阴疮，可以说在剂型方面是一大突破，开辟妇人病用药的新途径，开妇科外洗药的先河。全书十种剂型，妇人杂病篇占七种，足见治疗手段和治法之多，是值得继承和发扬的，使中医妇科的发展产生了很大的飞跃。

参考文献

[1] 徐树楠，李庆升，侯彩兰.《金匮要略》妇人病从肝论治浅探[J].河北中医药学报，1999，14（4）：21-22.

[2] 王廷富.金匮要略指难[M].成都：四川科学技术出版社，1986.

（齐艳艳，申霞）

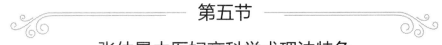

第五节

张仲景中医妇产科学术理法特色

张仲景在《金匮要略》妇人病三篇中首次提出了妇科的一些病名，首创了外治法，论述了正常生理与疾病的鉴别诊断，对各病的病因、病机、诊断、治则进行了详尽的论述，并提出了创新的治疗思路：如癥病血水同治；治妊娠小便难之下病上取；妊娠产后有病时，不忘妊娠产后，亦不拘于妊娠产后；对不同病及同种病的不同证给出有效的方药，沿用至今。其同病异治、异病同治的辨证施治思维及治病不囿于常法，值得好好学习与借鉴。笔者读《金匮要略》后，略有心得，总结如下。

一、妇人妊娠病篇

1. 首创病名

"妇人得平脉，阴脉小弱，其人渴（呕），不能食，无寒热，名妊娠"。

2. 鉴别诊断

论妊娠时注意与同样有停经现象的癥病鉴别：①审查有无癥病病史；②辨停经前月经是否正常："前三月经水利时，胎也"；③审胎动时间、部位与停经月份是否相符："经断未及三月……胎动在脐上者，为癥痼害"，"妊娠六月动者……胎也"。

3. 病机及证治

详述疾病之病因病机，同病异治，异病同治，血水同治，下病上取，不忘妊娠，不拘于妊娠，方药病证相切，为妊娠呕吐的轻症、重症提出了不同的治法和方药，体现了其同病异治的辨证思想。①轻症：病机为脾胃虚弱，阴阳失调，以桂枝汤调和阴阳。②重症：病机为脾胃虚寒，寒饮内盛，以干姜人参半夏丸温中补虚，化饮降逆。

提出了妇人不同生理时期所特有的三种下血证之证治：一为经水淋漓不断之漏下，一为半产后的下血不止，一为妊娠胞阻下血。凡辨证为冲任虚损、血虚有寒者均以胶艾汤治之，充分体现了其异病同治的思想。提出了癥病下血的治疗原则及有效的方药："所以血不止者，其癥不去故也，当下其癥，桂枝茯苓丸主之。"治疗癥病下血的特点是治血兼治水（湿）：桂枝为君药，温通血脉，茯苓淡渗利水，因癥乃血瘀日久而成，血瘀日久致气滞，气滞致水（津）液代谢失常，停而为湿，临床引申，常治瘀兼治湿，治湿兼治瘀。

重视妊娠腹痛的辨治尤其注意腹痛的特点，如"妇人怀娠六七月……腹痛恶寒者，少腹如扇"，提示阳虚阴寒之气内盛，阳虚失于温煦而痛，以附子汤温其脏；"妇人怀娠，腹中疞痛"，其痛为拘急痛、小痛、绵绵作痛，提示肝血不足，血虚失于濡养而痛，当归芍药散主之。

提出了妊娠小便难的治则：正本清源，下病上取，肺为水之上源，方以开水之上闸而利下也，其以当归贝母苦参丸治疗小便难不囿于常法的思路有可借鉴之处。

提出妊娠时用药不可滑利太过，"男子加滑石半两"。因为渗利太过耗伤阴血，妊娠期阴血下注以养胎元，阴血相对不足，阴伤则阴不制阳，阳亢而变生他病，再者渗利太过恐下泄肾气引起滑胎。另又宗《素问·六元正纪大论》："妇人重身，毒之何如？……有故无殒，亦无殒也。"在治疗妊娠病时不避使用味辛、大热、有毒之附子，辛热之干姜，辛温有毒之半夏，寒润滑利之葵子。所"谓有是病用是药，有病必治病""衰其大半则止"，此治妊娠病不拘其有身孕的思路和方法，对后世临床有很大的指导意义。

再者，第一条中"则绝之"提出了妊娠误治后的处理原则：断绝病根，治病不可泥于保胎，因母病致胎不安者，重在治病，病去则胎自安；禁绝其医药，立停错误的治疗，以免加重病情；终止妊娠。

二、妇人产后病篇

1. 首创病名

首次提出产后病"郁冒"的病名，首以小柴胡汤养血复阴；指出"汗出"是病人自身损阳救阴的方法，在低水平达到阴阳的平衡（故未必见汗必须止汗）。

2. 病因病机

体现了产后病多虚多瘀易招致外邪以及尚可兼夹湿邪的病机特点。另外，提出了产后痉病的形成与内因、外因有关：产后破伤风、产褥感染，内因为津血内亏，外因为感染邪毒。

3. 治疗

从产后病的发生提示产后应注意养血复阴，固护阴液，兼驱外邪；不拘于产后多虚，也用攻邪药，如大承气汤、下瘀血汤；不忘于产后，治产后感冒加用附子，产后下痢用白头翁汤加阿胶。

用大承气汤治疗产后病的启示：产后虽多虚，但也不排除有实证；确有实邪内结者，不可因产后多虚而畏下；见形气俱实，胃强能食，则用大承气汤。

三、妇人杂病篇

1. 首创概念

首次提出"脏躁""转胞""阴吹""热入血室"的概念，列入情志病、脏躁及梅核气。

首创妇科外治法：纳入法、熏洗法。

现在临床上用中药外洗方治疗带下病、阴道炎都取得了很好的疗效。

2. 提出妇人杂病病因

虚，指气血不足；冷，指内外之寒及寒冷久积；结气，指肝郁。

将带下分为寒湿与湿热两类。

论述月经失调的病机及有效的方药：冲任虚寒用胶姜汤，冲任虚寒夹瘀血用温经汤，瘀血阻滞用土瓜根散，瘀热内结用抵当汤，水血并结用大黄甘遂汤。

论述妇人杂病腹痛及有效的方药：气血瘀滞，方用红蓝花酒；肝脾不和，方用当归芍药散；脾胃虚弱选小建中汤。

（何晓燕，陈薇）

第六节
张仲景中医妇产科学活血化瘀法学验概述（一）

血瘀证是妇科多种病证中最常见的证候之一，活血化瘀法是治疗血瘀证的基本治法。张仲景在《金匮要略》中多次应用活血化瘀法治疗多种疑难杂病及妇科疾病。余师其妇科活血化瘀之法，应用于妇科多种病证，每每获效，总结如下。

一、《金匮要略》活血化瘀法治疗妇科病证之意

《金匮要略》中活血化瘀法应用较为广泛，应用于多种病证中，如《金匮要略·惊悸吐衄下血胸满瘀血病脉证治》有"病者如热状，烦满，口干燥而渴，其脉反无热，此为阴伏，是瘀血也，当下之"的记载，用攻下活血法治疗热结血瘀证。在妇科中的应用主要体现在妇人病三篇，如《金匮要略·妇人妊娠病脉证并治》曰："妊娠六月动者，前三月经水利时，胎也。下血者，后断三月，衃也。所以血不止者，其癥不去故也，当下其癥，桂枝茯苓丸主之。"仲景用桂枝茯苓丸活血化瘀治疗癥积，一直沿用至今。另有"妇人有漏下者，有半产后因续下血都不绝者，有妊娠下血者，假令妊娠腹中痛，为胞阻，胶艾汤主之"的记载，用芎归胶艾汤活血化瘀治疗瘀血阻滞胞宫之胞阻证。《金匮要略·妇人产后病脉证治》曰："产妇腹痛，法当以枳实芍药散，假令不愈者，此为腹中有干血着脐下，宜下瘀血汤主之；亦主经水不利。"此以下瘀血汤活血化瘀治疗产后腹中瘀血引起的腹痛，亦可治疗瘀血引起的经水不利。《金匮要略·妇人杂病脉证并治》曰："妇人年五十，所病下利数十日不止，暮即发热，少腹里急，腹满，手掌烦热，唇口干燥，何也？师曰：此病属带下，何以故？曾经半产，瘀血在少腹不去。何以知之？其证唇口干燥，故知之。当以温经汤主之。"创温经汤治疗瘀血阻滞少腹引起的血瘀诸证。另有"妇人少腹满如敦状，小便微难而不渴，生后者，此为水与血俱结在血室也，大黄甘遂汤主之。"此为活血化瘀法与逐水结合应用治疗瘀血与水邪积于胞宫。而对于瘀血引起的"妇人经水不利下"，以抵当汤逐瘀治之。

纵观仲景活血化瘀之法，其应用于血瘀之证较为灵活，有是证用是法，当有兼加证时也不拘泥于活血化瘀法，而是在活血化瘀的基础上根据兼加证的性质结合应用相应治法，便有了攻下活血法、利水活血法等的灵活应用。这其实是辨证论治的精髓，指导我们在临床时根据证候的辨识来恰当选择治法方药，在妇科临床时，应用活血化瘀法也应遵循此准则。

二、《金匮要略》活血化瘀法在妇科临床中的应用

遵循《金匮要略》活血化瘀法的要旨，笔者在妇科临床中广泛应用活血化瘀法治疗多种妇科疾病，取得满意疗效，总结如下，供同道参考。

1. 治疗癥积

《金匮要略·妇人妊娠病脉证并治》言"妇人宿有癥病，经断未及三月，而得漏下不止，胎动在脐上者，为癥痼害……所以血不止者，其癥不去故也，当下其癥，桂枝茯苓丸主之"，论述妊娠胎漏与癥病的鉴别，并创立桂枝茯苓丸治疗癥病。王某，女，35岁，2006年10月10日就诊。患者于2005年8月行人流术，术后月经错后，月经量少，色紫黯有血块，小腹右侧有一鸡蛋大小的包块，质地硬，轻微压痛，面色泛黑，纳少，大便易溏，舌色黯，舌有瘀点，脉细涩，B超示子宫肌瘤。本证属人流后外邪侵袭，瘀血积于少腹，聚而成癥积，包块为瘀血有形之象。瘀阻冲任，血不归经，血海不能按时满盈，故月经错后，月经量少，舌有瘀点，脉细涩为血瘀之征。治宜活血化瘀，软坚消癥。方用桂枝茯苓丸加减：桂枝15g，茯苓12g，牡丹皮12g，桃仁15g，赤芍15g，当归15g，丹参15g，三棱15g，莪术15g，柴胡15g，鳖甲30g，牡蛎30g，海藻30g。以上方为基本方加减共治疗4个月，积块逐步缩小，最终消失。

按语： 本病属人流术后感染，局部刺激诱发子宫肌瘤形成，中医属瘀血阻滞胞宫，形成癥积，治宜用活血化瘀重剂，以桂枝茯苓丸为基本方，加用破血药物三棱、莪术等以加强活血化瘀之力，用鳖甲、牡蛎、海藻软坚散结，用入肝经之柴胡以条理肝气，达到气行血行、助消消散的目的。

2. 治疗闭经

《金匮要略·妇人杂病脉证并治》言"妇人经水不利下，抵当汤主之"，论述瘀血内结所致的闭经，用抵当汤通经治疗。赵某，女，25岁，2007年7月8日就诊。患者闭经1年，自诉家庭不和，长期情志失调，自觉小腹时有胀痛，两乳胀痛，心烦多梦，头晕目眩，口干不欲饮，舌质黯，舌有瘀点，脉弦细涩。本证属气机失调，不能调畅血行，致瘀血阻于胞宫，经脉闭塞，故月事不下。气机郁滞，则小腹、乳房胀痛。舌有瘀点，脉弦细涩为气滞血瘀之征。治宜疏肝理气，活血通经。方用抵当汤加减：水蛭15g，虻虫9g，桃仁15g，青皮15g，香附12g，柴胡12g，牛膝15g，丹参25g，益母草30g。用本方服用5剂，月经通下，继续用逍遥丸加活血药物治疗2个月，月经按时来潮，以后月经正常。

按语： 患者长期肝气郁结，致气滞血阻，月经不能通下，用抵当汤为主破血逐瘀，并用丹参、益母草通经，加青皮、香附、柴胡、牛膝以疏理肝气，调畅气机，助血下行。经来之后，以疏肝调血为主，助血之行，补血之源以治本。

3. 治疗月经失调

《金匮要略·妇人杂病脉证并治》言"带下，经水不利，少腹满痛，经一月再见者，土瓜根散主之"，论述因瘀血所致的经水不利，或月经一月两潮，用土瓜根散活血调经治疗。伍某，女，27岁，2005年3月18日就诊。月经一月两潮，量少，色紫黯有血块，少腹刺痛，伴有白带黏稠，口苦，心烦，头晕，尿黄，舌淡红，舌边、尖有瘀斑，苔薄黄，脉沉弦。本证属瘀血内阻，胞宫气机不利，故经行不畅，色紫黯有血块，少腹刺痛，并有郁热内结，致白带黏稠，口苦，心烦，尿黄。舌边、尖有瘀斑，苔薄黄为血瘀有热之征。治宜活血化瘀，清热调经止带。处方：当归15g，生地黄25g，白芍15g，川芎12g，牡丹皮15g，赤芍15g，黄芩15g，泽泻12g，牡蛎25g。上方随证加减治疗20剂月经正常，诸症消失。

按语： 患者属瘀血内阻胞宫，郁积生热，迫经血一月两潮，出现带下黏稠、心烦、口苦等内热症状，治疗取土瓜根散之义，用牡丹皮、赤芍代替土瓜根，因有郁热，故不用热性之桂枝，而加黄芩、生地黄以清之。用泽泻、牡蛎利湿止带。血活热清，则月经自调。

4. 治疗产后腹痛

《金匮要略·妇人产后病脉证治》言："产妇腹痛，法当以枳实芍药散，假令不愈者，此为腹中有干血着脐下，宜下瘀血汤主之"，论述妇人产后，瘀血内停，着于脐下所致的腹痛，用逐瘀下血法治疗。杨某，女，27岁，2008年12月10日就诊。产后1天，因情志刺激出现恶露减少，少腹刺痛甚；至产后5天，小腹剧痛，拒按，腹部胀硬，恶露甚少，色紫稠，伴胸闷，乳胀，乳汁不下，口干，不欲食，大便干，小便黄，舌尖红，有瘀点，苔薄黄，脉弦细数而涩。本证属气机失调，瘀血阻滞胞宫不下，故少腹刺痛甚。郁积生热，腑气失畅，则乳汁不下，口干，大便干，小便黄。舌尖红，有瘀点，苔薄黄，脉弦细数而涩，为瘀血内热之征。治宜活血祛瘀，疏肝清热，通腹运胃。方用下瘀血汤加减，药用：柴胡15g，当归15g，桃仁12g，大黄9g，香附12g，青皮15g，王不留行20g，延胡索15g，益母草30g，丹参25g，莱菔子25g，陈皮9g。煎服5剂，乳下，腹痛减轻，后又加减应用补血、温通之品，前后调治20天乃愈。

按语： 女子以肝为用，产后情志易波动，本患者产后受刺激，致败血瘀于胞宫不下，出现少腹瘀血证，致恶露、败血郁积，而后生热。肠胃亦随之受阻，乳汁难下。治疗以活血祛瘀为主，用下瘀血汤逐瘀，加疏肝理气之品佐助之，并少用消导、清热之大黄、莱菔子、丹参。有云"产后一盆冰"，产后极虚，故不能用寒凉之品清热，仅用丹参治之。瘀血祛除之后，则用补血、温通之品以调治根本。

（门波，陈建设）

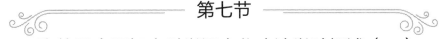

第七节
张仲景中医妇产科学活血化瘀法学验概述（二）

妇女以血为本，经、孕、胎、产、乳均以血为用，即月经为气血所化，妊娠需气血养胎，分娩靠血濡气推，产后则气血上化为乳汁以哺育胎儿。气血充盈，血脉流通，则经、孕、产、乳均可正常。任何原因引起冲任气血不畅，胞宫血脉瘀阻，致使经隧不通或血不归经，或壅聚成瘕，均可发生经、孕、产、乳诸症，可有崩漏、闭经、痛经、产后腹痛、恶露不绝、胞衣不下、癥瘕之病，可见刺痛拒按，痛有定处，皮肤干燥甚则甲错，腹内积块等证候。《金匮要略》妇人病三篇内容包括月经病、带下病、妊娠病、产后病及杂病，具备妇科学专著的雏形，篇中对许多病证的论治至今仍影响着妇科临床。

《金匮要略》妇人病三篇对血瘀证的成因、脉证、治疗有着精辟的论述，其中一些经典方剂，在现今妇科临床上仍常撷选用之。

《金匮要略·妇人杂病脉证并治》曰"妇人之病，因虚、积冷、结气"，此处的虚指气血虚少，积冷指寒邪凝结，结气指气机郁结。气血需充盈，血脉贵通畅，气机应条达。气血亏虚，血少而难行则成瘀，气为血帅，气滞而不运血则成瘀；血得寒则凝滞成瘀，瘀血阻滞则气机不畅，气滞则瘀血更甚。

一、气虚血瘀，则益气养血，行气活血化瘀

气血亏虚，虚寒内结易致血瘀。《金匮要略·妇人妊娠病脉证并治》曰："妇人有漏下者，有半产后因续下血都不绝者，有妊娠下血者，假令妊娠腹中痛，为胞阻，胶艾汤主之。"方中以四物汤养血和血，阿胶养血止血，艾叶温经暖宫，甘草调和诸药，清酒以行药力。该方起养血止血、暖宫调经之用，主治虚寒内生，冲任胞宫失于温煦，血流艰涩，血脉不利所致的妊娠腹痛或崩中漏下。

现临床多用于气血不足，虚寒内生，冲任失养所致的崩漏。此类病人平素月经量多，久成崩漏之势，经血夹血块，色暗，量多如注或久漏不止，小腹隐痛或冷痛，喜温喜按，畏寒肢冷，面色无华。舌淡暗，苔薄白，脉沉细而涩。处方用药时若经血量不多，则去当归、芎劳而加用黄参、党参以益气摄血。

案1：陈某，女，35岁，因月经量多如注3天，于2005年3月17日晚求诊。症见：面色苍白，神疲，无发热，但畏寒。前一次月经（PMP）2月13日来潮，末次月经（LMP）3月15日来潮，现阴道出血量多，一日用卫生巾8条，全湿透，夹血块。患者产后8个月，顺产，产时大出血，产前月经量偏多，产后哺乳3个月，产后月经已复潮

4个月，月经尚规律，但量多。舌淡暗，苔薄白，脉沉细而涩。考虑为气血亏虚夹瘀，遵仲景益气活血之法，予胶艾四物汤合四君子汤加减：阿胶15g（另烊），艾叶15g，当归9g，熟地黄15g，白芍10g，党参15g，炒白术10g，黄芪15g，岗稔根15g，春砂仁6g（后下），炙甘草6g。因恐川芎动血故去之，茯苓有渗利之嫌故暂不用之，酌加黄芪、岗稔根以益气补血止血，用春砂仁以理气防腻。3剂，嘱病人再煎。3天后患者复诊，阴道出血明显减少，日用卫生巾1片即可。续用4剂后血止。

二、寒凝血瘀，当温经散寒，活血化瘀

寒伤血脉，血脉不通，寒凝则血瘀。《金匮要略·妇人杂病脉证并治》曰："血寒积结，胞门寒伤，经络凝坚。""妇人年五十所，病下利数十日不止……瘀血在少腹不去……当以温经汤主之。"《金匮要略》的温经汤是妇科名方之一，方中用吴茱萸、桂枝、生姜温经散寒，当归、川芎、芍药养血活血调经，牡丹皮活血祛瘀，人参、甘草健脾益气，阿胶养血止血，麦冬和阴，半夏燥湿和中。方中无峻猛破血之品，以温通活血之品引温补气血之品而行气血，"温通"与"温补"并重，起活血通络、温补冲任、化瘀行滞之效，主治阳虚寒凝冲任、瘀血阻滞、血脉不通所致的痛经、妇人腹痛。现临床多用于阳虚内寒、瘀积成癥型痛经，症见经期或经后小腹冷痛，得温痛减，经量少，色暗而有血块，舌暗，苔润白而脉沉。处方用药时多去麦冬，慎用阿胶，恐阴柔滋腻之品滞血留瘀。

案2：文某，女，42岁，因经行腹痛5年、渐进性加剧6个月于2005年8月2日下午求诊。诊时正值月经第二天，面色青，腹痛难忍，自服芬必得一片，症状未能缓解，腹痛喜温喜按。经量中，经血色暗，夹小血块，无异味。有子宫腺肌症病史5年，痛经明显，近半年痛经加剧，每需服止痛片，痛甚时卧床不起，需热水袋敷腹。末次月经前因天气炎热，过食冷饮冷食。舌暗淡，苔润白而脉弦。考虑为寒凝血瘀，予仲景温经汤加减：吴茱萸6g，桂枝10g，当归10g，川芎6g，白芍10g，牡丹皮10g，党参15g，炙甘草6g，阿胶15g（另烊），炒蒲黄10g（包煎）。去麦冬、半夏，加用炒蒲黄以活血、止血、止痛。4剂。患者复诊时月经基本干净，经后予行气活血、养血调经之品调理。

三、气滞血瘀，则行气解郁，活血化瘀

肝气郁结，气机不达，气不行血则成瘀。《金匮要略·妇人产后病脉证治》曰："产后腹痛，烦满不得卧，枳实芍药散主之。"方中以芍药疏肝郁而利血脉，缓急止痛，枳实破结行滞，炒黑则入血分，行血中之气，为血中气药，两药合用起疏肝行气、消滞化瘀之效，主治肝郁气结之产后腹痛，经行乳房胀痛。现临床多用于肝气郁结之经行乳房胀痛，症见：经前或经后乳胀、痒、作痛，甚者乳痛不可触衣，胸闷胁胀，抑郁喜太

息，舌暗，苔薄白，脉弦。处方用药时多与柴胡、川楝子、香附等行气疏肝之品同用。

　　案 3：李某，女，28 岁，因经前乳房胀痛不适 4 个月于 2005 年 9 月 13 日求诊。患者平素工作压力大，近 4 个月来，每于经前乳房胀痛明显，不可触衣。LMP 8 月 16 日来潮，现又将行经，双乳胀痛。扪诊双乳未及硬结。舌暗，苔薄白，脉弦。考虑为肝郁气滞，予枳实芍药汤加柴胡、川楝子、香附、丹参同用：枳实 10g，白芍 10g，柴胡 10g，川楝子 9g，香附 10g，丹参 15g，炙甘草 6g。3 剂。患者 10 月再诊，自诉服上药后症状好转，现又至经前，希望再予药。因患者再诊时有轻微咳嗽，上方加桔梗、紫菀，炙甘草改用生甘草。嘱病人注意情志调理。随诊 3 个月，患者经前乳胀症状明显减轻。

（陈颐）

第八节

张仲景中医女科学术思想对后世的影响（一）

　　张仲景的女科学术思想主要体现在《金匮要略》妇人病三篇中。如《金匮要略·妇人妊娠病脉证并治》主要论述妇女妊娠期内一般疾病的辨证和治疗，有妊娠的诊断，怀孕与瘕病的鉴别，对妊娠期的腹痛与下血等方面论述得比较详细而具体，对养胎和安胎亦举例提出治法，如用白术散健脾温中，除湿安胎，治疗由于脾虚寒湿停留而胎动不安者；用当归散养血健脾，清化湿热，治疗血虚湿热内阻而胎动不安者。总之，对妊娠病的治疗以安胎养胎为主，其论点是有病才致胎儿不安，去其病则胎自正常发育。

　　《金匮要略·妇人产后病脉证治》主要论述妇人产后的常见疾病，首先提及产后痉病、郁冒、大便难，其次论述产后腹痛、中风、下利以及烦乱呕逆等证。仲景认为由于产后气血两虚，抗病能力减弱，容易感受外邪及其他疾患，在治法上，根据临床证候，既不拘泥于产后禁忌，又照顾到产后特点，如用苦寒攻下的大承气汤治产后胃实、大便难，用辛温解表的阳旦汤治产后中风，用白头翁加甘草阿胶汤治产后热痢伤阴等，都充分体现了仲景辨证求实的精神，如《金匮要略编注》云"用仲景本意，发明产后气血虽虚，然有实证，即当治实。不可顾虑其虚，反致病剧也"。

　　《金匮要略·妇人杂病脉证并治》论述妇人杂病的病因、证候及治法，在内容上，包括热入血室、梅核气、脏躁、经水不利、带下、漏下、腹痛、转胞和前阴疾患等十余种疾病；在病因上，提出虚、冷、结气为常见的三种原因，并分论虚、冷、结气在上焦、中焦、下焦的病变情况；在治疗上，首先注重调经。月经不调、经闭以及漏下是妇科常见病。仲景认为，因瘀血而月经不调的，治宜活血通瘀，用土瓜根散；因瘀血内阻而经闭不行的，治宜逐瘀下血，用抵当汤；因水与血俱结于血室而经闭，小便微难的，治宜逐水破血，用大黄甘遂汤；因冲任虚寒、瘀血内阻而漏下不止的，治宜温经养血祛瘀，用温经汤；因漏下、色黑而属于虚寒的，治宜养血止血，用胶姜汤。对其他的妇人杂病也都针对病情，设法用方，如对带下病的治疗分别提出用矾石丸或蛇床子散等外治法，对阴中生疮者用狼牙汤洗涤。

张仲景在妇科方面的论述内容广泛，立意精当，既有证候描述，也有方药治疗，治疗中不仅有内治法，而且有外治法，其外治法开妇科冲洗和阴道纳药的先河，所创方剂，疗效显著，故仍为当今临床所采用。今人借鉴古人的经验，在继承中更加发扬光大。如当归芍药散方，其本意是治疗妇人妊娠、腹中病痛及腹中诸疾痛，用以通调气血，祛除水湿，则腹自愈。后世医家在此基础上又有发挥。安徽名医、中医妇科专家徐志华教授，运用当归芍药散治疗六种妊娠病即妊娠恶阻、先兆流产与习惯性流产、胎萎不长、妊娠心烦、妊娠小便淋痛、胎水肿满效果良好。徐老运用调和肝脾、安胎和产的当归芍药散，随证加减化裁，能通治胎前诸证，在实践中体会到此方能改善机体排异的功能，有助于维护胎儿生长发育和足月分娩的作用，对于围生期医学和优生等似有裨益。再如阴道冲洗和纳药，现已为妇科临床常用的治疗手段。追根求源，早在建安时期，张仲景就对妇人阴中生疮、阴冷寒湿等病以独特的治疗方法进行治疗，如"少阴脉滑而数者，阴中即生疮，阴中蚀疮烂者，狼牙汤洗之"，这是针对下焦湿热而阴中生疮的证治，用狼牙汤洗涤阴中，以燥湿清热，并止痒痛。蛇床子散方，"温阴中坐药"，指用蛇床子散作为坐药，直接温其受邪之处，以逐阴中寒湿，为治疗阴冷寒湿带下的方剂。纵观当今妇科临床，阴道冲洗和纳药的治法被广为采用，对各种阴道炎用中药坐浴的疗效甚为显著，局部敷药治疗宫颈炎亦大获成功，临床报道有效者不乏其人。

张仲景在妇人病三篇中，以科学的、切合实际的辨证论治纲领和行之有效的具体治疗措施，使基本理论与临床实践有机地结合在一起，所裁方剂组合严谨，结构合理，经过历代长期实践直至今日仍然行之有效，对指导妇科临床有着重要价值。这三篇具备妇科学的雏形，为后世妇产科学专著打下了基础。

综上所述，张仲景在一千七百多年以前，就以实事求是的精神，从整体观念出发，根据脏腑经络学说，结合妇女不同于男子的生理特点，运用朴素的表达方法，对妇女妊娠病、产后病及妇人杂病等都有详略不同的论述，阐明了妇人病与证相结合的辨证和治疗方法，为祖国医学中妇产科学奠定了坚实的理论基础。后世妇产科学的发展主要渊源于此。随着时代的发展，其意义也不断地得到补充和发挥，使妇产科学逐渐发展成为医学中的一门独立学科。

现在，张仲景的女科学思想及辨治方法，仍有效地指导着医疗实践，且具有强大的生命力和发展前途，在科学飞速发展的今天，国内外许多医学科研成果也从中汲取了大量有益的经验。

（冯英培）

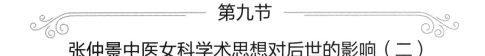

第九节

张仲景中医女科学术思想对后世的影响（二）

张仲景在《金匮要略》中首次对妇人病加以论述，开妇科病辨证论治的先河。至明清温病大兴之际，妇人诸病或有更易，淮阴吴鞠通师宗仲景，从张仲景妇人病三篇出发，将其三焦温病理论加以完善，形成以《温病条辨·解产难》为核心、《吴鞠通医案》为印证的妇科论治体系。今就吴氏对仲景妇人产后病论治的继承和发展论述如下。

一、完善产后三大病

张仲景于《金匮要略·妇人产后病脉证治》中提出新产妇人的三大病为痉、郁冒、大便难。对此三病，仲景指出产后血虚而津亏，营卫不合，自汗多出，当易中风，故病痉；阴血不足，阳亢于上，复感于寒则生郁冒；产后津伤，而胃中燥，则易于新入饮食相结，以成"胃家实"之大便难。在治疗上，对此三证，仲景未言及痉病的治疗，而后世《南阳活人书》参《金匮要略·痉湿暍病脉证治》分刚痉、柔痉治之；郁冒，仲景与小柴胡汤；大便难，则是大承气汤。总的来说，便是为汗出中风一偏证而设。不难发现，仲景对痉、郁冒、大便难这三大病的辨证与论治均依其本虚而受外邪侵犯而生病。但实际中，常有未受邪而生此三大病的患者，如吴鞠通在实际临证中遇到的王氏虽痉、郁冒、大便难三大症具备，却见"因血极虚而身热发厥，六脉散大"，与百氏"产后郁冒，一日厥四五次"却无外伤等案，非仲景所提出的病因所能解释，故三大病应有仲景未述之病因。

及至明清之际，叶天士提出"阳化内风学说"，即肝乃东方风木之脏，易生风而升扬。肝阳之所制，"全赖肾水以涵之，血液以濡之"，产后津血俱亏，心肾之阴不能制约肝阳，进而出现肝风内动引发内风而导致"内中风"，从而出现产后三大病。

于此，吴鞠通在治疗产后三大病时，不仅继承了仲景"产后气血虽虚，然有实证，即当治实，不可顾虑其虚，反之病剧"，有外邪先祛邪的思想。在治疗丁氏"产后恶露不行，腹坚大拒按"与文氏"得饮胸满，大便溏泄，身萎不起"二案中，见有外邪先处之，予丁氏以抵当法、文氏以化浊除湿法，以祛邪为先。更是在审查病症浅深层次等的不同后，参尤在泾《金匮要略心典》中总结产后三病的实质为筋病、神病和液病后，对无外邪所致的产后三大病，以润筋、守神、增液为大法，提出了一甲复脉汤、二甲复脉汤、三甲复脉汤、大定风珠、小定风珠、专翕大生膏和增液汤七方，用此法治疗上文所及王氏、百氏二案，无不应验。

由此可知，吴氏的三甲复脉汤方其根源是仲景的炙甘草汤；大定风珠、小定风珠类方虽是叶天士于《临证指南医案》中治顾某的方子，亦可看作有仲景炙甘草汤的加减；专翁大生膏虽以血肉有情之品为主，但依旧以大定风珠为立方之根本；增液汤则是从调胃承气汤护阴以行舟的方法中发展而来的。

二、癥瘕瘀血论治

癥瘕瘀血作为妇科多种疾病的共同病因，可以说是妇科诊疗的着眼点之一。对癥瘕瘀血的治疗，张仲景在妇人病三篇中有所涉及，包括妇人妊娠病篇的宿有癥病，妇人产后病篇的瘀血腹痛，妇人杂病篇的月经过多、至期不来、闭而不下等病症；与之对应的方剂，为鳖甲煎丸、下瘀血汤、温经汤、抵挡汤，等等。观仲景诸方，虽多用大黄、水蛭等攻伐之药，却可以发现仲景在治疗癥瘕瘀血时用大黄多以酒治之，用虫类药亦经熬制，可知仲景于祛邪之时不忘癥瘕瘀血之人多是久病，不可破气伤血。吴鞠通对于这一思想有着充分的集成，他在《医医病书·癥瘕论》中指出："今人治癥瘕，概以三棱、莪术、归尾、红花攻瘀之阳药治之，断不能见效。不但不效，攻之过急，且有癥散为瘕之患。"

因此，吴鞠通在治疗癥瘕的时候，仿仲景鳖甲煎丸，以鳖甲守神入里，专入肝经血分，能消癥瘕，领带诸虫药，取其走者降之意，合桃仁、红花、益母草等味行血，苏木、香附、麝香等味行气，气血二分同运之意，和大黄䗪虫丸缓中补虚、攻补结合的方式，创制了化癥回生丹。

在论及瘀血时，吴鞠通对仲景学术从两个方面加以继承与发展。一方面，在论及败血上冲犯及他脏时，由下瘀血汤的瘀血冲胃进行引申，指出"败血上冲有三：或歌舞谈笑，或怒骂坐卧，甚则逾墙上屋。此败血冲心多死，用花蕊石散，或琥珀黑龙丹，如虽闷乱，不至癫狂者，失笑散加郁金；若饱闷呕恶腹满胀痛者，此败血冲胃，五积散或平胃加姜、桂，不应，送来复丹，呕逆复胀，血化为水者，《金匮》下瘀血汤；若面赤呕逆欲死，或喘急者，此败血冲肺，人参、苏木，甚则加芒硝汤荡涤之"，全面地将瘀血结于下所引起的诸证的诊断治疗加以完善。另一方面，吴鞠通在临证中多次遇到寒凝瘀血的病案，如满氏先"难缠五日不下"后"产后腹中痛甚"，见其"呼吸定息脉再至"，诊为"阳气不充，里寒，且有癥瘕"，运用仲景温经汤和胶艾汤加减，多获良效。

三、阴吹论治

阴吹一病，第一次被提出是在张仲景《金匮要略》妇人杂病篇中。仲景以之因胃肠津亏而内生燥结，或有合并瘀血从而导致腑气不畅，从而浊气下泄，迫及前阴而发生排气，且急促有声，连续不断。治疗上，自然以润腑消瘀通便为核心，使浊气得肠道而出，阴吹自解。然自仲景以后千余年，阴吹一疾，不像他病被后世医家多家论述，医籍中鲜有记载，治疗上也是或有效，或不甚满意。至吴氏，思仲景脾胃津伤的阴吹应是"阴不足者，阳必有余，脉当数，面与唇舌当赤，口当渴"，而非他所见到的英氏一案中"面青，脉弦而迟，不食不饥，不便不寐"的寒痰滞中之象，方知阴吹不只有胃肠津伤一因，饮家因素有痰饮蓄聚，蟠聚中焦，浊邪相干，谷气不能上升清道，反然而下泄，亦可导致阴吹。对于这类患者，再用补阴的猪膏发煎，中焦浊邪更甚，故吴鞠通反用《金匮要略》法，设橘半桂苓枳姜汤以治之。

可以看出，在阴吹的治疗上，吴鞠通灵活地从仲景学术中寻找思路，以证师仲景，而非以病师仲景，从理论的高度传承仲景学术，一正一反，组成了我们现代中医诊断治疗阴吹病的基本思路。

四、药味取舍

张仲景经方用药，可谓是据病因证，味味精妙，后世诸家多因药性或惧而避之，如白芍、桂枝；又有因大家多言其为要药而妄用之，如川芎、当归，多致误治。吴鞠通在《产后不可用白芍辨》与《产后误用归芎亦能致痉论》中引张仲景用药之法，论而驳其世诸医家。

自朱丹溪提出"产后不可用白芍，恐伐生生之气"后，医家皆从之。于此，吴鞠通指出："但视其为虚寒虚热耳。若系虚寒，虽非产后，亦不可用。"如张仲景设有桂枝汤去芍药法和小青龙去芍药法。但是"若系虚热，必宜用之收阴"，如张仲景在妇人产后病篇中的枳实芍药散变用芍药以治产后实热内烦之证。再论当归、川芎二药，确是妇科补虚祛瘀之要药，张仲景方中亦多见，如当归散、当归芍药散、胶艾汤等妇科要方。然观其证，多是血寒而瘀滞，再有热阴伤之时多避而不用。吴鞠通言"当归止能运血……急走善窜，不能静守""川芎……其性更急于当归"，故致痉，甚则脱证[1-2]。

参考文献

[1] 马剑云. 鳖甲煎丸治愈双侧卵巢囊肿 [J]. 中医杂志，1982（7）：65.

[2] 周复生. 应用化癥回生丹治愈子宫瘤两例报告 [J]. 中医杂志，1956（4）：95-197.

（董兴鲁，童浩，李经纬，文玉敏，韩笑，魏震，王亮，郭华）

第三章
张仲景优生优育学验传承

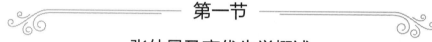

第一节
张仲景孕育优生学概述

《金匮要略》是我国最早诊治杂病的专著，被誉为"经方之祖，医方之经"，是治疗杂病的典范，对中医学发展起着至关重要的指导和影响作用，其中对于孕育优生有着独到的见解，提出大量有关孕育优生学的理论和施治，其学术思想和临床价值值得后人深思。现略述如下。

一、孕育双方考量

张仲景从临床治疗角度首次论及女子不孕症关乎男女双方。《金匮要略·血痹虚劳病脉证并治》提出"男子脉浮弱而涩，为无子，精气清冷"，首次从男子角度提出"精气清冷"是男子不育症的主要原因，即从另外一个方面反映了对女子不孕，应从男子角度考虑。《金匮要略·妇人杂病脉证并治》提出"妇人少腹寒，久不受胎"，方用温经汤，乃女子冲任虚寒血脉瘀滞致不孕。二者结合来看，仲景从男女双方考虑孕育疾病，这种观点对于古代封建制度下妇人不妊，女性是唯一治疗对象起到了极大的冲击作用，是我国孕育治疗学上的里程碑。

二、养胎学

《金匮要略·妇人妊娠病脉证并治》提出养胎学。所谓养胎，是指用药物调护或饮食调养，以保证胎儿健康发育，其中包括祛病、安胎之精神。如"妊娠养胎，白术散主之"，方后云"服之后，更以醋浆水服之。若呕，以醋浆水服之；复不解者，小麦汁服之。已后渴者，大麦粥服之。病虽愈，服之勿置"。并提出"妇人妊娠，宜常服当归散"，方后云"妊娠常服即易产，胎无疾苦"。肝藏血，脾统血，为气血生化之源，若母体肝脾调畅，气血旺盛，湿热不生，则胎无疾苦，还能防止早产。白术散和当归散调肝健脾，既能调治母疾，亦可养护胎儿，体现了仲景治妇人病时重视肝与脾，着眼气血[1]。方中小麦汁、大麦粥的运用则更是体现了仲景"四季脾旺不受邪"的预防学思想，故仲景提出"养胎""服之勿置""常服"等学术观点。

《金匮要略》论及伤胎时，提到"怀身七月，太阴当养不养"，此七月太阴养胎说为北齐名医徐之才的逐月养胎方奠定了基础。

《金匮要略·禽兽鱼虫禁忌并治》云："麋脂及梅李子，若妊娠食之，令子青盲。""妇人妊娠，食雀肉令子淫乱无耻。""妇人妊娠，不可食兔肉、山羊肉、鳖、鸡、鸭，令子无声音。"《金匮要略·果实菜谷禁忌并治》云："妊妇食姜，令子余指。"这些记载从妊娠饮食角度禁忌，目前已无科学依据，但是就仲景时代的局限性来说，东汉末年已经注重怀孕时饮食可能导致伤胎而勿食的预防伤胎的养胎学，已属难能可贵，对后世《诸病源候论》"欲令子贤良盛德……食无到斋……思欲果瓜，啖味酸菹，好芬芳，恶见秽臭，是谓外象而变者也"的胎教学思想形成有着指导和借鉴作用。

三、优生考量

我国公元前 7 世纪就有了"娶妻不同姓"的遗传学考量，但一直未有优生学的具体记载和治疗。《金匮要略》除从妇人怀孕后提出优生学外，还提出祛劣质胎儿以达优生具体记载。《金匮要略·妇人妊娠病脉证并治》曰："妇人得平脉……于法六十日当有此证，设有医治逆者，却一月加吐下者，则绝之。"关于"则绝之"的理解，《金匮要略补正》解释为"断其妊娠也"，即妊娠出现严重上吐下泻，脾胃重伤，化源枯竭，胎失所养，故终止妊娠。这与现代医学妊娠剧吐所致的水电解质严重紊乱，甚至肝肾功能衰竭、韦尼克脑病等严重的后遗症而终止，有着惊人的相似。

四、《金匮要略》孕育优生特点

1. 妊娠无禁忌

仲景《金匮要略》创立了大量妊娠无禁忌之方，且效果甚佳，如附子汤、干姜人参半夏丸、葵子茯苓散等方中出现附子、半夏等妊娠期慎用或禁用之品。特别是附子，为大辛大热之品，医家多认为"胎前不宜热之"而被认为系堕胎百药之长[2]。而仲景独以为安胎之品，以附子汤温子脏，达到暖宫安胎之效。看来只要临床辨证准确，鉴于此症而用此药，方能"有故无殒"。

2. 巧用活血药

《金匮要略·妇人妊娠病脉证并治》记载方剂十首，其中八首见川芎、芍药、当归等活血和血之品，而活血祛瘀之品是临床上慎用的，仲景通过精妙配伍、灵活剂型，使得这些活血药物不仅对妊娠没有损害，反而能够达到攻邪而不伤正的效果。如当归芍药散，因芍药倍用，加之配伍白术、茯苓，用当归、川芎而无动胎之弊。桂枝茯苓丸以其丸剂的缓功作用，使瘀去而胎安[2]。

总之，《金匮要略》在阐述孕育优生学等方面对后世有着巨大的影响，其"有病治病，去病安胎"的思想对妇科优生学起着奠基作用，对于注重优生优育的今天，能够启迪思维，扩展视野，指导临床，益于研究。

参考文献

[1] 吴洁. 《金匮要略》妇人病治疗特点探要 [J]. 南京中医药大学学报，2011，27（6）：504-506.

[2] 杨利侠，朱西. 《金匮要略》安胎养胎法探讨 [J]. 四川中医，2005，23（7）：28-29.

（牛锐）

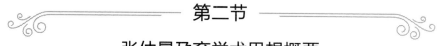

第二节
张仲景孕育学术思想概要

《金匮要略》妇人病三篇对祖国医学中的妇科病有具体而系统的专题论述，记载的基本理论与治疗方法至今仍有效地指导着临床实践，妇科专方大多仍为现在所常用。其中妇人妊娠病篇专论妇女妊娠期间常见疾病的证治，内容有妊娠的诊断，妊娠与癥病的鉴别，以及妊娠呕吐、腹痛、下血、小便难、水气等病证的诊断和治疗，现就该篇论治特点浅析如下。

一、安胎养胎，重视肝脾

张仲景对妊娠病的治疗着重安胎养胎。安胎养胎是妊娠病总的治疗原则。所谓养胎，即固护胎元，母体无病则胎儿正常生长发育。妇人妊娠，肝脾两脏甚为重要，肝主藏血，血以养胎，脾主运化而输送精微。妊娠之后，阴血聚于冲任以养胎元，致使阴血相对偏虚，血虚则生内热。脾不健运则水湿停滞，血虚湿热内阻，影响冲任则胎动不安。这些理论体现在两千多年前张仲景的言辞中，如"妇人妊娠，宜常服当归散"。方中当归、芍药补肝养血，合川芎能舒气血之滞，白术健脾除湿，黄芩清热益阴，诸药合用，肝血得藏，脾气健运，湿祛热除，邪祛正安，而达养胎、安胎之效，以和气血、调肝脾之法主治，体现了仲景重视调理肝脾两脏的思想。后世把黄芩、白术视为安胎圣药，其源盖出于此。当归散、白术散是安胎养胎之常用方，"妊娠养胎，白术散主之"，白术散健脾温中，除湿安胎，方中白术健脾燥湿并主安胎，川芎活血行气，蜀椒温中散寒，牡蛎收敛固涩，诸药合用，共奏健脾除湿、温中安胎之功。上述种种无不体现仲景重视肝脾的思想。

二、同病异治，异病同治

同病异治、异病同治是《金匮要略》治则的一大特色。仲景强调，针对疾病过程中出现的具体矛盾采取相应的方法予以解决，既有原则性，又有灵活性，这是仲景论治思想的精髓，在妊娠病的论治中亦体现了这一点。详辨疾病之病因病机，同病异治，异病同治，不忘妊娠，不拘于妊娠，方药病证相切。

"妇人有漏下者，有半产后因续下血都不绝者，有妊娠下血者，假令妊娠腹中痛，为胞阻，胶艾汤主之。"胞阻是指妊娠期间血液漏下不能养胎，阻碍胎儿正常发育，气血虚弱，胞脉阻滞而导致的妊娠腹痛。此条为三种出血和胞阻之证治。其出血之病因虽不同，但病机相同，皆为冲任虚损，阴血不能内守之故。冲为血海，任主胞胎。冲脉虚损，阴血不能内守，故崩中漏下，月经过多或半产下血不止；冲任不固，胎失所系，故妊娠下血，胎动不安，腹中疼痛，治当调补冲任，固经养血，可以胶艾汤治之。此条充分体现了其异病同治的思想。

"妇人得平脉，阴脉小弱，其人渴，不能食，无寒热，名妊娠，桂枝汤主之。"桂枝汤本为太阳中风证而设："太阳中风，阳浮而阴弱，阳浮者，热自发，阴弱者，汗自出，啬啬恶寒，淅淅恶风，翕翕发热，鼻鸣干呕者，桂枝汤主之。"如果妇人素来脾胃虚弱，阴血不足，孕后冲脉之气挟胎气上逆犯胃，胃失和降，而出现恶心、呕吐、不欲食之症，以桂枝汤调理脾胃，使脾胃调和，胃气得降，则诸症悉去。另对于脾胃虚寒、寒饮内盛之恶阻证治，干姜人参半夏丸主之，以温中补虚，化饮降逆。因为干姜、半夏均为妊娠禁忌药，所以干姜人参半夏丸更多地用于脾胃虚寒的胃脘痛及呕吐等内科病证，同样是遵循异病同治的原则。

仲景治疗同为孕期下腹痛的妊娠腹痛，一为"妇人怀娠六七月，脉弦发热，其胎愈胀，腹痛恶寒者，少腹如扇"，此为阳虚寒盛，"子脏开故也"，故"当以附子汤温其脏"；而"妇人怀娠，腹中㽲痛"者，则是肝脾不和、气血郁滞所致，治以当归芍药散养血疏肝，健脾利湿。同为妊娠腹痛，一因阳虚失于温煦，少腹冷痛，方用附子汤以温其脏；一因血虚失于濡养，少腹拘急，绵绵作痛，方用当归芍药散以养其血。一阳一阴，一气一血，同病异治。

三、有故无殒，亦无殒也

《素问·六元正纪大论》云："黄帝问曰：妇人重身，毒之何如？岐伯曰：有故无殒，亦无殒也。帝曰：愿闻其故，何谓也？岐伯曰：大积大聚，其可犯也，衰其大半而止，过者死。"也就是说，妊娠病积聚邪实，非峻烈之品不足以去其邪，非邪去不足安其胎者，虽用之亦无妨母体胎儿，但需掌握"衰其大半而止"的尺度，适可而止，说明妊娠用药的禁忌并非绝对，如孕妇罹患"大积大聚"一类疾病，邪气肆虐，不予荡除则足以损气血、耗正气，母血不保，何以安胎？治病即所以保气血，也即安胎。只要审证准确，虽属峻烈之品，径投无妨，即所谓"有故无殒，亦无殒也"。

张仲景将《黄帝内经》理论灵活运用于实践，在妇人妊娠病篇中所载桂枝茯苓丸、附子汤、干姜人参半夏丸、葵子茯苓散四方中均有所谓有毒或碍胎之品，但其辨证准确，用药中病即止，配合扶正，故而用之有效且无妨孕妇及胎儿。桂枝茯苓丸，证见经停未到三个月，忽又漏下不止，脐上胎动，为癥病妨害胞胎，故治疗"当下其癥"。病不去则漏下不止，胎自不安，故以桂枝茯苓丸破癥行瘀，瘀去则新血自能养胎。此方用丸药以缓图，且剂量甚小，可达到消癥化瘀而不伤胎的目的。但是对于此方，历代医家颇多异议，多数医家认为是胎癥互见之症，即素有癥病又兼妊娠，且因癥病而使孕后下血不止。从临床实践来看，此种情况毕竟少见，理解为胎癥的鉴别及癥病的治疗似乎更为合理。附子汤证，为妊娠六七个月时，忽见脉弦发热，腹痛恶寒，并自觉胎愈胀大，少腹阵阵作冷，有如被扇之状，这是阳虚寒甚、阴寒侵犯所致，治以温阳祛寒、暖宫安胎。方用附子汤（附子汤方缺）。方中附子有毒，不利于妊娠，仲景用之以扶阳祛寒，是祛邪安胎之法，辨证精确，方可用之。此亦"有故无殒"之意。《张氏医通》对仲景在该处使用附子予以高度评价："世人皆以附子为堕胎百药长，仲景独用以为安胎圣药，非神而明之，莫敢轻试也。"干姜半夏人参丸主治妊娠呕吐不止，干姜、半夏二药均不利于妊娠，但胃虚寒饮所致之恶阻又非此不除，仲景用之亦仿"有故无殒"之意。葵子茯苓散主治妊娠有水气，证见身重，小便不利，洒淅恶寒，起即头眩。此妊娠有水气乃由于胎气的影响，脾虚肝郁，疏泄失职，气化受阻，水湿停滞所致，故治用葵子茯苓散通窍利水，使水气下泄而小便得利，湿去则周身之阳气通畅，而诸症皆愈。方中葵子滑利，不利于妊娠，今与茯苓同用于水气，而不虑其滑胎，亦取其"有故无殒"之理。

张仲景在治疗妊娠病时不避味辛大热有毒之附子，辛热之干姜，辛温有毒之半夏，寒润滑利之葵子，所谓"有是病用是药，有病则病当之"，"衰其大半而止"。此治妊娠病不拘于其有身孕的思路和方法，对后世临床颇具指导意义。

四、未病先防，有病早治

张仲景说："夫治未病者，见肝之病，知肝传脾，当先实脾。"治未病是仲景的学术思想之一，科学地反映了中医防治疾病的规律，贯穿于《伤寒杂病论》的始终，此在其论治妊娠病时亦有体现。

"妇人妊娠，宜常服当归散主之"，此条未出治证，仅言"妇人常服"，故一般按妊娠养胎解释，谓其为安胎而设。孕妇素体虚弱多病，或屡有半产滑胎病史，或合并其他疾病，恐其有碍胎孕，或已见腹痛，胎动不安，需积极调治，以安胎养胎，有病早治。当归芍药散方用当归、芍药、川芎可使肝脉、冲任、胞宫之脉络气血流畅；白术健脾益气，既能使脾胃健运，气血化生，又能祛除湿浊；黄芩清化湿热。以方测证，孕妇应为素体亏虚，或既往有堕胎滑胎病史，故致肝失所养，脾失健运，营血不足，湿热内停。故仲景先其时而治之。以当归散使气血充沛，湿热不易蕴结，湿热得化则胎自能安。若直至有胎动不安的症状出现，甚至欲作堕胎小产之时，才予方药，则于事无补矣。"妊娠养胎，白术散主之"，为治孕妇证属脾气虚弱、寒湿内蕴而设，用于妊娠寒湿中阻，或妊娠宫中寒湿，常服能使脾气健旺，寒湿得除，胎得其养，胎气得固。吴谦亦云："妊娠妇人肥白有寒，恐伤其胎，宜常服此。"此二条充分体现了仲景治疗妊娠病"预防为主，防治结合"的思想。

五、重视优生，择优除劣

妇人妊娠病篇提出祛除劣质胎儿以达优生的观点。"妇人得平脉，阴脉小弱，其人渴，不能食，无寒热，名妊娠，桂枝汤主之。于法六十日当有此证，设有医治逆者，却一月，加吐下者，则绝之。"妊娠恶阻大多在两个月左右出现，设被庸医误治，病情加重，迭出吐下者，即当从顾护孕妇健康及优生学的角度考虑以"绝之"。虽然历代医家对"则绝之"三字认识不同，但对于妊娠病误治后的处理原则，不外乎三种看法：一是断绝病根，治病不可拘泥于安胎，因母病致胎不安者，重在治病，病去则胎自安；二是禁绝其医药，立即停止错误的治疗，以免加重病情；三是终止妊娠。

妇人妊娠病篇所载方剂，大部分仍广泛应用于临床，除桂枝汤、附子汤等互见于《伤寒论》，具有明显妇科特点的常用名方如桂枝茯苓丸、当归芍药散、胶艾汤等，临床上多化裁应用于各科，有很大的实用价值。因此，该篇无论在理论上还是在临床上，在祖国医学兴旺发达的今天，仍具有重要的学术价值和指导意义。

（褚玉霞）

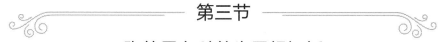

第三节
张仲景女科养生思想探析

《金匮要略·妇人杂病脉证并治》云："妇人之病，因虚、积冷、结气，为诸经水断绝，至有历年，血寒积结胞门，寒伤经络。"该条指出妇人病发生的三大主因为虚、积冷、结气。从养生的角度来看，仲景提出了妇女养生的指导原则：避免导致身体虚弱的各种因素；避免身体受寒，若已经受寒，便当及时温散之，不使积久；勿为气伤，主要是勿为忧思、郁闷等情绪所伤，以致情怀不释，气失调畅，郁结于中，进而导致血脉瘀滞，则生诸病。笔者揣摩仲景思想，试将上述三个方面的原则性内容予以发挥。

一、避免正气虚损

妇女有经、带、胎、产的特异性生理过程，易使精血亏损，导致气血两虚。故妇女要注意经期、妊娠期和分娩期的养生保健，注意预防带下病。要注意避免月经过多，避免分娩期间大失血，避免崩中漏下。正因为妇女平时有月经过程，或有胎、产，屡失阴血，所以平时亦需要注意调理，比如通过饮食甚至药物补养精血，亦为必需。此外，由于妇女往往不足于血，故可能导致抵抗力低下，因而也要注意预防邪气入侵。仲景非常重视妇女的血虚问题，故保养阴血、滋阴补血是妇女养生的一个重要出发点。

二、避免产生积冷

"妇人之病，因虚、积冷、结气，为诸经水断绝，至有历年，血寒积结胞门，寒伤经络。"这里"积冷""血寒积结""胞门寒伤"充分表明了仲景极其重视寒冷伤人在妇女养生保健中的意义。女性在经期、产后胞门开，应特别注意防寒，如要注意少接触冷水，不洗冷水浴，不洗冷水脚，不贪凉饮冷，尤其在夏季应少食或不食各类冷饮，包括各类冰饮料、冰品及冷菜、生鱼片、生肉等。若此时受寒，寒邪可直犯胞宫，导致寒凝气滞血瘀，轻者痛经，甚者闭经。若久积寒，可导致宫寒不孕。若阴寒邪气深入胞宫日久，血寒积结，经络凝坚，还可能导致妇科各种癥瘕积聚类病变。妇女在产后除需要注意保暖、远避风寒，仲景于食疗调摄亦提出了有效方法，其中当归生姜羊肉汤堪称其代表之方。

三、避免出现结气

结气指气机郁结。女子善怀，女子最多情志病变，包括由不良情绪所致的病以及与情绪有关的病变。若郁郁寡欢，情志不畅，气机不舒，即影响肝的疏泄功能，而产生情志病。如《金匮要略》中论述的百合病、梅核气病、脏躁、奔豚等，都与情志因素密切相关。仲景在其著作中提示，妇女养生要保持心情舒畅，保持乐观开朗的心态，如此就能维持气机条达舒畅，血脉流通，脏腑功能调和，则百病不生，健康长寿。

四、避免内生瘀血

各种致病因素若积年经久，可能导致血寒积结、经络凝坚。妇女养生还应当注意避免导致身体出现瘀血的因素。气血不足可以导致瘀血产生，寒冷、结气日久，也可以导致瘀血的产生。避免气血亏虚，避免积冷，避免结气，都有预防瘀血的意义。《金匮要略》妇人病三篇中的相当一部分病症与瘀血有关，仲景治之以活血化瘀法，这些内容间接说明妇女养生要注意预防瘀血。

五、安胎养生，优生优育

安胎养生、优生优育思想主要体现在防病治病以保胎、杜绝劣胎、饮食禁忌等方面。《金匮要略》对妇人妊娠期间出现的恶阻、腹痛、下血、小便难、水气等病提出了详细的论治和调理方法，以使疾病去而胎得以正常发育。仲景亦从优生的角度提出了中断妊娠、杜绝劣胎的主张，如《金匮要略·妇人妊娠病脉证并治》曰："妇人得平脉，阴脉小弱，其人渴，不能食，无寒热，名妊娠，桂枝汤主之。于法六十日当有此证，设有医治逆者，却一月，加吐下者，则绝之。"妇人妊娠期间多见呕吐、不能食等恶阻之证，若经调治一段时间后，症状未除，又添吐泻，可知脾胃已伤，气血生化乏源，胎失营养，易致胎动不安，或堕胎，或劣胎，故应果断终止妊娠。

仲景《金匮要略》妇人养生思想对于后世养生学的发展及当代中医养生学的研究有很好的指导意义，笔者学识有限，勉作此文以求引玉，不当之处望名家指教。

（赵云，郭源秩，杨宇峰）

第四章
张仲景女科治则治法学术特色

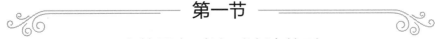

第一节
张仲景女科治则治法总则

《金匮要略》是中医杂病诊治的典范，其中妇人病三篇开创妇人病专论的先河，对后世中医妇科学的发展有着重要的推动作用。通过研读妇人病三篇，对仲景辨治妇人病的特色进行探讨，意在使我们准确地领悟书中所蕴含的经典精髓，从而有益于提高我们的中医理论素养。

1. 分类辨病，阐述病因

仲景根据妇女不同生理阶段的特点，将妇人病分为妊娠、产后、杂病三大类。妊娠病主要是因妊娠期间血聚养胎，故易出现气血不足，或因妊娠时肝脾失调、阳虚寒盛等而出现的各种病证。产后病提出了新产妇人易发生痉、郁冒、大便难三病，病因主要是产后亡血伤津，机体失于濡养。篇中还论述了产后腹痛、产后中风、虚热烦呕等病证的证治。

对妇人杂病，仲景用"三十六病，千变万端"指出妇人病的复杂性，并用"因虚、积冷、结气"高度概括其病因。"因虚"而致的疾病，如篇中的小建中汤证和肾气丸证。小建中汤治疗妇人脾胃虚寒腹痛，用之温脾胃，养气血；肾气丸治疗因肾气不举而致的妇人转胞，用之振奋肾阳，蒸化水气。"积冷"指寒冷瘀积日久，或胞宫为寒邪所伤。篇中所设温经汤、胶姜汤均具有温养气血之用。外用药中的蛇床子散能暖宫除湿、杀虫止痒，主治寒湿、带下阴冷等。"结气"主要指气机郁结、情绪不畅所致诸证，如梅核气等。"因虚、积冷、结气"的病因学说总结了导致妇人杂病的病因，对后世妇科学影响较大，至唐末宋初历时数百年间，妇科学所形成的温补、攻积、行气的治疗风格都与此有着一定的渊源关系[1]。应该说这三大病因，不仅针对妇人病，在某种程度上亦是诸多杂病的致病因素。

总之,《金匮要略》妇人病三篇,内容涉及月经病、带下病、妊娠病、产后病及杂病,具备了妇科专著的雏形,篇中对许多病证的论治至今仍影响着临床[2]。

2. 调燮阴阳,以平为期

阴阳学说是中医理论的核心组成,人之健康皆以阴阳之平衡为本。《素问·生气通天论》云"阴平阳秘,精神乃治"。一旦阴阳二者的平衡遭到破坏,出现阴阳失调,就会导致疾病的产生。因此,恢复阴阳的平衡,达到阴平阳秘,成为中医论治的一大治则。

仲景宗《黄帝内经》之旨,在妇人病三篇的论治中非常重视调和阴阳。如治疗妊娠恶阻轻证,症见停经后口渴、不能食,尺部略显弱象,而脉象平和无病,且无外感寒热之症,治用桂枝汤调阴阳,和脾胃,平冲逆;治疗因肾气虚、膀胱气化不行所致的妇人转胞之证,用肾气丸振奋肾阳,蒸化水液。肾气丸是重用八两干地黄填补肾阴,辅用薯蓣和山茱萸滋补肝脾,牡丹皮、茯苓、泽泻分泻肝脾肾浊,六味合用,三补三泻,以补为主,肝、脾、肾三阴并补,以补肾阴为主。该方之妙在于,于滋阴剂中加入少量桂枝、炮附子,"其意不在补火,而在微微生火,即生肾气也"。是方配伍体现了阴中求阳、兼顾阴阳的治疗特点,正如后世张景岳所云"善补阳者,必于阴中求阳,则阳得阴助而生化无穷"。另外,治疗妇人绝经之年冲任脉虚而夹瘀所致崩漏,仲景考虑到女人年五十许冲任脉虚攻瘀的药物已不适宜的生理特点,采用了温经的方法。温经汤方中麦冬、半夏润燥降逆,甘草、人参补中益气,吴茱萸、生姜、桂枝三药均性温为阳,有温经暖宫之效,走气分。阿胶、当归、川芎、芍药、牡丹皮和营祛瘀,主要入血分为阴。药物组成中兼顾了血分和气分,也体现了调和阴阳的思想。

《金匮要略》妇人病三篇中调和阴阳的典型方剂,要数胶艾汤。胶艾汤在篇中治疗三种妇人下血之证,仲景在治疗时不单单选用具有补血养血的当归、川芎、地黄、芍药,更是加入了阴药阿胶和阳药艾叶,再用甘草调和诸药。其组方法则与老子的"万物负阴而抱阳,冲气以为和",以及《素问·阴阳应象大论》"阴阳者,天地之道也,万物之纲纪,变化之父母"所倡导的阴阳思想是相契合的。后人仅仅把其中的当归、川芎、地黄、芍药提取出来,名曰四物汤,并称为妇人补血祖方,为妇科常用方。然而此方剂与仲景方相比较,是否忽视了调和阴阳这一中医大治则? 学者当自思。

3. 宗《内经》之旨,倡"有故无殒,亦无殒也"

由于妇人具有经、带、胎、产的生理特点,使得妇人病复杂难疗,前人即有"宁治十男子,不治一妇人"之说。仲景在论治妇人妊娠病时,既顾及妇人妊娠的生理特点,又不拘泥于此,而是从临床证候具体分析,因证治宜,在准确辨证的基础上,宗《内经》"有故无殒,亦无殒也"之旨,不忌讳妊娠的特殊体质,在妊娠期大胆采用妊娠禁忌之品。

"有故无殒,亦无殒也"始见于《素问·六元正纪大论》:"有故无殒,亦无殒也……大积大聚，其可犯也，衰其大半而止，过者死。"其意是说妊娠病积聚邪实，只有峻烈之品方能去其邪，邪去方能达安胎之目的，但用药应在无损母体、胎儿的前提下，审时度势，适可而止，掌握"衰其大半而止"的尺度，达到在论治中要攻又要护正的治疗目的。张仲景将此理论灵活运用于临床实践，《金匮要略·妇人妊娠病脉证并治》所载桂枝茯苓丸、干姜人参半夏丸、附子汤、葵子茯苓散中均有所谓的妊娠"慎药""禁药"，如桃仁、附子、干姜和半夏等。但因其辨证准确，配伍得当，故而用之有效且无妨妊妇及胎儿。我们学习中医经典，就是要深刻体会仲景在论治各种复杂病证时所体现出来的辨证方法，掌握其精髓，才能在临床中取得良好的疗效，而不能畏首畏尾。当然，毕竟妊娠体质与常人有异，我们还要具备孙思邈所言"胆欲大而心欲小"的思想，才能在临床中合理使用，避免不必要的不良后果。

4. 五脏兼顾，尤重肝脾

人体是一个以五脏为中心的有机整体，这就决定了在论治时要考虑到五脏的整体性，但不等于治疗某一疾病时都要针对五脏兼顾而治，而是要在兼顾的基础上，根据五脏各自功能的不同特性而有所侧重。故论治妇人病时，仲景有治肝大法，如泻肝散结法（即热入血室刺期门）、温肝调经法（温经汤方证）、疏肝理气法（半夏厚朴汤方证）等[3]；有甘麦大枣汤补益心脾，宁心安神治疗脏躁；用小建中汤温补中焦，肾气丸补益肾气治疗妇人转胞证。以上所述可以看出仲景对于妇人病的治疗兼顾五脏的论治特点。

然脾胃为后天之本、气血生化之源，肝藏血，而女子以血为用，以肝为先天，故妇人疾病多与肝脾有关，因此仲景在妇人病的论治中，五脏兼顾，但尤重肝脾。如治疗妊娠病以治病和安胎并举为原则，重视健脾养肝。《金匮要略·妇人妊娠病脉证并治》云有"妇人妊娠，宜常服当归散主之"，方中当归、芍药、芎劳补肝养血，白术健脾除湿，黄芩坚阴清热，合用之使血虚得补，湿热得除，达到邪去胎自安之目的。"妇人怀娠，腹中㽲痛，当归芍药散主之"，方中重用芍药一斤以柔肝，缓急止痛，当归三两助芍药补养肝血，芎劳半斤行血中之气，三药共以调肝；泽泻用量亦较重，用至半斤，合茯苓、白术各四两健脾除湿，三药合以治脾。肝血足则气条达，脾健则湿邪除。此方亦治疗因肝脾失调而致的妇人杂病腹痛。小建中汤治疗妇人中焦虚寒而致的腹痛，症见腹中绵绵作痛，面色无华，神疲食少，舌质淡红，脉细涩等，用之温补脾胃，益气血生化之源。

5. 重调气血，畅达气机

气血是构成人体的两种基本物质，气机的升降出入是人体生命活动的表现形式，二者在生理上相互协调，在病理上相互影响。因此，妇人病三篇的多种疾病论治也体现了仲景重视调理气血的思想。如在辨证的基础上，治疗漏下用养血温经、活血止血的胶艾汤和温经汤；治疗产后腹痛用行气活血的枳实芍药散和破血逐瘀的下瘀血汤；

对癥积停滞不去而成漏下不止的病证，用桂枝茯苓丸消瘀化癥，使瘀去血止；因邪盛里实，阻碍气机升降者，用大承气汤攻泄实热；对邪阻咽中，如有炙脔，咯之不出、吞之不下的梅核气证，用半夏厚朴汤解郁化痰，顺气降逆，方中巧用干苏叶宣气解郁，合用茯苓以气化痰。治疗产后郁冒病用小柴胡汤和解少阳枢机更说明了仲景对调理气血的重视，后世朱丹溪言"气血流畅，则百病不生，一有郁滞则诸病生焉"。总之，《金匮要略》妇人病三篇体现了一有病邪阻碍气血，即用药以散之、通之，以使气血调畅的论治规律。

6.治法灵活，手段多样

妇人疾病的复杂性，决定了论治时靠单一的治法常常难以奏效，仲景根据不同疾病、不同病证，采用多种治法和剂型进行论治，以追求良好的疗效。在妇人病三篇中，所采用的药物剂型丰富，内治法包括汤、丸、散、酒剂，外治法有针刺、熏洗、坐药。篇中开创了纳药入阴道、外阴冲洗治疗妇科病的先河，即局部用药的治疗方法。如治带下病，仲景选用具有收涩除湿、杀虫止痒的矾石丸和蛇床子散，并在剂型上有所创新，即两方均为坐药，纳入阴中直接作用于患处发挥作用，以达事半功倍之效。又如治妇人前阴蚀疮，用狼牙汤外洗，燥湿清热止痒。

综上所述，《金匮要略》妇人病三篇蕴含的关于妇人在不同生理时期的论治手法，对当今妇科学的发展仍然有着较强的指导作用，其基本理论和治疗方法仍然有效地指导着临床，篇中记载的妇科方剂沿用至今，从而证明妇人病三篇具有极大的学术价值[4]。

参考文献

［1］张建荣.金匮妇人三十六病［M］.北京：人民卫生出版社，2001：25.

［2］陈颐.《金匮要略》血瘀证论治方法妇科应用浅谈［J］.河南中医，2006，26（7）：14-15.

［3］薛近芳.浅谈《金匮》妇人病治肝法的运用［J］.黑龙江中医药，1987（1）：50.

［4］聂惠民.经方方论荟要［M］.长沙：湖南科学技术出版社，1999：58.

（杨丽萍，王寅，李会粉，吕显荣）

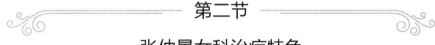

第二节

张仲景女科治疗特色

张仲景继承《黄帝内经》《胎胪药录》等医著的基本理论，在《金匮要略》中，对妇人与经、带、胎、产相关的病证及前阴诸疾，从病因病机、临床诊断、治法方药等方面进行了论述，其理论与实践开妇科辨证论治的先河，为后世妇人病形成一门专门学科奠定了基础。《金匮要略》治疗妇科病证主要有以下特点。

一、治血为主，重视气血、血水、肝脾相关

妇女具备许多自身的特性，月经、胎孕、产育、哺乳均以血为用，血盛气和，脏腑功能正常，冲任和平，以维持正常之生理。《灵枢·五音五味》曰："妇人之生，有余于气，不足于血，以其数脱血也。"揭示了妇人由于月月行经，或孕后血聚养胎，或生产及产后失血，使机体相对处于血分不足、气偏有余的状况。基于此，仲景治妇人病组方多以治血为主，补血、和血、祛瘀各类治法俱备，同时十分重视血与气、血与水、肝与脾的辩证关系。具体来看，主要有养血温经、行气活血、活血利水、祛瘀消癥、调理肝脾等治疗方法。

1. 养血温经法

代表方有胶艾汤、温经汤等。《金匮要略·妇人妊娠病脉证并治》治妇女月经淋漓不断下血，或小产后继续下血不净，或妊娠腹痛下血，用胶艾汤温补冲任，固经养血。方中当归、芍药、川芎、地黄养血和血，阿胶养血止血，艾叶温经止血、暖宫安胎，甘草调和诸药，配芍药止腹痛，清酒以行药力。该方主治之下血，多血色稀淡或暗淡，常伴腹痛隐隐，喜温喜按，舌淡脉细等。治妇人产后血虚而寒致腹痛的当归生姜羊肉汤亦为温养之剂。

《金匮要略·妇人杂病脉证并治》治冲任虚寒兼夹瘀血之崩漏下血，用温经汤温养气血，兼以消瘀。方中吴茱萸、生姜、桂枝温经散寒；阿胶、当归、芍药、川芎、牡丹皮养血调经行瘀；麦冬养阴润燥；人参、甘草、半夏补中益气，降逆和胃。

2. 行气活血法

妇人常有结气为患，气机郁结，血行不畅可导致妇科诸疾。行气活血法的代表方有枳实芍药散、旋覆花汤。产后气血郁滞致腹痛，并见烦满不得卧者，治用枳实芍药散。方中枳实炒黑入血分，破气而行血中之滞；芍药养血柔肝缓急而止痛；大麦粥和胃安中，鼓舞气血运行。《金匮要略·妇人杂病脉证并治》用旋覆花汤治妇人虚寒相搏、气滞血瘀之半产漏下，以旋覆花、新绛行滞祛瘀，青葱宣阳通络，俾气行瘀去新生。

3. 活血利水法

《金匮要略·水气病脉证并治》云"经为血，血不利则为水，名曰血分"。月经来源于血，血行不利，可渗出脉外而为水。由月经不调形成的水肿，故名曰血分。根据经闭与水肿的因果先后关系，仲景将水气病划分为血分与水分，进一步说明血与水两者在许多情况下是相互影响、交互为病的，因此医者在诊治妇科病时当重视血水关系。活血利水法代表方有大黄甘遂汤、当归芍药散等。水血并结在血室，见"少腹满如敦状，小便微难而不渴"者，治用大黄甘遂汤。方中大黄、甘遂有祛瘀逐水、水血兼攻之效，阿胶养血扶正，顾其产后之虚。妊娠肝脾不和，血滞湿阻所致腹痛，见腹中拘急，绵绵作痛伴足肿，小便不利，治以养血调肝，健脾除湿，用当归芍药散。方中当归、芍药、

川芎养血调肝，茯苓、白术、泽泻健脾燥湿，三味血药配三味水药，肝脾两调，水血同治。

4. 祛瘀消癥法

妇人病多有瘀血为患，如产后恶露排而不畅则聚为瘀血，月经不调、闭经、痛经也可由瘀而致。祛瘀消癥法代表方有桂枝茯苓丸、下瘀血汤、抵当汤等。《金匮要略·妇妊娠病脉证并治》治妇人宿有癥病，而见漏下不止者，用桂枝茯苓丸消瘀化癥，使瘀去血止。方中桂枝、芍药通调血脉，牡丹皮、桃仁活血化瘀，茯苓健脾渗湿，白蜜缓和诸药。该方用蜜为丸，用药从小剂量开始，意在攻邪而不伤正，长期服用以图缓攻其癥。产妇腹痛为"腹中有干血着脐下"的，治宜用下瘀血汤。方中大黄入血分、荡逐瘀血，桃仁润燥化瘀，䗪虫逐瘀破结、善于攻窜，三味相合，破血之力颇猛；用蜜为丸，是缓诸药之性而不使骤发；酒煎取其引入血分。服药后见"新血下如豚肝"乃药已中病，紫暗瘀血下行之征。《金匮要略·妇人杂病脉证并治》用抵当汤治经水不利较著属瘀血内结实证。方中水蛭、虻虫攻逐瘀血；桃仁活血润燥，配大黄祛瘀利血下行。又用土瓜根散治经水不利属瘀血阻滞者。方中土瓜根（王瓜根）、䗪虫通瘀破血，芍药和营止痛，桂枝温通血脉，加酒以行药势，瘀祛则经水自调。

5. 调理肝脾法

脾与胃同为气血生化之源，脾主统血，运化水湿，脾气健旺则血循常道，胃中谷气盛则血海满盈，月事按时而下。肝既疏泄无形之气，又贮藏有形之血，故气血调节的枢纽在肝，叶天士《临证指南医案》指出"女子以肝为先天"。肝与冲任两脉有内在联系，肝之疏泄可影响经血的运行，若肝失疏泄可出现月经不调、痛经、闭经诸证。

调理肝脾代表方有当归芍药散、当归散、白术散等。少腹乃肝经循行所过之处，若肝郁脾虚，血滞湿阻致少腹疼痛，治以当归芍药散养血调肝，健脾利湿。《金匮要略》中妊娠期肝虚脾弱、血虚湿热的胎动不安治用当归散，方中当归、芍药、川芎养血调肝，白术健脾除湿养胎，黄芩坚阴清热。此方"妊娠常服，即易产，胎无苦疾"，后世因此称白术、黄芩为安胎圣药。脾虚寒湿逗留的胎动不安症，治用白术散。方中白术健脾燥湿，川芎调肝舒气，蜀椒温中散寒，牡蛎除湿利水。仲景用小柴胡汤及针刺期门（肝经之募穴）法治妇人"热入血室"。用半夏厚朴汤治疗肝气郁结，气郁生痰，痰气交阻，上逆于咽喉，病人自觉咽中梗阻，如有异物感之"梅核气"。用"安中益气"的竹皮大丸治妇人产后中气虚弱、心烦呕逆等亦体现了重视肝脾的治疗思想。

二、善用当归、芍药、川芎等药组方化裁

仲景在《金匮要略》中创制了许多妇科名方，其中桂枝茯苓丸、胶艾汤、当归芍药散、当归生姜羊肉汤、下瘀血汤、温经汤等至今仍被广泛地用来治疗妇产科疾病。

分析《金匮要略》中治妇人病诸方，不难看出，遣方择药有一定的规律可循。其中

多见以当归、芍药、川芎等药相伍组方，如胶艾汤、当归芍药散、当归散、温经汤等，另治奔豚气的奔豚汤、治虚劳风气百疾的薯蓣丸方中的活血养血功效均赖此药的配伍。当归味甘、辛、苦，性温，为活血补血、调经止痛良药。白芍味苦、酸，性微寒，有养血柔肝、敛阴和营、缓急止痛之功。两药相配，补血、活血之力强，且肝、血同治，性平稳，为妇科医家常用之品[1]。川芎辛散温通，调肝活血行气止痛，《本草汇言》言其"上行头目，下调经水，中开郁结，血中气药"，尤善治血瘀气滞病证。但该药在妊娠期运用时当注意用量，以免辛温动胎之弊。当归、芍药、川芎三者配用对肝血的养护具有重要的作用，具有补血不滞血、活血不伤血的特点。用于妊娠期可柔肝养血、顺气安胎，用于产后病可养血调气、化瘀止漏，用于月经不调、痛经、经闭诸证可养血活血、调经止痛，故无论血虚或血瘀而致的妇科病证皆可运用。这一组合的代表方胶艾汤奠定了补血剂组方配伍的基础，后世由本方化裁出妇科名方四物汤，为治诸般血证及妇科之第一方[2]，且以此方组成为基本构架，进一步加减配伍，以适应不同的病证治疗。

仲景治血滞血结一般多选用活血祛瘀的桃仁、牡丹皮、红花等药，如桂枝茯苓丸、红蓝花酒。若瘀结较著或有癥积为患则治以破血逐瘀，多以善行瘀滞的大黄、桃仁与活血逐瘀、破积通经的䗪虫、水蛭、虻虫等虫类药合用组方，如抵当汤、下瘀血汤、大黄䗪虫丸等。其中水蛭、虻虫等药显著的抗血栓形成和抗凝作用已为现代药理所证实，可降低血液的黏、浓、凝、聚[3]。

仲景治妇人病根据病情及病证的寒热虚实不同，善用阿胶、艾叶、黄芩、白术、桂枝等药。阿胶为血肉有情之品，性平，味甘，质黏，能补血止血、滋阴润燥，多用于月经不调、胎产诸疾。胶艾汤、温经汤、大黄甘遂汤、白头翁加甘草阿胶汤、胶姜汤等方中均有阿胶。艾叶味苦、辛，性温，芳香，能温经止血，散寒止痛，祛湿止痒，用治妇人下血、腹中冷痛，如胶艾汤。黄芩味苦，性寒，坚阴清热，止血安胎，用治胎热不安、出血诸疾，如当归散、黄土汤。白术味苦、甘，性温，健脾燥湿养胎，用治肝脾不和之腹痛及胎动不安等，如当归芍药散、当归散、白术散。桂枝一药，配伍应用于不同的方剂中，可取其多方面的效能，如用于治恶阻轻证的桂枝汤、产后虚热烦呕的竹皮大丸以通阳理气、降逆平冲；用于治产后太阳中风的阳旦汤及竹叶汤以解肌发表；用于桂枝茯苓丸、温经汤、土瓜根散以温通血脉，散结行瘀。

治妊娠病时通常应注意避免药物损伤胎元，取和平之剂，但不可拘泥。遵《黄帝内经》"有故无殒，亦无殒"之旨，有是病，用是药，仲景治妊娠病方中亦使用了一些后世医家列入妊娠禁忌的药，如半夏、干姜、附子等，强调治病即所以安胎。如呕吐久久不止用干姜半夏人参丸，半夏虽为妊娠禁忌，但病由胃虚寒饮，浊阴上逆，治当温中散寒，降逆祛饮。方中用半夏以蠲饮降逆，半夏与姜相配能温中止呕且可监制其毒性，再伍以人参，如陈修园《金匮要略浅注》云"半夏得人参，不惟不碍胎，且能固胎"。因此，只要配伍得当，用量适宜，其疗效可以肯定。

三、适应病情需要，给药方法多样

治疗妇人杂病，仲景提出"审脉阴阳，虚实紧弦，行其针药，治危得安"，即医者必须审脉之阴阳，辨证之寒热虚实，然后施以针灸或汤药治疗，才能切中病机，使病人转危为安。在药物剂型方面，妇人病三篇除汤剂、丸剂、散剂、药酒等内服药外，还开创了阴道外用药的剂型，如栓剂、洗涤剂等。

如《金匮要略·妇人杂病脉证并治》治湿热白带者，用矾石丸放置在阴道中以除湿热。又将蛇床子散制成药栓，放入阴道，治阴冷寒湿带下；将狼牙汤滴入阴道中淋洗治阴中蚀疮烂者。蛇床子、狼牙草均有杀虫止痒、燥湿去腐的功效，采用阴道纳药或外阴冲洗，使药物直接作用于患病部位，以获更好的治疗效果。

参考文献

［1］张爱菊.试谈《金匮要略》妇人病篇中当归白芍药的配伍应用［J］.河北中医，2007，29（11）：1031-1032.

［2］汪碧涛.《金匮要略》治崩漏方的祛瘀思想阐微［J］.辽宁中医杂志，2006，33（12）：1573-1574.

［3］国家中医药管理局《中华本草》编委会.《中华本草》精选本［M］.上海：上海科学技术出版社，1998：1353-2430.

（吴洁）

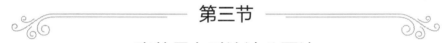

第三节

张仲景女科治法八要诀

张仲景对妇科病的治疗研究有不少著述，如《疗妇人方》《金匮要略》中关于妇科疾病的论治，以及《伤寒论》有关条文，都是张仲景治疗妇科病的经验总结，资料比较集中的是《金匮要略》论治妇人病三篇。笔者通过学习仲景妇科理论，指导临床实践，收到良好效果，现其将治法归纳如下。

1. 活血化瘀法

活血化瘀法是张仲景用以治疗妇女月经不利（畅）、少腹胀满疼痛以及产后腹痛的主要方法。如《金匮要略·妇人杂病脉证并治》云："带下，经水不利，少腹满痛，经一月再见者，土瓜根散主之。""妇人经水不利下，抵当汤主之。"对月经不利有气虚、血虚、血瘀之分，临床较多见者为血瘀而致血不循经。至于抵当汤证，恐有脱简，应如《医宗金鉴》所说："须具大便黑，小便利，发狂善忘，寒热等证，始可投之。"产后腹痛如先用理气行血无效者，多系血瘀所致，审证属实，应以活血化瘀之法治之。如《金匮要略·妇人产后病脉证治》云"产妇腹痛，法当以枳实芍药散，假令不愈者，此为腹中有干血着脐下，宜下瘀血汤主之"，则见仲景治疗产后腹痛，先用理气，不愈者继以活血。这种治法用于临床实践有一定的疗效。

案1：女，21岁，2000年3月12日初诊。患者初潮15岁，尚规则，2年后经期腹胀，月事难下，来潮时腹痛，块下则舒，脉弦涩，舌有紫点，用张仲景活血化瘀法治之。处方：当归10g，炒白芍6g，川芎6g，苏木10g，丹参12g，杜红花6g，通草5g，桃仁3g，乌药6g，香附6g，炙干草5g。3剂。二诊：服药胀甚，经水仍未下，采理气调冲法，处方：青皮10g，川芎10g，陈香橼10g，香附10g，乌药10g，广木香5g，当归15g，桂枝5g，炒小茴5g，炙甘草5g。服药后，次日来潮，胀满全消，块下痛除，次月来潮，仍按上方加减，2个月后经水自利。

按语：本案所述，理血未愈则理气。尽管气血相生，但症状各有偏重，临证时须细心体察，随机应变。理血未愈则理气，正是从理气未愈则理血中领悟得来。

2. 养肝扶脾法

肝郁可导致气滞，气滞则耗伤肝阴。肝郁又可克脾，脾气因之而虚。在治疗上，肝宜养，脾宜扶，少腹乃肝经循行之处，若肝郁气滞所致之少腹痛，应养肝扶脾。张仲景用当归芍药散，盖为此也。如《金匮要略·妇人杂病脉证并治》云："妇人腹中诸疾痛，当归芍药散主之。"《金匮要略·妇人妊娠病脉证并治》云："妇人怀娠，腹中疞痛，当归芍药散主之。"当归、芍药养肝，白术、茯苓扶脾，佐川芎以理血中之气，伍泽泻以佐渗湿泄浊之功。该方用以治妇女肝气郁结、脾虚湿重之腹痛确有一定疗效。但其中茯苓淡渗，泽泻通利，如用于妊娠腹痛而无脾虚湿满之症，尚需推敲。即使治疗肝郁脾虚之腹痛，也得随证加减，不能原方照抄。

案2：女，26岁，2003年5月7日初诊，经血尚准期。先期乳头刺痛3～4天，来潮时少腹痛，便稀，易动肝气，纳差，体素消瘦，脉细弦，舌质略胖，脉证合参，肝郁克脾，中土失和。拟养肝、脾，用当归芍药散加减：当归15g，炒白芍30g，川楝子5g，焦白术10g，炒刀豆子12g，郁金10g，焦六曲10g，香附6g，乌药10g，广木香5g，甘草5g。5剂。二诊：服药后，中土得和，运化有力，肝郁得舒，少腹痛消，经水自利。近日转纳香，便成形。次月再服上方加减，后访月事正常。痛胀未发。

按语：本案肝郁脾虚之腹痛，与仲景当归芍药散证大体相同。而同中有异的是：彼之肝郁，郁在血分，故重用芍药，合川芎、当归以调肝养血。本案肝郁兼及气血，除用当归、白芍养肝，尚需川楝子、郁金、香附、乌药以舒肝之气。彼之脾虚，表现湿胜而肿，除用白术健脾燥湿外，乃合茯苓、泽泻以渗湿泄浊。本案脾虚，表现为消化不良，除用白术健脾益气外，又合六曲、甘草以消导和中。同中有异，异中有同，这就需要加减化裁，灵活运用。

3. 行气活血法

妊娠腹痛有因气滞、血瘀、里寒等，病因不一，其症不同。张仲景的鉴别之法，气滞者"烦满不得卧"；血瘀者脐下有块，即"干血着脐下"；里寒者则"肢中刺痛不止，呼吸少气"。临床以气滞为常见，张仲景治以枳实芍药散。

案3： 女，32岁，2003年12月初诊。产后50天，恶露淋漓不断，少腹胀满而痛，生产16天，因家庭口角，抑郁不欢，平日体质素弱，脉来虚弦，舌苔白腻，采用张仲景枳实芍药散方意，兼扶正生新，处方：炒白芍15g，当归炭12g，血余炭10g，炙甘草5g，枳实15g，益母炭10g，焦白术12g，藕节15g，沙苑子15g，乌贼骨12g，升麻5g。3剂。服药次日，腹痛胀消，恶露增加；第3天色淡量减；复诊时已全清净。再拟扶正调经方巩固。

按语： 白芍、枳实与沙苑子均有收缩解痉、调和营卫作用。产后扶正为本，酌加升举、生新之品，故恶露除，胀满消。张仲景芍药枳实散原用于产后气血郁滞、腹痛属实者，而临床所见产后腹痛多虚实夹杂，故根据临床体会，应该参以扶正，从而化瘀理气又不伤正。同时还应根据整体状况酌情加减，如胃纳不佳者当扶正健脾，元气不足者酌加培补元气之品。

4. 养血止血法

妇人崩漏或胎漏，下血愈多则血愈虚，血虚往往导致气虚，气虚不能摄血则下血愈多，二者互为因果。欲求其本，必须养血止血，张仲景对漏下、妊娠下血、半产续下血，以胶艾汤为通治之方，如《金匮要略·妇人妊娠病脉证并治》云"妇人有漏下者，有半产后因续下血都不绝者，有妊娠下血者……胶艾汤主之"。胶艾汤即四物汤加阿胶、艾叶、甘草，存调理冲任之意，临床用作虚寒型月经过多、崩漏、胎漏的常用方。但必须随证加减，特别在治胎漏时，当归、川芎更须慎用。对冲任虚损、阴血不能内守的月经过多、持续不断及崩漏，因阿胶补血止血、艾叶暖宫止血，且配合芍药、甘草缓急止痛，确有一定疗效。

案4： 女，26岁，2002年2月12日初诊。16岁初潮，5年之内月经尚正常，21岁时，适经转，过度劳累、量多、拖十多天。曾用丙酸睾酮及中药固涩之品，病情曾有好转。末次月经1月28日来潮，至今未断，腰部下坠。脉虚细，舌苔薄白，舌质淡。系冲任失守、气不摄血所致，当温经止血，胶艾汤加减：阿胶珠15g，当归炭12g，炒杜仲12g，菟丝子30g，艾叶炭5g，乌贼骨12g，狗脊炭12g，远志炭5g，生地黄炭12g，熟地黄炭12g，炙黄芪24g，升麻炭10g，炙甘草5g。5剂。服后血止，无痛感，次月过期来潮，量不多，再采用前方加减，去升麻、炙黄芪，改用藕节，6天血自净。随访均正常，次年怀孕。

案5： 女，30岁，2002年10月17日初诊。经水过期2个月，尿检妊娠阳性，前晚腹痛，晨见少许漏红，下午转多。有流产史。近3天骑车不慎，跌倒。脉弦滑、苔薄白。胶艾汤加减：阿胶珠 10g，炒白芍 12g，苏梗 5g，狗脊 12g，炙黄芪 15g，焦白术 12g，当归身 15g，仙鹤草 15g，艾叶炭 3g，山药 12g，炙甘草 5g，苎麻根炭 10g，红参 10g。3 剂。服后血止少许，腹仍痛，再服 3 天，腹痛亦缓、血全止。婴儿足月，生一男孩，母子均安。

按语： 前例系阴血虚损、冲任失守，采用有情之品——胶艾汤加乌贼骨加强止血之功。如属血热型投之，无异抱薪救火。后例由外伤造成胎气内损，胎动不安，故用阿胶、当归身养血止血，艾叶、白芍止痛止血，配以益气、固涩之品，标本同治，胎安血止。当时如果全盘照抄，将川芎之类用上，不免落井下石。张仲景胶艾汤是妇科止血安胎的重要方剂，通过临床实践，则知仍当随证化裁，切记。

5. 温经化瘀法

寒凝瘀滞当温经化瘀，如《金匮要略·妇人杂病脉证并治》云："瘀血在少腹不去……当以温经汤主之。"临证时，其中药物有值得推敲之处，需加注意。

案 6： 女，22 岁，2002 年 12 月 12 日就诊。14 岁初潮，月经色量尚正常，19 岁时因下田劳动时，涉足水地，适经转，又生冷不忌，致每月来潮剧痛，自汗淋漓，呕吐，便意增加，经来不利，以温经汤方意加减：淡吴茱萸 6g，川芎 10g，生姜 5g，桂枝 6g，艾叶 6g，炒当归 15g，附子 5g，生甘草 5g，延胡索 12g，泽兰 10g，炒白芍 12g。连服 2 个月，阴霾驱散，真阳益生，月事正常。

按语： 本例仅取温经之意，未用原方阿胶、牡丹皮、麦冬等物，复加附子通行十二经，助吴茱萸、川芎、当归之力，用于寒凝瘀滞之痛经颇有疗效。推敲张仲景方意，因患者有"暮即发热""手掌烦热，唇口干燥"等症，故于温经之品中掺入牡丹皮、麦冬凉血润燥，而本案系寒证实证，故纯用温通之品。

6. 收涩除湿法

张仲景治白带用收涩除湿之法，如矾石丸和蛇床子散。矾石煅后有收涩燥湿之功，蛇床子燥湿又能杀虫，冲洗坐浴，用以治疗阴道滴虫、霉菌及外阴湿疮，确有一定疗效，尤其对外阴潮湿渗水效果更好。

案 7： 女，39 岁，2002 年 3 月 12 日初诊。平日尿解刺痛，白带腥臭，外阴有湿疹奇痒，复擦破。纳减，腰酸。脉濡数，苔腻。白带涂片滴虫、霉菌（＋）。当收涩除湿，内外夹治，处方：苦参 12g，土茯苓 12g，地肤子 12g，鱼腥草 30g，蛇床子 10g，鹤虱 10g，薏苡仁 30g，凤尾草 10g，车前草 10g，白毛藤 10g，甘草 10g。7 剂。药水加明矾石少许，打碎，化烊，外洗，连续 1 周，湿除尿清，白带恶臭全消。二诊清扫余邪，健脾化湿：苍术 10g，白术 10g，炒扁豆花 10g，山楂 10g，茯苓皮 15g，蛇床子 10g，薏苡仁 15g，忍冬藤 15g，陈皮 6g，车前草 10g，生甘草 6g，白毛藤 10g。7 剂。5～6 天后，带水全消，涂片复查，滴虫、霉菌（－）。

按语： 张仲景在实践中摸索出来的坐药，笔者通过临床观察，发现比常用西药简便而效快,同时体会到治疗上述类似病例使用复方比使用单味疗效更佳。另外,不能因此而否认明矾、蛇床子在治疗妇女阴部湿痒所具有的专药功能。

7. 温中降逆法

《金匮要略·妇人妊娠病脉证并治》云:"妊娠呕吐不止,干姜人参半夏丸主之。"此方对胃虚兼有寒饮的妊娠恶阻确有良效。

案 8: 女,28 岁,2003 年 4 月 12 日初诊。孕 2 个多月,呕恶 1 个多月,纳少,便稀,胃脘胀闷,知饥而不善食,每食即呕,喜暖。素有脾虚病史。孕后体形明显消瘦,下腹隐痛。经妇科、内科检查,属于妊娠症之中焦虚寒型,以张仲景干姜人参半夏丸化裁:炒党参 15g,玫瑰花 6g,陈皮 5g,山药 12g,焦白术 12g,干姜 15g,炒白芍 9g,姜半夏 10g,炙甘草 5g,砂仁 3g。3 剂。服后胃中得和,呕恶自止。二诊继用前方出入,除半夏,加炒扁豆、川朴,10 天后饮食如常,5 个月复查,胎儿发育正常,足月产 1 男孩,母子均健。

按语: 清代尤怡曰"有寒则逆","逆则饮必从之",故本案用温中降逆之方药。笔者认为,在原方基础上增健脾理气之药,其效更佳。

8. 淡渗利湿法

《金匮要略·妇人妊娠病脉证并治》云:"妊娠有水气,身重,小便不利,洒淅恶寒,起即头眩,葵子茯苓散主之。"按照《医宗金鉴·证正仲景全书金匮要略注》的阐释,妊娠外有水气则水肿,内有水气则小便不利,"用葵子茯苓者,是专以通窍利水为主"。实践体会,此方用治妊娠肢体水肿、面色白润、口中淡腻、心悸、头眩、舌苔白腻、脉象沉滑者较宜。

案 9: 女,30 岁,2000 年 3 月 27 日初诊。妊娠 6 个月,身水肿,头眩,近 10 天水肿加剧,腹部隆起,小便不利,西医检查羊水过多,伴高血压,血压 186/110mmHg,腹围 160cm。脉滑数,苔白腻,行动气促,卧不安,当淡渗利湿,健脾导水。予葵子茯苓散合千金鲤鱼汤加减:葵子 10g,猪苓 10g,茯苓 10g,泽泻 10g,焦白术 24g,车前子 10g(包煎),黄芩 6g,扁豆 10g,赤小豆 15g,太子参 12g,冬瓜皮 15g。5 剂。另用鲤鱼 1 条(忌铁),清蒸分食,3 天吃 1 条。服 5 剂,水肿渐退,腹围缩小 18cm,头眩减轻,小便量明显增加,能安卧。二诊再进原方 7 剂。产科复查羊水确已减退,胎音、胎动比前阶段好转,后除鲤鱼,服药改为白术、茯苓、冬瓜皮、车前子,直到分娩。因盆腔狭窄胎儿过大行剖宫产术,母子俱安。

按语: 妊娠水肿在早期过用淡渗分利之剂,将影响胎儿,宜从脾考虑,后期胎元固体质好,张仲景二方用于临床确有效果,但对有流产史者以避、慎为好。

(严宇仙)

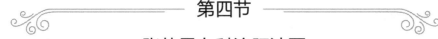

第四节
张仲景女科治肝法要

张仲景在继承《内经》《难经》的基础上，结合临床实践，创立了六经辨证。肝病的论治散见于六经诸篇，内容丰富多彩，辨证论治精当，对后世影响颇大，为历代医家之楷模。女子以肝为先天，以血为用，肝藏血，主疏泄，性喜条达，恶抑郁，体阴而用阳，具有贮藏血液和调节血流、血量的生理功能，肝又有易郁、易热、易虚、易亢等特点，故凡各种原因引起肝脏的功能失常，必影响冲任，导致妇科疾病的发生，故治肝法在妇科中应用极为广泛。兹就《伤寒论》治肝特点及对妇科的指导作用略述其下。

1. 柔肝缓急法

《伤寒论》云："伤寒脉浮，自汗出，小便数，心烦，微恶寒，脚挛急……若厥愈足温者，更作芍药甘草汤与之，其脚即伸……"本法适用于肝阴不足、筋失濡养的病证。肝主筋，其性刚急，肝阴不足，筋失濡养，则脚挛急；肝木乘脾，则腹中拘急而痛。方中白芍酸收苦泄，行营气而泻肝木；甘草甘缓，和逆气而补脾土。二者相伍，酸甘化阴，养血敛阴，和中缓急，使阴液得复，筋脉得养，肝木平而脾胃自安。近代药理实验证实，甘草能镇静、抑制神经末梢，白芍对疼痛中枢起镇静作用，二药合用有效成分有协同作用。芍药甘草汤对中枢的作用是直接刺激脑垂体多巴胺受体，有降低催乳素的作用，同时明显抑制睾丸间质细胞产生睾酮，抑制子宫平滑肌收缩，对抗前列腺素引起的宫缩痛。笔者在临床上常用芍药甘草汤为主加减治疗痛经、妊娠腹痛、炎症性腹痛等。

2. 疏肝和解法

《伤寒论》云："伤寒五六日，中风，往来寒热，胸胁苦满，嘿嘿不欲饮食，心烦喜呕，或胸中烦而不呕……或咳者，与小柴胡汤主之。"《伤寒论》用小柴胡汤的条文有十七条，涉及太阳、阳明、少阳、厥阴、阴阳易差后五篇，其中十二条有发热、九条有胸胁满痛等症。该法寓于众法之中，适用于邪犯少阳、枢机不利、肝胆俱病的柴胡证。方中柴胡通达少阳之邪，疏解气机；黄芩清泄少阳郁热，以除烦满；人参、甘草、大枣益气和中；半夏、生姜和胃止呕。后世喻此方为"少阳枢机之剂，和解表里之总方"。实验研究证明，此方具有保肝、利胆作用，同时具有抗炎、解热、镇痛、镇静及抗癫痫作用，对肾上腺皮质功能及肾上腺皮质激素有一定的影响，能抑制变态反应，增强防御性免疫反应。此方临床多用于治疗经行乳房胀痛、经行发热、经行情志异常、经前期紧张综合征、热入血室、产后发热、妊娠恶阻、慢性盆腔炎及更年期综合征，此外还可用于妊娠期肝内胆汁瘀积综合征，只要辨证准确，均具有很好的疗效。

3. 平肝降逆法

《伤寒论》云："伤寒发汗，若吐若下解后，心下痞硬，噫气不除者，旋覆代赭汤主之。"方中旋覆花味苦、辛，降肺胃之逆气，并能消痰；代赭石味苦、甘，性微寒，能平肝镇逆；半夏与较大剂量的生姜降气和胃化痰；人参、甘草、大枣益气和中。诸药合用，共奏降气消痰、和胃镇肝之功。此方加减临证多用来治疗绝经期妇女神经性反胃呕吐、呃逆，但不宜久服，妊娠恶阻忌用。

4. 疏肝利胆法

《伤寒论》云："阳明病，发热汗出者，此为热越，不能发黄也。但头汗出，身无汗，剂颈而还，小便不利，渴饮水浆者，此为瘀热在里，身必发黄，茵陈蒿汤主之。""伤寒七八日，身黄如橘子色，小便不利，腹微满者，茵陈蒿汤主之。"本法适用于湿热内蕴，肝胆疏泄失司，三焦气化不利而致的黄疸证。方中茵陈蒿疏肝利胆，清热除湿；栀子清泄三焦之热；大黄通腑泻下、推陈致新，使湿热壅遏之邪，俱从二便而出，其黄自退。茵陈蒿汤为治疗阳黄之祖方，然证之临床需根据湿热孰轻孰重，兼邪有别、权衡论治。湿重于热者，用茵陈五苓散；热重于湿者，用栀子柏皮汤；兼有表邪者，用麻黄连翘赤小豆汤。实验研究表明，茵陈蒿汤具有利胆、保肝、降酶、去脂、解热、利尿、止血、泻下、降低血浆胆红素等作用。笔者在临床上主要用于治疗妊娠期肝内胆汁瘀积综合征及母儿血型不合所致的自然流产。

5. 暖肝散寒法

《伤寒论》云："食谷欲呕，属阳明也，吴茱萸汤主之。""少阴病，吐利，手足逆冷，烦躁欲死者，吴茱萸汤主之。""干呕，吐涎沫，头痛者，吴茱萸汤主之。"合观三条，见症虽有不同，但肝气犯胃、胃气虚寒、浊阴上逆的病机是一致的。方中吴茱萸暖肝温胃、降逆止呕，生姜温胃化饮、散寒止呕，人参、大枣益气补脾以扶正，诸药配伍，共奏暖肝温胃、化饮降浊之效。现代药理研究表明，吴茱萸汤具有镇吐、镇痛、强心、扩张血管及升高体温的作用。笔者临床多用吴茱萸汤治疗经行头痛、痛经兼有寒性呕恶者，收效较好。

6. 疏肝理脾法

《伤寒论》云："少阴病，四逆，其人或咳，或悸，或小便不利，或腹中痛，或泄利下重者，四逆散主之"，基本病机为肝气郁结，气机不畅，阳气内郁不能达于四末。四逆散由柴胡、白芍、枳实、炙甘草组成，方中柴胡为君，疏肝解郁，透达阳气；白芍为臣，养血敛阴，柔肝养肝；枳实为佐，理气散结，以利脾胃；甘草为使，味甘，炙用则性微温，补益脾胃及调和诸药。柴胡、枳实相配，一升一降，解郁开结，透达阳气；柴胡、白芍相伍，一散一敛，疏肝不伤阴且有相反相成之效；白芍、甘草酸甘化阴，柔肝而缓急。四药合用，既有调理肝脾之功，又具调和气血之能。总之，此方是调理气机的基础方，为疏肝理气之祖方，据此化裁名方如柴胡疏肝散、逍遥散等。临证时需遵守方证病机，结合具体情况，详细辨证，正确论治。笔者在临床实践中，将四逆散加减，既可用于月经不调、经行乳房胀痛等，也可用于更年期综合征、癥瘕、盆腔炎等。

7. 制肝安胃法

《伤寒论》云："厥阴之为病，消渴，气上撞心，心中疼热，饥而不欲食，食则吐蛔，下之利不止。"此条为厥阴病提纲，提出了寒热夹杂的临床表现。"蛔上入其膈，故烦……蛔厥者，乌梅丸主之。又主久利"，本证病机为肝胃实热、脾肾虚寒，病属寒热夹杂，治法理当寒热并用。方中重用乌梅，滋阴泄肝；花椒、细辛等辛味药使蛔虫得伏；黄连、黄柏等苦味药使蛔虫得下；人参、当归甘温补气养血；附子、桂枝、干姜温阳回厥。方中乌梅用量最大，并佐以苦酒（米醋）。仲景以乌梅为君，而冠其名，旨在强调以酸。本方酸甘滋阴，酸苦泄热；辛甘温阳，辛苦通降；其酸甘辛苦复法，刚柔并用、攻补兼施，所以用于厥阴病阴阳两伤、寒热错杂之证。经临床实践证明，此方运用范围甚为广泛，对虚实兼有、阴阳错杂、寒热混淆的病症，尤为有效。因此，临床运用乌梅丸加减来治疗寒热错杂之经行情志异常、经行泄泻、痛经、崩漏、不孕、癥瘕、带下病、阴吹及经断前后诸症，取效明显。

8. 养肝通络法

《伤寒论》云："手足厥寒，脉细欲绝者，当归四逆汤主之。"方中当归、白芍补肝血而濡经脉，桂枝、细辛温经散寒，大枣、炙甘草补中益气，通草通行血脉，诸药相协，血得以养而络自通，经得以温而寒自散，如是厥回脉复。此法适用于肝血不足、寒邪凝滞、气血运行不畅、四末失于温养的病证。实验研究表明，当归四逆汤能明显抑制大鼠离体子宫平滑肌的收缩频率、收缩幅度和活动力，同时能显著对抗缩宫素引起的子宫痉挛，明显抑制缩宫素引起的子宫肌条的收缩频率、幅度和活动力，在临床实践中，可用于治疗血虚寒凝所致的各种病证，如月经后期、闭经、痛经、原发或继发性不孕、人工流产后四肢厥冷及产后身痛。

9. 清肝解毒法

《伤寒论》云："热利下重者，白头翁汤主之。"本证病位虽在肠，然其病机实在肝。方中白头翁清热解毒凉肝，有较好的治痢作用；秦皮清肝凉血解毒，亦能治痢；黄柏、黄连清热解毒燥湿、坚阴厚肠。四药合用，为治湿热热毒下痢的有效方剂。白头翁汤不仅能治疗痢疾，还能治疗肝经湿热下注诸症。药理实验表明，白头翁有抗菌、抗阿米巴原虫和阴道滴虫的作用，黄连和黄柏都有较强的抑菌消炎作用，秦皮有止痢、收敛、抑制痢疾杆菌和清热等作用，所以白头翁汤为消炎、解热、收敛剂。在临床实践中，治疗肝经湿热下注所致的盆腔炎、阴道炎尤其是滴虫性阴道炎，可起到很好的疗效。可见《伤寒论》不但含有广泛的肝病证治内容，而且在肝病证治中有其独到之处，对后世产生了深远的影响，值得我们进一步研究探讨。

（赵红艳，倪育淳）

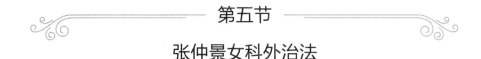

第五节

张仲景女科外治法

　　张仲景《金匮要略》最早提出妇科疾病分类与辨证论治的方法，以脉证为依据，定出理、法、方、药，有内治法，亦有外治法，方药配伍精当，奠定了中医妇科学的发展基础，堪称妇科学之鼻祖。外治法是《金匮要略》妇人病治疗方法的重要部分，仲景首先运用外治法治疗妇科疾病。如用狼牙汤以沥阴中、蛇床子散之纳阴中，开妇科冲洗和阴道纳药的先河。仲景采用外治法治病，起到了承前启后的作用。溯其源，如《史记·扁鹊仓公列传》云："乃使子豹为五分之熨，以八减之齐（剂）和煮之，以更熨两胁下，太子起坐。"这正是外治法在古代临床上的应用。《灵枢·寿夭刚柔》记载用棉布浸药酒熨贴以治寒痹。《灵枢·经筋》治疗"卒口僻……治之以马膏……以膏熨急颊"，即治疗面神经麻痹口眼斜，用马膏热熨患侧，以正其僻。历代医家发展了仲景外治法，在临证实践中不断丰富外治法的内容及主治范围。由于妇女生理上的特点，妇科病用外治法治疗具有特殊意义。在明确诊断的基础上，正确分析局部与整体的辨证关系，在病变部位施以外治药或在内治的同时辅以外治法，以提高疗效并减轻胃肠道反应，进而缩短疗程。因为病邪侵蚀局部，采用外治法给药，药力直达病所，其法简便而主动直接，故而疗效突出。下面系统梳理仲景外治法治疗妇人病的特色，以期为临床辨治有所裨益。

1. 针刺法

　　针刺法是指采用针刺穴位以治疗疾病的一种外治方法。该法在《金匮要略》中凡三见，一则见于《金匮要略·妇人妊娠病脉证并治》："妇人伤胎，怀身腹满，不得小便，从腰以下重，如有水气状，怀身七月，太阴当养不养，此心气实，当刺泻劳宫及关元，小便微利则愈。"此处论述妊娠伤胎的证治。按逐月分经养胎之说，妊娠七月，为手太阴肺经养胎之时。若此时心火气盛，火乘肺金，致肺失清肃治节之职，影响气血津液的敷布，而使胎失所养，还可妨碍水道通调，气滞水停。法当泻心火，利水道，宜针刺劳宫、关元两穴。二则见于《金匮要略·妇人杂病脉证并治》："妇人中风，发热恶寒，经水适来，得七八日，热除脉迟，身凉和，胸胁满如结胸状，谵语者，此为热入血室也，当刺期门，随其实而取之。"此处论表热已罢，瘀热结于血室之证。血室属肝，肝脉络于胁，瘀热而致肝的经脉不利，故胸胁满如结胸状；其谵语并非阳明腑实，而是血热上扰神明（母病及子）所致，治疗宜取肝之募穴期门刺之，以泻其实而清其瘀热。三则见于《金匮要略·妇人杂病脉证并治》："阳明病，下血谵语者，此为热入血室，但头汗出，当刺期门，随其实而泻之。濈然汗出者愈。"此处论述阳明病热入血室的证治。妇人患阳明病，虽不在经期，但阳明里热太盛，亦可致热入血室，迫血妄行，使前阴下血。既属热入血室，故治疗仍宜刺期门，以泻其实热，使邪热去，阴阳和，则周身汗出而愈。总之，仲景以三阳经统摄六腑，阳经受病，大多属热属实；又根据针偏于泻之性，确立了"病在三阳宜针"的施治原则，知常达变，不拘一格。

2. 浸洗法

浸洗法是将患处直接浸泡在药液内进行外洗，多用于治疗妇人疮疡阴蚀等疾患。此法见于《金匮要略·妇人杂病脉证并治》："少阴脉滑而数者，阴中即生疮，阴中蚀疮烂者，狼牙汤洗之。"此处论述下焦湿热而阴中生疮的证治。肾主二阴，少阴属肾，若少阴脉见滑而数，说明湿热内蕴下焦，若湿热之邪聚于前阴，日久必致阴中痒痛糜烂，并伴有带浊淋漓。治用狼牙汤煎水洗涤阴中，旨在清热燥湿、杀虫止痒，其用法为"狼牙三两……以水四升，煮取半升，以绵缠着如茧，浸汤沥阴中，日四遍。"阴道蚀疮，系湿热下注，用狼牙汤洗涤阴中以燥湿清热，可促进局部溃烂治愈，方法简便，疗效确切。

3. 坐药法

坐药法是将药物制成丸剂或锭剂、片剂，或用纱布包裹药末，塞入阴道，以治疗妇女白带或阴痒等疾病的方法，又称为塞阴道法。此法在《金匮要略·妇人杂病脉证并治》中两见，一则为："妇人经水闭不利，脏坚癖不止，中有干血，下白物，矾石丸主之。"此处论述干血内郁、湿热带下的外治法。此处带下病是由经行不畅或经闭，干血内着，郁为湿热，久而腐化所致。以矾石丸纳入阴中，以除湿热而止带下，这是治疗白带的外治塞法，亦为治标之剂。方中矾石性寒燥湿，清热去腐，解毒杀虫，酸涩收敛以止带；杏仁破滞利湿泄瘀，并配白蜜滋润以制矾石燥涩之性。此方常用于治疗宫颈糜烂，宫颈炎，霉菌性、滴虫性阴道炎，带下病属于瘀积兼湿热内蕴者。另一则为："蛇床子散方，温阴中坐药。"此处论述阴冷寒湿带下的治法。从"温阴中"及方后云"绵裹内之，自然温"，可知病人自觉阴中寒冷甚至连及后阴，以药测证还应有带下清稀、腰酸困重、少腹寒冷、外阴瘙痒等症状。此由阴寒湿浊之邪凝着下焦所致。故用蛇床子散作为坐药，"末之，以白粉少许，和令相得，如枣大，绵裹内之"，直接温其受邪之处，以暖宫燥湿，杀虫止痒，使寒湿得去，则带下自除。《医宗金鉴·妇科心法要诀》主张该病可在内服桂附地黄丸的同时，外用蛇床子、吴茱萸、远志、干姜等分为末，绵裹纳阴中，可收卓效。此方临床常用于治疗宫颈糜烂，霉菌性、滴虫性阴道炎，湿疹、湿疮，外阴瘙痒等属于下焦寒湿之证，疗效卓著。

4. 导法

导法又名塞肛法，是将药物塞入肛门或由肛门灌入药物至大肠，以治疗疾病的一种方法。《金匮要略·妇人杂病脉证并治》云："胃气下泄，阴吹而正喧，此谷气之实也，膏发煎导之。"此处阐述阴吹的病因与证治。阴吹指前阴出气而如后阴放矢气状之病，其病因较多，此处主要阐明胃中津液不足，肠道失润，以致大便干结，腑气不通，胃中下行之气，不得循常道由后阴排出，而迫走前阴，以致阴道受压变窄，胃中下行之气通过狭窄之处，故发生出气声响，并连续不断之阴吹病。正如《金匮要略心典》注释云："大便结而不通，是以阳明下行之气，不得其故道，乃别走旁窍也。"用猪膏发煎纳入肛内以导大便通下，即此方能化瘀润肠通便，使浊气下泄归于肠道，则其病自愈。

5. 外治特色

首先，仲景依据病位选择用药途径。疮疡、带下等病如发于局部与外界相通，仲景多采用局部给药法。如妇人阴中生疮，狼牙汤洗之；妇人带下白物，矾石丸纳入阴中；以及蛇床子散方，温阴中坐药等。此种按病位给药，使药性易于直达肌肤孔窍，从而发挥其局部治疗作用，比口服用药更为简便、效好，直至今日仍然广泛使用。其次，依据药性选择用药途径。局部外用药中大多为有毒之品，如雄黄、狼牙、附子等，仲景采用局部用药，既可以疗疾，又可以免于口服中毒。此外，如利用猪膏发煎咸软润燥之性，纳入谷道中，通肠中燥屎，使浊气下泄归于肠道，治疗胃肠燥结、腑气不通之阴吹证，用思巧而收良效。

总之，仲景丰富的外治方法及其原理为后世外治法治疗妇科疾病奠定了坚实基础。仲景选择多种外用给药途径，目的是最大限度地发挥药物的治疗作用。外治法与内治法的关系正如吴师机所说："外治之理即内治之理，外治之药亦即内治之药。"吴师机认为内服汤药与外贴膏药有殊途同归之妙，吾辈当细心学习领悟，以期有助于临床实践。

（闫军堂，马春雷）

第五章
张仲景女科活血化瘀法学术概述

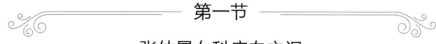

第一节
张仲景女科瘀血之识

《说文解字》曰"瘀，积血也"。瘀血之名最早见于《金匮要略》，指体内运行不畅甚或停滞凝聚不行之血，包括瘀滞于血脉及脏腑内运行不畅的血和体内的离经之血，既是病理产物，又是一种致病因素，可致新的疾病。

一、"女子以血为本""女子以肝为先天"

古有"女子以肝为先天"之说，人身之血由肝脏贮藏和调节，肝与血海密切相关，女子素性多抑郁，故多以肝郁气滞为病，气滞血瘀，瘀阻冲任胞宫，从而导致以疼痛、肿块、出血等为主症的多种妇科疾病的发生。

二、妇人瘀血证的病因病机

《金匮要略·妇人杂病脉证并治》曰"妇人之病，因虚、积冷、结气"，明确指出瘀血的成因。气血充盈，血脉温通，气机条达，则健康无病，若三者任一有患，日久必致气血凝结、经络阻滞、胞门闭塞而致妇科疾病的发生。

气为血之帅，气虚则运血无力，导致血液瘀滞；血为气之母，血虚则血脉不充，血行缓慢涩滞而致瘀；气行则血行，各种原因致气机不利者均可成瘀；寒邪属阴，主凝滞，寒伤血脉，血脉不通则血瘀；热邪属阳，久之煎津灼血，使血液黏稠瘀滞不行；各种损伤导致离经之血，留而不去者，久而成瘀；慢性疾病久之导致脏腑功能减退，进而耗伤气血而致气虚血瘀。

三、瘀血在妇科疾病中的特征性表现

1. 疼痛

"不通则痛"，瘀血阻滞必然引起疼痛症状，局部可见刺痛，固定拒按，久病不愈，反复发作，如痛经、妇人腹痛、乳癖、癥瘕等。

2. 出血

瘀血阻络，血不归经，新血难安，则阴道不规则出血，或淋漓不尽，血色紫暗伴有血块，血块排出则痛减，如月经过多、崩中漏下、胎漏、恶露不绝等。

3. 肿块

扪之有形，压之则痛，如癥瘕、乳癖等腹部盆腔炎性包块等。

四、妇科瘀血证的常见疾病

妇人的生理特点经、孕、产、乳等均以血为用，气血充盈，血脉通畅，胞宫血海才能发挥主月经、孕育等生理功能。任何原因引起冲任气血不畅，瘀血内阻冲任、胞宫者皆可发生妇科诸疾。

1. 月经病

《丹溪心法》曰"临行时腰痛、腹痛，乃是郁滞，有瘀血"，《临证指南医案》云"气血皆瘀，则流行失司，所谓痛则不通也"，皆论述瘀血乃痛经之因，且现在研究亦提示痛经患者存在"瘀血"现象[1]，瘀阻经络，气血不畅，可致经行身痛。

《陈素庵妇科补解·调经门》曰："血来少而点滴，六七日不止者，必有滞血留于经络。"新血不能归经则难安，乘经行之时而妄行导致经期延长，或月经量多；经间期阳气内动，与瘀相搏，脉络损伤，血不循经，血海失固而致经间期出血。娄全善在《医学纲目》中云"妇人经闭，有污血凝滞胞门"，血行受损，瘀阻冲任、胞宫，则致月经错后或闭经。

《普济方·妇人诸疾门》曰"即崩而淋漓不断，血瘀于内也"，阐述了瘀血内阻是致崩漏的主要病机之一。《千金方》云"瘀血占据血室，而致血不归经"，瘀血阻滞冲任、子宫，则经血不至；蓄极而满，但瘀血不去，新血不安，故经乱无期；离经之瘀时聚时散，则出血时多时少，时出时止或崩闭交替，反复难愈。匡亦磺认为瘀血的存在是崩漏各证型的共同病理产物[2]。现代医家张锡珍据其临床经验认为崩漏虽病因复杂多样，但其病机根本在于恶血内留冲任、胞脉[3]。

2. 妊娠病

《金匮要略心典》曰："胞阻者，胞脉阻滞也，血滞而气不行也。"妇人素有癥瘕瘀血占据子宫，或孕后不慎跌扑，孕期手术创伤，而致气血不和，瘀阻子宫冲任引起妊娠腹痛；若使胎元失养而不固者发为胎漏或胎动不安，甚或滑胎。

中医认为瘀血阻滞冲任，气血运行受阻，瘀积日久，气血结聚而成"少腹血瘀"之证，是使孕卵运行受阻而致宫外孕之主因。宫外孕破裂或流产之离经之血瘀积于盆腔形成癥瘕亦致宫外孕。可见异位妊娠的整个病变过程与瘀血的存在息息相关。

3. 产后病

妇人产后"正气易虚，易感外邪，易生瘀滞"的生理状态是产后病发生的基础和内因。

分娩时创伤，血溢脉外，离经成瘀；产后多虚，易感寒热之邪，寒凝热灼成瘀，或胞衣、胎盘残留，瘀血内阻胞宫，不通则痛可致产后腹痛；《医学纲目》曰"产后恶露方行，忽然断绝不来，腹中重痛，此由血滞"，即恶露不下；瘀阻胞宫，新血不安，不得归经，而致产后恶露不绝；阻碍气机，营卫不通，郁而发热，可致产后发热；《女科经纶·产后证上》云"产后血晕之属有余也，败血入肝，恶露上攻，此瘀血为患"，即血瘀气逆上扰神明可致产后血晕；瘀血上攻，闭于心窍，神明失常，而致产后抑郁；滞产逼胞，膀胱受压致气血运行不畅，瘀阻而致膀胱气化不利，则致产后小便不通；瘀阻经脉，关节失荣，故致关节疼痛、麻木等产后身痛诸症。

4. 杂病

《针灸甲乙经·妇人杂病》云"女子绝子，㿉血在内不下"，率先指出瘀血可致不孕。《医宗金鉴·妇科心法要诀》亦云："因宿血积于胞中，新血不能成孕。"瘀滞冲任胞宫而不能正常摄精成孕，可见瘀血与不孕症息息相关。

《素问·举痛论》云："血泣不得注于大经，血气稽留不得行，故宿昔而成积矣。"《黄帝内经》早已认识到瘀血久积不去而成有形之肿块——癥瘕。目前，很多医家认为有形之肿块是瘀血病症共同临床特征之一。瘀血阻滞冲任胞宫，不通则痛可致妇人腹痛。

综上所述，瘀血是诸多妇科疾病发生的主要病机之一，妇人以气血为本，就其经、带、胎、产、乳等生理特点而言，无不伤及血分，故妇人以血病为多，临床妇人多气血虚弱，肝郁，日久皆可致瘀，可见妇科多种病症都存在瘀血的病理转归，与瘀血存在密切的联系。因此，从瘀血的角度论治妇科疾病，根据瘀血的成因而确立不同的治疗方案，使其气血调和，血脉流畅，脏腑协调，经络顺畅，对妇科疾病的治疗有着重要的临床指导意义。

参考文献

[1] 张晓金. 痛经的现代研究进展 [J]. 陕西中医，2000，21（12）：574-575.

[2] 匡亦礦. 活血化瘀法是治疗崩漏的基本法则 [J]. 中医杂志，1996，37（7）：402-403.

[3] 张锡珍. 活血化瘀治疗崩漏70例临床报道 [J]. 上海中医药杂志，1995（4）：5.

（李卫卫，阮志磊，申霞）

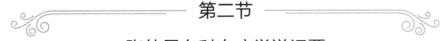

第二节

张仲景女科血瘀学说识要

瘀血之名首见于《金匮要略》，其在《内经》有多种名称，如"恶血""留血""凝血""着血"等，《说文解字》谓瘀"积血也"，即言血之脱离经脉，积聚在机体内而形成的病理产物。张仲景在《金匮要略》尤其是妇人病三篇系统地论述了妇科血瘀证的病因病机、证候表现及方药治疗，从而建立了较为完善的妇科血瘀学说，此乃中医妇科血瘀学说之鼻祖，至今对临床仍有指导意义。特对张仲景妇科血瘀学说进行详细研究，从妇科血瘀学说之病因病机、证候表现与方药治疗归纳如下。

一、病因病机

张仲景在《金匮要略·妇人杂病脉证并治》中言："妇人之病，因虚、积冷、结气。"虚是气血虚少，阳气不足；积冷是寒邪凝结，久积不散；结气是气行不畅，气机郁结。人体气血充盈，气机条达，阳气温煦，血脉畅通，人体则机能充沛。任何原因引起气血虚弱，气机郁滞，血脉不通，或血溢脉外，均可导致瘀血形成，"至有历年，血寒积结，胞门寒伤，经络凝坚"，日久必然导致血气凝结，胞门闭塞，经络阻滞，变生妇科诸疾。

1. 风邪致瘀

《金匮要略·妇人杂病脉证并治》言"妇人六十二种风及腹中血气刺痛，红蓝花酒主之"，即言妇人经、产之后，风邪乘虚侵入腹中，与血气相搏，以致血行不畅，风袭血滞而发腹中疼痛。风为阳邪，当感受风邪不能解散时，可深入血脉，与血气相搏，鼓荡不羁，致血液妄行而离经，抑或灼血致干，形成瘀热结滞。

2. 气滞血瘀

《金匮要略·妇人杂病脉证并治》言"带下，经水不利，少腹满痛"，《金匮要略·妇人产后病脉证并治》言"产后腹痛，烦满不得卧"，即言气滞血瘀之证。血的运行全赖气的推动，气为血之帅。因多种原因导致气机不利，出现气机郁滞，从而血行不畅，出现血瘀证。经水不利之证，因气滞血瘀，气机不畅，而出现少腹满痛，或产后腹痛，烦满不得卧。

3. 寒凝血瘀

《金匮要略·妇人杂病脉证并治》言"血寒积结胞门，寒伤经络，凝坚……"，即为寒入胞宫所致之寒凝血瘀证。寒为阴邪，血得寒则凝，经期产后，血室正开，若感受寒邪，或过食生冷，或冒雨涉水，均可致寒邪内侵，则损伤阳气，血寒久结，凝滞血脉，而致瘀血内结。

4. 热灼血瘀

《金匮要略·妇人杂病脉证并治》言"妇人中风，七八日续来寒热，发作有时，经水适断，此为热入血室，其血必结"，即为热邪煎熬，热与血结而成瘀的热灼血瘀证。妇女在行经前后，经血下注，血海空虚，热邪乘虚侵入血室，与血结成瘀。热邪煎熬，耗津灼血，致血液凝滞。多因感受火热之邪，或经、孕、产后过食辛热助阳之品，热伏冲任血海，灼血为瘀。《金匮要略·妇人产后病脉证治》言"产后七八日，无太阳证，少腹坚痛，此恶露不尽，不大便，烦躁发热，切脉微实，再倍发热，日晡时烦躁者……热在里，结在膀胱也"，即言产后恶露不尽，瘀血内停，阳明里热与胞宫瘀血相兼。

5. 水与血结

《金匮要略·妇人杂病脉证并治》言"妇人少腹满如敦状，小便微难而不渴，生后者，此与水与血俱结在血室也"，即言妇人产后水血俱结于血室之证。瘀与水常互为因果，瘀血不去，则使津液敷布排泄受阻，而蓄水不除则又阻碍脉络之通畅，使血行迟滞，终致瘀血难消，血瘀水蓄，水血互结，蓄水难去致瘀血不消，即仲景所谓水血俱结于血室证。《金匮要略·水气病脉证并治》言"少阳脉卑，少阴脉细，男子则小便不利，妇人则经水不通。经为血，血不利则为水"，即指因"血不利"（血行不畅）而使津液输布、代谢失常导致水肿。

6. 出血成瘀

各种出血都可成为瘀血形成的因素，离经之血，留而不去，久而成瘀，瘀血阻滞经脉，新血不得归经，又可导致异常出血，出血与瘀血互为因果。如《金匮要略·妇人妊娠病脉证并治》之"妇人有漏下者，有半产后因续下血都不绝者"说明有瘀血的存在。

7. 经产留瘀

妇人经期经血下注胞宫，全身阴血相对偏虚，或产后处于多虚多瘀的生理状态，均易致病邪侵入。各种原因导致经血、恶露排出不畅，或闭阻不通，均可停积于少腹，形成瘀血。"妇人经水闭不利，脏坚癖不止，中有干血，下白物""妇人经水不利下，抵当汤主之""产后七八日，无太阳证，少腹坚痛，此恶露不尽""曾经半产，瘀血在少腹不去"，是经行或产后血行不畅，留而成瘀。

8. 瘀血留着，积久成癥

瘀血是一种病理产物，又是一种致病因素。瘀血留而不去，久则积成癥块，癥块不散，则瘀血不去，二者恶性循环。"妇人宿有癥病，经断未及三月，而得漏下不止，胎动在脐上者，为癥痼害……所以血不止者，其癥不去故也"，"产妇腹痛……此为腹中有干血着脐下"，两者均是瘀血不去，日久成癥之证。

二、证候表现

妇科血瘀证因病情、成因、个体差异之不同，其证候表现不一，但从《金匮要略》所反映出的脉证看，归纳起来主要有以下脉证特点。

1. 腹痛

瘀血阻滞，不通则痛。胞宫居于下腹，故妇科血瘀证每有腹痛之症，且其痛多为下腹痛，如痛经、妊娠腹痛、产后腹痛。其腹痛为刺痛，痛处固定不移，拒按、按之有块，血块排出痛减为特点。如"少腹满痛，经一月再见"，为瘀血阻滞痛经。"产妇腹痛……此为腹中有干血着脐下"，"产后七八日……少腹坚痛"，"产后腹痛，烦满不得卧"，则为瘀血停留所致的产后腹痛。腹痛性质可能不同，或伴有其他疼痛，"令阴掣痛，少腹恶寒，或引腰脊，下根气街，气冲急痛，膝胫疼烦"，说明寒凝腹痛多有少腹冷痛，疼痛较剧，向腰脊及下肢牵掣，疼痛多较重。有的腹痛则为刺痛，如"腹中血气刺痛"。

2. 阴道出血

瘀血所致阴道出血包括月经过多、崩漏、胎漏、产后恶露不绝等。瘀血阻脉，血不归经，新血妄行，故出现出血。离经之血既可为血瘀的原因，也是血瘀的结果。"妇人年五十所，病下利（'利'应为'血'）数十日不止……曾经半产，瘀血在少腹不去"，乃冲任虚寒兼有瘀血而引起的崩漏。"妇人宿有癥病，经断未及三月，而得漏下不止，胎动在脐上者，为癥痼害……所以血不止者，其癥不去故也"，为妇人素有癥疾，复又妊娠，瘀血在内影响胎儿发育而出血（胎漏）。"妇人有漏下者，有半产后因续下血都不绝者"，"产后七八日，无太阳证，少腹坚痛，此恶露不尽"，乃瘀血所致之漏下及产后瘀血所致之恶露不尽。

3. 发热

瘀血引起失血，出血导致瘀血，瘀久而伤阴，阴虚生内热，可出现发热。如"妇人年五十所，病下利（血）数十日不止，暮即发热，少腹里急，腹满，手掌烦热，唇口干燥"，以及"产后七八日，无太阳证，少腹坚痛，此恶露不尽，不大便，烦躁发热，切脉微实，再倍发热，日晡时烦躁者"，暮即发热、日晡潮热、手掌发热，均是瘀血耗伤津血，阴津亏耗所致。

4. 积块

"妇人宿有癥病"，即明言腹中有积块，而"产妇腹痛……此为腹中有干血着脐下""妇人经水闭不利，脏坚癖不止，中有干血"虽未明言有积块，但从"干血着脐下""脏坚癖"等语义中可以看出有积块存在。

5. 望诊

望诊可见肌肤甲错、两目暗黑、唇口干燥、久则羸瘦等，乃因瘀血不去，新血不生，津液失调，肌肤失其营养，津液不能上承所致。《金匮要略·血痹虚劳病脉证并治》有"经络营卫气伤，内有干血，肌肤甲错，两目黯黑"之言，《金匮要略·妇人杂病脉证并治》则有"妇人年五十所……唇口干燥"，"久则羸瘦"等语。

6. 脉象

脉象根据不同情况可表现出虚脉、迟脉、实脉、弦脉、紧脉等，如"久则羸瘦，脉虚多寒，三十六病，千变万端，审脉阴阳，虚实紧弦"，对于寒凝血瘀者，其脉可见实、迟、弦、紧脉，久病正衰者可见虚脉，气滞血瘀者可见弦、紧脉，如此等等，病因不同，病情各异，则脉有差。

三、方药治疗

血瘀当化瘀，但在具体应用时，张仲景根据病程之长短，病情之轻重，病证之虚实，身体之强弱而采用活血化瘀、活血消癥、破血逐瘀等法，同时还考虑瘀血有气滞、寒凝、热灼、水血互结等病因病机之不同，而采用行气活血、温经活血、清热活血、行水活血等不同治法。

1. 活血化瘀

用于瘀血壅阻证，证见少腹中刺痛拒按，经水不利，经乱出血，甚或经闭。"妇人六十二种风，及腹中血气刺痛，红蓝花酒主之"，妇人经后和产后，风邪最易侵入腹中，与血气相搏，以致气血瘀滞，宜红蓝花酒，活血化瘀，利气止痛。"带下，经水不利，少腹满痛，经一月再见者，土瓜根散主之"，瘀血滞留，气血不畅，故少腹疼痛，经行不畅，或经乱出血，用土瓜根散以活血调经，化瘀止痛。方中以土瓜根、䗪虫活血行瘀，桂枝、芍药调和营血，加酒以行药势，用于血瘀致经水不调、少腹满痛者。

2. 活血消癥

用于瘀血久积而成积块癥瘕者，如"妇人宿有癥病……所以血不止者，其癥不去故也，当下其癥，桂枝茯苓丸主之"，用桂枝茯苓丸治疗妊娠合并癥瘕下血证。方中桂枝辛散行滞、通脉化瘀，桃仁、牡丹皮活血化瘀消癥，茯苓、白芍健脾养血，取扶正祛邪之意，用蜜为丸，取其缓攻，从小量开始服量取递增方法，达到癥去而不伤胎。此乃治本之法，即"有故无殒，亦无殒也"，但当"衰其大半而止"。

3. 破血逐瘀

用于瘀血结实证。瘀血结实，不下其瘀，必生异端，如"腹中有干血着脐下，宜下瘀血汤主之"即言产后瘀血结而未去，凝于少腹，气机阻滞，致产后腹中疼痛。方中大黄行滞通瘀、荡逐瘀血、泻下瘀积，桃仁润燥活血祛瘀，䗪虫逐瘀破结，三味合用，破血之力颇猛。下瘀血汤适用于重症瘀血腹痛，因瘀血凝着不去，非攻坚破积之剂不能除。又如"妇人经水不利下，抵当汤主之"，即言瘀血壅阻不通，内结成实，月经过期不来，或经血排出不畅，欲使其经行通利，必先去其瘀结，以抵当汤破血逐瘀，方中以水蛭、虻虫攻逐瘀血，大黄、桃仁化瘀逐血，全方合为攻瘀破血之峻剂，较下瘀血汤逐瘀之力更猛。

4. 行气活血

用于产后气血郁滞之腹痛证，证见腹痛且胀满，心烦而睡卧不安宁，如"产妇腹痛，烦满不得卧，枳实芍药散主之"，此因产后气血郁滞，气机痹阻不通所致，方中枳实炒黑入血分，行血中之气，破气散结，芍药活血并能缓急止痛。此方以行气为主、活血为辅，使气行则血行，气血宣通，则腹痛烦满自止，治疗半产漏下之旋覆花汤亦能行气活血。

5. 温经活血

用于阳气不足，冲任虚寒，瘀血内停者，如"妇人年五十，病下利（血）数十日不止，暮即发热，少腹里急，腹满，手掌发热，唇口干燥……当以温经汤主之"，即言妇人五十岁左右，气血已衰，冲任不充，经水应止，今复下血数十日不止，乃属崩漏之疾，病由冲任虚寒，曾经半产，瘀血停留于少腹所致。瘀血停留于少腹，故腹满里急疼痛，漏血数十日，阴血势必耗损，以致阴虚生内热，可见暮即发热、手掌烦热等症，瘀血不去则新血不生，津液失于上润，可见唇口干燥。其证属下元已亏，冲任虚寒，瘀血内停，用温经汤温经化瘀，使虚寒得补，瘀血得行，方中以吴茱萸、桂枝、生姜温经散寒，当归、川芎、芍药养血活血行瘀，牡丹皮活血祛瘀，人参、甘草补中健脾益气以生气血，阿胶养血止血，麦冬、半夏润燥降逆。此方重在"温"，温通血脉以散寒；不忘"通"，佐以活血以祛瘀生新；兼顾"补"，补养气血以调肝脾。全方合用，具有温补冲任、养血行瘀、扶正祛邪作用。阳虚里寒轻证，如"产后腹中疞痛，当归生姜羊肉汤主之"，所言腹中绵绵作痛，喜温喜按，是因产后血虚，寒气搏结，阻滞气机，脉络不和，故方中当归补血活血止痛，生姜温中散寒，羊肉温中补虚，从而达到补虚养血、散寒止痛。

6. 清热活血

用于热灼血凝、瘀血内结之证，如"妇人中风，七八日续来寒热，发作有时，经水适断，此为热入血室，其血必结，故使如疟状，发作有时，小柴胡汤主之"之热入血室证，正值经期，外感热邪，邪热乘虚而入血室，热与血结，经水郁而不行，证见寒热往来，发作有时，月经突然中断，腹痛，心烦，以小柴胡汤疏解郁热，散血室之结，热清结散则经调。对于产后瘀血留滞而见恶露不尽、少腹坚痛、烦躁发热或日晡时烦躁等症，合并阳明腑实者，用大承气汤通腑泄热，治阳明里热实证，同时通下瘀血，除胞宫之瘀，使瘀血随热去便下，收一攻两得之效。

7. 行水活血

用于水与血结于血室之证，如"妇人少腹满如敦状，小便微难而不渴，生后者，此为水与血俱结在血室也，大黄甘遂汤主之"。大黄甘遂汤用大黄攻瘀，甘遂逐水，以攻逐水血之结，因是产后所得，故配阿胶养血扶正，使邪去不伤正。此外，"妇人妊娠，宜常服当归散主之""妊娠养胎，白术散主之"所言当归散中，当归、川芎、芍药理血，黄芩、白术治水；白术散中，白术治水，川芎活血，亦有瘀水同治之意。妇人生理上有经、孕、产、乳之别，而经、孕、产、乳以气血为用。气血充盈，血脉流通，则经、孕、产、乳正常。任何原因引起冲任气血不畅，胞宫血脉瘀阻，致使经脉不通，或血不归经，或壅聚成癥均可发生瘀血症候，在妇科多表现为腹痛，经水不利，闭经，阴道出血，发热，癥瘕积聚，肌肤甲错，两目暗黑，唇口干燥，舌质紫暗有瘀点，脉涩不利等，故活血化瘀法乃妇科常用之法。张仲景所创之活血化瘀疗法方药至今仍为临床广泛使用，且疗效满意。

（金志春）

第三节

补肾活血法在女科的应用

补肾活血法是张大宁教授在 1978 年提出的一种新兴的中医临床治疗大法。补肾活血法的确立基于肾虚血瘀论，肾虚血瘀论源于《内经》，发展于张仲景，成熟于张景岳、王清任，是妇产科领域许多疾病的病理基础。补肾活血法是补肾法与活血法的有机结合及高度统一，通过补肾促进活血，应用活血益于补肾，两者相互协同，达到改善肾虚血瘀的病理变化使机体阴阳平衡邪祛正存的目的。近年来，对于补肾活血法理论的基础研究日益深入，临床应用也日益广泛。现将补肾活血法在妇科的应用综述如下。

一、不孕症

1. 免疫性不孕

关于免疫性不孕的病因病机，大多数学者从临床和实验研究认为：免疫性不孕是由于经期产后余血未尽阴阳交合，邪毒内侵，使冲任、胞宫损伤，邪毒或湿热与血相搏结，扰乱冲任、气血，而致不孕；或素体肾虚，房劳多产，损伤冲任，精不循常道。肾阳虚或肾阴不足是病之本，热灼精血、精血凝聚、精失常道、瘀血内结胞中是病之标。宋淑华[1]以补肾活血、调整阴阳为主要治疗手段治疗免疫性不孕，采用中药人工周期序贯疗法，根据子宫内膜的周期性变化规律，以补肾养血—补肾养血活血—补肾助阳—活血调经为立法原则，补肾与活血交相进行，结果取得满意疗效。白志军等[2]治疗抗精子抗体（AsAb）阳性患者 102 例，以补肾壮阳为主，佐以活血化瘀，方药组成为淫羊藿、紫石英、枸杞子、菟丝子、炒杜仲、鹿角霜、赤芍、桃仁、丹参、当归、川芎，结果显示中医的补肾活血中药对 AsAb 有显著的清除作用，且作用持久，不易复发。王云凤等[3]对近十年来相关文献进行收集、整理、综合、分析，分别从补肾活血化瘀、补肾活血清热、补肾活血健脾、补肾活血益气等方面探讨不同补肾活血法与治疗抗心磷脂抗体阳性免疫性流产临床疗效，结果认为肾虚血瘀是抗心磷脂抗体阳性所致免疫性流产的基本病机，补肾活血法是治疗此病的基本大法。

2. 排卵功能障碍

排卵功能障碍为女性不孕常见原因，中医认为，卵子是肾所藏之"阴精"，肾阴是其物质基础，肾阳是其生长的动力。因此，肾精充盛是卵子发育成熟的前提，肾精亏虚，卵子难以发育成熟是排卵功能障碍的根本原因。而卵子的正常排出有赖于肾阳鼓动，冲任气血调畅，肾阳亏虚，排卵则缺乏内在动力。而无论是肾阳虚还是肾阴虚，都将发生因虚致瘀的病理改变，致冲任气血瘀滞，阻碍卵子排出。寿清和[4]将 60 名排卵功能障碍性不孕症患者分为中药组、中西医结合组和西药组，分别给予补肾活血中药、补肾活血中药加氯米芬及单用氯米芬治疗，结果中西医结合组周期排卵率 84.3%，明显高于中药组 60.0% 和西药组 66.7%，三组疗效比较差异有显著性。且西药组治疗前后生殖内分泌激素无显著性变化（$P > 0.05$）；而中药组和中西医结合组治疗后尿促卵泡素（FSH）、黄体生成素（LH）、排卵前期血清雌二醇（E_2）升高，睾酮（T）下降，内分泌激素的变化有显著性（$P < 0.01$）。说明补肾活血中药对排卵功能障碍性不孕患者的生殖内分泌激素失调有良好的调节作用。刘涓[5]运用补肾活血助孕汤（菟丝子、赤白芍、女贞子、枸杞子、桃仁、泽兰、鸡血藤、刘寄奴、覆盆子、茺蔚子、怀牛膝、柴胡）治疗排卵障碍性不孕症 90 例，结果治疗组痊愈率、总有效率显著高于氯米芬对照组（$P < 0.01$）。两组治疗前后卵泡直径比较均有非常显著的差异（$P < 0.01$），两组间治疗后无差异性（$P > 0.05$）。治疗组治疗后子宫内膜厚度明显高于治疗前（$P < 0.01$），与对照组比较有差异性（$P < 0.05$）。显示补肾活血助孕汤促卵泡发育效果显著。

3. 输卵管阻塞

姜玉婵等[6]将 50 例符合肾虚血瘀辨证的输卵管阻塞性不孕症患者随机分为两组，均常规行输卵管介入术，并于术后次月再行输卵管通液术，治疗组另于每次月经周期第 5 天开始服用中药补肾活血方（菟丝子、续断、桑寄生、杜仲、熟地黄、白芍、川芎、桃仁、丹参、当归）。结果两组治疗后卵泡发育情况、子宫内膜厚度、排卵前期血清雌二醇（E_2）值均较本组治疗前有显著性改善（$P < 0.05$ 或 $P < 0.01$）；且治疗后治疗组上述指标均优于对照组，两组比较差异有显著性意义。治疗组妊娠率高于对照组，两组比较差异有显著性意义（$P < 0.05$）。说明补肾与活血相结合，能有效地改善血液循环，促进卵巢、输卵管及子宫间激素和受体的传递，提高排卵前期血清雌激素水平，促使卵泡发育，子宫内膜增生，从而有效提高妊娠率。

二、多囊卵巢综合征

多囊卵巢综合征（PCOS）属中医月经后期、月经过少、闭经、不孕等范畴，肾虚是本病的基本病机。多囊卵巢综合征的两个基本特征为持续性不排卵和雄激素过多。杨正望等[7]运用补肾活血方（紫石英、菟丝子、桑寄生、地龙、路路通、泽兰、泽泻、甘草等）治疗 PCOS，对照组口服妈富隆配合氯米芬，结果中药治疗组总有效率 84.4%，西药治疗组总有效率 60.0%，两组比较差异有统计学意义（$P < 0.05$）。同时，治疗组治疗前后卵巢最大切面面积及卵泡数目均有明显变化。张晓华[8]认为肾虚血瘀是 PCOS 的基本病机，在此基础上，往往可以出现更多错综复杂的脏腑功能失常、水液代谢失调的病症。肾阴虚者治以六味地黄汤加减，肾阳虚者治以二仙汤加味，结果治疗前后黄体生成素（LH）、睾酮（T）、LH/卵泡刺激素（FSH）的变化及排卵率比较，差异均有显著性意义（$P < 0.05$）。谈珍瑜等[9]自拟补肾活血方（紫石英、锁阳、覆盆子、菟丝子、泽兰、泽泻、山茱萸、地龙、三七、甘草）对多囊卵巢大鼠的实验研究发现，补肾活血方高剂量组、低剂量组及西药对照组大鼠体重均明显降低，与用药前比较，差异有显著性意义（$P < 0.05$）；在降低空腹血清胰岛素水平方面，补肾活血方高剂量组、低剂量组与西药对照组比较，差异有显著性意义（$P < 0.05$）；在降低血清瘦素和睾酮水平方面，补肾活血方高剂量组与模型对照组、西药对照组比较，差异有显著性意义（$P < 0.05$）。

三、子宫内膜异位症

中医学典籍中无子宫内膜异位症病名的记载，据其临床表现当属痛经、不孕、月经不调、癥瘕范畴。此病的成因多为素体肾气不足；或房劳多产损伤肾气，肾虚冲任不畅，气虚血行瘀滞，瘀血内停，经行不畅，阻于胞宫；同时本病病程长，缠绵难愈，易损伤肾气，血瘀化精乏源，又可加重肾虚，肾虚与血瘀相兼并存且互为因果，导致本病的发生。药理研究证实[10]，活血药能抑制异位内膜的增生、分泌和出血，减轻组织增殖和粘连，促进包块吸收、粘连软化、组织的修复和再生，补肾药可改善免疫功能及腹腔内微环境，抑制异位的子宫内膜生长。吴瑕等[11]将 60 例患者随机分为两组，治疗组给予补肾活血方（菟丝子、杜仲、黄芪、丹参、肉桂、赤芍、五灵脂、桃仁、香附、鸡内金、茯苓、牡丹皮、甘草），对照组给予丹那唑，结果补肾活血方可明显缓解子宫内膜异位症患者的症状，在缓解痛经方面与丹那唑组疗效相近，而对子宫内膜异位症引起的性欲减退、不孕等方面明显优于丹那唑组。周华等[12]实验研究结果显示子宫内膜异位症的发生与细胞凋亡能力的下降有关，补肾活血中药能促进异位内膜细胞发生凋亡，使异位病灶萎缩、消退细胞。杨敏等[13]实验研究结果表明，补肾活血法较活血化瘀、单纯补肾法治疗子宫内膜异位症具有更好的疗效，可以更显著地恢复子宫内膜异位症大鼠腹腔液中 Th1/Th2 细胞的动态平衡，从而恢复以 Th1 型细胞为主介导的细胞免疫功能。

四、慢性盆腔炎

慢性盆腔炎多由急性盆腔炎治疗不及时、不彻底，或由于体质虚弱、病情迁延所致。中医学认为，由于妇女经期、产后血室正开而摄生不慎，或经期同房，或宫腔手术消毒不严等，导致湿热（毒）入侵，留滞胞宫、胞络及冲任带三脉之间，影响气血运行，导致气血运行不畅，日久形成盆腔包块，不通则痛。瘀血滞气久稽下焦冲任、胞宫，使肾阴不布，肾阳不温，久之导致肾之阴阳更虚，且病程愈久肾虚症状愈甚。因此，肾虚血瘀是本病的基本病机。周金花[14]选取慢性盆腔炎 178 例随机分为治疗组和对照组，治疗组口服补肾活血中药汤剂（淫羊藿、桑寄生、女贞子、川续断、当归、丹参、皂角刺、三棱、莪术、延胡索、败酱草等），对照组用西药治疗。结果治疗组、对照组总有效率分别为 96.7%、77.9%，两组比较差异有显著性（$P < 0.05$）；且补肾活血法可明显改善下腹及腰骶疼痛、痛经、白带量多等主要临床症状（$P < 0.05$）。寿清和[15]分别采用补肾活血法和理气活血法治疗慢性盆腔炎，结果治疗组、对照组总有效率分别为 92%、88%，无显著性差异（$P > 0.05$），显愈率分别为 41%、19%，治疗组明显高于对照组（$P < 0.05$）。田美香等[16]自拟补肾活血利湿汤（桑寄生、山茱萸、熟地黄、鸡血藤、牡丹皮、赤芍、桃仁、香附、川楝子、茯苓、泽泻、红藤、败酱草）治疗慢性盆腔炎，总有效率为 96.4%。

五、围绝经期综合征

围绝经期是女性机体内功能减退细胞凋亡老化的过程中生理的变化反映于外而出现的某些症状。《素问·上古天真论》曰："女子……七七任脉虚，太冲脉衰少，天癸竭，地道不通，故形坏而无子也。"说明女子经断之年，肾气渐亏，天癸将竭，冲任脉虚，精血不足，生殖机能逐渐衰退以致丧失，脏腑失于濡养，使机体阴阳失于平衡而致病。肾虚乃是致病之本，补肾是治疗本病的基本原则。顾亚平[17]自拟更年补肾活血汤（熟地黄、山茱萸、山药、菟丝子、淫羊藿、酸枣仁、丹参、赤芍、鸡血藤等）治疗围绝经期综合征，结果总有效率为 93.33%。赖远征等[18]将 193 例女性更年期综合征患者随机分为治疗组（补肾活血方组）102 例和对照组（尼尔雌醇组）91 例，结果治疗组总有效率为 86.3%，对照组总有效率为 64.8%，治疗组疗效明显优于对照组（$P < 0.01$）。张玉静等[19]运用补肾活血疏肝方（熟地黄、山茱萸、制首乌、淫羊藿、菟丝子、巴戟天、当归、川芎、丹参、柴胡、白芍、郁金、百合、黄芪）治疗围绝经期综合征，对照组予谷维素片治疗，结果治疗组总有效率为 94.0%，对照组总有效率为 56.0%，治疗组疗效优于对照组（$P < 0.05$）。

六、复发性流产

复发性流产属中医的滑胎范畴。冲任损伤则肾虚无力系胞为该病之本,肾虚失却温煦或阴虚生热,热火灼精血或血滞不行而生血瘀则为该病之标。反复流产伤及冲任胞络,导致瘀血滞留胞中,再孕后又因精血聚于下以养胎,汇聚之精血无疑增加血液运行阻力,从而加剧瘀血形成,瘀血不去,有碍新血归经,不能养胎,致胎元难固而流产。刘银姣[20]认为肾虚血瘀贯穿此病全过程,故以寿胎丸补肾,再加当归、丹参养血活血,黄芪补气以摄血,一敛一散,既化滞留之瘀血,又防新生之血在妊娠早期妄行,从而保证了冲任有所固,胎元有所养,妊娠得以维持。叶利群[21]认为肾虚血瘀证患者可能存在着免疫功能的降低或紊乱,故以补肾活血法联合阿司匹林治疗抗磷脂抗体(ACA)致复发性流产,对照组口服小剂量阿司匹林,治疗组在对照组的基础上加用补肾活血中药(杜仲、菟丝子、续断、桑寄生、白术、枸杞子、丹参、当归、山药)至ACA检测连续2次阴性。结果治疗组45例,有效42例,有效率为93.3%;对照组45例,有效34例,有效率为75.6%;两组比较,有显著性差异($P < 0.05$)。

七、其他

齐聪等[22]运用补肾活血方治疗肾虚血瘀型子宫肌瘤,方药组成为炙鳖甲(先煎)、菟丝子、巴戟天、当归、熟地黄、夏枯草、生牡蛎(先煎)、八月札、铁刺苓、莪术、鹿角片(先煎),对照组服用桂枝茯苓胶囊,结果治疗组63例中,痊愈2例,显效11例,有效48例,无效2例,总有效率为96.8%。对照组30例中,显效5例,有效13例,无效12例,总有效率为60.0%。徐嵘[23]以补肾活血胶囊治疗继发性闭经,疗效明显优于归芍调经片。

综上所述,妇科的肾虚血瘀证有女性的生理、病理基础,临床研究已证实补肾活血法在妇科疾病治疗中的疗效。但是,对于补肾活血法的研究目前还大多局限于临床观察,实验研究较少,因此其作用机制多不明确。随着理论、基础研究的深入和临床的大量应用,补肾活血法治疗将展现出更加广阔的前景。

参考文献

[1]宋淑华.补肾活血法人工周期疗法治疗免疫性不孕32例[J].陕西中医,2007,28(7):800-801.

[2]白志军,刘静君.补肾活血法治疗抗精子抗体阳性102例[J].湖南中医杂志,2007,23(5):46-47.

[3]王云凤,陆启滨.补肾活血法治疗抗心磷脂抗体阳性免疫性流产的研究进展[J].甘肃中医,2008,21(1):8-9.

[4]寿清和.运用补肾活血中药治疗排卵障碍性不孕症临床观察[J].浙江中医杂志,2007,42(2):93-94.

［5］刘涓.补肾活血助孕汤对卵泡发育及子宫内膜的影响［J］.中国中医药信息杂志，2006，13（10）：14-16.

［6］姜玉婵，张燕，吕玉玲，等.补肾活血法治疗输卵管阻塞性不孕症临床观察［J］.浙江中西医结合杂志，2006，16（6）：340-341.

［7］杨正望，谈珍瑜，尤昭玲，等.补肾活血法治疗多囊卵巢综合征临床观察［J］.中西医结合学报，2006，4（4）：422-424.

［8］张晓华.补肾活血法对多囊卵巢综合征性激素和排卵率的影响［J］.新中医，2006，38（11）：67-68.

［9］谈珍瑜，邹芝香，尤昭玲，等.补肾活血方对 PCOS 大鼠瘦素、胰岛素和睾酮影响的实验研究［J］.新中医，2006，38（12）：87-88.

［10］刘健，李祥云，胡晓梅.补肾祛瘀法治疗子宫内膜异位症的临床观察［J］.中国中西医结合杂志，1998，18（3）：145-147.

［11］吴瑕，刘勤.补肾活血汤治疗子宫内膜异位症30例［J］.中医研究，2008，21（10）：20-22.

［12］周华，齐聪.补肾活血法对子宫内膜异位症模型大鼠细胞凋亡的影响［J］.中医杂志，2009，50（2）：165-168.

［13］杨敏，孟君.补肾活血法对子宫内膜异位大鼠腹腔液细胞因子变化的影响［J］.实用全科医学，2006，4（4）：375-376.

［14］周金花.补肾活血法治疗慢性盆腔炎92例临床观察［J］.辽宁中医杂志，2007，34（5）：602-603.

［15］寿清和.补肾活血法在慢性盆腔炎治疗中的应用价值［J］.现代中西医结合杂志，2007，16（2）：1604-1605.

［16］田美香，徐正友.补肾活血利湿汤为主治疗慢性盆腔炎55例［J］.中国乡村医药杂志，2007，14（10）：42.

［17］顾亚平.补肾活血法治疗更年期综合征临床观察［J］.光明中医，2007，22（1）：80-81.

［18］赖远征，张小玲，陈冰心，等.补肾活血方治疗女性更年期综合征102例［J］.中医药学刊，2004，22（7）：1296，1319.

［19］张玉静，张本田，邢艳青，等.补肾活血疏肝方治疗围绝经期综合征50例［J］.辽宁中医杂志，2006，33（9）：1133.

［20］刘银姣.补肾活血汤治疗复发性流产50例［J］.陕西中医，2008，29（3）：279-280.

［21］叶利群.补肾活血法合阿司匹林治疗 ACA 阳性复发性流产45例［J］.江西中医药，2008，39（10）：63-64.

［22］齐聪，钱赟，张勤华，等.补肾活血方治疗子宫肌瘤63例临床观察［J］.四川中医，2003，21（5）：45-46.

［23］徐嵘.补肾活血胶囊治疗继发性闭经56例疗效观察［J］.光明中医，2008，23（1）：56-57.

（吴燕虹，于燕，侯丽辉，吴效科，孙可丰）

第六章
张仲景女科痛证学验概述

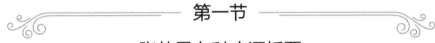

第一节

张仲景女科痛证析要

东汉著名医家张仲景所著的《伤寒杂病论》，系我国现存的第一部理法方药体系比较完善的中医经典著作，备受历代临床医家推崇。但因年代久远而散佚，其内容后来被收编到《伤寒论》和《金匮要略方论》（简称《金匮要略》）之中。在《金匮要略》中，仲景将妇科病证辟专篇论述，其中热入血室、脏躁、经闭、漏下、痛经、转胞、阴吹、阴疮等妇科疾患，均为现存中医妇科学著作的最早记载。其记载的温经汤、胶艾汤、半夏厚朴汤、桂枝茯苓丸等著名方剂具有良好的临床疗效，长期以来深受历代医家重视，至今仍广泛应用于现代中医各科临床之中。故仲景对妇科病症的研究和探索，实开妇科病症研究和诊治之先河。

在《金匮要略》中，仲景对妇科痛证的诊治在妇科疾病治疗中占有十分重要的地位。如根据疼痛发生的部位，分别记述了头痛、胁痛、腹痛、阴痛、膝痛、胫痛等；从妇科痛证发作的性状来看，有胀痛、绞痛、满痛、坚痛、微痛、掣痛、急痛、刺痛等；在月经期、妊娠期、产后期等不同生理阶段所发生的疼痛病症的有关论述更是条理分明，详略得当，对于妇科临床诊治具有重要的指导意义。

在妇科痛证的诊断中，仲景灵活应用望、闻、问、切四诊，全面收集妇科临床资料，为痛证的临床辨证施治提供了客观依据。在治疗产后中风病中，望病人面正赤，喘而头痛，而知病人为产后正气大虚，复感风寒而形成正虚邪实之表现。通过望病人皮肤"脉数无疮，肌若鱼鳞"，将皮肤损害与脉象结合而推知该证为营血耗损，不荣于肌肤。在闻诊中，不仅注意病人的呕吐、谵语、喘息，而且注意其或有忧惨，悲伤多嗔，此皆带下，非有鬼神。从病人的情绪变化中来体察疾病的属性，明确指出不是鬼神作祟，蕴含了科学的无神论思想，这在东汉时期是难能可贵的。仲景不仅通过询问妇女的月经、孕、产情况来辨明腹痛属漏下、半产或是胞阻，如"妇人有漏下者，有半产后因续下血都不绝者，有妊娠下血者，假令妊娠腹中痛，为胞阻"。而且通过问诊而知病人"腹痛恶寒者，少腹如扇"，从而了解病人疼痛的性质。仲景不仅注重切脉，如"妇人得平脉，阴脉小弱，其人渴，不能食，无寒热，名妊娠"，即通过切脉判别妇人是否妊娠；而且注重触诊，如"妇人经水闭不利，脏坚癖不止，中有干血"。通过触诊患者腹部而知其有无瘀血停滞，从而进一步丰富了中医望、闻、问、切的四诊方法，为后代临床诊断学的发展奠定了基础。

　　临床治疗妇科痛证时，仲景根据女性的生理和病理特点，在详尽收集妇科痛证临床资料的基础上，诊病与辨证相结合，分辨阴阳，审证求因，同病异治，异病同治。如在产后腹痛病的辨证中，根据虚实寒热不同，分别辨证为当归生姜羊肉汤证、枳实芍药散证和下瘀血汤证，继以补虚生血、散寒止痛，破气散结止痛和活血通瘀止痛为法论治，如《金匮要略心典》曰："腹痛服枳实芍药而不愈者，以有瘀血在脐下，着而不去，是非攻坚破积之剂不能除也。"故仲景之治实开同病异治之先河。

　　在妇科痛证的治疗中，仲景不仅注重诊断与辨证的有机结合，而且十分重视方药剂型的灵活运用，从而达到方与证相合，剂型与药物相配。仲景在妇科痛证中灵活应用了汤、散、丸、酒等内服之剂型，同时还在一些妇科杂病中使用了外治剂型。如治瘀血经闭证之矾石丸方，将矾石、杏仁粉碎，炼蜜和丸，如枣核大小，绵裹纳阴中。用狼牙汤治阴疮，将狼牙煮汤，以绵缠柱如茧，浸汤沥阴中。以上外治之剂型及方法，实开妇科阴道栓剂等外治法之先河，对妇科外治的进一步发展具有重要的启迪作用。

　　仲景对妇科疾病尤其是妇科痛证方面的辨证施治，结合女性的经、带、胎、产等生理特点，详细收集病人的症状、体征，并结合病史灵活辨证，确立了妇科痛证的治则治法，对于中医妇科学的建立和发展起到了重要的推动作用。

（孙治安，李相中）

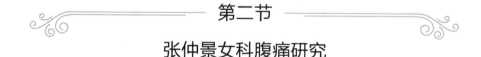

第二节

张仲景女科腹痛研究

　　《金匮要略》是东汉张仲景所作《伤寒杂病论》中的杂病专著，其中的妇人病三篇开创了中医妇科辨证论治的先河，而在所有的论述中又以妇人腹痛为辨证的重点，设方十余首，占妇人用方的三分之一还多。腹痛是妇科疾病中常见的症状，可以发生在女性生长发育的任何阶段，严重危害到妇女的身心健康。仲景对其治法的论述，内容精湛，言简意赅，应用于临床疗效显著，至今仍具有重要的现实意义。现将近年来对《金匮要略》仲景论治妇人腹痛的研究进展分析如下。

一、病因病机的研究

陈学习[1]对书中有关腹痛的病因病机内容做了初步探讨。他认为以下几种病因病机可导致妇人腹痛：①风寒外袭。②脏腑虚寒，又可分为脾胃虚寒、脾胃虚寒湿阻、脾肾虚寒停饮、冲任胞宫虚寒、血虚内寒。③热实内结，又可分为胃肠热结、热瘀互结。④气机郁滞，又可分为肝胃（脾）不和、气滞血郁。⑤瘀血阻滞，又可分为瘀血内结、水血俱结。其总结较为全面地涵盖了仲景审因论治妇人腹痛的各个方面。

二、治疗方法的研究

1. 辨证分型治疗研究

王光辉[2]认为《金匮要略》妇人病三篇皆有腹痛，其中妊娠病篇六种，产后病篇六种，杂病篇八种。妊娠腹痛分为：①阳虚寒盛型，治宜温阳散寒，暖宫安胎，方用附子汤。本方不见，后世医家多主张用《伤寒论·辨少阴病脉证并治》之附子汤。②冲任虚寒而致胞阻型，治宜温经养血，调补冲任，方用胶艾汤。③肝脾失调型，治宜养血疏肝，健脾利湿，方用当归芍药散。④癥胎互见、下血腹痛型，治宜活血祛瘀，消癥化积，方用桂枝茯苓丸。⑤血虚湿热型，治宜养血健脾，清化湿热，方用当归散。⑥脾虚寒湿型，治宜健脾除湿，温中止痛，方用白术散。产后腹痛六种，分为：①郁冒已解而胃已成实型，治宜攻下逐邪，清热散结，方用大承气汤。②瘀血内阻兼阳明里实型，用大承气汤泻热通便。③气血郁滞型，治宜破气散结，方用枳实芍药散。④干血留着型，治宜破血逐瘀，方用下瘀血汤。⑤血虚里寒型，治宜补虚养血，散寒止痛，方用当归生姜羊肉汤。⑥热利伤阴型，治宜清热止利，方用白头翁加甘草阿胶汤。杂病腹痛八种，分为：①冲任虚寒型，证属下元已亏，冲任虚寒，瘀血内停，治宜温补冲任，散寒祛瘀，养血活血，方用温经汤。②瘀血而致经水不利型，治宜活血通瘀，方用土瓜根散。③经水闭阻、瘀结实证型，治宜破血逐瘀，方用抵当汤。④风邪入腹、血气刺痛型，治宜活血行瘀，利气止痛，方用红蓝花酒煎。⑤气滞血凝兼挟水湿型，治宜调肝脾，理气血，利水湿，方用当归芍药散。⑥脾胃虚寒型，治宜温中散寒，方用小建中汤。⑦热入血室型，治宜和解少阳，散血室之热结，方用小柴胡汤。⑧肾阳虚衰致胞系了戾型，治宜温补肾阳，方用肾气丸。

廖道发[3]将妇人腹痛分为实证腹痛、虚证腹痛、虚实加杂腹痛。实证腹痛：①枳实芍药散证：为产后气血郁滞成实的腹痛证治，治以枳实破气散结，芍药和血止痛。②下瘀血汤证：为产后瘀血内结的腹痛证治。与前条比较，仍为产后腹痛，以枳实芍药散治之后，腹痛仍不愈，乃因干血着于脐下，病重药轻，隔靴搔痒，故以本方破血逐瘀，并以"新血下如豚肝"为检验治疗效果。虚证腹痛：①胶艾汤证：为妊娠下血而腹中痛，究其原因，乃冲任失调，阴血下漏，胞胎失养之胎漏，治以调补冲任，养血止血。②附子汤证：本条有方无药，但从条文分析，为妊娠阳虚寒盛腹痛证治，附子有破坚堕胎之弊，仲景用之，是本《内经》"有故无殒也，亦无殒也"之意，关键在于辨证是否正确。虚实夹杂腹痛：如当归芍药散证：为妊娠肝脾不和之腹痛，以腹中拘急，绵绵作痛，下肢水肿为辨证要点，治以养血疏肝，健脾利湿。他认为辨证论治腹痛的病因不外寒、热、虚、实，四者往往相互错杂，或寒热错杂，或虚实夹杂，或为虚寒，或为实热。仲景在制定治疗法则时，根据治病求本精神，重视人体正气，尤其注重观察脾肾两脏功能是否衰退，时时注意保护阳气，留得一分阳气，即有一分生机，因而全书论述虚寒性腹痛居多，实热性腹痛较少。在治疗上以"通"字立法，或以调气调血为通，或以补以温为通，非仅以下泄为治。

2. 辨病辨证结合治疗研究

钟雪梅等[4]采用辨病辨证结合治疗方法，如对妊娠腹痛属阳虚寒甚腹痛的证治选用附子汤，妊娠腹痛下血的证治胶艾汤为常用方。妊娠腹中疠痛的证治病机为肝木乘脾，湿停血滞所致，治以当归芍药散。产后腹痛有气血虚实之别，有三种情况：①血虚内寒，治宜养血散寒，用当归生姜羊肉汤。②气血郁滞，治宜宣通气血，用枳实芍药散。③瘀血内停，治宜活血通瘀，用下瘀血汤。对经行腹痛，张仲景在妇人杂病的论治中提出：因瘀血而致月经不调腹痛者，治以活血通瘀为主，方用土瓜根散；因挟风邪而瘀血内阻者，治以活血止痛，用红蓝花酒；因血行不畅兼挟水湿者，治宜调畅气血，祛除水湿，用当归芍药散；因中气虚寒者，治宜养血温中，用小建中汤。此种治疗方法研究对于仲景方应用于临床有较好的指导作用。叶腾辉[5]则主要针对妇人妊娠产后腹痛采用此种方法治疗。

3. 辨证特点研究

秦保锋等[6]非常全面地分析了仲景论治妇人腹痛的特点：①气血同调，消瘀通脉。有气血同病者，枳实芍药散主之。由于产后气机不通所致的气血郁滞腹痛实证，用枳实芍药散行气活血止痛。有气血同病兼有外感者，红蓝花酒治疗。有以瘀血为主者，方用下瘀血汤。又如"带下，经水不利，少腹满痛，经一月再现者，土瓜根散主之"，"妇人经水不利下，抵当汤主之"，均由于瘀血内结，导致月经不利，腹痛，治疗应当活血通瘀为主，诸药合用，则瘀去、经调、痛止。②温经散寒，补虚止痛。有阳虚腹痛者，"当以附子汤温其脏"。有血虚腹痛者，"产后腹中疠痛，当归生姜羊肉汤主之"。有气虚腹痛者，"妇人腹中痛，小建中汤主之"。③调理冲任，散结止痛。有冲任虚损者，"胶艾汤主之"。有冲任虚损兼有血瘀者，"当以温经汤主之"。④五脏相关，尤重肝脾。人体是以五脏为中心，生克制化相互联系的有机整体，脾胃为气血生化之源，后天之本，肝藏血，而女子以血为用，故妇人疾病多与肝脾有关。肝气多郁，郁而不达，导致气血不和，百病乃变化而生；脾气多虚，运化失职，湿邪困脾，脾病及肝，肝病及脾，肝脾之间常相互传变，相互影响。肝郁血易滞，脾虚湿易盛，木郁土壅，常发生腹痛。"妇人怀娠，腹中疠痛，当归芍药散主之"，"妇人腹中诸疾痛，当归芍药散主之"，皆因为肝脾不和而引发腹痛。当归芍药散可疏肝养血，健脾利湿。

4. 治法总结研究

于邦国等[7]针对仲景关于治疗妇人腹痛的论述，结合临床实践和妇人腹痛的多种症状，从辨证论治要点及选方用药等方面，提出了治疗妇人腹痛的十种方法。①温阳暖宫止痛法，适宜下焦阳虚、阴寒内盛所致妊娠腹痛，前人谓可用《伤寒论》附子汤。②甘温健中止痛法，适宜气血两虚、腹中经脉失养所致的腹痛，可用小健中汤。③养肝扶脾止痛法，适宜肝脾不和、气滞血虚之腹痛，当归芍药散主之。④行气活血止痛法，适宜产后气滞血瘀、恶露不下、气机不通的腹痛，当以枳实芍药散。⑤破血逐瘀止痛法，适宜瘀血内结所致的腹痛，宜下瘀血汤主之。⑥扶正散寒止痛法，适宜血虚寒结所致的腹痛，当归生姜羊肉汤主之。⑦活血化瘀止痛法，适宜瘀血内阻、经行不畅所致的腹痛，用土瓜根散治疗。⑧活血通络止痛法，适宜经期与产后血络空虚、风邪内侵所致的腹痛，用红蓝花酒活血止痛。⑨温经化瘀止痛法，适宜冲任虚寒兼有瘀血所致的腹痛，以温经汤主之。⑩养血安胎止痛法，适宜冲任虚损、阴血不足、胞胎失养所致的妊娠腹痛。腹痛一证，《金匮要略》治有十法，体现了仲景审证求因、审因论治、治病求本原则。

刘少芸[8]将仲景治疗妇人腹痛总结为六法：①养血疏肝，健脾利湿；②调补冲任，固经养血；③温里散寒，养血补虚；④温中补虚，和里缓急；⑤破气散结，和血止痛；⑥活血逐瘀，利气止痛。

三、专方专药研究

1. 当归芍药散

当归芍药散系张仲景《金匮要略》方，原载两条：一为"妇人怀娠，腹中疞痛，当归芍药散主之"，二为"妇人腹中诸疾痛，当归芍药散主之"，可见其用均在妇人病。当归芍药散由当归、白芍、川芎、泽泻、白术、茯苓组成。其中三血药养血活血，三水药健脾渗湿，使肝得条达，脾得健运，肝脾两和，气机调顺，该方多年来被广泛应用于治疗各种妇科疾病。韩晓玲[9]认为该方不仅可治疗腹痛，而且由肝脾失和所致的头晕、浮肿、肢体麻木、疼痛、挛急、小便不利及妇人带下量多、月经量少等症均为所宜。原田英昭[10]认为除用于痛经，当归芍药散对经前腹痛、经后腹痛、带下腹痛均有良效。连靖[11]用桂枝茯苓丸合该方治疗宫内放环引起的小腹胀痛、牵引少腹、白带增多，也取得满意疗效。现代医学研究发现，当归芍药散水提物、醇提物均可抑制大鼠离体子宫的自发收缩，对抗垂体后叶素、前列腺素 E_1 引起的子宫平滑肌痉挛，对各种妇科痛症有效。另有实验证明，当归芍药散有抗炎、镇静、调节下丘脑-垂体-卵巢轴的内分泌平衡，调节自主神经功能、降低血黏度、改善微循环、抑制血凝及血小板聚集以及抗贫血作用，为治疗以上妇科诸证提供了有力的佐证[12]。王晓风老中医在大量的临床实验中，认为当归芍药散所治腹痛病机为肝郁脾虚，乃肝郁气机不利，脾虚血无化源，血少气滞而腹痛发作，其痛隐隐，当喜温喜按。因肝经循少腹，故其痛多在少腹[13]。关于当归芍药散治疗妇人腹痛的临床报道很多，可见其在治疗该病方面有突出疗效。

2. 芍药

马娴等[14]认为妇人之疾以气血不和颇多，因此肝、脾二脏在妇人之疾中作用明显，而芍药微寒，归肝、脾经，具舒肝理脾止痛之功。故张仲景于当归芍药散中重用芍药，取其味酸而滋、补阴养营之功。芍药酸收主合，守而不走，配当归之辛散主升，走而不守，二者相配以达养营补血之功。配川芎和血调肝止痛，伍茯苓、泽泻健脾利湿。而枳实芍药散中芍药、枳实并用，敛破并进，芍药味苦性泄，既防枳实攻伐太过，又引气分药达血分，以和营柔肝、缓急止痛。此为后世芍药入方治疗肝脾失调具有指导意义。

许小凤[15]认为对于脾胃虚损之里急腹痛，《金匮要略·妇人杂病脉证并治》云"小建中汤主之"。虚劳里急而腹中痛，是因劳倦内损、中气虚寒、肝来乘脾。故仲景用芍药以养肝阴而缓肝急，并倍用之，取其专滋其阴以配其阳，养疏脾两脏之真阴，收摄两脏之逆气，邪退正复，腹痛自除。小建中汤中芍药的应用为后世治疗脾胃阳虚、中气不足及气血虚弱等腹痛指明了治则。而因瘀血而致经水不利之腹痛，《金匮要略·妇人杂病脉证并治》指出"带下，经水不利，少腹满痛，经一月再见者，土瓜根散主之"。因血瘀致经血不畅而腹痛，治疗应以活血祛瘀通调之法。仲景以芍药通阳气和血脉，敛阴中正气，配伍土瓜根、䗪虫破血祛瘀。配酒以增行血之功，更是仲景精研方术、用药精当之处。总之，《金匮要略》妇人病三篇中仲景对芍药应用灵活，因证而异，取其敛阴和营、养血温经、化湿行滞、调和营卫之功，广泛应用于妇人腹痛、妇人血证、妇人癥瘕、孕产诸疾等，是治疗妇科疾病的常用良药。

综上，可见《金匮要略》对妇人腹痛的论述较为全面而详尽，且融理、法、方、药为一体，并始终贯穿着八纲辨证精神，以整体观念为指导思想，在用药方面强调用药不在多，而在于精，配伍严谨，层次分明。经典医籍是中医的源头，因此，对仲景所论腹痛进行认真研究整理，对提高临床疗效无疑会有裨益，同时学习和运用《金匮要略》方，须明了全方的结构布局、用药的主次轻重，临证时对每味药的加减都须慎重从事。

总之，用古方治今病，应反对泥古不化、生搬硬套的做法，随心所欲、任意增删的轻率作风。潜心体会，努力继承，灵活运用，不断创新，才是我们学习《金匮要略》的科学态度。

参考文献

［1］陈学习.《金匮要略》腹满痛病因病机浅析［J］.内蒙古中医药，2003（1）：32–33.

［2］王光辉.论《金匮要略》妇人病诸篇对20种腹痛的辨治［J］.中国中医急症，1993，2（3）：130–133.

［3］廖道发.浅谈《金匮要略》中腹痛的证治［J］.江西中医药，2005，36（10）：15–16.

［4］钟雪梅，黄凤书，代加莉.浅析《金匮要略》对妇人腹痛的证治［J］.天津中医，1998，15（5）：228–229.

［5］叶腾辉.论《金匮要略》治疗妇人妊娠产后腹痛［J］.四川中医，2003，21（8）：8–9.

［6］秦保锋，张婷婷，刘津辉.谈《金匮要略》妇科腹痛的辨证论治［J］.河北中医，2005，5（27）：392-394.

［7］于邦国，王新华.谈仲景治疗妇人腹痛十法［J］.中医药学报，1999（2）：4-5.

［8］刘少芸.《金匮要略》妇人腹痛论治述要［J］.甘肃中医，2002，15（4）：73-74.

［9］韩晓玲.经方当归芍药散在妇科的临床应用近况［J］.中医药信息，2003，20（4）：28-29.

［10］原田英昭.当归芍药散的应用［J］.东洋医学杂志，1996，46（6）：14224.

［11］连靖.桂枝茯苓丸合当归芍药散妇科临证一用［J］.天津中医学院学报，2000，19（4）：33.

［12］张宁海，王双乾.当归芍药散的临床应用［J］.陕西中医，2002，23（11）：1037-1038.

［13］王飞霞，宋红旗，王晓风.老中医运用当归芍药散的经验［J］.陕西中医，1988，9（12）：531.

［14］马娴，傅萍.试谈《金匮要略·妇人病篇》芍药的应用［J］.光明中医，2007，22（4）：9-11.

［15］许小凤.《金匮要略》治疗妇人血病方药浅析［J］.时珍国医国药，2000，11（5）：431-432.

（刘丽清，李鹏英，王新佩）

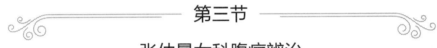

第三节

张仲景女科腹痛辨治

《金匮要略》是我国现存最早的论述杂病的专著，其中的妇人病三篇开妇科辨证论治的先河，而在论述中又以妇人腹痛为辨证的重点。妇人腹痛是妇科疾病中经、带、胎、产、杂病之主要症状，对此，仲景在《金匮要略》中设方十余首，其内容精湛，言简意赅，疗效显著，迄今仍具有重要的指导意义。

一、证型辨治

1. 阳虚寒盛证

临床以腹痛伴少腹阵阵作冷，形寒，腹胀，舌质淡、苔白润，脉弦而无力或沉迟等为多见。治法：温阳暖宫止痛法。方药：附子汤。如《金匮要略·妇人妊娠病脉证并治》云："妇人怀娠六七月，脉弦发热，其胎愈胀，腹痛恶寒者，少腹如扇，所以然者，子脏开故也，当以附子汤温其脏。"

案1： 王某，35岁。经产妇。怀孕7个月，忽感腹部疼痛绵绵不休，经多方治疗痛反益甚。诊时已延月余，畏寒，腹部更甚，口中和，喜热饮，泛清涎，脉弦而无力。先以逍遥散加味治之，无效。不得已乃用附子汤原方：附子、白芍、茯苓各15g，党参、白术各25g。连服3剂而愈。

按语： 本证属阳虚阴盛的妊娠腹痛，故可用《金匮要略》附子汤。方中党参、附子、白术合用以温阳气，又用茯苓导入下焦，芍药引药入阴分，附子虽有堕胎之弊，仲景用之，是本《黄帝内经》"有故无殒，亦无殒也"之意。不过妊娠期使用附子应注意两点：一是确属阳虚寒盛的腹痛才能用之，二是一定要与扶正安胎的人参（或党参）、白术等配伍使用。

2. 冲任虚损兼寒证

临床以腹部绵绵作痛，所下之血色多浅淡，或黯淡，质清稀，并常伴有头晕目眩，神疲体倦，舌淡，脉细等为多见。治法：养血安胎止痛法。方药：胶艾汤。如《金匮要略·妇人妊娠病脉证并治》云："妇人有漏下者，有半产后因续下血都不绝者，有妊娠下血者，假令妊娠腹中痛，为胞阻，胶艾汤主之。"本证之腹痛伴有妊娠下血，其病机为冲任脉虚，阴血不能内守。冲为血海，任主胞胎，冲任虚损，不能约制经血，故淋漓漏下或半产后下血不止，冲任虚而不固，胎失所系，则妊娠下血，腹中疼痛。治宜调补冲任，固经安胎。方用胶艾汤。方中阿胶补血止血，艾叶温经止血，二药又均能安胎；干地黄、芍药、当归、川芎养血和血，甘草调和诸药，清酒行药势。诸药合用，则具有养血止血、固经安胎、调补冲任之功。《太平惠民和剂局方》中的补血调经妇科要方四物汤就是由胶艾汤减去阿胶、艾叶、甘草而成。故胶艾汤可视为补血剂之祖方。

案2：俞某，37岁。经后少腹绵绵作痛，已逾6年。按之痛减，量少，色淡红，面色苍白，精神倦怠，眩晕心悸，自诉由流产大出血而起，舌质口唇均淡红，苔薄白，脉细无力。证属脾虚失运，气血不足，治宜健脾胃，补气血，养冲任。处方：党参、阿胶各12g，炙黄芪30g，当归20g，熟地黄15g，白芍9g，川芎、艾叶各3g，陈皮4g。二诊：服14剂，痛经已除，纳谷已馨，经量尚少，经色稍红，腰酸乏力，头晕心悸，目眩，脉舌如前。处方：前方除艾叶，加丹参30g。服14剂后，获全功而妊娠。

按语：痛经发于流产之后，乃因失血过多、气血两虚、冲任失养所致，正合胶艾汤证病机，以之加减，其痛即瘥。

3. 冲任虚寒夹瘀证

临床以在瘀血内阻出现腹满痛、崩漏不止的基础上，兼有气血不足的症状为多见。治法：温经化瘀止痛法。方药：温经汤。如《金匮要略·妇人杂病脉证并治》云："妇人年五十所，病下利数十日不止，暮即发热，少腹里急，腹满，手掌烦热……曾经半产，瘀血在少腹不去……当以温经汤主之。"妇人年已五十，冲、任皆虚，近又下利（即阴道出血）不止，是阳虚不能固守。"瘀血在少腹不去"，即胞中有寒，瘀不行也，故少腹里急而满痛，喜热熨，其证实以阳虚为本，瘀阻为标。阴血既伤，瘀复不去，津液不布，新血不生，则有手掌烦热、唇口干燥诸症，治宜温经汤温中止痛。方中吴茱萸、桂枝、生姜温经散寒，通利血脉；阿胶、当归、川芎、芍药、牡丹皮活血祛瘀，养血调经；麦冬养阴润燥而清虚热；人参、甘草、半夏补中益气，降逆和胃。诸药合用，共奏温补冲任、养血祛瘀、扶正祛邪之功，使瘀血去而新血生，虚热消而诸症除。

案 3：李某，45 岁。10 年前因做人工流产而患痛经。每值经汛，小腹剧痛，发凉，虽服止痛药片而不效。经期后延，量少色黯，挟有瘀块。本次月经昨日来潮，伴见口干唇燥，头晕，腰疼腿软，抬举无力。舌质暗，脉沉。证属冲任虚寒，瘀血停滞。治宜温经散寒，祛瘀养血。疏方温经汤：吴茱萸 9g，桂枝、生姜、党参、炙甘草、牡丹皮、阿胶各 10g，当归、白芍、川芎各 12g，半夏 15g，麦冬 30g。服 5 剂，小腹冷痛大减。原方续服 5 剂，至下次月经，未发小腹疼痛，从此月经按期而至，俱无不适。

按语：患者流产后冲任空虚，寒邪乘势而入，凝滞气血，使胞络不通，则每于经行之时，胞络欲开不能，而致小腹疼痛。总为冲任虚寒，瘀血内留，故投以温经汤而取效。

4. 肝脾失调证

临床所见一是有肝血虚少的表现，如面唇少华，肢体麻木，腹中绵绵作痛；二是具脾虚湿阻的见症，如纳少体倦，白带量多，小便不利或泄泻等。治宜养肝扶脾止痛。方用《金匮要略》中当归芍药散。方中重用芍药泻肝安脾，合当归、川芎益血疏肝、解郁除痛，茯苓、白术、泽泻健脾祛湿泄浊，脾健水运。凡肝旺血虚、妊娠腹痛之属血气不足、脾有郁湿、肝气滞而不舒之拘急绵绵作痛者最为适合。若孕妇血虚，而见体疲、面色苍白、腹肌松弛，其痛喜温喜按、下肢时有轻度浮肿者，尤宜。

案 4：张某，37 岁。初诊日期 2012 年 4 月 20 日。患者经行腹痛，伴心悸、头晕、耳鸣。素有痛经史。腹内有一痞块，压痛明显，近日痛剧。舌边紫，脉细涩。证属血瘀，胃内停饮。治宜活血健脾利水。用当归芍药散化裁：白芍 15g，川芎 6g，当归、茯苓、白术、泽泻各 10g。每日 1 剂，水煎服。经服 12 剂后，腹痛止，痞块消失。

按语：患者素有痛经史，腹内痞块、舌边紫、脉细涩皆为瘀血之象，其心悸、头晕、耳鸣属胃内停饮。当归芍药散具活血散瘀、健脾利湿之功，立法合拍，故能奏效。

5. 血虚寒凝证

临床以腹部绵绵作痛，喜温喜按，一派虚寒之象等为多见。治法：扶正散寒止痛法。方药：当归生姜羊肉汤。如《金匮要略·妇人产后病脉证治》云："产后腹中疞痛，当归生姜羊肉汤主之，并治腹中寒疝，虚劳不足。"当归生血和血，生姜温中散寒，羊肉温脏补虚。此方凡血虚内寒之腹痛皆可用之，不必拘于产后。仲景创立此方，体现了《黄帝内经》所说的"形不足者，温之以气，精不足者，补之以味"的原则，临床治疗时应充分发挥医食同源的作用。

案 5：刘某，27 岁。产后第五天，感腹部冷疼，得温稍舒，恶露量少，舌淡苔白，脉细弱无力。系产后血虚肝寒之腹痛证。用当归生姜羊肉汤加味治之：当归 10g，羊肉 1 斤，生姜、大茴、桂皮、葱白适量，盐少许。共煮取汤，以汤煮挂面和鸡蛋，与羊肉共食之。1 剂而愈。

按语：肝主藏血而养筋，产后血虚，寒动于中，少腹失其温煦，故筋脉挛急而痛。当归生姜羊肉汤温肝散寒，缓急止痛。对于妇人产后及平人虚劳不足之腹痛，系血虚内寒所致者，均有良效。

6. 瘀血阻滞证

临床以腹中刺痛、舌质紫暗、脉涩、月经有紫块等为多见。治法：化瘀止痛法。方用《金匮要略》枳实芍药散、下瘀血汤、土瓜根散、红蓝花酒等。枳实芍药散与下瘀血汤均治产后瘀血内留所致的腹痛，从药力上来看，枳实芍药散调气化瘀，力量较轻；下瘀血汤则是逐瘀的重剂。临床上，前者还可用于气血郁阻、肠胃结滞的月经不调、痛经等，后者则可用于瘀血较重的闭经等病。土瓜根散与红蓝花酒均治瘀血阻滞而致腹痛甚或闭经者，从程度上看，红蓝花酒证瘀血较轻，而土瓜根散证瘀血较重。

案 6：杨某，21 岁。产后 7 天，恶露已尽，小腹隐痛，前医治疗无效。现小腹疼痛剧烈，面色苍白带青，痛苦面容，烦躁满闷，不能睡卧，拒按，舌质淡紫，苔薄白，脉沉弦。此乃气血壅结。治以破气散结、和血之痛，投枳实芍药散：枳实（烧黑）、芍药各 12g，水煎服。当晚即安，1 剂而愈。

按语：产后腹痛，烦躁满闷，证合枳实芍药散证，投之立效，该散作汤，其效更捷。

7. 中气虚寒证

临床以腹中痛、喜温按、面色无华、虚烦心悸、舌质淡红、脉细涩等为多见。治法：甘温健中止痛法。方药：小建中汤。《金匮要略·妇人杂病脉证并治》云"妇人腹中痛，小建中汤主之"，所指妇人腹中痛，系腹痛绵绵，喜温喜按，并伴有心中虚烦、面色无华、神疲纳少、大便溏泄、舌淡红、脉细涩等证，治用小建中汤。此方是桂枝汤倍芍药加饴糖组成。饴糖合桂枝甘温相得，温中补虚；饴糖和甘草、芍药甘缓止痛；生姜、大枣辛甘相合，健脾助运，调和营卫。

案 7：李某，38 岁。产后失血过多，又加天寒，而腹中疼痛，痛时自觉肚皮向里抽动。须用热物温暖方能缓解。切其脉弦细而涩，视其舌淡嫩、苔薄。辨为血虚而不养肝，肝急而刑脾，脾主腹，是以拘急疼痛，而遇寒更甚。故用小建中汤化裁：桂枝10g，白芍 30g，炙甘草 6g，生姜 9g，大枣 7 枚，当归 10g，饴糖 40g（烊化）。此方服3 剂，而腹痛不发。

按语：本案为典型的虚寒腹痛，由血虚不能养肝，肝急刑脾所致，以腹中急痛、喜温喜按、脉弦而细为特征。小建中汤在补益脾胃之中兼能平肝胆之气，又能缓解筋脉之拘急，用于本案正中病机。

8. 瘀血内结兼阳明里实证

临床以少腹坚痛、发热烦躁日晡剧、便秘、食则谵语、脉微实等为多见。治法：攻下行瘀止痛。方药：大承气汤。如《金匮要略·妇人产后病脉证治》云："产后七八日，无太阳证，少腹坚痛，此恶露不尽，不大便，烦躁发热，切脉微实，再倍发热，日晡时烦躁者，不食，食则谵语，至夜即愈，宜大承气汤主之。热在里，结在膀胱也。""热在里，结在膀胱"总结了本证的病机，即热聚于中，血结于下。此时血结与热邪都不容姑息待之，应通腑泄热，逐瘀下血并举，能一方兼此两任者，非大承气汤莫属。同时，切脉微实，提示有实邪而无明显正虚，作为产妇投用大承气汤的前提。

案8：同乡姻亲高长顺之女嫁王鹿萍长子，住西门路。产后六七日，体健能食，无病，忽觉胃纳反佳，食肉甚多，数日后，身热烦躁，中夜略瘥，次日又如是。延余诊，知其产后恶露不多，腹胀，予桃核承气汤，次日稍愈。但仍发热，脉大。试投大承气汤方：生大黄15g，枳实9g，芒硝9g，厚朴6g。服后，当夜不下，次早，方下一次，干燥而黑。午后又来请诊，谓热已退，但觉腹中胀，脉仍洪大，嘱仍服原方。次日，大下五六次，得溏薄之黑粪，粪后得水，能起坐，调理而愈。

按语：此案为典型的瘀血内结兼阳明里实证，产后宜温之说，举世相传，牢不可破，而生化汤一方，几视为金科玉律。胃实不去而热势日增，及其危笃，故此证用承气汤通腑泄热，逐瘀下血并举。因其辨证准确，用方精当，故获桴鼓之效。

9. 热痢伤阴证

临床以发热腹痛、里急后重、下痢脓血黏液、口干喜饮、脉细数等为多见。治法：清热解毒，凉血止痢。方药：白头翁加甘草阿胶汤。如《金匮要略·妇人产后病脉证治》云："产后下利虚极，白头翁加甘草阿胶汤主之。"产后气血两虚，若又下利，说明湿热又兼阴伤，以方测证，当是便下脓血的痢疾，并伴有发热腹痛、里急后重等症状，故用白头翁汤再加阿胶、甘草，治以苦寒清热、养血敛阴止痢，痢止腹痛自愈。

案9：李某，46岁。发热2天，第一天大便五六次，至晚腹泻加剧，几至不能离开厕所，大便量少，有红白冻，伴腹痛及里急后重；第二天大便十五六次，发病后食欲减退，无呕吐。腹软，肝脾未触及，下腹部有压痛。给予白头翁加甘草阿胶汤：白头翁30g，黄连、甘草各6g，黄柏、秦皮各9g，阿胶珠12g。服药后第二天体温正常，大便红白冻消失，腹泻、腹痛、里急后重、腹部压痛于第三天后消失。共服白头翁加甘草阿胶汤6剂，痊愈。

按语：本案为厥阴热痢，除下痢脓血、里急后重外，还当有腹痛、发热、口渴、舌红、苔黄等。其病机为湿热之邪郁遏不解，损伤肠道络脉，影响肝气疏泄，使气机壅塞。其病位在肠，而病机在肝，故用白头翁加甘草阿胶汤治疗。

二、结语

妇人腹痛证有寒、热、虚、实之不同，且病因、病位复杂，仲景为此举例论及实证有兼气、兼血之别，虚证有在肝、在脾之异，虚实夹杂中有兼寒、兼瘀之不同，并先后提出多种治法，十多首方剂，看似杂乱无序，实寓鉴别、对比之意。世人只有掌握了辨证论治的方法，才能做到胸有成竹，药到病除。

（叶云鹏）

第二篇

张仲景女科经方温课

第一章
张仲景女科经方概述

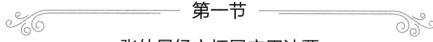

第一节
张仲景经方拓展应用法要

中医经典著作中的许多方药，在经历了几千年临床应用实践后仍生机勃勃，众多医家根据其临床应用经验使得这些经方的临床应用不断拓展，突破了传统的应用范围。但对广大中青年中医师来说，经方的应用的确是临床上的难点，一方面是由于不熟悉经典著作中经方的主症病机，另一方面是对拓展经方临床应用的思路不甚了解。

对于经典著作及经方的主症病机应该建立在熟读经典、背诵原文的基础上，特别是中青年医师应该戒除浮躁情绪，并充分地认识到对于中医经方的掌握是一个长期积累的过程。我们通过总结中医学家的临床经验并根据自己日常学习中的体会，认为目前经方应用范围的拓展在临床上主要有以下几种思路，并举例予以说明。

1. 从经方主症的病机方面考虑

中医学讲求辨证论治，辨清证候的病因病机是其关键所在。不同类型的疾病，不同的临床症状，可以归结为相同的病机，即所谓异病同治。沿此思路，每个经方都有其主证病机，而临床上的许多疾病可能与此方的病机相同而临床症状大不相同，但此时如果能抓住主要病机，用经方治疗常可以收到预想不到的疗效。以桂枝汤为例，《伤寒论》中记载桂枝汤主要应用于中风表虚证，这在临床上是常用的，但《伤寒论》也记载了可以治疗汗自出，而《金匮要略》中记载桂枝汤可以治疗妊娠恶阻。以上三症从临床症状上很难联系到一起，但无不基于阴阳失调、营卫不和的病机，皆可使用桂枝汤治疗，张仲景已经为我们提供了这样的思路。再如临床上常用的真武汤，一般用于治疗以脾肾阳虚、内有水气为主要病机的疾病，如心力衰竭导致心源性水肿、各种肾脏疾病导致肾原性水肿等。同时，临床上还可应用于阳痿、月经延迟、盆腔炎等辨证属脾肾阳虚者，取得了可靠的疗效。以上两例说明，经方临床应用的拓展从其主症病机上去延伸思考是其最基本的方式之一。

2. 从经方主症的主要症状考虑

《伤寒论》《金匮要略》《温病条辨》等经典著作均罗列出经方主治的主要症状，抓住具有特征意义的主要症状，不拘泥于其他兼症，可以使经方在临床上治疗一些难以找到病因的以某一症状为主的疾病，或表现为类似症状的疑难杂病上取得较好的效果。以《伤寒论》中葛根汤证为例，原文为"太阳病，项背强几几，无汗出恶风，葛根汤主之"，一般用于治疗感冒后兼有颈背疼痛者，但抓住其"项背强"一症，临床上用于治疗颈椎病、脑炎、脑膜炎、鼻窦炎等表现出颈部疼痛、后头痛、颈项强直等症的疾病。又如《金匮要略》载吴茱萸汤证，"呕而胸满者，吴茱萸汤主之""干呕，吐涎沫，头痛者，吴茱萸汤主之"，针对"呕吐，头痛"之症，临床上用于治疗神经性头痛、颅内高压性呕吐、青光眼、高血压病、梅尼埃病等疾病兼有呕吐、头痛等症者。但从经方的主症方面延伸必须建立在熟记原文的基础上，才能在临床上举一反三。

3. 从经方的主要功用方面延伸

中医的经方根据其主症、病机及临床实效确定了相关的治则，特别是《方剂学》已经为大部分经方提炼出主要功用。但同一功用、同一治则又有其广泛性，不一定完全受其主症病机的限制，如《伤寒论》中麻黄汤。《方剂学》中麻黄汤的主要功用为解表、宣肺，治疗风寒表实证。但临床上麻黄汤不仅仅用于风寒表实证，我们可以这样考虑，麻黄汤之解表应可以针对一些病位在表而没有风寒表实证表现的疾病。从宣肺上考虑，肺合皮毛，肺司呼吸，麻黄汤是否可以治疗与之相关的中医肺系的疾病呢？临床报道，麻黄汤用于治疗皮肤病（如银屑病、荨麻疹等）和呼吸系统慢性疾病（如支气管哮喘、支气管炎等），从症状病机上讲可能这些疾病很难跟风寒表实相联系，但临床上取得了确实的疗效。再如麻黄杏仁甘草石膏汤其清肺热之功用，临床上不仅仅是局限于治疗外感所致的肺热咳喘，临床上用于与肺热相关的咽喉疾病、鼻渊、皮肤病等疾病也有很好的疗效。推而广之，其他经方中诸如泄热、祛湿、化饮等，很多功用都可以用这种思路去延伸，从而拓展其临床应用。

4. 从经方的主要药物方面考虑

针对其主症，每个经方都有确定的主要药物，《方剂学》根据药物在其功用上的地位分为君、臣、佐、使，各经方中的主药一般起到统率作用，同时每一味中药的功用又是多样的。在应用经方治疗其主症时，主药发挥它的常用功用。进一步思考，此方的主药还有着其他的功用，根据该主药在方中的统率作用，它应可以率领群药用于治疗与之相关的其他疾病。再以麻黄汤为例，其君药麻黄具有发汗解表、宣肺平喘的功用，故麻黄汤主要治疗风寒表实证，但麻黄又具有利水消肿的作用，据临床报道，麻黄汤治疗肾炎水肿亦获得了满意的效果，从而可以看出君药麻黄的利水消肿作用在全方中起到统率作用。另外，小柴胡汤中的君药柴胡具有和解少阳作用，小柴胡汤成为治疗少阳病的主方，同时我们知道，柴胡又有疏肝解郁作用，临床上治疗与之相关的更年期综合征、急慢性肝炎、胆囊炎等疾病疗效显著。以上两例说明重视其经方的主药功用的多样性是进一步拓宽其临床应用的思路之一。

5. 重视经方的现代药理研究成果

虽然我们不能用单纯的西医思路去理解经方精妙的配伍，但也应该重视现代中药药理学对于进一步发展经方、拓展其临床范围、改善剂型的重要作用，使许多经方已经突破了传统的应用范围。以《伤寒论》白头翁汤为例，其主要治疗热利下重，临床上用于治疗各种类型的痢疾（包括细菌性痢疾、阿米巴痢疾等），而现代药理发现白头翁汤具有高效的光谱抗菌作用，对于治疗包括痢疾杆菌在内的各种细菌（如金黄色葡萄球菌、卡他球菌、伤寒杆菌等）均有良好的抑制作用，故白头翁汤已用于治疗其他各种与细菌感染有关的疾病（如急慢性泌尿系感染、大叶性肺炎、支气管炎及外科手术后感染等）。因此，如果我们能够去搜集整理一些经方的现代药理研究成果加以记忆，会对临床疗效的提高起到重要作用。

当然，临床上对于中医经方的临床应用的拓展思路还有很多，众多临床医家根据自己的经验都有不同的心得。我们在这里仅总结出一些最常用的思路，并希望通过举例使其具体化、形象化，希望能给中青年医师一些帮助，不足之处希望得到大家指正。

（姜海伟，罗日永，肖会泉，和单凤）

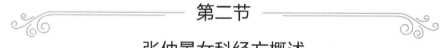

第二节

张仲景女科经方概述

《金匮要略》中妇人病三篇，从理论、辨证论治和药物等方面对妇科疾病进行论述，基本形成对妇女经、带、胎、产、杂病的辨证论治体系，其中有30多首治疗妇科疾病的方剂，许多方剂沿用至今。笔者选其中八首常用方剂，做临床应用解析。

1. 温经汤调经

方中吴茱萸、桂枝温经散寒暖宫，通利血脉；当归、川芎、白芍药、阿胶养血活血调经；牡丹皮祛瘀；麦冬、半夏、生姜润燥降逆和胃；人参、甘草补气和中。全方寒热虚实并用，以温经散寒、养血祛瘀调经为主，被誉为调经之祖方。张仲景原以此方治疗血瘀崩漏下血，谓："妇人年五十所，病下利数十日不止，暮即发热，少腹里急，腹满，手掌烦热，唇口干燥，何也？……曾经半产，瘀血在少腹不去，何以知之？其证唇口干燥，故知之。当以温经汤主之。"因其组方寒热虚实并用，既有温经散寒之效，又有养血活血调经之功，故临床常用于治疗月经后期量少，色淡质稀，甚或闭经，症见小腹隐痛、喜暖喜按、腰酸无力、小便清长、脉沉细弱的属虚寒型者，又因其有温经散寒、祛瘀止痛之功，也常用于治疗寒凝血瘀型痛经。笔者曾经遇一患者，夏季旅游正值经期，路经山泉即下水玩耍，之后经来量少，色暗有块，小腹疼痛难忍，得温则减，舌淡暗有瘀斑，脉沉细。观其脉证，乃寒凝血瘀之痛经，予温经汤治之，每次经前一周用药，三月后痛经缓解，经量恢复如常。

2. 胶艾汤治漏下

张仲景在《金匮要略·妇人妊娠病脉证并治》中指出："妇人有漏下者，有半产后因续下血都不绝者，有妊娠下血者，假令妊娠腹中痛，为胞阻，胶艾汤主之。"方中阿胶滋阴养血安胎，艾叶暖宫止痛，川芎、当归温养血脉，白芍药、甘草缓急止痛，全方暖宫止痛、养血安胎。可用于治疗因素体阳虚，孕后胞脉失于温煦而见小腹冷痛，绵绵不止，阴道下血，持续不断，形寒肢冷，面色白者，也可用于治疗阳虚封藏失司所致的漏下不止伴小腹冷痛者。胶艾汤在治疗月经病中应用较多，尤其用于崩漏患者漏下已久，血色淡暗，面色白，形寒肢冷，舌淡胖暗，脉沉细者，以胶艾汤艾叶暖宫温涩止血，阿胶养血止血，若恐川芎动血，可去之，也可酌加赤石脂、禹余粮加强温涩止血之功。

3. 当归芍药散治妊娠腹痛

当归芍药散重用芍药以敛肝、和营、缓急止痛为君药；当归、川芎养血和血为臣药；茯苓、白术健脾以益生化之源，泽泻利水渗湿，共为佐、使药，使气血充沛，运行调畅，起到安胎止痛之效。临床上常用于治疗气血不足，运行无力，胞脉失养导致的妊娠期小腹绵绵作痛。养胞胎之用，当归宜选归身养血为主，去归尾活血之弊，川芎为血中气药，用量不宜过大或去之。

4. 干姜人参半夏丸治妊娠恶阻

《金匮要略·妇人妊娠病脉证并治》记载："妊娠呕吐不止，干姜人参半夏丸主之。"妊娠恶阻为妊娠初期最常见的疾病，多由胃气上逆所致，轻者经治既可缓解，若呕吐较剧者，易损伤正气，甚至伤及胎元。张仲景此方主要用于治疗胃虚寒饮的妊娠恶阻，方中干姜、人参等量，补气健脾温胃和中，半夏降逆豁痰止呕，三药相配，共奏健脾和胃、降逆止呕之功。陈修园指出"半夏得人参，不惟不碍胎，且能固胎"，可见半夏在此方中配伍之精妙。临床若见素有脾胃虚弱者，孕后恶阻之象明显，或食入即吐，呕吐以清水痰涎为主，舌淡，苔白而滑，以此方加减治疗，能使中阳得振，寒饮蠲化，胃气得降，则呕吐可止。

5. 桂枝茯苓丸治癥瘕

《金匮要略·妇人妊娠病脉证并治》中记载："妇人宿有癥病，经断未及三月，而得漏下不止，胎动在脐上者，为癥痼害。妊娠六月动者，前三月经水利时，胎也。下血者，后断三月，衃也。所以血不止者，其癥不去故也，当下其癥，桂枝茯苓丸主之。"方中桂枝温经通阳行气，牡丹皮、桃仁活血祛瘀，茯苓健脾渗湿，赤芍药活血行滞。五味药等分研末，炼蜜为丸。原文中此方用于治疗妊娠合并有癥瘕者，妊娠期间虽主张禁用或慎用祛瘀破血之品，但如因癥瘕瘀血内阻而导致孕后漏下不止，当适当选用，所谓"有故无殒，亦无殒也"。用药需掌握"衰其大半而止的原则"，张仲景选用丸剂这一剂型，丸者缓也，亦是为避免伤及胎气。目前，临床上常以此方治疗子宫肌瘤、卵巢囊肿等属于气滞血瘀者。此外，张仲景的此篇也为后世采用活血安胎之法奠定了理论基础，若子宫肌瘤、子宫内膜异位症患者证属血瘀，孕后出现阴道下血色暗伴腹痛，舌有瘀斑，脉滑带涩，可用此方合寿胎丸加减以安胎，还可酌加归身、丹参等养血活血之品。

6. 当归生姜羊肉汤治产后腹痛

妇人产后，亡血伤津，元气不足，多虚多瘀，百脉空虚，若产时出血过多，产后血虚，寒动于中，发生腹痛。《金匮要略直解》指出："产后血虚有寒，则腹中急痛。《内经》曰：味厚者为阴，当归、羊肉味厚者也，用以补产后之阴，佐生姜以散腹中之寒，则痛自止。"当归生姜羊肉汤主要用于治疗产后血虚内寒腹痛，主要表现为腹中拘急，绵绵而痛，喜温喜按。方中当归养血活血，生姜温中散寒，羊肉温中补虚而祛寒。三药配合，共奏温中散寒、养血活血之功。所谓"胎时宜凉，产后宜温"，当归生姜羊肉汤正是治产后血虚有寒的代表方。

7. 甘草小麦大枣汤治脏躁

脏躁一病，乃脏阴不足，五脏失于濡养，五志之火内动，上扰心神所致，多为精神方面的症状。《金匮要略》记载："妇人脏躁，喜悲伤欲哭，象如神灵所作，数欠伸，甘麦大枣汤主之。"方中重用小麦以养心，甘草、大枣润燥缓急，以甘平之味宁神健脾，常与百合地黄汤合用。此方作为经典方剂，目前临床上常配合二仙汤等治疗围绝经期综合征，对于改善围绝经期患者的诸多症状效果颇佳。

8. 开创外阴冲洗和阴道纳药的先河

《金匮要略·妇人杂病脉证并治》记载："蛇床子散方温阴中坐药。""少阴脉滑而数者，阴中即生疮，阴中蚀疮烂者，狼牙汤洗之。"蛇床子、狼牙均有杀虫、止痒、去腐的功效，张仲景用此来进行外阴冲洗或阴道纳药，使药物直接作用于患病部位，功效比口服更好，并且避免了一些杀虫药对胃肠道的副作用，开妇科外阴冲洗和阴道纳药治法的先河。后世以此启发，目前对于各类阴道炎诸如滴虫性阴道炎、念珠菌性阴道炎等，以清热利湿之药外洗或阴道冲洗（如常用肤阴洁、皮肤康等中成药），缓解症状效果明显。以中药制成栓剂经阴道给药是治疗慢性宫颈炎的常用方法。此种治疗方法正是张仲景在《金匮要略》中所创。

《金匮要略》除了以上方剂，还有妊娠期间注意事项及保健用药，如有"妇人妊娠，宜常服当归散主之……妊娠常服即易产，胎无苦疾。产后百病悉主之"及"妊娠养胎，白术散主之"等记载。妇人病三篇包含月经病、带下病、妊娠病、产后病及杂病，既有症状的描述，又有方药治疗，至今仍对临床治疗有重要的指导意义。

（须义贞）

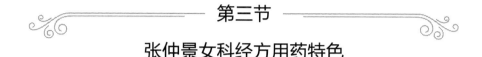

第三节

张仲景女科经方用药特色

《金匮要略》妇人病三篇，是张仲景记述妇产科疾病的专著。张仲景根据妇产科经、带、胎、产的特点，分篇逐条论述了妊娠病、产后病、月经、带下及其他杂病。内容之广泛全面，方药之精妙，为后世所推崇，为祖国医学妇产科学的发展奠定了基础，做出了巨大贡献。特别值得注意的是，其中大部分方药不断为后人运用、发展和推广，至今仍有积极的临床意义。本文就三篇中的方药，结合临床，归纳其义如下。

一、综述归类

张仲景在三篇中共设条文四十多条，立方三十多首，选药达七十多味，其中内服方二十八首，外用方四首，主要可归类为：

治疗妊娠恶阻的有二法二方：即调营卫、和阴阳之桂枝汤与温中散寒、降逆止呕的干姜人参半夏丸。

治疗妊娠腹痛的有四法五方：妊娠腹痛主要机理是血行不畅，其原因为内寒、血虚、血滞、湿阻，其中下焦寒冷腹痛以附子汤温散之；心腹冷痛用白术散健脾安胎，驱寒止疼；胞中气血不和，下血腹痛（胎动不安，先兆流产）以胶艾汤养血止血，缓疼安胎；脾虚湿阻之妊娠腹痛以补血健脾祛湿之当归芍药散疗之；血虚偏热之妊娠腹痛则以当归散养血活血，健脾清热。

治疗妊娠水肿、小便困难的有二法二方：妊娠膀胱湿热、小便不利者，以清热利水、养血安胎之当归贝母苦参丸疗之；妊娠阳气郁遏不能外达，水气不化引起的水肿、小便不利，治以健脾渗湿、利水通阳的葵子茯苓散。

治疗产后发热的有四法四方：产后体虚，外邪内侵，郁冒发热，阴血虚于内，阳热浮于外，表里不和的以小柴胡汤和解之；产后发热兼大便难，属阳明腑实者，用大承气汤主之，峻下泄热；产后中风发热，虚阳上越，外邪内加，须外解表邪，内温阳气，表里同治，用竹叶汤；产后发热、恶寒、头痛，邪气不甚，营卫不和，以阳旦汤主之。

治疗产后腹痛的有四法五方：产后里虚血寒，腹中痛，宜温中补血，散寒止痛，用当归生姜羊肉汤主之；产后气血壅滞之腹痛，利气通滞，缓解止痛，用枳实芍药散；产后瘀血内阻于脐下，小腹作痛，可用祛瘀止痛的下瘀血汤；产后水与血俱结，少腹满如敦状，兼小便微难，不渴者宜泻瘀逐水，用大黄甘遂汤；产后热结小腹，坚痛，不大便，当泄热软坚，行气止痛，以大承气汤主之。

调经止带的有三法五方：活血温补，治疗妇人绝经期崩漏用温经汤，治疗漏下、色黑、经久不止的用胶姜汤；活血化瘀，治疗瘀血内阻，血不归经所致的带下、经水不利用土瓜根散，治疗经水不利（月经逾期或经行不畅）用抵当汤；用矾石丸燥湿收敛治白带。

二、用药特点

笔者认为张仲景在用药方面有许多独到之处，归纳有三。

1. 重在辨证求因，对症设方遣药

一般妇科传统用药规律认为，产前无大虚，产后无大实，产前一盆火，产后一盆冰。综观张仲景对妊娠、产后病的用药，可以看出其重在辨证施治，设方遣药并不拘泥于胎前、产后，而是有其病则用其药。如"妊娠呕吐不止，干姜人参半夏丸主之"，方中半夏本为妊娠禁忌药，张仲景组方时选用姜糊为丸以制其毒，既能和中止呕，又不伤胎气。妇人产后有"病解能食，七八日更发热者，此为胃实，大承气汤主之"。产后大便难，多是血虚、气虚、津亏所致，但如见发热大便秘结多日，舌焦黄而干或起芒刺，有阳明腑实证候者，仍须峻下。正如景岳《妇人规》中评论"产后气血俱虚，诚多虚证，然有虚者，有不虚者，有气实者，凡此三者，但当随症随人，辨其虚实，以常法治疗，不得执有成心，概行大补，以致助邪，此辨之不可不真也"。

2. 用药贵在活血，重在祛瘀

妇人以血为主，无论胎前、产后，调经、止带，均以血为病。三篇中癥瘕、少腹胀满疼痛、出血、寒热、经闭带下，或因寒、因湿、因气滞气虚，皆可导致血瘀。张仲景对瘀血证的贡献不但表现在对机理的认识，而且反映在多种治瘀方法的运用，列举如下：①治血先治气：气为血之帅，气行则血行。如当归芍药散利血中之气，枳实芍药散行气活血。②活血利水：水血同源，水与血互结，造成癥瘕经闭，小便不利。例如大黄甘遂汤逐瘀利水，水血并治。③温经活血：取其"血得热则行"，以温经汤、红蓝花酒、胶姜汤为代表方。④活血化瘀：以土瓜根散活通并行。⑤破血逐瘀：缓下法首推桂枝茯苓丸，祛瘀峻剂以抵当汤、下瘀血汤为首方。⑥泄下逐瘀：见瘀血兼阳明腑实证用大承气汤下之。

3. 配伍灵活，剂型多

自古妇科用药慎之又慎，医者往往瞻前顾后，欲去病，又恐伤正，固其胎气，难免贻误病情。三篇中张仲景从药物配伍到煎服剂型，都有许多精辟之处。配伍巧妙的如治疗妊娠水肿的葵子茯苓散，方中葵子甘寒滑利，茯苓健脾渗湿，两药一滑一健，既行水消肿，又不动胎气。另有当归生姜羊肉汤治疗产后腹痛、血虚有寒。血虚不宜再服大辛燥烈之品，重灼其阴，而生姜加羊肉血肉有情之品，温中补虚，散寒止痛。

还有干姜人参半夏丸用姜汁糊丸，当归贝母苦参丸以炼蜜为丸，都是缓其药性，不使过于峻猛，以免祛邪伤正。

其他如用酒调和或煎服的土瓜根散、胶艾汤、当归芍药散，以酒佐药力，促使血流得畅。用麦粥送服枳实芍药散，行气导滞而不伤胃。有的还用醋浆水、小麦汁分别调服。这些可看出张仲景以病情为宜，采用药食并用，注重多式多样的煎服法度。在剂型方面，内服有丸、汤、散、酒，外用有薰、洗、坐、纳。在当时的条件下，能有这么多方法，实在令人叹服。特别值得提出的是酒剂（红蓝花酒），为现代酊剂，药酒之先驱。还有矾石散，采用阴道纳药；狼牙汤利用药物冲洗，为最早的外洗方。以上这些外用方剂的制定运用，为后世妇科阴道冲洗、阴道栓塞、宫颈上药、保留灌肠等启开先河。

三、古方新用，大放异彩

妇人病三篇中许多著名方剂被历代医家所录用，并不断丰富和发展，至今在临床上仍起着重大作用。例如，桂枝茯苓丸治疗癥瘕（子宫肌瘤、卵巢囊肿）疗效显著。胶艾汤除治疗妊娠出血腹痛外，现在被广泛用来治疗崩漏、月经过多（功能性子宫出血）。据报道，加味胶艾汤还可治疗现代医学的流行性出血热、肝性血卟啉病。当归芍药散治疗妊娠眩晕（妊娠高血压综合征）。《中国医学妇科文摘》报道，当归贝母苦参丸治疗妊娠五月小便闭疗效显著。当归生姜羊肉汤可防治历年手足冻疮，对于大病后气血亏损者，可促其康复。下瘀血汤对产后恶露、胎盘残留有良效。杂病方面，半夏厚朴汤可治疗肝气郁结引起的咽痛（慢性咽炎）、胃脘胀痛（胃神经官能症）。《中国医药学报》报道，据30多篇文章反映，甘草小麦大枣汤治疗妇人脏躁疗效肯定。温经汤为治疗寒湿崩漏、闭经、痛经、宫寒不孕的常规方。小建中汤除治中焦虚损腹痛外，加味可治小产后气虚不固、淋漓出血。红蓝花酒临床内服被广泛用来治疗痛经（子宫内膜异位症），外用可治疗跌打损伤。金匮肾气丸为生殖发育的祖始方，温肾壮阳以治阳痿遗精、男性不育，还用来治疗肾虚型腰痛（骨质增生）、消渴（糖尿病、肾功能不全）、水肿（慢性肾小球肾炎、前列腺综合征）、肾虚型闭经（子宫先天发育不良或黄体不足），据报道该方还具有抗衰老作用。蛇床子散治疗白带、外阴瘙痒（滴虫性阴道炎、外阴湿疹、外阴白斑）也有效。

总之，妇人病三篇是张仲景为后世留下的宝贵财富，有待于我们继续整理、发掘和研究，以进一步发扬光大，为人民的身心健康发挥更大作用。

（吴中兰，胡晓明）

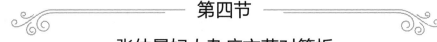

第四节

张仲景妇人杂病方药对简析

药对作为方剂组成的基本要素，是具有密切配伍关系的二味或三味药的并用而有某种特定功用的、相对固定的药物组合。恰当的药对配伍能加强药物的效能，大大提高方剂的临床疗效，扩大治疗范围。经方中诸多名方均有经典药对镶嵌，灵活多变，立意高妙，乃体现方剂整体疗效的画龙点睛之笔。

《金匮要略》妇人病三篇是祖国医学中有关妇人病证的最早记载和专题论述，开中医妇科之先河，如《金匮要略·妇人杂病脉证并治》中方剂，大部分为至今临床常用经方。笔者从该篇六首代表方剂入手，通过分析其药对配伍关系，探讨仲景药物运用规律，以期能够在临床处方用药时加以借鉴，从而提高临床疗效。

一、半夏厚朴汤药对配伍分析

此方是治疗梅核气的千古名方，亦即现在所谓的咽神经官能症、慢性咽炎，但并非所有的慢性咽炎用此方有效，因其所主病证为气郁痰凝，上逆咽喉所致咽中如有异物梗阻之症。据此，可以看出本方经典主治的两大特点：一是病位多在咽喉，二是病性多为自我感觉异常。

1. 半夏配厚朴

半夏味辛平，燥湿化痰，《神农本草经》谓其"主伤寒，寒热，心下坚，下气，喉咽肿痛，头眩"，然"半夏所治之喉痛，必有痰有气阻于其间，呼吸食饮有所隔阂"[1]。厚朴苦燥辛散，温能祛寒，除痰饮，去结水。妇人气郁津凝，痰阻咽喉，故咽中如有异物，二味相配，行气消痰，开郁散结，消胀除满。另如厚朴生姜甘草半夏人参汤中二味配伍。

2. 半夏配生姜

温中散寒化饮，和胃降逆止呕。生姜又能监制半夏辛燥之性。经方多有应用，如小半夏汤、生姜泻心汤、葛根加半夏汤、黄芩加半夏生姜汤、越婢加半夏汤等。

3. 半夏配茯苓

一燥一利，健脾燥湿化痰，利水通阳降逆，又能安神定志，开情志之郁。仲景治疗膈间有水气、眩悸者，常用二味相配，如小半夏加茯苓汤。

4. 厚朴配茯苓

气行则水行，厚朴温中行气，茯苓健脾利水，二味配伍，使上逆郁结之痰饮消散则咽喉可利。

5. 厚朴配苏叶

咽喉为肺胃之门户，津停于咽，结而不去，则胸闷不舒，"厚朴开脾气，脾气开则上焦之气相继吸吸下行而开；香苏叶之紫入血分而散结气，则肝脾之结气皆解，何有郁结凝坚在上也哉"[2]。

6. 生姜配苏叶

二味辛温，祛风散寒，和胃宽中，即"苏叶味辛气香，色紫性温，能入阴和血，而兼归气于血……炙窬者用之，则气与血和，不复上浮也"[3]。

二、甘草小麦大枣汤药对配伍分析

该方药味精炼，甘润平补，常用来治疗更年期综合征、神经官能症等，可以养心缓肝，和中安神。但偏于气郁阴亏、心脾两虚所致脏燥，症见无故悲伤、频作欠伸等症。国医大师邓铁涛除常用该方以治脏躁病及心脾不足的失眠症之外，对于一些病情比较特殊，不易用一般辨证理论加以解释而有心脾虚象的，往往喜用此方，或与其他方合用。

1. 甘草配小麦

甘草甘平，通经脉，利血气，有"国老"之称，为"交媾精神之妙药，调济气血之灵丹"；小麦甘平，缓急润燥，为肝之谷，而善养心气及肺肝之气。二味配伍，培土荣木，养心安神。

2. 甘草配大枣

大枣，味甘平，《神农本草经》谓其"主心腹邪气，安中养脾，助十二经，平胃气，通九窍，补少气、少津液、身中不足"。方中用枣大率取其安中和营之功。甘草、大枣配伍，为相须之用，甘润生阴，滋脏气而止其燥，培土生金，荣木养心。

三、温经汤药对配伍分析

本方配伍特点为温清消补并用，以温为主，温中寓养；大队温补药与少量寒凉药配伍，温而不燥，刚柔相济；肝脾同调；气血双补。原用于冲任虚寒、瘀血阻滞所致的崩漏等症。现代常化裁用于不孕症、月经失调、子宫发育不良、子宫萎缩、功能性子宫出血甚至消化系统疾病、心脑血管疾病等，也可用于更年期失眠、腹泻、老年性阴道炎、外阴瘙痒症、手足皲裂、指掌角化症、黄褐斑、口唇干枯、发枯黄脆等。

1. 吴茱萸、人参、生姜、甘草相配

血室为厥阴所主，妇人积结历年，致血室寒枯，故用苦温之吴茱萸、甘温之人参、辛温之生姜、守中之甘草共同配伍，即吴茱萸汤意，共奏温中补虚、消阴扶阳、调理肝胃之功。

2. 吴茱萸配麦冬

陈修园认为："细绎方意，以阳明为主，用吴茱萸驱阳明中土之寒，即以麦门冬滋阳明中土之燥，一寒一热，不使偶偏，所以谓之温也。"[4]

3. 桂枝配牡丹皮

暮即发热，是营分不和，桂枝调营，温通经脉，散下焦蓄血；牡丹皮主寒热邪气，除瘀血之留舍。二味配伍，祛瘀生新，入血分之用。桂枝茯苓丸亦有此配伍。

4. 当归、川芎、芍药相配

为当归芍药散主要配伍，相须为用，调肝要药。《素问·调经论》云："血气者，喜温而恶寒，寒则泣不能流，温则消而去之。"瘀血得温即行，血液归经，则带下等病可除，故用此三味养血温经、活血祛瘀。

5. 人参、甘草、半夏、生姜相配

冲为血海，隶于阳明，故用人参、甘草、半夏、生姜补中培土，健脾益气。中焦之化源足，则血室之枯涸填。"人参补五脏，生姜利诸气……用半夏生姜者，以姜能去秽而胃气安，夏能降逆而胃气顺也。"[5]

6. 人参配麦冬

一补一清，生津润燥。妇人中年，气血已衰，冲任脉虚，复病崩漏，故用人参以补虚；久病伤津，故用麦冬以生津，且可防吴茱萸、半夏等药之燥热伤津。

7. 麦冬配半夏

麦冬甘寒滋润，半夏辛温偏燥，同入阳明胃经，但麦冬倍于半夏，既能润燥生津，又能降逆和胃。"盖半夏得麦冬则不燥，麦冬得半夏则不腻，于清热养阴，和胃降逆方中用此最宜"[6]。麦门冬汤、竹叶石膏汤中二味配伍意义相同。

8. 阿胶配桂枝、生姜

"阿胶息风润燥，养血滋阴，惟其性滋润凝滞，最败脾胃而滑大肠；阳衰土湿，饮食不消，胀满溏滑之家，甚不相宜。不得已而用，当辅以姜、桂、茯苓之类。"[7]此滋利同用、静中寓动之配伍法。

四、旋覆花汤药对配伍分析

此方疏肝解郁，辛润通络，祛瘀生新，气血并行。原用于肝气郁结、血虚兼寒所致半产漏下、胸胁痞闷不舒等症。现代常用于治疗慢性肝炎、慢性胃炎、肋间神经痛、肝硬化、肝癌、肝囊肿、慢性胃炎、冠心病、肺源性心脏病、产后子宫瘀血不去、产后腹痛等属上述病症者。

1. 旋覆花配新绛

旋覆花气味咸温，《神农本草经》谓其"主结气、胁下满、惊悸，除水，去五脏间寒热，补中下气"，可散寒结，疏肝郁，通血脉。新绛，味辛，性平，入肝，利水渗湿，能行络中之血而不伤。二味配伍，一气一血，气行则血行，可以化瘀；肝疏则血藏，可以止血。

2. 葱配旋覆花、新绛

为佐使之用，解表利饮。《名医别录》谓其"安胎……除肝中邪气，安中利五脏"，妇人半产漏下，出现革脉，乃虚寒相搏，故取诸药之辛温以通阳气。经方大师胡希恕先生在考证白通加猪胆汁汤为通脉四逆汤之误时，明确指出"葱白主在发汗，合用附子是解少阴之表，通阳是通津液发汗，脉微欲绝之证决不能再用葱白发汗"，其研究不但明确了其错简，更重要的是强调了葱白的发汗作用。

五、抵当汤药对配伍分析

此方为理血之剂，原为太阳蓄血重证及阳明邪热与宿有瘀血相结所致的阳明蓄血证而设，具有活血通络、逐瘀攻下之功效。现代医家用原方或经加减化裁，广泛用于治疗外感、内伤导致脑血管病变、高脂血症、前列腺增生疾病、妇科疾病等，均具有较好的临床疗效。

1. 水蛭配虻虫

水蛭味苦、咸，性平，出于水而善蚀血，《神农本草经》谓其"主恶血、瘀血月闭，破血瘕积聚，无子，利水道"，能行血利水逐瘀；虻虫味苦，微寒，《神农本草经》谓其"主逐瘀血，破血积、坚痞、癥瘕，寒热，通利血脉及九窍"。二味配伍，活血行水，破一切癥瘕积聚，为相须之用。蓄血内结成实，草木不胜其力，故以入血透络之虫药为向导，水蛭潜阴络，虻虫透阳络，并引领诸药以破血结。

2. 桃仁配大黄

配伍意义同下瘀血汤。大黄泻血室之热结，桃仁润燥行瘀。大黄酒浸，性味俱减，泻下力弱，活血功强，偏入血分，导瘀通经。

六、肾气丸药对配伍分析

此方肝脾肾同调，滋利温清，诸法并施，滋阴为主，泄浊为辅，温补为佐使。在《金匮要略》中多次出现，为妇孺皆知的千古名方，现多用于治疗糖尿病、甲状腺功能低下、慢性肾炎、肾上腺皮质功能减退及支气管哮喘等属于肾气不足者。

1. 生地黄、薯蓣、山茱萸相配

为滋阴之相须药对，补肝脾肾之阴精。天一生水，补火必先滋水，水足则火藏，所谓"壮水之主，以制阳光"也。生地黄味甘、苦，性寒，滋肾水，益真阴，填骨髓；山茱萸味酸，敛肝涩脾，补肾填精；薯蓣甘平，随地黄、茱萸补益肾精，取土旺生金、金盛生水之义。

2. 泽泻、茯苓、牡丹皮相配

为利水之相须药对，泻肝脾肾之湿浊。意在补中寓泻，使补而不腻，利不伤阴。泽泻泻肾降浊，茯苓渗泻脾湿，牡丹皮清泻肝火。泽泻主消渴、淋漓，能逐膀胱三焦停水，前人认为"夫茯苓之用，在气水转化之交……故下焦用之，则从阴引阳"[1]。经方中泽泻、茯苓同用者，除此方外，尚有茯苓泽泻汤一方，皆泻浊存精之用。

3. 桂枝、附子相配

用二味少量，意在温补肾阳，微长少火以生肾气。"用桂附蒸动下焦，直行不化之水。"[1] 此肾气、五苓辈，得桂枝而行气化也。桂枝附子汤中二味相配，取其"并走皮中"，辛温散寒，祛风燥湿；竹叶汤中二味相配，取其培植元气，扶正固脱，兼清外邪。

4. 茯苓配附子

茯苓健脾渗湿，附子温肾暖脾，两味相配，火土双补。与其他经方如附子汤、真武汤、茯苓四逆汤、瓜蒌瞿麦丸等意同。

七、小结

从以上诸方配伍分析可以看出，妇人病篇所载之方剂，莫不以调理气血为出发点，而在调理气血，尤其是在治疗妇人杂病之时，又莫不以祛除妇人病"因虚、积冷、结气"之病因或改善妇人病多虚、多瘀、亡血伤津之病机为着眼点，体现了仲景治疗妇科病注重温、补的基本原则。仲景在《金匮要略》开篇即明确提出"见肝之病，知肝传脾，当先实脾"，而妇人病篇又内寓暖肝、清肝、养肝、抑肝、疏肝诸法。因妇人病多涉肝脾两脏，故仲景在治肝之时，非常重视肝脾同调，使木得土养则欣欣向荣，土得木助则固若金汤。仲景立此调和肝脾之大法，即同时兼顾妇女生理及病理特点。

参考文献

[1] 邹澍.本经疏证[M].上海：上海卫生出版社，1957：91-257.

[2] 黄杰熙.伤寒金匮方证类解[M].太原：山西科学技术出版社，1999：286.

[3] 徐忠可.金匮要略论注[M].北京：人民卫生出版社，1993：324.

[4] 陈修园.金匮方歌括[M].上海：上海科学技术出版社，1963：129.

[5] 连建伟.历代名方精编[M].台北：台湾立华出版有限公司，2000：139.

[6] 黄元御.黄元御医书十一种[M].北京：人民卫生出版社，1990.

[7] 李飞.方剂学[M].北京：人民卫生出版社，2002：1310.

（武建设）

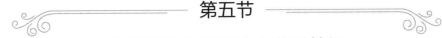

第五节

张仲景妇人妊娠病方药对简析

张仲景在《金匮要略》妇人病三篇中，从理论、辨证论治、药物等方面系统地论述妇科疾病，形成对妇女经、带、胎、产、杂病的辨证论治体系，对后世影响很大。其中对《内经》"有故无殒"思想的临床运用，不同剂型和治疗手段的灵活选取，是张仲景治疗妇人病的特色，值得我们进一步研究[1]。

一、桂枝茯苓丸

1. 方药组成

桂枝、茯苓、牡丹皮、桃仁、芍药，蜜。

2. 主治病症

瘀血内阻，留结胞宫所致的胎动不安、漏下不止、痛经等症。

3. 配伍分析

（1）桂枝配茯苓：阳化气，阴成形，无阳则阴无以化，水湿弥漫，瘀血停留，结聚为癥；癥瘕又致气滞血瘀，血不行则为水。桂枝辛、甘、温，和营通阳，"升举阳气以止漏血之下"，配以甘淡渗泄之茯苓，通阳利水，消其本寒。《得配本草》谓桂枝"得茯苓御水气之上犯以保心"，尤在泾曰"桂枝得茯苓，则不发表反行水"。经方中二味配伍应用者颇多，后人称为苓桂剂，尊为水剂代表方，用于各种水气上冲之证，但总不离通阳化水、平冲降逆之旨，如苓桂术甘汤、茯苓桂枝甘草大枣汤、防己茯苓汤、茯苓泽泻汤、五苓散、桂苓五味甘草汤等方。

（2）桂枝配芍药：辛酸相合，一散一敛，在桂枝汤中为调营卫、和阴阳之重要药对。此方证妇人为癥瘕害而见漏下不止，故取桂枝温经通脉，芍药主邪气腹痛、除血痹、破坚积，二味相配，功在通血脉，散恶血，缓挛急。桂枝芍药知母汤中取此药对，功在行气利关节，非为解表剂也，温经汤等方中亦有此配伍。

（3）茯苓配芍药：茯苓渗利下行而益心脾，芍药敛肝血而扶脾，一气一血，健脾养血，祛邪而不伤正，既有利于行瘀血，亦有利于安胎元。盖内伤病之所由成，多由肝脾不和、气滞血瘀而致，尤其妇人月经带下诸病，又多与肝脾二经有关。二味配伍，土中疏木，组成调理肝脾之经典药对。当归芍药散、真武汤、附子汤等方中二味配伍意义同此。

（4）茯苓配牡丹皮：茯苓甘、平，《神农本草经》云其"主胸胁逆气"，淡渗脾湿；

牡丹皮辛、寒，凉血清肝，一气一血，有补有泻。二味配伍，乃调理肝脾之制。肾为水火之脏，肾阳虚则不能化气行水，故肾气丸中以二味与温补肾阳药相配，意在补中寓泻，以使补而不腻。

（5）牡丹皮配桃仁：为相须之用，同入血分，破血行滞，兼润肠燥。牡丹皮苦、辛，微寒，《神农本草经》谓其能"除癥坚、瘀血留舍肠胃"；桃仁苦、平，《神农本草经》谓其"主瘀血，血闭瘕"，《名医别录》谓其能"破癥瘕，通月水，止痛"。大黄牡丹汤、鳖甲煎丸方中二味配伍意同此。

（6）芍药配牡丹皮：妇人宿癥未去，漏下不止，离经之血残留成瘀，瘀血不散，必气滞作痛。《名医别录》谓芍药"散恶血，逐贼血"，此方中芍药（赤芍）能祛瘀缓急，牡丹皮清热凉血破血以逐其瘀，二味同入血分，凉血柔肝，缓急止痛。温经汤中二味配伍意义同此。

4. 小结

此方配伍[2]，活血药与祛湿药同用，瘀血与水湿兼顾，但以活血为主；活血之中寓有养血健脾之功，消补并行，寓补于消；用量极轻，以蜜为丸，渐消缓散。濑户隆子[3]通过对方中10种指标成分（肉桂醛、肉桂酸、三油酸甘油酯、苦杏仁苷、茯苓酸、苯甲酸、芍药苷、没食子酰芍药苷、五没食子酰葡萄糖及牡丹皮酚）进行定量分析，表明改变剂型会使成分发生变化。张英泽等[4]采用此方加减化裁治疗妇女风湿症，获得良效。张金喜等[5]灵活运用此方加味辨治前列腺增生症、慢性前列腺炎、附睾炎、精液不液化症等男科病症，颇有效验。

二、芎归胶艾汤

1. 方药组成

川芎、阿胶、甘草、艾叶、当归、芍药、生地黄，清酒。

2. 主治病症

阴血亏虚，冲任损伤所致的崩漏、胞阻或胎动不安等症。

3. 配伍分析

（1）当归、川芎、芍药与生地黄相配：当归辛、甘、温，入肝、心、脾经，功能补血活血，又善治血虚、血瘀之痛；川芎辛、温，辛香行散，温通血脉，既能活血祛瘀以调经，又能行气开郁而止痛，为血中之气药；芍药养血敛阴，调经止痛。生地黄甘、苦、寒，清热凉血，养阴生津，并能补血。"考仲景方调理血分常取芎、归、芍三味，而此用地黄亦专为妊娠下血而设。"[6]"其妙在血液被迫，不能不去，乃不禁其去，而惟生且长之，使夫受病之故者不留，方生之新者不去。斯则有病遂为无病，此黄土汤、芎归胶艾汤一治脾不统血，一治肝不藏血，佐使虽殊，用地黄之理则一也。"[7]共同配伍，养血活血，止痛止血，乃仲景血剂之代表方，为营虚血滞、冲任虚损之妇人病著名药对。正如李培生教授[8]所云："以上四味寒温互济，刚柔相合，功能入肝养血活血，调整冲任机能而兼行气舒郁之效。"又云："四味相合，温而不燥，寒而不腻，最是调经和营、养血理气之通用效方。《金匮》胶艾汤、温经汤、当归芍药散等方主治，可以窥其大义。"[9]

（2）阿胶配甘草：阿胶乃血肉有情之品，以味为用，补血止血，《神农本草经》谓其能治"女子下血，安胎"；甘草甘、平，缓急止痛。血统于脾，藏于肝，阿胶又能补肝血，甘草又能补脾气，故可相须为用。黄土汤、白头翁加甘草阿胶汤中亦以此二味配伍，不寒不热，养血补气，则血不妄行矣。

（3）阿胶配艾叶：阿胶甘、平，补血止血，养血安胎；艾叶苦、辛、微温而气香，能温经止血，为调经安胎之专品。此方运用之巧，实在胶艾，以阿胶入手太阴为气中之阴，艾叶入肝、脾、肾三经为血中之阳，如此则静中有动，升降有序，开合互济，阳生阴长。

（4）阿胶配芍药：阿胶与芍药均能养血滋阴，同入阴分，为相须之用。但阿胶性偏滋润凝滞，芍药苦、酸、寒、敛，又能除血痹，疏郁结，行营气。此又为经方配伍静动结合之例，黄连阿胶汤中二味配伍之奥妙，亦在于此。

（5）芍药配甘草：即芍药甘草汤。妊娠胞阻，下血不绝，血不养脏，则腹中痛。二味配伍，酸甘化阴，以复阴液，调理肝脾，缓急止痛。小建中汤、桂枝芍药知母汤中配伍意义相同。

4. 小结

此方配伍[10]，标本兼顾，以养为塞，用阿胶、艾叶止血以治标，四物调肝养血以治本，全方以养血固冲为主要手段，而达止血固崩之目的；补中寓温，寓活于养，全方于养血止血之中配性温暖宫的艾叶，使补中寓温，当归、川芎行血活血，寓活于养。肝脾同调，以肝为主；气血同调，以血为主；寒温并用，以温为主。药理实验表明此方有明显促进凝血作用故而可达到止血目的，岩渊慎助等[11]就此方治疗妇女子宫出血的临床疗效与西药氨甲环酸、维生素 K_1 的止血效果做了对比观察，发现此方对虚证及虚实夹杂证疗效较好，在子宫内膜增生期及单纯增生期疗效好。动物实验[12]提示此方确可用于治疗贫血及出血性疾病，同时有升高白细胞的作用。

三、当归芍药散

1. 方药组成

当归、芍药、川芎、茯苓、白术、泽泻，酒。

2. 主治病症

肝脾失调，气血瘀滞所致腹痛等症。

3. 配伍分析

（1）当归、芍药、川芎相配：三味配伍，补血活血，通脉止痛，治在调肝理脾，养血利湿。方中重用芍药，泻肝木以安脾土；风气通于肝，配以当归、川芎养血调肝行瘀。"川芎号为补肝之气，白芍号为敛肝之液，气之盛者，必赖酸为之收，而令气不妄行，二药并用，肝得以平。"[13]张仲景对当归与白芍药之配伍应用灵活，可归纳为以下用途：滋阴养血，调补冲任；养血和血，柔肝止痛；温经祛瘀，调经止血；养血柔肝，清热安胎[14]。

（2）茯苓、泽泻配白术：茯苓补土行水，泻中有补，有益于脾肺；泽泻消水，《神农本草经》谓其"养五脏，益气力"；白术健脾益气，燥土化湿。三味配伍，旨在补脾泄浊，化气行水，并能培土生金。泽泻汤中白术燥土湿，泽泻泻水饮，导之入肾，自膀胱而泄。其他经方如此配伍者甚众，盖亦为仲景治水剂组方之常用药对，如五苓散、茯苓泽泻汤、茯苓饮、茯苓戎盐汤、真武汤、附子汤、茯苓桂枝白术甘草汤、肾气丸等。

（3）芍药配茯苓、白术：为调理肝脾之用。芍药酸、寒，入肝经，善治厥阴风木之病，但病风木而脾胃虚弱者，宜稍减之，与茯苓、白术并用，土木兼医。

（4）茯苓配川芎：亦为土木兼医之治。茯苓补土，川芎养肝；一行水道，一行血道；又可同入气分，一补一行。酸枣仁汤中配伍意义相同。

4. 小结

该方配伍[2]补泻兼施，泻中寓补；津血并调，治血为主；肝脾同治，调肝为要。方中芍药用量最大，其配伍意义在于缓急止痛、活血通经、养血柔肝、通利小便。历代医家皆认为妇人以血为本，以肝为先天，经、带、胎、产皆与血、肝密切相关。当归、白芍药配伍，补血和血之力强，且肝、血同治，药性平稳，为妇科常用之品。江西省中医院周士源教授尤其在运用当归芍药散治疗妊娠病中颇有心得，如用来治疗妊娠腹痛、妊娠恶阻、妊娠水肿及妊娠期坐骨神经痛等病[15]。

四、干姜人参半夏丸

1. 方药组成

干姜、人参、半夏，生姜汁。

2. 主治病症

胃虚寒饮，胎气上逆所致的妊娠恶阻、呕吐不止等症。

3. 配伍分析

（1）干姜配人参：干姜辛、热，温中焦脾胃而祛寒饮；人参甘、温，大补元气，补益脾肺，脾能运化，肺能通调，则水饮之邪无处可遁。二味配伍，温补中焦，以正升降，中焦之寒得辛热而去，中焦之虚得甘温而复，清升浊降，气不上逆，呕吐自止。理中汤、大建中汤、乌梅丸、半夏泻心汤、甘草泻心汤、生姜泻心汤、茯苓四逆汤、干姜黄芩黄连人参汤等方中二味配伍意义相同。

（2）人参配半夏：妇人妊娠期间出现胃虚寒饮，呕吐不止，则虑其伤胎，且半夏性燥，有一定毒性，故用人参相制，不仅可补脾肺之气，且留取其和胃之功，所谓"半夏得人参，不惟不碍胎，且能固胎"[16]。二药配伍，补中有散，降中有敛。大半夏汤、小柴胡汤、半夏泻心汤、泽漆汤、竹叶石膏汤、麦门冬汤、厚朴生姜甘草半夏人参汤等方中均取其和胃生津之功。

（3）半夏配干姜、生姜：姜性辛、温，和胃化饮；夏性温燥，降逆止呕。二味配伍，辛开苦降，斡旋中宫，蠲饮行水。经方中同以姜、夏二味成方者，或为小半夏汤，或为半夏干姜散，或为生姜半夏汤，为仲景治疗眩悸、心下满及呕吐之重要药剂。实者佐以走而不守之生姜，虚者佐以守而不走之干姜。又半夏之性烈于生姜之性，然干姜适足以制半夏之烈。故实者半夏倍于生姜，虚则半夏、干姜相等。半夏配干姜者，如半夏干姜散、厚朴麻黄汤、半夏泻心汤等。半夏配生姜者，即小半夏汤，为"治中宫气水相忤，欲逆于上之剂"，多首经方中以之配伍，如半夏厚朴汤、小半夏加茯苓汤、厚朴生姜甘草半夏人参汤等。

4. 小结

本方配伍，于温中益气之中，而寓辛开宣降之妙。谢鼎苏[17]及马大正[18]均报道了用此方治疗妊娠呕吐不止的验案。周步君[19]用此方改汤加味，治疗反胃（虚寒吐逆）、虚寒性腹痛甚则痰饮、眩晕等症。

五、当归贝母苦参丸

1. 方药组成

当归、贝母、苦参，蜜。

2. 主治病症

妊娠血虚热郁所致的小便不利等症。

3. 配伍分析

当归甘、温，《神农本草经》谓其主"咳逆上气，温疟，寒热，洗在皮肤中，妇人漏下绝子"；贝母苦、寒，《神农本草经》谓其"主伤寒烦热，淋沥邪气"，《名医别录》谓其疗"咳嗽上气，止烦热渴"；苦参苦、寒，《神农本草经》谓其"主心腹气结……溺有余沥，逐水"。三味配伍，均可入肺，而用治妊娠小便难者，提壶揭盖、下病上取之法也，以肺为水之上源，上窍一开，则下窍通利。又，三味均可入肝，因肝主疏泄，使肝血得养，肝郁得解，肝火得清，则诸症向愈。

4. 小结

此方配伍，苦、甘、寒、温并用，肺肝同调，上下共治；半清半调，以补为通，以清为泄。王三虎[20]用此方治疗妇科肿瘤，杨中平[21]用此方治疗心血管疾病证属气血亏虚、水饮内停，往往收到良好的疗效。陈野等[22]发现此方对小鼠良性前列腺增生有一定的抑制作用。黄晓春[23]近年来将此方用于治疗慢性前列腺炎、尿道炎、尿频症等病，取得较好的疗效。

六、当归散

1. 方药组成

当归、黄芩、芍药、川芎、白术，酒饮服。

2. 主治病症

血虚湿热所致胎动不安等症。

3. 配伍分析

（1）当归、芍药、川芎相配：参当归芍药散中三味配伍分析。

（2）黄芩、白术相配：清热燥湿以安胎。"妇人之病，多半涉血，妊娠尤赖血气之调，方得母子均安。初妊之时，胎元未旺，吸血不多，则下焦血旺，致气反上逆，是为恶阻，恶阻则中焦之气不变赤而为水，是白术在所必需矣；血盛能致气盛，气盛能生火，黄芩泄气分之火而不伤胎者也。"[7]

4. 小结

此方配伍，温清并进，以清为主；补利同施，以补为主；润燥并用，以润为主；肝脾同调，以肝为主。此方不单祛病保胎，在现代临床中还可用于月经病、产后恶露内停等其他妇科、生殖等疾病[24]。葛付存等[25]从现代药理学角度，分析了当归散的药效。研究结果证实，此方具有明显的镇痛、免疫作用。这与方中川芎、芍药、当归均具镇痛作用，黄芩、当归、白术具有免疫增强作用的研究结果是相佐的。

参考文献

［1］孟延兵.试论《金匮要略》妇人病治疗特色［J］.中医药导报，2009，15（1）：10-12.

［2］李飞.方剂学［M］.人民卫生出版社，2002：1335-1440.

［3］濑户隆子.改变剂型使桂枝茯苓丸的成分发生变化［J］.国外医学中医药分册，2001，23（3）：175-176.

［4］张英泽，阎小萍.桂枝茯苓丸治疗妇女风湿症的临床体会［J］.中医研究，2010，23（11）：55-57.

［5］张金喜，王强.桂枝茯苓丸加味治疗男科病验案举隅［J］.江苏中医药，2010，42（11）：54-56.

［6］何任.金匮要略校注［M］.北京：人民卫生出版社，1990：204.

［7］邹澍.本经疏证［M］.上海：上海卫生出版社，1957：30-256.

［8］李培生.《金匮》妇科方研讨：上［J］.湖北中医杂志，1983（3）：2.

［9］李培生.《金匮》妇科方研讨：下［J］.湖北中医杂志，1983（4）：48.

［10］傅衍魁，尤荣辑.医方发挥［M］.沈阳：辽宁科学技术出版社，1984：568.

［11］岩渊慎助，杜顺福.芎归胶艾汤对功能性子宫出血止血疗效的观察［J］.日本医学介绍，2001，22（1）：44.

［12］黄世领，贾卫，管喜文，等.芎归胶艾汤对小白鼠血细胞及纤维蛋白原的影响［J］.临床军医杂志，2000，28（2）：47.

［13］陈可冀.岳美中医学文集［M］.北京：中国中医药出版社，2000：204.

［14］张爱菊.试谈《金匮要略》妇人病篇中当归白芍药的配伍应用［J］.河北中医，2007，29（11）：1031-1032.

［15］方家，刁军成，李林.周士源运用当归芍药散治疗妊娠病举隅［J］.江西中医药，2010，41（11）：11-12.

［16］陈修园.金匮要略浅注：卷九［M］.北京：中国书店，1985：2.

［17］谢鼎苏.干姜人参半夏丸治疗妊娠呕吐不止［J］.湖南中医学院学报，1989（3）：58.

［18］马大正.经方治疗妊娠、产后呕吐验案5则［J］.河北中医，2006，28（9）：677.

［19］周步君.干姜人参半夏汤加味的临床运用［J］.北京中医杂志，2002，21（6）：358-359.

［20］石彧，范先基.王三虎用当归贝母苦参丸治疗妇科肿瘤的经验［J］.中医杂志，2006，47（5）：344.

［21］杨澄.当归贝母苦参丸新用［J］.内蒙古中医药，2008（2）：25-26.

［22］陈野，温得中，蔡淼，等.当归贝母苦参丸对小鼠良性前列腺增生的抑制作用研究［J］.中国药物警戒，2010，7（1）：4-6.

［23］黄晓春.当归贝母苦参丸临床新用［J］.浙江中医杂志，2011，46（1）：60.

［24］刘秀萍，张建英，楚更五.当归散考释［J］.云南中医学院学报，2011，34（1）：57-60.

［25］葛付存，王爱武，段义焕，等.山东医药工业［J］.2002，21（6）：43.

（武建设，连建伟）

第二章
张仲景女科经方应用概述

第一节

张仲景经方治疗妇产科疾病回顾

妇产科疾病，是指由于妇女生理上的月经、胎孕、产育和哺乳等特有功能，而在病理上表现为经、带、胎、产、杂病等特有的疾病。经方是指张仲景《伤寒论》和《金匮要略》两书中的方剂，是"医方之祖"；2000年至今在妇产科疾病的治疗方面，得到临床医家的广泛应用，积累了丰富的临证经验。下面对这些通过经方治疗妇产科疾病的经验心得报道进行回顾、总结，既能提升经方治疗妇科疾病的范围和疗效，也可以对经方的应用和发展做出一定的贡献。

一、经病

月经病，是指月经周期、经期、经量的异常或伴经色、经质的异常，月经的非生理性停闭，或多次伴随月经周期或于绝经前后所出现的有关症状为特征的一类疾病。

1. 月经不调

廉伟[1]在治疗肝郁血虚、痰热内阻引起的月经后期时，选用当归芍药散合柴胡加龙牡汤，用来疏肝、补血、祛痰，达到了显著的疗效。马大正[2]灵活运用栀子豉汤合白虎汤治疗经期过长，他认为栀子能凉血止血，石膏和知母可以祛火泄热，三药合用治疗因火热引起的出血。马大正用茯苓四逆汤治疗脾阳不振引起的经量过多，若阳虚不甚而崩势较重者，易干姜为炮姜，增强温经固涩之力；经血多而危急者，党参可用20～30g，并且重视经净之后要补益气血扶正。马大正[3]治疗月经后期时常用下瘀血汤合抵当汤，以活血化瘀，引血下行。梅国强[4]对于因少阳枢机不利，寒饮凝聚经脉所致的月经后期、闭经、痛经、经行头痛等症，以柴胡桂枝干姜汤加减用药。

2. 痛经

中医认为，痛经主要病机在于邪气内伏，经血亏虚，导致胞宫的气血运行不畅，不通则痛；或胞宫失于濡养，不荣则痛。

褚玉霞[5]治疗经脉受寒、寒邪凝滞的痛经，用当归四逆汤化裁，温阳与散寒并用，养血与通脉兼施，温而不燥，补而不滞，临床疗效满意。刁军成[6]对于寒凝血瘀型的痛经，予以温经散寒、化瘀止痛，用方为当归四逆汤合失笑散；临床应用时抓住血虚和寒凝两大特点，若寒凝腹痛甚者加香附10g，小茴香6g；气血虚弱者加黄芪15g，阿胶10g；肝肾虚损者加山茱萸10g，枸杞子15，菟丝子15g。张海莹等[7]认为冲任虚寒而挟有瘀血者，可以用温经汤加减治疗，每次于月经前7天开始服药，连续调节三个周期。廉伟治疗血虚湿盛的痛经，可以用当归芍药散，养血活血，健脾益气，利湿化痰，连续调理2～3个周期。李发枝[8]运用当归芍药散加味治疗肝血不足、脾虚有湿的痛经，经验丰富，效果良好。李京枝[9]治疗气滞血瘀的痛经，以疏肝理气、化瘀止痛为治法，运用小柴胡汤加减；使用疏肝理气药的同时要加入血分的药，疗效快捷。

3. 崩漏

赵海东等[10]治疗由于阴血亏损、气不摄血引起的经漏不止，用炙甘草汤化裁，去桂枝、生姜的温通，改用肉桂、姜炭，加强温阳止血的功效；加益母草辛苦微寒，达到活血化瘀止漏的目的。廉伟选用黄连阿胶汤加味，治疗证属阴虚血热的崩漏。

4. 闭经

廉伟用温经汤合麻黄附子细辛汤加味，温阳补血调经，用来治疗血虚阳衰类型的闭经，使血气充足，经脉畅通。马大正灵活运用当归芍药散，用以养血活血，健脾渗湿，活血化瘀，从而达到治疗闭经的目的。马大正对于肝肾亏虚型闭经，运用八味肾气丸加味补益肝肾，当胞宫将近充盈，再用肾气丸加丹参、鸡血藤、川牛膝等活血催经，待经来后，改为当归芍药散加味调节；对于肝郁血瘀型闭经，用大柴胡汤加味，他认为大柴胡汤清疏肝气和通下相结合，加入牡丹皮、丹参、牛膝、益母草和桃仁，就可以疏肝理气、活血攻下；对于冲任失调型闭经，先用温经汤原方，至胞宫逐渐满溢，再加入益母草、丹参、牛膝等催经；对于气血虚弱型闭经，用薯蓣丸加减，经来之后用当归芍药散加减调节善后[11]。奚嘉[12]用芍药甘草汤治疗闭经溢乳，证属肝郁化热，肝火上逆，效果显著。

5. 经前期综合征

王付[13]用四逆散合川葛白虎汤，治疗证属肝郁气逆夹热的经行头痛；用白虎汤合血府逐瘀汤，治疗瘀热内结型的经行发热；用四逆散、小陷胸汤合朱砂安神丸，治疗肝气郁滞、痰热扰心型的经行精神障碍。梁枫林[14]对于辨证为气虚血瘀型的经前腹痛，予以当归四逆汤加减，养血以和厥阴，散寒以通经脉。

6. 经期兼证

翁双燕[15]治疗经期兼有热入血室，以小柴胡汤和解少阳，凉血行瘀，调节气机而愈。

二、带下

黄增强[16]用理中汤，治疗由脾胃虚寒引起的带下质稀如注；用白头翁汤加味，治疗由湿热下注引起的带下色黄量多如脓臭秽等症；用真武汤治疗由肾阳虚寒导致的带下清稀量多、淋漓不断等症；以黄连阿胶汤治疗由心肾不交引起的带下色黄，量不多、质稠，阴部灼热、干涩等症。胡晓华[17]认为带下病，主要病因是湿邪，表现为质稀、无臭味，伴见腰膝酸软、肢冷畏寒等症的带下，用苓桂术甘汤来健脾补肾、温阳化气、利湿止带。赵东鹰[18]治疗湿热下注型带下，选用五苓散化气行水，防风、羌活外解风湿，茵陈清热渗湿，水湿既去，则带下自止。马大正[19]用赤小豆当归散合桔梗汤治疗湿热下注型带下，表现为带下、量多、色黄、时间长，两方相合，清热解毒、排脓消肿的力量较强。谢鸣[20]以当归芍药散治疗冲任不调、肝脾失和引起的带下过多。

三、胎孕

1. 妊娠恶阻

经燕等[21]临床验证，吴茱萸汤治疗妊娠恶阻，症见恶心、吐涎沫、舌淡苔白、脉细滑无力，属脾胃虚寒患者。方用吴茱萸 3g、党参 30～50g、黄连 1.5g，能有效缓解妊娠呕吐。金真[22]运用半夏泻心汤治疗妊娠恶阻，辨证为脾胃虚弱，寒热互结于心下，脾胃升降失常。赵东鹰以桂枝汤原方治疗胎气上逆，此方证病因胃气虚弱，胎气上逆，不能和降产生呕吐，以桂枝汤调和营卫阴阳，胃气得降，呕吐即止。马大正用桂枝加芍药汤温中和胃[23]，养血止痛，治疗妊娠恶阻腹痛；用白术附子汤合半夏干姜散治疗妊娠恶阻，健脾和中，降逆止呕，此立还可以用来治疗脾胃虚寒引起的恶阻，配伍姜半夏、陈皮，疗效更好。王瑞芳等[24]用桂枝汤加减治疗顽固性妊娠呕吐 27 例的临床观察，药用桂枝 12g，党参 15g，厚朴 10g，法半夏 12g，生姜 12g，大枣 12g，甘草 6g，若纳呆、不食茶饭，加焦白术 15g，神曲 15g，砂仁 10g；呕吐大量清晰痰涎者，加茯苓 15g；腹痛、腹胀者，加陈皮 10g，木香 8g；小腹坠胀、腰部酸软者，加菟丝子 15g，桑寄生 15g，断续 15g。服药一周后，观察效果显著，症状和体征改善的达到 77.78%，症状明显改善的占 18.5%。

2. 妊娠腹痛

梁枫林对于肝郁脾虚型的妊娠腹痛，予当归芍药散疏肝健脾。李发枝以当归芍药散加味治疗妊娠腹痛，认为此方还可以治疗肝郁血虚、脾虚湿困引起的肝脾不和、气血失调而发生的腹部疼痛。

3. 不孕

褚玉霞用桂枝茯苓丸合薏苡附子败酱散治疗不孕症。该病为人工流产后，胞脉空虚，湿浊热毒乘虚而入，与气血搏结于胞宫。用薏苡附子败毒散去附子加车前子以清热解毒利湿消肿，桂枝茯苓丸活血化瘀消癥，使冲任通畅，可以成孕。余氏[25]运用当归芍药散治疗不孕，此不孕原因是中阳失运，化源不足，肝血亏虚，脾湿不化，予当归芍药散加味理脾和血，疗效满意。

4. 胎水肿满

胡晓华治疗胎水肿满，辨证为脾虚湿盛、湿渗胞中者，用当归芍药散加减健脾利湿、养血安胎，治病和安胎并举。金真治疗羊水过多，辨证为脾虚湿盛，膀胱气化不利，亦健脾渗湿，温阳化气，佐以安胎，方用五苓散加减。

5. 其他

李发枝用当归芍药散加味，治疗妊娠出血，疏肝健脾，行气化湿。李伟萍[26]运用桂枝茯苓丸治疗宫外孕，此方活血散结，破瘀消癥，祛瘀生新，疗效确切。马大正[27]用桂枝加桂汤温阳气，固营卫，以治疗妊娠身冷。

四、产后

1. 产后发热

黄开林[28]用桂枝汤，3 剂，解表散寒，调和营卫。李伟萍治疗恶露不畅、滞留胞宫、郁而化热所致的产后发热，用大黄牡丹皮汤，清热泻下逐瘀。王小龙[29]治疗因产后体虚、邪入少阳、恶露不尽而产生的产后高热，以小柴胡汤和解少阳，扶正祛邪，养血活血。马大正用竹叶石膏汤，治疗由于气阴两虚而内有余热的恶露不绝，产后发热。李伟萍治疗因产后体虚，外邪乘虚犯少阳，以小柴胡汤合生化汤加减和解少阳，活血化瘀。梅大钊[30]认为属于产后正气大虚，瘀血阻滞，感受外邪，虚阳上浮，表现为产后发热，予竹叶汤加减，益气温阳，化瘀解表。

2. 产后疼痛

王小龙治疗由于脾胃虚寒、虚劳里急而引起的产后腹痛，予以内补当归建中汤加饴糖；理中汤和当归生姜羊肉汤为治气血虚里寒之重剂，伤脾阴血阳，用小建中则取其寒热并调，和中缓急作用。梅大钊[30]用下瘀血汤治疗瘀血内结、阻滞胞宫的产后腹痛，温经散寒止痛，经脉通则痛自止。王雪威[31]治疗因产后气血俱虚，复受风寒，全身疼痛，予以黄芪桂枝五物汤，温阳补气，通阳除痹，养血补血，诸痛消失。

3. 产后汗出

赵东鹰治疗营卫两虚、卫外不固而引起的产后汗多，予以桂枝加附子汤加味。王雪威治疗因产后伤风、营卫不和、体虚漏汗的产后汗证，予以桂枝加附子汤化裁，效果显著。

4. 产后尿潴留

季清华[32]治疗因产后恶露不畅、瘀血停留、胞宫受阻而形成的尿潴留，予以桂枝茯苓丸合五苓散，化瘀利尿，每获良效。李伟萍治疗因产后肾气虚、膀胱气化失司所致的尿潴留，予以金匮肾气汤，补肾温阳，化气行水。

5. 恶露不绝

王雪威治疗因恶露不绝、耗伤气血、因虚致瘀的疾病，用胶艾汤补气养血，温经活血。梁枫林治疗瘀浊内阻型的恶露不绝，予以桂枝茯苓丸加味。

6. 其他

翁双燕治疗因产后亡血伤津、瘀血内结胞宫、风邪外侵兼阳明腑实而出现的产后痉证，用桃核承气汤通腑化瘀泄热。

五、杂病

1. 卵巢囊肿

褚玉霞治疗因痰湿瘀阻而形成的卵巢囊肿，予以桂枝茯苓丸合五苓散，行气活血，渗湿利水，化痰散结。黄煌[33]治疗因瘀血引起的多囊卵巢综合征，予以麻黄附子细辛汤合桂枝茯苓丸，疗效良好。

2. 慢性盆腔炎

经燕等认为慢性盆腔炎是由于湿热毒邪阻遏气机，致气滞血瘀、冲任受阻，予以四逆散加丹参、三七、蒲公英治疗慢性盆腔炎。姜秀杰[34]用黄芪建中汤治疗久治不愈的慢性盆腔炎，临床上可加当归、三七养血活血止痛，加黄芪补中益气，加附子温通血脉。

3. 癥瘕

姜秀杰认为桂枝茯苓丸可以治疗妇科盆腔包块，临床应用是多加三棱、莪术，增强活血消癥作用，若为巧克力囊肿可加王不留行、穿山甲、路路通等活血通透，促进囊内瘀血吸收。季清华治疗胞络不通、冲任阻滞形成的子宫肌瘤，予以桂枝茯苓丸，祛瘀消癥，效果显著。梅大钊治疗因气血瘀滞、凝聚胞宫而形成的癥瘕，予以当归芍药散加味，在于益气养血活血，化瘀软坚消癥。

4. 其他

马大正以半夏厚朴汤治疗子宫肌瘤，伴随烦躁易怒等情绪症状；用百合鸡子黄汤合酸枣仁汤加味治疗因求子心切情绪而引起的怔忡心悸；用小半夏加茯苓汤合桂枝加龙骨牡蛎汤、半夏秫米汤化裁，治疗彻夜不眠的失寐；用甘麦大枣汤治疗因为烦躁易怒出现的子烦[35]。陈颖[36]运用经方调节和治疗更年期综合征，用桂枝汤治疗潮热、阵发性发热、盗汗、局部出汗、恶风等症；用小柴胡汤、柴胡加龙骨牡蛎汤治疗心悸、烘热汗出、心烦易怒、情绪烦乱、四肢逆冷等症；用黄连阿胶汤、百合地黄汤、百合知母汤治疗心肾不交引起的月经紊乱、失眠、潮热、心烦、心悸等症；用甘麦大枣汤、酸枣仁汤治疗虚烦不得眠、心悸、手足心热、心神不定等症，均获得满意疗效。

六、总结

从 2000 年至今的经方治疗妇产科疾病的回顾情况来看，其运用范围广泛，涉及经、带、胎、产、杂病等各个方面；其方药简洁，而能获得比较满意可靠的疗效；经方辨证论治，"有是证，用是药"，均能获得显著的疗效；根据症状、病机的不同，灵活进行加减化裁使用，用合方，用丸、散、膏、丹、汤的各种剂型，视病情灵活运用。经方治疗妇科疾病也有值得反思和发展的地方，缺乏对每个疾病进行整理、总结、验证和制定标准；所见到的报道大多以散在的病案形式出现，缺少大量的理论和试验支撑。总之，经方在治疗妇科疾病方面应用广泛、疗效显著，可以提高临床医家的临证能力，为经方的发展做出贡献。

参考文献

［1］廉伟.经方治疗妇科疾病举隅［J］.陕西中医，2012，33（4）：498.

［2］马大正.经方治疗妇科血证举隅［J］.浙江中医杂志，2006，41（8）：447.

［3］马大正.经方治疗月经后期、闭经验案 3 则［J］.河北中医，2005，27（10）：753.

［4］张智华.梅国强运用柴胡类方治疗妇科疾病经验［J］.中医药临床杂志，2014，26（2）：135.

［5］孙红.褚玉霞运用经方治疗妇科病经验举隅［J］.辽宁中医杂志，2012，39（2）：347.

［6］熊苏力，刁军成，等.刁军成教授运用经方治疗妇科病举隅［J］.实用中西医结合临床，2013，13（2）：86.

［7］张海莹，李晓曦.经方妇科验案举隅［J］.吉林中医药，2006，26（3）：49.

［8］李学慧.李发枝教授应用当归芍药散加减治疗妇科疾病验案［J］.河南中医，2009，29（3）：241.

［9］宋俊平.李京枝教授运用小柴胡汤治疗妇科病的经验［J］.中医临床研究，2012（23）：75.

［10］赵海东，王明君.经方治疗妇科病三则［J］.中国民间疗法，2004，12（9）：11.

［11］雷丽红，孙云，朱寅州.马大正运用经方治疗闭经验案 4 则［J］.北京中医药，2008，27（11）：848-849.

［12］奚嘉.运用经方治疗妇科疾病举隅［J］.中国中医药现代远程教育，2005，8（3）：41.

［13］苗小玲.王付教授运用经方时方辨治经前期综合征［J］.中医药通报，2011，10（2）：25-26.

［14］梁枫林.经方治妇人病验案 4 则［J］.河北中医，2010，32（5）：689-690.

［15］翁双燕.经方治妇科疾患验案 3 则［J］.中国中医急症，2011，20（6）：1004.

［16］黄增强.经方辨治带下病 4 则［J］.时珍国医国药，2006，17（6）：1031.

［17］胡晓华.经方妇科新用［J］.时珍国医国药，2000，11（11）：985.

［18］赵东鹰.经方治疗妇科疾病验案 5 则［J］.中医药临床杂志，2006，18（6）：603.

［19］马大正.经方治疗经带胎产病验案四则［J］.江西中医药，2006，37（4）：10-11.

［20］张良登，何庆勇.谢鸣应用经方治疗妇科病经验介绍［J］.中国中医药信息杂志，2009，16

（9）：81.

［21］经燕，刘弘 . 经方妇科新用［J］. 中国临床医生，2003，31（10）：58.

［22］金真 . 经方妇科治验3则［J］. 河北中医，2004，26（5）：359.

［23］马大正 . 经方治疗妇科杂病验案5则［J］. 河南中医，2006，26（4）：14-16.

［24］王瑞芳，刘翠霞 . 经方治疗顽固性妊娠呕吐27例临床效果观察［J］. 中国医药指南，2013，11（14）：634.

［25］余芳 . 运用经方治疗妇科病的体会［J］. 湖北中医杂志，2002，24（7）：24.

［26］李伟萍 . 经方治疗妇科急症三则［J］. 中国中医急症，2001，10（6）：373.

［27］马大正 . 经方治疗妇科寒冷症验案5则［J］. 浙江中医药大学学报，2008，32（5）：642.

［28］黄荣昌 . 黄开林运用经方验案2则［J］. 陕西中医，2011，32（9）：1248.

［29］王小龙 . 经方治疗妇人产后诸症验案3则［J］. 江苏中医药，2008，40（12）：69.

［30］梅和平，梅雯明 . 梅大钊运用经方治疗妇科病经验介绍［J］. 陕西中医，2009，30（9）：1239.

［31］王雪威 . 经方治疗产后病验案举隅［J］. 黑龙江中医药，2005（3）：30-31.

［32］季清华 . 桂枝茯苓丸加减在妇科病中的应用［J］. 亚太传统医药，2011，7（5）：45.

［33］眭冬雷 . 黄煌运用麻黄附子细辛汤治疗妇科病经验举隅［J］. 中国中医药信息杂志，2010，17（2）：83.

［34］姜秀杰 . 论经方在妇科疾病中的应用［J］. 中国民族民间医药，2011，20（19）：20.

［35］马大正 . 经方治疗妇科情志病验案4则［J］. 山西中医，2006，22（5）：35-36.

［36］陈颖 . 经方治疗更年期综合征［J］. 福建中医药，2006，37（4）：40.

（王铭，徐江雁，徐昉，康利高阁）

第二节

张仲景经方治疗月经病回顾

月经病是指月经周期、经期、经量的改变或伴有经色、经质的异常，月经的非生理性停闭，或伴随月经周期或于经断前后所出现的有关症状为特征的一类疾病，即月经先后期紊乱、闭经、痛经、崩漏、经前期综合征和绝经前后诸证。经方则是指张仲景《伤寒论》和《金匮要略》两书中的方剂，是"医方之祖"。下面以2000年以来各位医家通过对经方治疗月经病为基础，总结和探讨妇科疾病中月经病的治法及临床实例，以开拓视野，并为后世医家留下宝贵的临床经验。

1. 月经后期

月经后期是指月经周期延后7天以上，甚至3～5个月一行者，称为月经后期。廉伟[1]在治疗血虚、痰热、肝郁互结引起的月经后期时，选用当归芍药散合柴胡加龙牡汤，用来疏肝通络、清火降逆，因与其病机相符，故疗效显著。马大正[2]治疗月经后期时常用下瘀血汤合抵当汤，以活血化瘀，引血下行。高忠英[3]治疗月经后期伴痛经、寒滞肝脉，常用温经汤化裁，以暖肝调经，效如桴鼓，每多应验。梅国强[4]常以肾气丸加减化裁治疗月经后期，伴经量减少，以培补肾精、充养肾气为要。

2. 痛经

痛经是指妇女正值经期或经行前后，反复出现周期性小腹疼痛，或痛引腰骶，甚至疼痛昏厥者。其病机不外乎不通则痛和不荣则痛。褚玉霞[5]治疗寒邪凝滞经脉的痛经，用当归四逆汤加减，温阳与散寒并用，养血与通脉兼施，温而不燥，补而不滞。若眠差加交通心肾以安神之远志10g，石菖蒲15g，酸枣仁30g，茯苓30g。张海莹等[6]认为冲任虚寒而挟有瘀血的痛经患者，用温经汤化裁治疗，以温经复阳为主，辅助以活血。嘱咐患者每次于月经前7天开始服药，连续服用3个周期，症状可见好转。廉伟治疗血虚湿盛、风寒外束的痛经，可以用当归芍药散合葛根汤化裁，治以养血祛湿、疏风散寒，嘱咐患者月经来潮前5天服用，连续调理2个周期，腹痛减轻。李发枝[7]运用当归芍药散加味治疗肝血不足、脾虚有湿的痛经，经验丰富，效果良好。李京枝[8]治疗气滞血瘀的痛经，以疏肝理气、化瘀止痛为治法，运用小柴胡汤加减；使用疏肝理气药的同时要加入血分的药，疗效快捷。李发枝治疗肝血不足、脾虚有湿的痛经，投以当归芍药散加味，经时服用，疼痛减轻明显。

3. 闭经

闭经是指女子年逾16岁月经尚未来潮，或月经周期已经建立后又连续中断6个月或月经停闭超过3个月经周期者，称为闭经。廉伟用温经汤合麻黄附子细辛汤加味，用来治疗血虚阳衰类型的闭经，治以温阳补血调经，用温经汤以温胃养血，振奋中焦气机，麻黄附子细辛汤振奋阳气，两者合用使血气充足，经脉畅通，月经来复。谢鸣[9]治疗太阴郁火、血分蕴热的闭经患者，当清太阴火毒，活血凉血，化瘀痛经为要，取当归散合犀角地黄汤加减，攻补兼施，上下并调，通经脉，祛郁火。奚嘉[10]治疗闭经溢乳，证属肝郁化热，肝火上逆，用芍药甘草汤加味，肝气舒、逆气降而效果显著。

4. 崩漏

崩漏是月经的周期、经期、经量严重失常的病证，是指经血非时暴下不止或淋漓不尽，前者谓之崩中，后者谓之漏下。梅国强常在温经汤的基础上加减，治疗冲任虚寒兼有瘀血所致的崩漏，以调补冲任、活血化瘀为要。廉伟治疗阴虚血热的崩漏，因其肾水不能上济心火，心火下移胞宫，热迫血行，故常用黄连阿胶汤加味，以壮水治火，泻南补北，交通心肾，前后调理数月，方可有效。赵东鹰[11]治疗气血虚弱型的崩漏不止，用炙甘草汤加减，益气滋阴，化瘀止崩，去桂枝、生姜的温通，改用肉桂、姜炭，加强温阳止血的功效，加益母草达到化瘀不动血、止漏不留瘀的目的。马大正[12]治疗虚寒型崩漏，多选用黄芪建中汤加减，治以温经固冲。黄芪建中汤其中的小建中汤可以振奋阳气而不伤阴，加之黄芪，可以起到温阳益气固摄之功。马大正[13]选用白头翁汤合栀子豉汤治疗湿热漏下。在妇科的血证中，湿热下注损伤胞络较多，其病机与下利脓血有相似之处，故选用白头翁汤为基础方。

5. 月经前后诸证

月经前后诸证，西医又称为经前期综合征，是指每于行经前后或行经期间，周期性出现明显不适的全身或局部症状者，以经前 2 ～ 7 天和经期多见。因本病的特点是周而复始地在月经前后及经期发病，因此，月经前后、经期的生理变化是本病的内在条件。

王付[14]治疗肝郁气逆夹热的经行头痛，用四逆散合川葛白虎汤，以疏肝清热降逆治疗头痛；用白虎汤合血府逐瘀汤，以活血化瘀、清透郁热为主，治疗瘀热内结的经行发热；用四逆散、小陷胸汤合朱砂安神丸，治疗肝气郁滞、痰热扰心型的经行精神障碍，并嘱咐患者经前一周服用，连续治疗三个疗程，症状大为改善。奚嘉治疗经行鼻塞，素体肝经有热，正值经期木火炽盛，气随上逆而犯肺，故常用小柴胡汤加减，以清肝泄热、利肺通窍。

6. 绝经前后诸证

妇女在绝经前后，围绕月经紊乱或绝经出现明显不适证候，如烘热汗出、烦躁易怒、潮热面红、眩晕耳鸣、心悸失眠、腰背酸楚、面浮肢肿、情志不宁等，称为绝经前后诸证。其病机以肾虚为主，常见有肾阴虚、肾阳虚及肾阴阳两虚。

褚玉霞治疗肾阴虚的干燥综合征，因其患者年近七七，阴液亏虚，天癸已竭，常用百合地黄汤加减化裁，治以滋养肝肾、宁心安神，并嘱咐患者调理情志，乐观开朗，加减调服 26 剂，诸证大为缓解。刁军成[15]治疗寒热错杂型的绝经前后诸证，治拟调和阴阳为主，投以乌梅丸加减，具有温下寒清上热、调理阴阳的作用，因为绝经前后妇女天癸将尽，肝肾不足，阴阳失调，寒热错杂，服用乌梅丸可寒热并用、调和阴阳。陈颖[16]治疗营卫不和的更年期综合征，通过使用桂枝汤以调和营卫来改善自主神经功能，减轻或消除自觉发热、自汗、盗汗及恶风、畏冷的症状；治疗更年期综合征之焦虑、抑郁者，常用小柴胡汤、柴胡加龙骨牡蛎汤加减治疗，以调畅气机、疏肝解郁。

治疗月经病，重在治本以调经，恪守病机才是治疗的关键。临证中首先要分清先病和后病，如因经不调而后生他病，调经则他病自除。若因他病而使经不调，当先治他病，病去则经自调。此外，更要强调其所在的生理时期，既要顺应月经周期中阴阳转化和气血盈亏的变化规律，也要顺应不同年龄阶段论治的规律。总之，月经病多种多样，寒热虚实错综复杂，在临床诊治中在顺应规律的基础上，借鉴古代经方的宝贵经验，灵活运用。

参考文献

［1］廉伟 . 经方治疗妇科疾病举隅［J］. 陕西中医，2012，33（4）：498.

［2］马大正.经方治疗月经后期、闭经验案3则［J］.河北中医，2005，27（10）：753.

［3］王秀娟，赵宇昊，康学.高忠英辨证论治月经不调临床经验［J］.北京中医药，2013，32（10）：738.

［4］高黎，梅国强.梅国强教授治疗月经病经验述要［J］.光明中医，2012，27（1）：31–32

［5］孙红.褚玉霞运用经方治疗妇科病经验举隅［J］.辽宁中医杂志，2012，39（2）：346–347.

［6］张海莹，李晓曦.经方妇科验案举隅［J］.吉林中医药，2006，26（3）：49.

［7］李学慧.李发枝教授应用当归芍药散加减治疗妇科疾病验案［J］.河南中医，2009，29（3）：241.

［8］宋俊平.李京枝教授运用小柴胡汤治疗妇科病的经验［J］.中医临床研究，2012（23）：75.

［9］张良登，何庆勇，张月.谢鸣应用经方治疗妇科病经验介绍［J］.中国中医药信息杂志，2009，16（9）：81–82.

［10］奚嘉，运用经方治疗妇科疾病举隅［J］.中国中医药现代远程教育，2005（8）：40–41.

［11］赵东鹰.经方治疗妇科疾病验案5则［J］.中医药临床杂志，2006，18（6）：603.

［12］马大正.经方治疗血证举隅［J］.浙江中医杂志，2006，41（8）：447.

［13］马大正.经方治疗经带胎产病验案四则［J］.江西中医药，2006，37（4）：10–11.

［14］苗小玲.王付教授运用经方时方辨治经前期综合征［J］.中医药通报，2011，10（2）：25–26.

［15］熊苏力，刁军成，黄烨，等.刁军成教授运用经方治疗妇科病举隅［J］.实用中西医结合临床，2013，13（2）：86–87.

［16］陈颖.经方治疗更年期综合征［J］.福建中医药，2006，37（4）：39.

（徐昉，康利高阁，杨建宇）

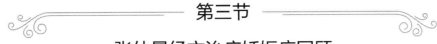

第三节

张仲景经方治疗妊娠病回顾

妊娠病亦称胎前病，其发病机理是妊娠期间生理上的特殊改变引起的。有受孕之后，阴血聚于冲、任以养胎而导致的阴阳失调；也有由于胎儿的逐渐发育，影响到气机的升降出入而形成的气滞、湿阻、痰郁等病理改变；还有因为先天肾气不足，或者后天脾胃虚弱而影响到胎元的发育。

1. 妊娠恶阻

妊娠恶阻在妊娠病中最为常见，是指妇女在怀孕期间，发生脾胃功能失调而引起的呕吐反复发作甚至不能进食的症状。

经燕等[1]运用吴茱萸汤治疗妊娠恶阻，症见恶心、吐涎沫、舌淡苔白、脉细滑无力，属脾胃虚寒患者。从临床经验来看，方用吴茱萸 3g，党参 30～50g，黄连 1.5g，能有效缓解妊娠呕吐症状。金真[2]运用半夏泻心汤治疗由于脾胃虚弱、脾胃升降失常、寒热互结于心下的妊娠恶阻。赵东鹰[3]以桂枝汤原方治疗因胃气虚弱不能和降而出现的胎气上逆，以桂枝汤调和营卫阴阳，胃气得降，呕吐即止。马大正[4]用桂枝加芍药汤温中和胃，养血止痛，治疗妊娠恶阻腹痛；用白术附子汤合半夏干姜散治疗妊娠恶阻，此方健脾和中，降逆止呕，可以用来治疗脾胃虚寒引起的恶阻，配伍半夏、陈皮，疗效更好。王瑞芳等[5]用桂枝汤加减治疗顽固性妊娠呕吐 27 例的临床观察，药用桂枝 12g，党参 15g，厚朴 10g，法半夏 12g，生姜 12g，大枣 12g，甘草 6g，若纳呆，不食茶饭，加焦白术 15g，神曲 15g，砂仁 10g；呕吐大量清晰痰涎者，加茯苓 15g；腹痛腹胀者，加陈皮 10g，木香 8g；小腹坠胀、腰部酸软者，加菟丝子 15g，桑寄生 15g，断续 15g。服药一周后，观察效果显著，症状和体征改善的达到 77.78%，症状明显改善的占 18.5%。

2. 妊娠腹痛

妊娠腹痛的病因，一般是气血运行不畅，胞脉阻滞。张仲景在《金匮要略·妇人妊娠病脉证并治》中指出："妇人怀娠，腹中疞痛，当归芍药散主之。"当归芍药散用白芍柔肝止痛，用当归、川芎养血活血，用白术、茯苓、泽泻健脾利湿，至今在临床上广泛使用。梁枫林[6]对肝郁脾虚型的妊娠腹痛，予当归芍药散疏肝行气，使气血通畅，调理脾胃，使气血生化有源。李发枝[7]以当归芍药散灵活加减变化治疗妊娠腹痛，对肝郁血虚、脾虚湿困引起的肝脾不和、气血失调而发生的腹部疼痛，疗效满意。

3. 胎水肿满

胎水肿满又称为胎水过多，主要是指在妊娠后期，由于孕后脾阳不足，运化失司，而导致水湿停聚胞中，甚者出现气促心悸的症状。胡晓华[8]治疗辨证为脾虚湿盛的胎水肿满、湿渗胞中者，用当归芍药散加减健脾利湿，养血安胎，治病和安胎并举。金真治疗羊水过多，辨证为脾虚湿盛，膀胱气化不利，亦健脾渗湿，温阳化气，佐以安胎，方用五苓散加减。

4. 其他

李发枝用当归芍药散加味，治疗妊娠出血，疏肝健脾，行气化湿。李伟萍[9]运用桂枝茯苓丸治疗宫外孕，该方活血散结，破瘀消癥，祛瘀生新，疗效确切。马大正[10]用桂枝加桂汤温阳气，固营卫，以治疗妊娠身冷。金真治疗证属胃中虚寒，浊阴上逆的妊娠期眩晕，用吴茱萸汤来温中补虚，散寒降浊，消阴扶阳。廉伟[11]治疗由于胚胎停止发育而行人流术的术后病人，辨证为肾虚肝郁，用肾气汤补益下焦气血，用小柴胡汤和解少阳，疏肝解郁，并且二汤合用可以有明显的调解免疫功能的作用。李伟萍用活血消癥法治疗宫外孕，方用桂枝茯苓汤加减，活血散结，破瘀消癥，祛瘀生新，待瘀血将尽，则要注意保护阴血，改为四物汤加味善后。

5. 总结

经方治疗妊娠病的特点，是治病和安胎并举。妊娠恶阻的特点是虚实夹杂，其主要病变部位在脾胃的升降失常，治疗的时候根据病情的寒热虚实气血的表现，辨证施治，同时兼以安胎、保胎；灵活广泛地使用当归芍药散治疗妊娠腹痛的经验，疗效比较确切；对于胎水过多，或者用健脾利湿，或者用温阳行气、健脾渗湿，都是通过调节脾肾功能来达到治病和保胎并举的目的。对于其他妊娠期间的表现症状的病证，要根据临床表现，辨证选方用药，中病即止。经方治疗妊娠期疾病的经验为我们提供了思路和方法，活用经方更好地解决疾病，并在实践中逐渐积累，希望在实践中能对经方的理解、应用和推广做出贡献。

参考文献

［1］经燕，刘弘 . 经方妇科新用［J］. 中国临床医生，2003，31（10）：58.

［2］金真 . 经方妇科治验 3 则［J］. 河北中医，2004，26（5）：359.

［3］赵东鹰 . 经方治疗妇科疾病验案 5 则［J］. 中医药临床杂志，2006，18（4）：603.

［4］马大正 . 经方治疗经带胎产病验案四则［J］. 江西中医药，2006，37（4）：10-11.

［5］王瑞芳，刘翠霞 . 经方治疗顽固性妊娠呕吐 27 例临床效果观察［J］. 中国医药指南，2013，11（14）：634.

［6］梁枫林 . 经方治妇人病验案 4 则［J］. 河北中医，2010，32（5）：689-690.

［7］李学慧 . 李发枝教授应用当归芍药散加减治疗妇科疾病验案［J］. 河南中医，2009，29（3）：241.

［8］胡晓华 . 经方妇科新用［J］. 时珍国医国药，2000，11（11）：985.

［9］李伟萍 . 经方治疗妇科急症三则［J］. 中国中医急症，2001，10（6）：373.

［10］马大正 . 经方治疗妇科寒冷症验案 5 则［J］. 浙江中医药大学学报，2008，32（5）：642-643.

［11］廉伟 . 经方治妇科疾病举隅［J］. 陕西中医，2012，33（4）：498.

（康利高阁，徐昉，王铭，杨建宇）

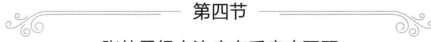

第四节

张仲景经方治疗产后疾病回顾

产后病是妇科常见疾病，中医学认为产后病的发生与产后多虚、多瘀的病理特点密切。多虚是产后伤津耗气，失血过多，元气亏虚所致。多瘀是由于产后余血浊液不易流出，受阻滞而生瘀。加之产后气血俱伤，抗病能力下降，外邪易侵袭机体，即可导致产后病的发生。下面从产后疼痛、产后发热、产后小便不通、产后恶露不绝、产后汗证、产后痉病六个方面回顾 21 世纪以来经方治疗的产后疾病。

1. 产后疼痛

产后疼痛包括产后身痛和产后腹痛，是指产妇在产褥期内，发生与分娩或产褥有关的身痛或腹痛。其病机不外乎不通则痛与不荣则痛两个方面。

王雪威[1]治疗因产后气血俱虚，复受风寒，寒邪侵袭肌肉、关节，而出现的身痛诸证，予以黄芪桂枝五物汤加减，以温经补血，散寒止痛。为巩固疗效，守方继服一月而愈。王小龙[2]治疗由于脾胃虚寒、虚劳里急的产后腹痛，治以温中补虚，缓急止痛，予以内补当归建中汤加饴糖，因其方是在小建中汤基础上化裁而来的，取之寒热并调、和中缓急之效。梅和平等[3]认为产后多血虚，瘀血不去，新血不生，所以治疗产后瘀血内阻胞宫的腹痛，用下瘀血汤为主方，急下瘀血，温经散寒以止痛。若腹痛减而多汗，则用四物汤合桂枝汤调理善后。

2. 产后发热

产后发热是指在产褥期内，出现发热持续不退，或突然高热寒战，并伴有其他症状者。引起产后发热的原因很多，但其致病的机理与产后"正气易虚，易感病邪，易生瘀滞"的特殊生理状态密切相关。

黄开林[4]治疗产后外感风寒、卫强营弱的产后发热，遵仲景之言"产后风，续之数十日不解，头微痛，恶寒，时时有热，心下闷，干呕汗出。虽久，阳旦证续在耳，可与阳旦汤"。阳旦汤即桂枝汤，故投以桂枝汤，解表散寒，调和营卫，正合病机，三剂而愈。马大正[5]治疗由于鼻咽癌放疗后导致的气阴两伤，又正值暑热之时而余热未清的恶露不绝，清宫术后发热，用竹叶石膏汤加减，以清热泻火、滋阴凉血为要。王小龙治疗因产后体虚、邪入少阳、恶露不尽的产后高热，以小柴胡汤化裁，和解少阳，扶正祛邪，养血活血，热退后嘱服八珍汤调理善后。加桃仁、红花等养血活血之品，一可扶正祛邪，二可散恶露之瘀，疗效较好。李京枝[6]认为妇女以血为本，肝藏血而主疏泄，产后耗气伤津，多虚多瘀，易受外邪侵袭，郁而化热，故治疗因产后体虚、外邪乘虚犯少阳的产后发热，常用小柴胡汤合生化汤加减，治以和解少阳，活血化瘀。因《伤寒论》中提到"但见一证便是，不必悉具"，均可使用小柴胡汤加减进行治疗。李伟萍[7]治疗恶露不畅、滞留胞宫、郁而化热所致的产后发热，常用大黄牡丹皮汤，以清热泻下逐瘀。大黄牡丹皮汤是仲景治疗肠痈实热证的经典方剂，因其与瘀毒阻滞的产后发热病机一致，故使用后疗效极佳。梅大钊治疗产后中风、瘀血阻滞、真阳上浮而导致的发热，常使用竹叶汤加减，以益气温阳，化瘀解表。热退后改用桂枝汤加黄芪巩固调理。因产后总是虚多实少，在治疗过程中不能一味投以温补之剂，也不能过于攻下发表，只有竹叶汤加当归以扶正祛邪，符合产后多虚多瘀的病理特点。

3. 产后小便不通

产后小便不通，相当于西医的产后尿潴留，是指新产后的产妇排尿困难，小便点滴而下，甚则闭塞不通，小腹胀急疼痛者。西医认为是膀胱收缩无力造成，故常用导尿管以导尿，而在中医看来，其主要病机是膀胱气化失司所致。

季清华[8]治疗因产后恶露不畅、胞宫受阻而形成的尿潴留，予以桂枝茯苓丸合五苓散加减化裁，治以祛瘀利尿。二剂之后小便通利，恶露而下。李伟萍治疗因素体肾虚，产时用力过度，膀胱气化失司所致的尿潴留，投金匮肾气丸加减，以补肾温阳、化气行水。其中加桔梗开肺气，行水之上源，起到提壶揭盖之意；加黄芪、党参助气行水，使气化恢复正常而小便自通。

4. 产后恶露不绝

产后恶露不绝是指产后血性恶露持续十天以上仍淋漓不尽者。本病证在《金匮要略·妇人产后病脉证并治》中称为"恶露不尽"。其主要病机为气虚、血热、血瘀而导致冲任为病，气血运行失常。

王雪威治疗耗气伤血、因虚而瘀、瘀而复虚的产后恶露不尽，治疗以补气养血，温经活血以止血，使瘀血得去，新血而生，常用胶艾汤加减。因其含有四物汤以养血和血，在现代研究表明阿胶有很强的补血之效。

5. 产后汗证

产后汗证包括产后自汗和盗汗两种，产妇于产后出现汗出、持续不止者，称为产后自汗。若寐中汗出湿衣、醒后自止者，称为产后盗汗。两者均是在产褥期内以汗出过多、日久不止为特点。产后耗伤气血，故气虚与阴虚是本病的主要病因。

赵东鹰[9]治疗营卫两虚、卫外不固的产后汗多，则是崇《伤寒论》"太阳病，发汗，遂漏不止，其人恶风，小便难，四肢微急，难以屈伸者，桂枝加附子汤主之"。常用桂枝加附子汤加减，以益气温阳，调和营卫，敛阴止漏。王小龙治疗产后伤风、营卫不和、体虚漏汗的产后汗证，治以扶阳固表、调和营卫、解肌发汗为要，投桂枝加附子汤化裁，并嘱咐患者频频顿服，服后盖被，切记用药后当中病即止。

6. 产后痉病

产后痉病，又称产后发痉，是指产褥期内，突然发生四肢抽搐，项背强直，甚则口噤不开，角弓反张者。此病始见于张仲景所著《金匮要略》"新产妇人有三病，一者病痉"，同时指出引起产后痉病的原因，多为产后血虚、汗出过多、风邪乘虚而入。

翁双燕[10]治疗因产后亡血伤津、瘀血内结胞宫、风邪外侵兼阳明腑实而引起的产后发痉，以通腑化瘀泄热，常用桃核承气汤加减，不仅可以攻下阳明腑实，而且可以活血化瘀，使瘀血随热而去。

产后亡血伤津，元气受损，瘀血内阻所形成的多虚、多瘀的病机特点，是产后病发生的基础和内因。本着勿拘于产后亦勿忘于产后的原则，结合病情以辨证论治。上文立足 21 世纪以来各医家使用经方治疗产后病的疗效回顾，旨在总结前人经验，为经方更广泛地运用于临床做出相应的贡献。

参考文献

［1］王雪威.经方治疗产后病验案举隅［J］.黑龙江中医药，2005（3）：30-31.

［2］王小龙.经方治疗妇人产后诸症验案三则［J］.江苏中医药，2008，40（12）：69.

［3］梅和平，梅雯明.梅大钊运用经方治疗妇科病经验介绍［J］.陕西中医，2009，30（9）：1239.

［4］黄荣昌.黄开林运用经方验案二则［J］.陕西中医，2011，32（9）：1248.

［5］马大正，经方治疗经带胎产病验案四则［J］.江西中医药，2006，37（4）：10-11.

［6］宋俊平.李京枝教授运用小柴胡汤治疗妇科病的经验［J］.中医临床研究，2012，4（23）：75.

［7］李伟萍.经方治疗妇科急症三则［J］.中国中医急症，2001，10（6）：373.

［8］季清华.桂枝茯苓丸加减在妇科病中的应用［J］.亚太传统医药，2011，7（5）：45.

［9］赵东鹰.经方治疗妇科疾病验案五则［J］.中医药临床杂志，2006，18（6）：603.

［10］翁双燕.经方治疗妇科疾患验案三则［J］.中国中医急症，2011，20（6）：1004.

（康利高阁，徐昉，杨建宇）

第五节

张仲景经方治疗妇科杂病回顾

妇科杂病是指不属于经、带、胎、产范围而又与女性解剖、生理特点密切相关的疾病。由于妇科杂病临床证候不同，病因病机各异，并且病情多变，临床治疗较为复杂。张仲景所著《伤寒杂病论》，尤其重视对杂病的治疗，经方对于妇科杂病也有诸多优势。下面对 21 世纪以来经方治疗妇科杂病的报道进行回顾、总结，为临床治疗妇科杂病提供新的思路和方法，以提高疗效。

1. 卵巢囊肿

卵巢囊肿的主要病因是脾虚失运，水湿停留，肝郁气滞，瘀血内停，气、血、痰、水相互胶着，聚于冲任、胞中而成的病理产物。褚玉霞[1]治疗因痰湿瘀阻而形成的卵巢囊肿，予以桂枝茯苓丸合五苓散，用桂枝茯苓丸活血化瘀消癥；用五苓散通阳化气行水，健脾益气运湿，来达到行气活血、渗湿利水、化痰散结、消除囊肿的目的。黄煌[2]治疗有唇色淡、嗜睡、脉沉等阳虚征象的多囊卵巢综合征，兼见皮肤粗糙、月经不调、月经紊乱，有腰椎间盘突出病史的瘀血征象，予以麻黄附子细辛汤合桂枝茯苓丸，一方面温阳化气，一方面活血化瘀，以调节体质为主，疗效良好。

2. 慢性盆腔炎

慢性盆腔炎多由畸形盆腔炎未经彻底治疗迁延而成，也有一部分病人起病缓慢忽视治疗发展而来。慢性盆腔炎的特点是病情迁延时间长，较为顽固，当机体抵抗力下降时常急性发作，主要表现为下腹坠胀疼痛。经燕等[3]认为慢性盆腔炎是由于湿热毒邪阻遏气机，致气滞血瘀、冲任受阻，予以四逆散加丹参助芍药活血散瘀，加三七止血消肿、散瘀止痛，加蒲公英清热解毒、活血散结，以此治疗慢性盆腔炎，疗效显著。经燕等用黄芪建中汤治疗久治不愈的慢性盆腔炎，运用补虚行滞、温通化瘀、缓急止痛的原则，复原正气，增强机体的免疫能力，临床上可加当归、三七养血活血止痛，加黄芪补中益气，加附子温通血脉。

3. 癥瘕

癥瘕是指腹部内可以扪及块状物并伴有胀满或疼痛的病证。病因病机主要是脏腑功能失调，气血不和，导致气滞血瘀或痰湿血瘀，聚集胞宫的病理产物。美秀杰[4]认为桂枝茯苓丸可以治疗妇科盆腔包块，临床应用是多加三棱、莪术，增强活血消癥作用，若为巧克力囊肿可加王不留行、穿山甲、路路通等活血通透，促进囊内瘀血吸收。季清华[5]治疗胞络不通、冲任阻滞形成的子宫肌瘤，予以桂枝茯苓丸，祛瘀消癥，效果显著。梅和平等[6]治疗因气血瘀滞、凝聚胞宫而形成的癥瘕，予以当归芍药散加味，在于益气养血活血，化瘀软坚消瘕。

4. 不孕

不孕症有先天性生理缺陷或后天的病理变化两种。由于女方病理变化或功能失调而造成的不孕症，治疗时应该以调经为主。若兼见其他病理征象，则应随症加减，灵活对待。褚玉霞用桂枝茯苓丸合薏苡附子败酱散治疗不孕症，该病为人工流产后，胞脉空虚、湿浊热毒乘虚而入，与气血搏结于胞宫；用薏苡附子败毒散去附子加车前子以清热解毒，利湿消肿，桂枝茯苓丸活血化瘀消癥，使冲任通畅，可以成孕。余芳[7]运用当归芍药散治疗不孕，此不孕原因是中阳失运，化源不足，肝血亏虚，脾湿不化，予当归芍药散加味理脾和血，疗效满意。

5. 术后杂病

黄煌在治疗子宫内膜癌手术并化疗后的病人，运用麻黄附子细辛汤合柴胡加龙骨牡蛎汤调养，患者出现面貌虚浮、精神萎靡、疲劳、手足冷等一派阳虚症状属麻黄附子细辛汤证，而同时伴有烦躁、焦虑、失眠、惊悸等明显精神神经症状的属柴胡加龙骨牡蛎汤证，二方合用，调节患者体质，减轻痛苦，提高生活质量。汪春花[8]的现代研究表明，承气方可以直接兴奋胃肠道平滑肌，增强蠕动，增加内脏血流量，改善微循环，减少渗出，还能抗菌、解毒和改善肠屏障，有助于尽早恢复术后病人的胃肠功能，改善机体营养，提高机体免疫力。

6. 子宫异常出血

《金匮要略》记载"妇人有漏下者，有半产后因续下血都不绝者，有妊娠下血者，假令妊娠腹中痛，为胞阻，胶艾汤主之。"经燕等治疗因子宫不正的出血，但见月经淋漓不止或妊娠、产后阴道少量出血，血块灰暗，并伴有下腹冷痛、腰酸、脉细等证属寒瘀下血，均可选用胶艾汤，有四物汤养血活血调经，方中艾叶温经止血，阿胶养阴止血，甘草调和诸药，与白芍相配可缓急止痛。马大正[9]治疗异常子宫出血，经验丰富，以茵陈蒿汤合柏叶汤治疗湿热蕴结型的崩漏；用犀角地黄汤来凉血止血，治疗血热引起的出血；用黄土汤来温阳健脾止血，治疗脾肾阳虚证的出血；用四逆散来疏肝活血调经，治疗气滞血瘀的功能性子宫出血；用胶艾汤来温经活血止血，治疗由虚寒夹瘀引起的功能性子宫出血，均获得满意疗效。

7. 其他

马大正[10]对经方的应用经验丰富，效果良好，以半夏厚朴汤治疗子宫肌瘤，伴随烦躁易怒等情绪症状；用百合鸡子黄汤合酸枣仁汤加味治疗因求子心切情绪而引起的怔忡、心悸；用小半夏加茯苓汤合桂枝加龙骨牡蛎汤、半夏秫米汤化裁，治疗彻夜不眠的失寐；用甘麦大枣汤治疗因为烦躁易怒出现的子烦。陈颖[11]运用经方调节和治疗更年期综合征，用桂枝汤治疗潮热、阵发性发热、盗汗、局部出汗、恶风等症，用小柴胡汤、柴胡加龙骨牡蛎汤治疗心悸、烘热汗出、心烦易怒、情绪烦乱、四肢逆冷等症，用黄连阿胶汤、百合地黄汤、百合知母汤治疗心肾不交引起的月经紊乱、失眠、潮热、心烦、心悸等症，用甘麦大枣汤、酸枣仁汤治疗虚烦不得眠、心悸、手足心热、心神不定等症，均获得满意疗效。褚玉霞治疗证属肾阳虚的梦交，用"阴中求阳"的金匮肾气丸增损，来温补元阳，滋补肝肾；由于患者阳气不足，失于推动、温煦，因虚而产生瘀滞，所以在经期还要配合三七粉等药物来化瘀止血、逐瘀清宫、温阳益气。

8. 总结

经方是在历史上经过了长期的临床实践积累而保存下来的，其特点是短小精悍，药少力专。从近年来的经方治疗妇科杂病的报道来看，经方的应用非常广泛，对于调节气血、冲任、阴阳，提高机体免疫力，消除体内癥瘕，改善术后并发症，提高病人生活质量等方面都有很大的成效。从这些报道来看，杂病的主要特点就是杂乱无章，病因病机复杂，而使用经方最重要的经验就是抓主证，选主方，对于兼证则要灵活加减变化，希望这些总结和整理能为临床医家提供一定的思路和感悟。

参考文献

[1] 孙红. 褚玉霞运用经方治疗妇科病经验举隅 [J]. 辽宁中医杂志，2012，39（2）：347.

[2] 眭冬蕾. 黄煌运用麻黄附子细辛汤治疗妇科病经验举隅 [J]. 中国中医药信息杂志，2010，17（2）：83.

[3] 经燕，刘弘. 经方妇科新用 [J]. 中国临床医生，2003，31（10）：58.

［4］姜秀杰.论经方在妇科疾病中的应用［J］.中国民族民间医药，2011，20（19）：20.

［5］季清华.桂枝茯苓丸加减在妇科病中的应用［J］.亚太传统医药，2011，7（5）：45.

［6］梅和平，梅雯明.梅大钊运用经方治疗妇科病经验介绍［J］.陕西中医，2009，30（9）：1239.

［7］余芳.运用经方治疗妇科病的体会［J］.湖北中医杂志，2002，24（7）：24.

［8］汪春花.小承气汤加减促进妇科腹部术后肠道功能恢复75例［J］.河南中医，2009，29（6）：542.

［9］马大正.经方治疗异常子宫出血验案四则［J］.广西中医药，2005，28（5）：32.

［10］马大正.经方治疗妇科情志病验案4则［J］.山西中医，2006，22（5）：35-36.

［11］陈颖.经方治疗更年期综合征［J］.福建中医药，2006，37（4）：40.

（徐昉，康利高阁，王铭，杨建宇）

第三章
张仲景女科经方论治专病举隅

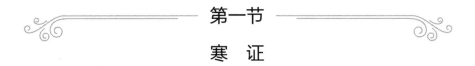

第一节
寒　证

《伤寒杂病论》开中医辨证论治先河，对中医妇科病症治疗相关的论述不仅仅局限于《金匮要略》妇人病三篇，其中的清热、祛寒、化湿、滋阴、温阳等诸多治法都为妇科临床的辨证论治奠定了基础。下面就《伤寒杂病论》中的温阳方药在妇科寒证治疗中的应用做出归纳及探讨。

一、妇科寒证特点

仲景云："妇人之病，因虚，积冷，结气，为诸经水断绝，至有历年，血寒积结胞门，寒伤经络。"由于阳气不足，无力推动气化，内生寒邪常可聚湿生痰或使得血为寒凝，在妇人经、带、胎、产及各种杂病的发生发展中推波助澜，且其所致疾病复杂多样、迁延难愈。妇科寒证常见病为月经后期、闭经、崩漏、经性腹泻、痛经、带下、胎漏胎动不安、妊娠腹痛、子满、子肿、产后身痛、癥瘕、不孕、阴痒等，伴有形寒肢冷，头身肢节疼痛，肢体水肿，筋脉拘挛，呕恶少食，脘腹冷痛，痛喜温按，大便溏泄或下利清谷，小便清长，经色暗淡，舌淡胖，苔白润，脉沉紧或迟等症状。临床证型大体可分为冲任虚寒、阳虚寒凝、脾肾阳虚、阳虚气弱、阳虚血瘀、阳虚水湿六证。

二、温阳方药与妇科寒证

1. 胶艾汤、当归生姜羊肉汤与冲任虚寒证

"妇人有漏下者，有半产后因续下血都不绝者，有妊娠下血者，假令妊娠腹中痛，为胞阻，胶艾汤主之。"胶艾汤方由芎䓖、阿胶、甘草各二两，艾叶、当归各三两，芍

药四两，干地黄四两组成，其中地黄、当归、芍药、川芎为四物汤之组成，养血活血，阿胶补血止血，艾叶温经止血。主治冲任虚寒之妇人漏下、妊娠腹痛、胎漏、产后出血等病症。临床可见阴道出血量少、血色暗淡、小腹隐痛、精神倦怠、头晕心悸、面色白、舌淡、苔白、脉沉细等症状。

"产后腹中㽲痛，当归生姜羊肉汤主之，并治腹中寒疝，虚劳不足。"当归生姜羊肉汤方由当归三两、生姜五两、羊肉一斤组成，其中羊肉温阳填精，当归养血活血，生姜温阳散寒。主治冲任虚寒之妇人经期、妊娠、产后等多种疼痛性疾病。临床可见腹中拘急或绵绵作痛，喜温喜按，肢寒怕冷，舌淡，苔白，脉沉细等。

2. 温经汤、四逆汤、通脉四逆汤与阳虚寒凝证

"主妇人少腹寒，久不受胎，兼取崩中去血，或月水来过多及至期不来。"温经汤方由吴茱萸三两，当归、芎䓖、芍药各二两，人参、桂枝、阿胶、牡丹皮（去心）、生姜、甘草各二两，半夏半升，麦门冬一升（去心）组成，其中当归、川芎、阿胶、芍药、牡丹皮养血行瘀，人参、甘草、半夏补中益气和胃，桂枝、吴茱萸、生姜温经暖宫，麦门冬养阴润燥。主治阳虚寒凝之妇人崩漏、月经后期、不孕等病症。临床可见形寒肢冷，腹中疼痛喜温喜按，经色暗淡，舌淡有紫气，苔薄白等。

"呕而脉弱，小便复利，身有微热，见厥者难治。四逆汤主之。"四逆汤方由附子一枚（生用）、干姜一两半、甘草二两（炙）组成，其中附子温补肾阳，救逆回厥，干姜助附子温阳功效，甘草建中缓燥，制约附子毒性。主治阳虚寒厥之妇人月经后期、经行腹痛、经行腹泻等。临床证见肢寒怕冷或表热里寒，下利清谷，月经愆期色黯，面白或泛红如妆，脉浮而迟。

"少阴病，下利清谷，里寒外热，手足厥逆，脉微欲绝，身反不恶寒，其人面色赤，或腹痛，或干呕，或咽痛，或利止脉不出者，通脉四逆汤主之。"通脉四逆汤方由四逆汤各药加大剂量而来，祛寒破阴，招纳亡阳，温通血脉的作用较其加强。主治阴盛戴阳之妇人痛经或小腹寒冷不孕等。临床症见手足厥逆，下利清谷，或反不恶寒，面赤，脉细微。

3. 桃花汤、肾气丸与脾肾阳虚证

"下利便脓血者，桃花汤主之。"桃花汤方由赤石脂一斤，干姜一两，粳米一升组成，其中赤石脂之重涩，入下焦血分而固脱；干姜之辛温，暖下焦气分而补虚；粳米之甘温，佐石脂、干姜而润肠胃也主治脾阳不足之妇人带下，经行腹泻及崩漏。临床症见腹痛喜温喜按，下利不止甚或便血，出血色暗，面白，舌淡，脉细弱等。

"问曰：妇人病，饮食如故，烦热不得卧而反倚息者，何也？师曰：此名转胞，不得溺也，以胞系了戾，故致此病。但利小便则愈，宜肾气丸主之。"肾气丸方由干地黄八两，薯蓣四两，山茱萸四两，泽泻三两，茯苓三两，牡丹皮三两，桂枝、附子各一两组成，其中地黄、山药、山茱萸、茯苓、泽泻、牡丹皮为六味地黄丸组成，功能补益肾

气，附子温补元阳，桂枝助阳化气，组方尽显少火生气妙法，主治肾气不足之妇女带下量多、质清稀、宫寒不孕等。临床症见腰膝酸软，畏寒肢冷，水肿，小便频数，面色晦暗，舌淡胖，苔白或滑，脉沉细等。

4. 黄芪桂枝五物汤、黄芪建中汤与阳虚气弱证

"血痹阴阳俱微，寸口关上微，尺中小紧，外证身体不仁，如风痹状，黄芪桂枝五物汤主之。"黄芪桂枝五物汤方由黄芪三两，芍药三两，桂枝三两，生姜六两，大枣十二枚组成，其中芍药、大枣敛阴和营，黄芪益气固表，桂枝、生姜温经散寒。此方主治阳虚气弱之妇人月经后期、产后身痛等。临床症见肢体不仁或疼痛，体虚自汗，易外感，舌淡苔薄白，脉微涩。

"虚劳里急，诸不足，黄芪建中汤主之。"仲景制方黄芪建中汤，为虚劳里急、气血不足之脘腹痛而设。虚劳里急临床虽症见不一，但总的病机相同，即中焦虚寒，肝脾失调，营卫失和，气血虚弱。所以凡病久体虚，中焦虚寒者用此方，多能奏效。方中饴糖和桂枝，甘温相得，建立中气，能温中补虚；甘草和芍药，甘酸相须，土中泄木，能和里缓急；生姜、大枣辛、甘而温，发散阳气；黄芪补气运血，加香附理血中之气，为妇科圣药。全方具有补气运血、温经散寒、疏肝解郁、缓急止痛的功效，适用于治疗气血虚弱之痛经，临床症见产后肢体关节疼痛，经期或经后小腹隐隐作痛，月经量少，色淡，质清稀，面色无华，头晕心悸，神疲乏力，舌淡，脉细无力。

5. 桂枝茯苓丸、红蓝花酒与阳虚血瘀证

"所以血不止者，其癥不去故也，当下其癥，桂枝茯苓丸主之。"桂枝茯苓丸方由桂枝、茯苓、牡丹皮去心、桃仁去皮尖（熬）、芍药各等分组成，其中桂枝通阳化气消阴翳，茯苓渗利水湿，牡丹皮清热化瘀，桃仁破血消癥，芍药扶脾护阴。主治阳虚血瘀之妇人胎漏不安，月经后期甚至闭经、痛经、癥瘕等属此类者。临床症见经行腹痛，月经停闭，妊娠阴道流血，腹中拘急，舌质紫暗或有瘀点，苔白，脉涩。虽然此证以瘀血为主，但究其源头不外乎寒，因寒凝滞，导致气滞、血瘀、痰湿等病理因素。

"妇人六十二种风，及腹中血气刺痛，红蓝花酒主之。"仲景制方红蓝花酒，为气滞血瘀之腹中刺痛而设。此方由红蓝花与酒煎煮而成。方中红蓝花即红花，辛、甘而温，为血中气药，有活血化瘀通经之效；酒据考证用黄酒为宜，酒助药力温通行血祛风，正合后世所谓"治风先治血，血行风自灭"之意。全方具有活血行气、散寒止痛的功效，适用于治疗挟风寒之邪而瘀血内阻之痛经，临床症见经期或经期前后出现小腹冷痛，得热痛减，月经量少，色暗或有血块，畏寒怕冷，舌质暗淡或有瘀斑、瘀点，脉沉紧。

6. 附子汤、白术散、甘姜苓术汤、苓桂术甘汤、蛇床子散与阳虚水湿证

"妇人怀娠六七月，脉弦发热，其胎愈胀，腹痛恶寒者，少腹如扇，所以然者，子脏开故也，当以附子汤温其脏。"附子汤由附子二枚（破八片、去皮），茯苓三两，人参二两，白术四两，芍药三两组成，其中附子、人参能温补元阳，白术、茯苓健脾利湿，芍药敛阴。此方主治阳虚水湿之妇人腹痛。临床症见经期、妊娠或产后腹痛或身体骨节疼痛，恶寒肢冷，苔白或滑，脉弦或沉微。

"妊娠养胎，白术散主之。"白术散由白术四分，芎劳四分，蜀椒三分（去汗），牡蛎二分组成，其中白术健脾利湿，川芎和肝舒气，蜀椒温中散寒，牡蛎收敛固涩。主治脾虚寒湿之妇人带下过多、胎动不安等。临床症见脘腹疼痛，恶心呕吐，不思饮食，肢倦溏，舌淡胖苔白滑，脉濡细。

"肾着之病，其人身体重，腰中冷，如坐水中，形如水状，反不渴，小便自利，饮食如故，病属下焦，身劳汗出，衣里冷湿，久久得之，腰以下冷痛，腹重如带五千钱，甘姜苓术汤主之。"甘姜苓术汤方由甘草、白术各二两，干姜、茯苓各四两组成，其中甘草补中益气，干姜温阳散寒，白术健脾利湿，茯苓渗利水湿。此方主治阳虚水湿之妇人清冷带下或不孕。临床症见身重肢冷，腰膝酸软，下肢酸痛，面色白，舌淡胖，苔白滑等。

"心下有痰饮，胸胁支满，目眩，苓桂术甘汤主之。"苓桂术甘汤方由茯苓四两，桂枝、白术各三两，甘草二两组成，其中白术、甘草建中利湿，桂枝温通气化，茯苓渗利水湿。主治脾阳不足，水湿内停之妇人子满，经行浮肿，带下过多。临床症见脘腹胀满，纳差，便溏，头晕目眩，或有浮肿，面白，舌淡胖，苔白滑等。

"温阴中坐药"，此为蛇床子散外用法。蛇床子功用温补肾阳、杀虫，此方主治阳虚寒湿生虫类妇科疾病。临床症见自觉阴中冷连肛门，带下清稀，腰困，少腹寒，外阴瘙痒等。

三、讨论

《伤寒杂病论》中适用于妇科的温阳方药不止于此，其广泛运用于妇人经、带、胎、产、杂病中，其中不少方剂更是在妇科临床疑难病症如闭经、不孕症、癥瘕的治疗中起到了重要的作用。中医学有"怪病从痰、从瘀治疗"之说，而痰瘀多因阳虚而致，燥湿化痰、活血化瘀诸多药物只能治其标，助阳才能治其本。由此可见，《伤寒杂病论》中的温阳方药在妇科寒证尤其是妇科疑难杂病的治疗中具有不可低估的作用，值得进一步研究、探讨。

（刘芸蔚，许小凤）

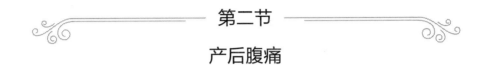

第二节

产后腹痛

《金匮要略》是现存中医古籍中最早设妇科专篇的医著，开创了妇科辨证论治的先河，被称为后世产科学之源头。张仲景在《金匮要略》妇人病三篇中，从理论、辨证论治、药物等方面系统地论述了妇科疾病，形成了对妇女经、带、胎、产、杂病的辨证论治体系，对后世影响很大，下面就妇人产后腹痛略做论述。

妇人产后腹痛始载于《金匮要略·妇人产后病脉证治》，现指在产褥期内，发生与分娩或产褥有关的小腹疼痛，是妇科的常见病。由于病因不同，仲景在该篇指出产后腹痛分为血虚里寒、气血郁滞、瘀血内结虚实不同的治疗方法，分述如下。

1. 血虚里寒腹痛

"产后腹中疞痛，当归生姜羊肉汤主之，并治腹中寒疝，虚劳不足。"产后营血亏虚，血虚夹寒，阴寒滞于血分，血行不畅，肝藏血以荣筋，若产后血虚肝寒，少腹失于温煦，则可导致腹中绵绵作痛，喜温喜按，以当归生姜羊肉汤温调血脉、补虚散寒、行滞止痛。此方亦治血虚寒病及虚劳诸证，这里寒病为寒气攻冲之腹痛，系由血虚内寒、筋脉细急所致。《素问·至真要大论》云："寒淫于内，治以甘热，佐以苦辛。"当归生姜羊肉汤妙用羊肉，取其血肉有情之品，可大补气血，散寒止痛，当归养血补虚，生姜温中散寒，全方共奏补虚养血、散寒止痛之功，体现了《黄帝内经》"形不足者温之以气，精不足者补之以味"之旨。

2. 气血郁滞腹痛

"产后腹痛，烦满不得卧，枳实芍药散主之。"产后腹痛有虚有实，治亦有补泻之分。产后恶露未尽，癖阻气滞，气血奎结，气郁化热则烦，气机不畅则满，气血阻滞则痛，故用行气散结、活血止痛的枳实芍药散治疗。产后腹痛，不烦满，病属里虚。今腹痛兼烦满不得卧，知系肝木恣横，气滞不通，故用枳实理气散结，烧黑入血分，调气而行血分之滞；芍药和血止痛。二味为散，用麦粥下之，以固护胃气而养胃以除烦。三药合用使气血得以宣通，则腹痛烦满诸症自除。临床上气血郁滞、气机不畅的腹痛均可加减使用本方。

3. 瘀血内结腹痛

"产妇腹痛，法当以枳实芍药散。假令不愈者，此为腹中有干血着脐下，宜下瘀血汤主之。亦主经水不利。"产后恶露不尽，瘀血内结于胞宫，其证多为少腹刺痛拒按，痛处固定不移，按之有块，舌紫暗或有瘀点、瘀斑，脉沉涩，证属痛血腹痛，当用下瘀血汤破血逐瘀。方中大黄荡逐瘀血，桃仁润燥活血化瘀，䗪虫破结逐瘀，三药合用破血之力峻猛，用蜜为丸，是缓其药性而不使骤发，以酒煎药引入血分，助行药势。此方对经闭、斑瘀的针对性颇强，所以服后往往能收到血下色如豚肝的满意效果。同理，"妇人经水不利下，抵当汤主之"，也是用水蛭、虻虫攻其瘀，大黄、桃仁下其血，治疗下焦蓄血之少腹硬满结痛。

4. 瘀血内结兼阳明里实腹痛

"产后七八日，无太阳证，少腹坚痛，此恶露不尽，不大便，烦躁发热，切脉微实，再倍发热，日晡时烦躁者，不食，食则谵语，至夜即愈，宜大承气汤主之。热在里，结在膀胱也。""热在里，结在膀胱"，总结了本证的病机，即热聚于中，血结于下。小腹坚硬疼痛，恶露排出不畅，且大便秘结，烦躁发热，日晡加重，此属纯实证，瘀血内结兼阳明里实，此时血结与热邪都不容姑息待之，故用大承气汤通腑泄热，亦可使瘀血随大便而下，一方兼此两任。同时，切脉微实，提示有实邪而无明显正虚，作为产妇投用大承气汤的前提。

由上可知，仲景对于妇人产后腹痛有多种治法，虚实兼顾，攻补并用，正是中医辨证论治思想的运用，也是祖国医学一病多方的典范。妇人产后病特点是多虚、多瘀、易感风邪寒邪。产后腹痛有虚有实，其辨证关键为：辨腹痛的性质，查恶露的正常与否，审其伴发症状。对于产后腹痛的治疗，既需考虑到产后多虚的特点，也不能拘泥于产后多虚而不敢攻邪。辨证论治，虚实兼顾，攻补兼施，是仲景妇人产后腹痛论治的根本所在。

（刘迪，蔡晓辉）

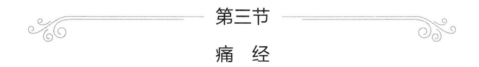

第三节

痛 经

痛经是妇科常见病、多发病，影响妇女正常的工作和生活。痛经最早记载见于《金匮要略·妇人杂病脉证并治》"带下，经水不利，少腹满痛，经一月再见"，属中医经行腹痛范畴。主要临床表现为：妇女正值经期或经行前后，出现周期性小腹疼痛，或痛引腰骶，甚则剧疼晕厥。有文献报道痛经发生率为30%～80%，因此重视痛经的治疗十分必要。《伤寒杂病论》开中医辨证论治的先河，亦为后世有关痛经的辨治奠定了基础。故就《伤寒杂病论》中用于治疗痛经的方药进行整理、归纳、分析。

1. 温经汤、四逆汤主阳虚内寒痛经

温经汤出自《金匮要略·妇人杂病脉证并治》"问曰：妇人年五十所，病下利数十日不止，暮即发热，少腹里急，腹满，手掌烦热，唇口干燥，何也？师曰：此病属带下。何以故？曾经半产，瘀血在少腹不去。何以知之？其证唇口干燥，故知之。当以温经汤主之"。仲景制方温经汤，为崩漏之虚寒兼有瘀血证而设。方中吴茱萸、桂枝温经散寒，通利血脉以止痛；当归、川芎养血活血调经；牡丹皮化瘀行血；阿胶、白芍、麦门冬滋阴养血；人参益气健脾，以资生化之源；半夏、生姜辛开散结，通降胃气，以助祛瘀调经；甘草缓急止痛，调和诸药。诸药合用，使阴血充足，阳气旺盛，血脉温通，瘀血祛除。全方具有温经散寒、养血祛瘀的功效，适用于治疗冲任虚寒兼有瘀血阻滞之痛经，临床症见经期或经后，小腹冷痛，喜按，得温痛减，月经量少，色紫暗或有血块，面色淡白，少气懒言，舌质淡，苔薄白，脉细。

四逆汤出自《伤寒论·辨少阴病脉证并治》"少阴病，脉沉者，急温之，宜四逆汤"。仲景制方四逆汤，为少阴病脾肾阳虚、阴寒内盛之"脉微细，但欲寐"而设。方中附子温阳逐寒、迅达内外，干姜温中焦之阳而除里寒，炙甘草益气温中，三味合用，共奏祛阴回阳之功。全方具有温里回阳的功效，适用于治疗阳虚内寒之痛经，临床症见经期小腹冷痛，痛引腰腹，面色苍白，四肢冰冷，恶心呕吐，腹泻，甚至晕厥，苔白，脉沉紧。四逆汤主治脉证多为汗吐下太过，脉沉迟或微细，手足厥冷，恶寒，体痛，四肢或腹内拘急等。痛经严重者表现为疼痛剧烈、冷汗、四肢厥冷、腹泻、呕吐、面色苍白、昏厥等，这些症状与四逆汤证极为相似，且与阳虚寒凝痛经的机制一致，故用四逆汤为主可治疗阳虚寒凝型痛经。

2. 当归四逆汤、当归生姜羊肉汤主血虚寒凝痛经

当归四逆汤出自《伤寒论·辨厥阴病脉证并治》"手足厥寒，脉细欲绝者，当归四逆汤主之"。仲景制方当归四逆汤，为血虚寒厥证而设。方中当归、芍药补血；桂枝、细辛、通草通阳以散寒，与当归、芍药相配有调和营卫、调和气血的作用；细辛祛寒止痛；甘草、大枣补津液，补脾胃。诸药合用，温而不燥，补血而不滞，使寒邪得祛，血虚得补，经脉得通，痛经可除。全方具有温经散寒、养血通脉的功效，适用于治疗血虚寒凝之痛经，临床症见小腹冷痛剧烈，喜按，得热痛减，月经量少，色黯淡，夹有血块，腰膝酸软，四肢发凉，舌质黯，苔薄白，脉沉细。若痛经内有久寒者，宜当归四逆加吴茱萸生姜汤治疗。

当归生姜羊肉汤出自《金匮要略·腹满寒疝宿食病脉证治》"寒疝腹中痛，及胁痛里急者，当归生姜羊肉汤主之"及《金匮要略·妇人产后病脉证治》"产后腹中疞痛，当归生姜羊肉汤主之，并治腹中寒疝，虚劳不足"。仲景制方当归生姜羊肉汤，为妇人寒客兼有血虚诸证而设。方中当归活血补血，生姜温中散寒，配以温中之血肉有情之品羊肉，共奏温中、散寒、补虚之功。全方具有温阳散寒、养血止痛之功效，适用于治疗血虚内寒之痛经，临床症见经期小腹绵绵作痛，喜温喜按，月经量少，色黯有瘀块，面色青白，畏寒，舌质黯淡，脉沉迟。

3. 桂枝茯苓丸、桃核承气汤、红蓝花酒、下瘀血汤主血瘀痛经

桂枝茯苓丸出自《金匮要略·妇人妊娠病脉证并治》"妇人宿有癥病，经断未及三月，而得漏下不止，胎动在脐上者，为癥痼害。妊娠六月动者，前三月经水利时，胎也。下血者，后断三月，衃也。所以血不止者，其癥不去故也，当下其癥，桂枝茯苓丸主之"。仲景制方桂枝茯苓丸，为瘀血阻滞胞宫所致妊娠漏下不止或胎动不安而设。方中桂枝温通血脉而行瘀滞为主药；辅以白芍养血和营，缓急止痛；赤芍行血之滞；牡丹皮活血行瘀；桃仁破血逐瘀；佐以茯苓渗湿下行，与桂枝相配，能入阴通阳。全方具有活血化瘀、消癥散结、行气止痛的功效，适用于治疗瘀血内阻、气机不通之痛经，临床症见经前或经期小腹胀痛拒按，经行不畅，色紫暗有块，乳房胀痛，胸闷不适，舌质紫暗或有瘀斑，脉弦。

桃核承气汤出自《伤寒论·辨太阳病脉证并治》"太阳病不解，热结膀胱，其人如狂，血自下，下者愈。其外不解者，尚未可攻，当先解其外；外解已，但少腹急结者，乃可攻之，宜桃核承气汤"。仲景制方桃核承气汤，为表邪内传、热与血结于下焦所致下焦蓄血证而设。方中桃仁破血、活血而行瘀；大黄破积滞、行瘀血、通利泻热，协同桃仁活血逐瘀；桂枝通络温经、宣阳行气，血得温则行；芒硝软坚散结消肿；甘草和中缓急止痛。全方具有活血化瘀止痛、清热的功效，适用于治疗热结血瘀之痛经，临床症见经期小腹疼痛拒按，经行不畅，色紫暗夹瘀块，寒热，或经行感冒发热，胸胁胀满，口干心烦，小便黄赤，大便干燥，舌红紫暗有瘀斑、瘀点，脉沉或弦数或沉涩。

红蓝花酒出自《金匮要略·妇人杂病脉证并治》"妇人六十二种风，及腹中血气刺痛，红蓝花酒主之"。仲景制方红蓝花酒，为气滞血瘀之腹中刺痛而设。此方由红蓝花与酒煎煮而成。方中红蓝花即红花，甘而温，为血中气药，有活血化瘀通经之效；酒据考证用黄酒为宜，酒助药力温通行血祛风，正合后世所谓"治风先治血，血行风自灭"之意。全方具有活血行气、散寒止痛的功效，适用于治疗挟风寒之邪而瘀血内阻之痛经，临床症见经期或经期前后出现小腹冷痛，得热痛减，月经量少，色黯或有血块，畏寒怕冷，舌质黯淡或有瘀斑、瘀点，脉沉紧。

下瘀血汤出自《金匮要略·妇人产后病脉证治》"产妇腹痛，法当以枳实芍药散。假令不愈者，此为腹中有干血着脐下，宜下瘀血汤主之。亦主经水不利"。仲景制方下瘀血汤，为产后干血内结之腹痛而设。方中大黄推陈致新，荡涤郁垢而通经下瘀血，桃仁润燥破血，土鳖虫逐瘀破结，蜂蜜润燥以缓大黄、土鳖虫之急，酒煎是取其引入血分，诸药合用，共奏行血、消瘀之功。全方具有活血逐瘀、通络止痛之功，适用于治疗妇人瘀血内阻之痛经，临床症见经前或经期小腹刺痛拒按，经行不畅，血色紫黯有块，舌质紫黯或有瘀斑，脉弦。由于攻逐之力峻猛，故临床应用必须注意中病即止，不可攻伐。

4. 当归芍药散主肝脾不和痛经

当归芍药散出自《金匮要略·妇人妊娠病脉证并治》"妇人怀娠，腹中疞痛，当归芍药散主之"及《金匮要略·妇人杂病脉证并治》"妇人腹中诸疾痛，当归芍药散主之"。仲景制方当归芍药散，为脾虚湿阻之妊娠腹痛而设。两条文精练，均着眼于"痛"字，而痛的部位都在腹中，气血以流通为贵，肝郁则气滞血瘀，或胀或痛；脾虚则运化失司，水湿内生，聚湿生痰，痰瘀互阻于冲任胞宫则生痛。方中当归养血和血，川芎行血中之滞，白芍养血缓急止痛，茯苓、白术健脾以益生化之源，泽泻渗湿使诸药补而不滞。诸药合用，可使冲任气血调和而痛经止。全方具有养血柔肝、活血化瘀、健脾利湿、理气止痛的功效，适用于治疗肝脾不和之痛经，临床症见经前或经期小腹疼痛，月经量少，色黯或夹血块，心烦易怒，胸胁乳房胀痛，纳差，倦怠乏力，平时白带量多，色白或淡黄，舌淡红，苔薄黄，脉细弦。

5. 黄芪建中汤主气血虚弱痛经

黄芪建中汤出自《金匮要略·血痹虚劳病脉证并治》"虚劳里急，诸不足，黄芪建中汤主之"。仲景制方黄芪建中汤，为虚劳里急、气血不足之脘腹痛而设。虚劳里急临床虽见证不一，但总的病机相同，即中焦虚寒，肝脾失调，营卫失和，气血虚弱，所以凡病久体虚、中气虚寒者用此方多能奏效。方中饴糖和桂枝，甘温相得，建立中气，能温中补虚；甘草和芍药，甘酸相须，土中泄木，能和里缓急；生姜、大枣辛、甘而温，发散阳气；黄芪补气运血，加香附理血中之气，为妇科圣药。全方具有补气运血、温经散寒、疏肝解郁、缓急止痛的功效，适用于治疗气血虚弱之痛经，临床症见经期或经后小腹隐隐作痛，月经量少，色淡，质清稀，面色无华，头晕心悸，神疲乏力，舌淡，脉细无力。

《伤寒杂病论》创立了方证对应的辨治方法，当临证出现兼证、合证时，治法方药必随之变化，非一方独用，须灵活掌握。经方药味简略，功效卓越。此举不过是抛砖引玉，旨在启发同仁深入研究，探索经方治疗妇人痛经的奥秘。

（王沙沙，许小凤）

第三篇

张仲景女科经方临证新论

第一章

当归芍药散

第一节

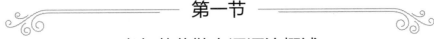

当归芍药散方证证治概述

当归芍药散系东汉张仲景创制，由当归、芍药、川芎、白术、茯苓、泽泻组成，《金匮要略》中论及此方的条文有二："妇人怀娠，腹中疗痛，当归芍药散主之。""妇人腹中诸疾痛，当归芍药散主之。"可知此方原治妇人病，腹痛是原书提到的唯一指征。然而，在临床应用此方时，只凭借腹痛一证，是远远不够的，因此有必要对当归芍药散的病机、病位及临床运用中辨证论治规律做进一步研究。笔者运用统计的方法，将我院收治的用当归芍药散治疗妇科病的疗效显著个案 294 例进行分析，尝试探讨此方治疗妇科病的方证证治规律，为临床规范辨证用方提供借鉴，现报告如下。

一、资料与方法

资料来源于 2006 年 1 月至 2012 年 12 月间我科住院收治以当归芍药散为主疗妇科病的医案，所有病案必须有明确的疗效及症状描述；所用方剂中最少含有治疗妇科病的医案，所有病案必须有明确的疗效及症状描述；所用方剂中最少含有原方药物 4 味，且必须包括当归和芍药，与原方相似度 ≥ 0.5。（相似度 = X/T，其中：$X \geq 4$，为处方中原方药味数；T 为处方中原方药味数 + 增加药味数。）根据上述标准，筛选出验案 294 例。

二、结果

（一）症状、二便、舌脉分布规律

1. 症状统计

在收集的 294 例医案中，计 1484 症次，29 个症状。主要指征为腹痛（218 次）、食欲不振（13 次）、浮肿（116 次）、神疲乏力（114 次）、月经不调（106 次）、带下异常

（104次），次要指征为腰骶酸痛（94次）、面色无华（82次）、眩晕（74次）、胸胁不适（64次）。当归芍药散证的腹痛主要表现为小腹坠胀痛或隐痛，月经不调表现为月经后期、量少、色暗、有血块，白带异常表现为带下色白、质稀、量多、不臭。

2. 二便统计

在所有医案中，记录大便症状的有90例，其中便溏74次（82%），便秘和其他各8次。记录小便症状的有54例，其中小便不利42次（78%）、小便黄12次。提示当归芍药散治疗妇科病的二便表现主要是大便溏，小便不利。

3. 舌脉统计

所有医案中，有舌质描述的270例，舌苔278例。舌质方面，舌淡214例（79%）、舌红30例、紫暗26例；有舌形记载的48例，舌体胖大有齿痕的34例、舌边有瘀斑的14例；舌苔方面，白苔234例（占84.2%），黄苔44例。体现出治疗妇科病时当归芍药散证的舌象表现集中趋势为舌质淡、舌苔白，舌体常胖大、有齿痕。有脉象记录的284条，脉弦170次（59.9%）、细142次（50%）、滑78次（27.5%）、沉76次、弱52次、缓38次、涩26次。复合脉出现频率为弦细42次、弦滑20次，因此可将弦、弦细作为当归芍药散治疗妇科病的主要脉证。

（二）当归芍药散证病因统计

294例医案中，有病因记载的78例，其中各种术后30例（以人流术为主，还包括输卵管结扎等）、情志刺激20例、经期感受寒湿16例、劳累8例、性交4例，可以看出当归芍药散证的病因主要是经期失血复感受寒湿、术后血虚感受外邪、情志刺激以及劳累等。

（三）病种分布

在294例病案中，月经病96例（32.7%），带下病50例（17%），妊娠病82例（27.9%），产后病14例（4.8%），妇科杂病52例（17.7%），可见当归芍药散在妇科诸病的治疗中均有应用，并以治疗月经病为最多，妊娠病、带下病次之，推其原因可能是这三类疾病更易引起腹痛。

（四）用药统计

1. 原方各药运用情况

所有294例医案均使用当归与芍药。统计结果显示，当归和芍药是必备药物，其他诸药均可随证加减，但方中6味药物在临床使用过程中同时出现的概率都很高，这和3味血分药和3味水分药之间的协同作用分不开，而川芎和泽泻减去的次数又相对高于其他诸药，又能说明在血不利和水的程度不严重时，川芎和泽泻可以去而不用。

2. 加味药应用情况

由于妇科病症变化多端，故临床上在明确当归芍药散证的前提下，可根据病症的不同进行化裁使用。统计结果显示，当归芍药散常用的加味药物以补虚药（补脾和补肾）、活血化瘀药、理气药、清热药、祛湿药以及温里药为主，反映了当归芍药散证正虚、血瘀、气滞、湿阻的病理特点。

三、讨论

（一）当归芍药散方证基本构成

根据统计结果，当归芍药散治疗妇科病时其方证可概括为：主要指征：腹痛（主要为小腹坠胀痛或隐痛），食欲不振，浮肿，神疲乏力，月经不调（常表现为月经后期量少、色暗、有血块）、带下异常（常表现为带下色白、质稀、量多、不臭）；参考指征：腰骶酸痛，面色无华，眩晕，胸胁不适；二便表现：大便溏，小便不利；舌苔脉象：舌淡，苔白，舌体常胖大、有齿痕，脉弦或弦细。腹痛在本次统计中频率最高，且仲景原文亦只有腹痛一症，故可将其视为此方证的核心指征，且腹痛以小腹坠胀痛或隐痛为主。在不同种疾病中当归芍药散证的表现有所不同，如治疗妊娠疾病、产后病时，因此时有生理性停经，故月经不调不构成方证的指征；而在治疗月经病、带下病及妇科杂病时，月经不调、带下异常往往又成为主症。其中月经不调以月经后期、量少、色暗、有血块为主，白带异常则以带下量多、色白、质稀、不臭为主。主要指征中食欲不振、神疲乏力、带下异常，与参考指征中的面色无华，以及大便溏薄、舌淡胖有齿痕等均提示脾虚湿滞，故不一定这些症状同时具备才构成使用此方的指征，只要能体现脾虚湿滞的病机，任意一个或多个症状就能同核心指征一起构成当归芍药散证的临床使用指征。此外，浮肿和小便不利是脾虚湿滞进一步发展导致有形之水液运行障碍，且方中茯苓、泽泻的用量较大，故可将二者作为判断脾虚湿滞严重程度的主要指征，临床可据此判断健脾利湿药的用量。头晕由肝血不足、清窍失养引起，胸胁不适则是肝气郁滞或肝血不足的重要指征。两者统计频率虽不高，但因其能反映肝血不足及肝气郁滞的方证病机，临床当重点参考。腰骶酸痛是妇科疾病的常见症状，尤其好发于多数妇科炎症中，究其原因不外两点：脾虚生湿，湿瘀互结阻滞冲任和胞宫；肝肾同居下焦，肝血不足可以引起肾精亏损，故此症可作为当归芍药散证发展过程中容易兼挟的参考指征，且需要配伍相应的中药。

临床中上述的主要指征、参考指征以及二便舌脉，不可能在一个病例中同时出现，因此临床医生在紧扣方证基本构架的同时，还应当注意基本症状之间的联系、方证与主要病机的契合程度以及方证在疾病发展过程中的变化趋势，为医者只有灵活掌握了这些才能正确使用此方。

（二）当归芍药散证病机分析

1. 核心病机

腹痛是当归芍药散证之核心指征，其发生机理当直接决定方证的核心病机。统计结果显示腹痛以小腹坠胀痛或隐痛居多，小腹乃足厥阴肝经循行部位，气滞导致坠胀痛、血虚导致的隐痛，说明当归芍药散的核心病机乃血虚肝郁。仲景曰"血不利则为水"，而此方由三味血分药和三味水分药组成，故可知此方证在血液运行障碍情况下导致水液代谢异常，再依据肝病传脾、脾主运化水液的特点，认为脾虚湿滞为此方证另一核心病机。基本症状中的腹痛、月经后期量少、头晕、胸胁不适均由血虚肝郁直接导致；脾虚湿滞则主要表现为食欲不振、神疲乏力、带下异常、面色无华。

2. 病机演变

（1）气滞血瘀：肝郁则气滞、气滞则血瘀，肝血不足则血行缓慢，也易成瘀，出现瘀血附着胞宫，月经色暗有血块。

（2）湿热和寒湿：湿邪阻滞脾胃之后，由于脏腑阴阳的偏盛偏衰以及治疗不当，湿有从寒化或从热化的不同病理变化，因此，若患者素体脾胃虚寒，一旦感受湿邪，易从寒化成为寒湿之证；反之，如患者素体肠胃积热或阴虚火旺，则湿邪易从热化成为湿热之证。

（3）肾虚：肾乃后天之本，久病大病穷必及肾，故当归芍药散证易发展为肾虚，肾阳虚则水液运行进一步失控，出现浮肿、小便不利；肾阴虚则血海不能充盈，胞宫不能濡养，从而加剧月经不调及小腹疼痛；肾气虚则封藏失职，带下淋漓不绝。而腰为肾之府，肾虚又最终导致腰膝酸软。

3. 药物应用分析

统计显示芍药和茯苓的用量最大，而且最大剂量和最小剂量的悬殊也最大，临床上芍药重用可起到柔肝、缓急、止痛的功效，而茯苓味甘性平，既能健脾又能利湿，用量较大既可辅助白术健脾，又能与泽泻一同起到利水消肿的作用。川芎用量为方中最少，而在原方中其用量仅次于芍药，说明现代临床对川芎的用量较保守，诚因川芎乃血中气药，活血行气之力较大，恐其动血耗血。泽泻用量也较原方少，原因为防其利水太过而反伤阴液。总的来说，各味药的平均用量较为接近，当归：芍药：川芎：白术：茯苓：泽泻 = 1.2：1.6：0.8：1.2：1.4：1.2，而原方各药比例为3：16：8：4：4：8，可以看出古今用量比例存在差异[1]。

甘草是当归芍药散最常加味的药物，分析其原因为：芍药甘草汤是临床上最有效的缓急止痛方之一，而腹痛又是当归芍药散治疗妇科病的首要指征；甘草在临床处方中可以起到调和药性的作用，并且味甘浓郁，可矫正方中药物的滋味；甘草具有补脾益气的作用，可以配合诸药加强健脾益气的力量。香附、益母草、黄芪、桂枝出现频率较高。

其中，香附疏肝理气，调经止痛，乃"气病之总司，女科之主帅"，与当归芍药散合用加强行气行血之力，正能补当归芍药散疏肝理气之力不足之弊；益母草活血调经，利尿消肿，与当归芍药散合用加强活血利水之功；方中多加黄芪，一来加强健脾益气之力，再者黄芪当归合用乃当归补血汤，补气以生血；桂枝既能通血脉以使经血流畅，又能"导引三焦，下通膀胱以利小便"[2]，与当归芍药散中之茯苓、芍药合用有桂枝茯苓丸之意，功能通血脉而消瘀血，助气化而行津液。

从加味药物分类看，当归芍药散治疗妇科病时最常加补虚、活血化瘀、理气和祛湿类药物，在弥补原方活血、理气、健脾、祛湿之力不足的同时，针对湿邪易热化或寒化，以及当归芍药散证易兼挟肾虚证的特点，临床多加用清热、温里和补肾类药物。

参考文献

[1] 杨乔. 当归芍药散治疗作用的研究进展[J]. 医学综述，2008，14（10）：1545-1547.

[2] 张锡纯. 医学衷中参西录[M]. 石家庄：河北科学技术出版社，2002：292.

（齐丽红，王海霞）

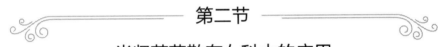

第二节

当归芍药散在女科中的应用

一、治疗痛经

痛经分为原发性痛经与继发性痛经两种。临床我们通过一定数量的疗效观察及统计分析，发现加味当归芍药散对血虚肝郁、脾虚湿盛型痛经应用安全，疗效确切，随访临床复发率低。

1. 一般资料

中医痛经（经行腹痛）诊断标准和辨证分型标准：根据中国中医药出版社出版的《中医妇科学》痛经的气血虚弱证进行诊断。根据本病的主症特点进行中医辨证，将血虚肝郁、脾虚湿盛型纳入符合证型组。

病例选择：本观察病例均出自我院中医科门诊病人（2010年10月至2013年6月），共选取68例，均为中青年女性，年龄18～50岁。本研究把患者随机分为治疗组和对照组，其中治疗组36例，年龄18～50岁；对照组32例，年龄18～49岁。

排除标准：包括未达到入选标准及达到入选标准未按疗程完成治疗者。①诊断为痛经但证型非气血虚弱者。②服用本药物后有腹泻、过敏及其他不良反应者。③符合纳入标准，但未按规定服用药物，未及时复诊，疗效无法评估者。

2. 治疗方法

治疗组：加味当归芍药散（当归 15g，芍药 18g，川芎 8g，白术 10g，泽泻 12g，茯苓 15g，香附 10g，黄芪 30g。如白带量多、黏稠加黄柏 10g，芡实 10g；色黄异味者加败酱草 15g，蒲公英 15g；腹痛重者加川楝子 10g，延胡索 10g；小腹冷痛者加乌药 10g，艾叶 10g；腰酸者加杜仲 15g，川续断 15g）。每日 1 剂，水煎，早晚分服，2 周为 1 个疗程。

对照组：益母草颗粒，由上海海虹实业巢湖今辰药业有限公司生产。药物成分为益母草，辅料为糊精、糖粉；剂型为颗粒剂，每袋 15g；口服，每次 1 袋，每日 2 次，2 周为 1 个疗程。

中医证候：根据《中医妇科学》治疗痛经（经行腹痛）的辨证分型，制定症状积分量表，进行评价药物改善症状的疗效。主要观察的症状有：经期或经后小腹隐痛、疲劳乏力、白带量多黏稠，或色黄异味，腰酸腰痛，腹冷喜按，头晕心悸；舌质淡暗，苔薄白或白厚腻，脉弱或濡细。

根据主要症状，采用症状程度分级评分方法，每个症状评分分为无、轻、中、重四个等级，分别赋予 0、1、2、3 分。治疗效果分为显效、有效及无效三个等级。气血虚弱型为符合证型组，其他证型组均为不符合证型组。

两组治疗后积分经检验差异有统计学意义（$P < 0.05$），说明两组在针对血虚肝郁、脾虚湿盛型痛经的治疗上治疗组疗效优于对照组。

治疗组与对照组治疗效果比较：治疗组 36 例，显效（临床症状体征消失或大部分消失）14 例，有效（临床症状体征改善）16 例，无效（治疗前后无变化）6 例，总有效率 83.3%；对照组 32 例，显效 4 例，有效 15 例，无效 13 例，总有效率 59.3%。经检验两组疗效有显著性差异（$P < 0.05$），治疗组疗效优于对照组。

3. 讨论

痛经最早记载于《金匮要略·妇人杂病脉证并治》，并指出瘀血内阻而致经行不畅、少腹胀痛的特点，后经宋、明、清各代医家不断补充完善，认为痛经的病位在子宫、冲任，以"不通则痛"或"不荣则痛"为主要病机。实者可见气滞、寒凝、湿阻致使子宫气血不畅，虚者可有气虚、肾亏致子宫失于濡养。西医妇科学认为痛经的发生与子宫合成与释放前列腺素增加有关。近二三十年来有不少学者根据中医痛经的病因病机，结合西医痛经生理病理的认识，在临床和实验上，对当归芍药散治疗痛经的疗效和机制进行分析研究，张宁海等认为当归芍药散水煎醇提取物可抑制大鼠离体子宫的自发收缩，对抗垂体后叶素、前列腺素 E_1 引起的子宫平滑肌痉挛。刘国云等认为当归芍药散治疗慢性盆腔炎作用机制与其增强免疫功能有关，通过抑制细胞内钙库释放而松弛子宫平滑肌，为治疗痛经提供实验基础。

当归芍药散出自《金匮要略·妇人杂病脉证并治》："妇人腹中诸疾痛，当归芍药散主之。"当归具有补血活血、调经止痛、润肠通便的功效。芍药有养血敛阴、补而不腻、柔肝缓中、止痛收汗的功效。当归芍药散具有养血调肝、健脾利湿、养血益脾等功效，主治妇人妊娠，肝郁气滞，脾虚湿胜，腹中疼痛。现代多用于慢性盆腔炎、功能性子宫出血、痛经等属脾虚肝郁者。临床上，我们通过在当归芍药散中加黄芪补气，香附疏肝，组成加味当归芍药散。在辨证的基础上，白带量多者黏稠加黄柏、芡实，色黄异味者加败酱草、蒲公英，腹痛重者加川楝子、延胡索，小腹冷痛者加乌药、艾叶，腰酸者加杜仲、川续断。本研究结果显示，加味当归芍药散对血虚肝郁、脾虚湿盛型痛经应用安全，疗效确切，经随访临床复发率低。

（李爱君，娄永亮）

二、典型验案举隅

当归芍药散出自张仲景《金匮要略》。《金匮要略·妇人妊娠病脉证并治》载："妇人怀娠，腹中疠痛，当归芍药散主之。"《金匮要略·妇人杂病脉证并治》载："妇人腹中诸疾痛，当归芍药散主之。"方由当归、白芍药、白术、泽泻、茯苓、川芎组成，具有养血活血、健脾利湿、调肝止痛的功效。《妇人良方》载："妇人以血为本。"叶天士云："女子以肝为先天。"而脾为后天之本，气血生化之源。肝脾失调，则气血易于失和，气血失调则易于导致各种妇科疾病的产生。当归芍药散具有养血活血、健脾利湿、调肝止痛之功效，且组方严谨，用药平和，药味简便，通过药物剂量和药味的加减化裁，在多种妇科疾病的临床治疗中具有很强的实用性。笔者随导师门诊，见其以当归芍药散加减化裁治疗多种妇科疾病，屡获卓效。特摘录数例介绍如下。

1. 妊娠腹痛

朱某，女，32岁。2011年7月初诊。患者停经41天，自测尿为妊娠阳性。B超提示宫内早孕。患者下腹部时觉隐隐作痛，阴道无流血，胃纳欠佳，神疲乏力，头晕目眩，心情易烦躁。舌淡，苔白略腻，脉细滑。证属血虚脾弱、肝气不调。治以健脾养血、调肝止痛。处方：白芍20g，当归10g，白术15g，泽泻10g，茯苓10g，川芎10g，紫苏梗15g，砂仁6g，柴胡6g，山药15g，党参15g，陈皮10g，甘草10g。水煎服，每天1剂，连服5剂，药后腹痛消失，胃纳明显改善，精神好转。嘱其继服前方5剂以巩固疗效。随访至孕足月，平产1男婴，母子体健。

按语：本病由肝脾失调、气血郁滞所致。概因孕后血聚养胎，气血愈虚，肝失濡养，脾失健运，致使胞脉失养，发为下腹部隐痛，绵绵不绝。肝虚气郁则血滞，故心情易烦躁；脾虚气弱则湿盛，湿邪留着中焦故胃纳不佳，清阳不升则头晕目眩。方中重用白芍以敛肝、和营、止痛，且白芍、甘草相配缓急止痛；当归、川芎、柴胡调肝和血；

白术、茯苓、泽泻、党参、山药、陈皮健脾益气并利湿；佐以砂仁、紫苏梗理气安胎。全方使脾气得健，肝气得养，气血调和，则腹痛除而胎自得安。

2. 盆腔炎

李某，女，36 岁。2011 年 4 月初诊。患者下腹胀痛 2 年，带下量较多，色清质稀，疲乏无力。妇查示双附件稍厚、压痛，B 超提示盆腔积液 15mm。舌淡红，苔白腻，脉沉细无力。西医诊断为慢性盆腔炎。中医辨证为脾虚湿滞，气机不畅。治以健脾利湿，理气行滞。处方：白芍 12g，当归 10g，白术 15g，泽泻 10g，茯苓 15g，川芎 10g，党参 15g，黄芪 15g，白芷 10g，薏苡仁 15g，香附 10g，青皮 10g，荔枝核 10g，乌药 10g，甘草 6g。水煎服，每天 1 剂，口服汤药，并将药渣湿热敷于下腹部 30 分钟，连用 14 剂。药后患者下腹疼痛明显好转，继续用药 14 天后腹痛基本消失。

按语：脾为后天之本，气血生化之源，脾气虚则化源不足，气血两虚，故疲乏无力。湿为阴邪，其性趋下，发为带下量多。又湿性黏腻重浊，导致气机不畅，不通则痛，下腹部胀痛不已，又脾气已虚无力化湿，致使湿邪流连不去，而下腹部胀痛缠绵不止。本病病机以湿邪为主，故重用白术、茯苓、薏苡仁健脾益气以利湿；泽泻利水渗湿；白芷燥湿止带；白芍、当归、川芎、香附调和气血；党参、黄芪健脾益气养血；青皮、荔枝核、乌药宣畅气机；甘草调和诸药。诸药合用，使脾气得健，湿邪得去，气机条达，气血周流顺畅而下腹胀痛消除。

3. 输卵管积水

孟某，女，35 岁。2011 年 5 月初诊。患者未避孕 1 年余未孕，要求孕前调理。月经正常，带下量多，色黄。B 超提示双侧输卵管积水。舌暗红，苔黄稍腻，脉细弦。中医辨证属湿热瘀阻。治以清热利湿，活血行瘀。处方：赤芍 15g，当归 10g，白术 15g，泽泻 10g，茯苓 15g，川芎 10g，金银花 15g，红藤 15g，蒲公英 15g，路路通 15g，丹参 15g，桃仁 15g，黄芪 15g，头晕草 15g，薏苡仁 15g，甘草 6g。水煎服，每天 1 剂，口服汤药，并将药渣湿热敷于下腹部 30 分钟，连用 20 剂。1 个月后随访得知其已成功受孕。

按语：本病系湿热下注，蕴阻于胞络，日久则气血凝滞而成瘀。方用当归芍药散意在清利湿热，活血行气散瘀。方中改白芍为赤芍以清热凉血、祛瘀止痛，白术、泽泻、茯苓、薏苡仁健脾利湿，金银花、红藤、蒲公英清热解毒，路路通利水通经，头晕草清热活血，当归、川芎调气行血，丹参、桃仁活血行瘀，黄芪、甘草益气补中并利水。全方合用使湿热得清，瘀血消散，气血和畅，使积水速消，收效甚捷。

（刘娟，杨正望）

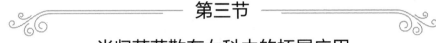

第三节

当归芍药散在女科中的拓展应用

当归芍药散为临床妇科疾病的常用方，始见于《金匮要略》，由当归、芍药、川芎、泽泻、茯苓、白术组成，具有调和肝脾、活血利湿之效，主治"妇人怀娠，腹中疗痛""妇人腹中诸疾痛"等疾患。现代此方临床广泛用于妇科的其他疾患，简述如下。

一、当归芍药散简述

当归芍药散出自《金匮要略》，原文为"妇人怀娠，腹中疗痛，当归芍药散主之""妇人腹中诸疾痛，当归芍药散主之"，主用于妇科各种疾患。《元和纪用经》名为六气经纬丸，言此方原用于养生，能祛风补劳，养真阳，退邪热，缓中，安和神志，润泽容色；散寒邪，温瘴时气。安期先生赐李少君久饵之药，后仲景增减为妇人怀妊腹痛方。《金匮要略今释》也列举很多资料，阐述其用于妇科疾患。《三因极一病证方论》言此方治妊娠腹中绞痛，心下急满及产后血晕，内虚气乏，崩中久利，常服通畅血脉；不生痈疡，消痰养胃，明目益精。《青州医谈》认为治妊中保胎亦佳。综上所述，历代医学名家多用当归芍药散治疗妇人腹痛及妊娠诸症。现代通过对其药理学和临床应用研究，广泛用于妇科的其他疾患。

二、当归芍药散的现代应用

（一）妇科杂症

1. 脾肾阳虚妊娠水肿

此方加减治疗由脾肾阳虚所致之妊娠水肿，服药 6 剂后患者病情痊愈，随访至产后无复发[1]。

2. 治疗子宫下垂

江西中医学院伍老用当归芍药散加减治疗数例子宫下垂之症，服药 20 余剂，诸症消失。其还根据肝脾的辨证关系，运用此方治疗肾下垂、肛门下垂、肝胃下垂、少腹下垂诸症，收到满意效果。

3. 治疗女性功能性水肿

用当归芍药散治疗脾亏肺虚、肾脏气化失调引起的女性功能性水肿 2 例，服药分别为 10 剂和 5 剂，诸症皆除痊愈[2]。

4. 不孕症

据报道，以当归芍药散治疗不孕症 138 例，总有效率达 93.5%。研究表明当归芍药散能直接或间接地作用于下丘脑，对垂体 – 卵巢功能具有调节作用，还具有调节内分泌的作用[3]。

5. 妊娠高血压综合征

当归芍药散对妊娠高血压综合征有良好的调节和治疗作用。据报道，用此方治疗 46 例并同时以复方降压片或肼苯达嗪做对照，结果治疗组与对照组治疗前后对照均有显著差异，临床症状改善率为 91.6%，认为此方对控制轻、中度高血压与化学药降压药疗效相似，且对胎儿发育无不良影响[4]。

6. 盆腔积液

某，年近不惑，小腹胀滞隐痛，腰际酸楚、带下色黄，有气味。妇科诊示：附件炎，B 超检查盆腔少量积液；3 个月屡用抗菌消炎药症状未除，颇感痛苦，视其面唇少华，苔黄腻，脉弦，口微干而不引饮，溲黄，证属湿热趋下，带脉失固，肝络失养。治以清热渗湿，养肝健脾。处方：炒当归、川芎各 10g，炒白芍、炒白术、土茯苓、蒲公英、银花各 20g，猪苓、茯苓、泽泻、白薇、制香附各 15g，生甘草 5g。此方进出 60 余帖，症情消除，精神康复，B 超复查盆腔积液未见，随访二年，疗效巩固。

7. 附件囊肿

贾氏用当归芍药散治疗附件囊肿：华某，届年而立，左小腹胀滞隐痛、腰酸、带下不多，月经近 4 个月来紊乱，至则又淋漓难净。妇检：附件炎。B 超显示：左附件 3.6cm×2.5cm 囊肿包块。经抗菌补液等治疗月余，效不显，因惧手术，求治中医。按脉弦缓，视苔薄腻，纳可形丰。证属癥瘕，阳络伤而汁沫相聚，气血失和所致。治拟调气和血，攻坚散积。处方：炒当归 10g，赤芍 30g，泽泻、炒白术、川芎、茯苓、泽兰、丹参、制香附、三棱、莪术、郁金、白鲜皮各 15g，红花、生甘草各 5g。每日 1 剂。守方加减调服，症情渐缓，3 个月后，腰酸腹痛已除，月经正常，B 超复查附件囊肿包块消失。

8. 慢性盆腔炎

马氏运用当归芍药散治疗慢性盆腔炎 30 例[5]，取得很好效果。观察对象共 30 例，均系我院经妇产科及 B 超检查确诊为慢性盆腔炎，愿接受中药治疗的患者。30 例患者中，年龄 22 ～ 45 岁，平均（30.5±4.7）岁，病程 3 月～ 8 年，平均（3.6±2.8）年。治疗方法及基本方药组成：当归 10g，白芍 30g，茯苓 15g，白术 15g，泽泻 30g，川芎 10g。湿热型加龙胆草 10g，败酱草 30g，柴胡 10g，炒栀子 20g；寒湿型加干姜 10g，肉桂 6g，小茴香 10g；肾虚型加山药 30g，菟丝子 30g，枸杞子 30g，陈皮 10g。将上药加水煎至 150mL 左右，重复三次，将药液混合后，分 3 次口服，每日一剂，4 周为一个疗程。结果显示：痊愈 15 例（50%）、显效 10 例（33.3%），有效 3 例（10%）、无效 2 例（6.7%），总有效率 93.3%。

（二）皮肤诸症

用此方加减治疗黄褐斑 235 例，结果痊愈 58 例，显效 69 例，有效 87 例，总有效率 91.06%，研究表明此方有良好的调节内分泌作用，可促进色斑消退[6]。熊氏用此方加减治疗黄褐斑 1 例，脂溢性脱发 1 例，带状疱疹 1 例，坠积性湿疹 1 例，均获得满意疗效[7]。

参考文献

［1］刘霞，李瑞雪．当归芍药散临床运用举隅［J］.中华现代中西医杂志，2003，1（2）：159.

［2］秦肖．当归芍药散治疗女性功能性水肿［J］.中华中西医杂志，2006，7（12）：11.

［3］陈娟．当归芍药散临床应用体会［J］.甘肃中医，2005（12）：29-30.

［4］刘平．对当归芍药散的认识及研究进展［J］.中成药，1984（10）：30.

［5］贾遇春．当归芍药散在妇科中的运用心得［J］.光明中医，2006，21（2）：32-33.

［6］马晓梅，穆齐金．当归芍药散加味治疗慢性盆腔炎 30 例［J］.中国实用医学，2008（18）：134-135.

［7］杨恒裕．当归芍药散治疗黄褐斑 235 例的疗效观察［J］.空军总医院学报，1988（1）：50-51.

（彭丽华）

第二章
桂枝茯苓丸

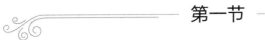

第一节
桂枝茯苓丸临床应用的思路与方法

一、桂枝茯苓丸方证的认识

桂枝茯苓丸为经方之一，出自《金匮要略》，由桂枝、茯苓、丹皮、桃仁、芍药各等分组成，其主要功用为活血化瘀、缓消癥块。原方主治妇人宿有癥病，经断未及三个月，而得漏下不止，自觉脐上似有胎动；月经困难；经停腹胀痛；难产；胎死腹中；胞衣不下；产后恶露不尽而腹痛拒按。历经临床各家加减化裁，其应用范围不断拓展。在妇科疾病中，主要用于治疗子宫肌瘤、子宫内膜异位症、慢性盆腔炎、卵巢囊肿、痛经、自然流产、不孕等症，是治疗妇科疾病的首选良方。

1. 方证要点及临床应用

桂枝茯苓丸适用于癥病下血，体质肥胖或壮实者，面色多红或潮红，或暗红，或发青，或面部皮肤粗糙，或鼻翼毛细血管扩张，眼圈发黑。症见小腹部胀满疼痛，触之有抵抗；或素有癥块，或经行异常伴下血色暗夹块；唇色暗红，舌质暗紫或暗淡，或舌边紫色或舌底静脉怒张；皮肤干燥易起鳞屑，特别是下肢皮肤更为明显，脉沉紧而迟等病证。《勿误方函口诀》言，"按此方主祛瘀血所致之癥瘕（血塞、血块等）之意，凡因瘀血所生之诸疾皆可活用之"。潘炉群[1]运用桂枝茯苓丸加减治疗慢性盆腔炎200例，疗效显著。张引儒[2]运用桂枝茯苓丸加味治疗寒凝血瘀型子宫肌瘤，总有效率为96%。陶柳等[3]研究表明，桂枝茯苓丸联合小檗碱治疗多囊卵巢综合征合胰岛素抵抗的患者，能通过不同途径改变空腹胰岛素和雄激素水平，改善胰岛素敏感度，恢复月经周期，提高妊娠率。叶亚莲等[4]报道，桂枝茯苓丸治疗瘀血阻络型乳腺增生合并痛经疗效显著。

2. 现代药理分析及实验研究

现代药理学研究表明[5]，桂枝茯苓丸主要含桂皮醛、桂皮酸、丹皮酚、芍药苷及部分挥发油等成分，其中桂皮醛有镇静、镇痛、抗惊厥、抗肿瘤的作用，桂皮酸有止咳、利尿、强心、健胃和抑制结核杆菌的作用，丹皮酚、芍药苷具有抗炎、增加外周血流量、抑制前列腺素合成、抗纤维蛋白溶酶、增强巨噬细胞吞噬能力、刺激黄体酮分泌等作用[6]。桂枝茯苓丸能改变毛细血管的通透性，抑制炎症部位肿胀，将病灶局限化[7]；通过抑制氧自由基损伤和炎症细胞因子，调节 PGI2/TXA2 平衡；通过局部的血供降低血液的黏度，阻止血小板的聚集，帮助纤维蛋白的溶解，进而改善盆腔的微循环，减轻瘀血症状，达到治疗慢性炎症的目的[8]；并能通过调整内分泌及性腺功能，显著升高血清雌二醇黄体酮水平，促进卵泡的发育成熟及排卵[9]。

3. 讨论

桂枝茯苓丸中，桂枝味辛、甘，性温，入心、肺、膀胱经，能宣通心阳，温通膀胱，辛散瘀滞，善于温阳活血，并可平冲降逆，《本经疏证》曰"桂枝能于阴中宣阳"，即入血通阳之意；茯苓味甘、淡，入心、脾、膀胱经，能健脾养心，祛痰行水；茯苓、桂枝合用可以治疗眩晕及腹部动悸等水气病；芍药味酸入肝，活血解凝，缓急止痛，兼顾化源行血中之滞；牡丹皮味苦、辛，微寒，入心、肝、肾经，有凉血而不留瘀、活血而不动血的特点，善通血脉中热结，与桂枝相配，寒温相济，性较平和；桃仁味辛、苦，性寒，活血化瘀，消癥散结，兼清瘀热。诸药合之可以活血、行水、通滞，尤以祛除盆腔及下肢瘀血为擅长。

《灵枢·水胀》云："石瘕生于胞中，寒气客于子门，子门闭塞，气不得通，恶血当泻不泻，衃以留止，日以益大，状如怀子，月事不以时下，皆生于女子。"《景岳全书》云："瘀血留滞作癥，惟妇人有之……总由血动之时，余血未净，而一有所逆，则留滞日积而渐以成癥矣。"桂枝茯苓丸也是"水血同治"法的代表方[10]，方中将利水渗湿和养血调血法融为一体。女性的生理和生殖均以血为主，经、带、胎、产皆以血为先，而津血同源互化，在病理生理上血分和水分密切相关，二者相互作用，"水血同治"法临证运用恰当，常可获得满意效果。

瘀血的形成是多方面的，如肾气虚则元气不足，无力推动血行，血滞而瘀血内生；肾阳虚，不能温煦血脉，寒凝而瘀；肾阴虚，虚热煎灼津液，营血稠滞而瘀；肝气郁结，则气血郁滞，日久为瘀。女子以肝为先天，"有余于气，不足于血"。肝主疏泄，喜条达，恶抑郁，畅达一身之气机；肝藏魂"谋虑出焉"，女子常过度忧思郁怒，"有不得隐曲"之事颇多，易致肝失条达，而气为血帅，肝郁日久，气行阻滞，冲任气血失于畅达而瘀滞于内。临床上，宫腔手术创伤史，术后留瘀，或经期外伤生冷，也有经期、产后余血未尽，阴阳交合，余血不循常道外排，留而为瘀，或与精浊相结为瘀，跌仆损伤史也是瘀血的主要原因。瘀血是很多妇科疾病的病因，而桂枝茯苓丸善于散瘀，为治疗妇科疾病提供了另一个途径，值得临床推广和应用。

参考文献

[1] 潘炉群.桂枝茯苓丸加减治疗慢性盆腔炎200例临床分析 [J].海峡药学，2013，25（3）：239-240.

[2] 张引儒.桂枝茯苓丸加味治疗寒凝血瘀型子宫肌瘤50例 [J].中西医结合与祖国医学，2013，17（20）：2680.

[3] 陶柳，庹安写，刘茂艳.桂枝茯苓丸联合黄连素治疗多囊卵巢综合征合胰岛素抵抗患者的影响 [J].中国实验方剂学杂志，2013，19（15）：320-323.

[4] 叶亚莲，柴素萍.桂枝茯苓丸治疗瘀血阻络型乳腺增生合并痛经疗效观察 [J].上海预防医学，2013，25（5）：275-276.

[5] 国家药典委员会.中华人民共和国药典：第一部 [S].北京：中国医药科技出版社，2010：984.

[6] 王妍，郑光，郭洪涛，等.利用文本挖掘技术分析慢性盆腔炎的用药规律 [J].中国实验方剂学杂志，2012，18（9）：287-289.

[7] 张劲松.综合方法治疗慢性盆腔炎102例 [J].中国中医药现代远程教育，2013，11（11）：40-41.

[8] 施慧，王靓，龙子江，等.桂枝茯苓胶囊保留灌肠治疗慢性盆腔炎的实验研究 [J].山西中医学院学报，2013，14（1）：11-13.

[9] 丁淑珍，马斐飞.桂枝茯苓丸对多囊卵巢综合征模型大鼠激素水平的影响 [J].浙江中医杂志，2013，48（6）：408-410.

[10] 路少忠."水血同治"法在妇科疾病中的应用 [J].四川中医，2008，26（7）：28-30.

（马金英，朱立鸣，常道儒）

二、桂枝茯苓丸治疗血瘀证的机制

桂枝茯苓丸主治妇人小腹宿有包块，腹痛拒按，或下血色晦暗而有瘀块，舌质紫暗，脉沉涩，因效果良好，沿用至今。目前，桂枝茯苓丸所疗疾病种类繁多，涉及面广。下面从其组方规律、配伍及方药特点进行分析，以期对其临床应用稍做探讨。

（一）组方规律

桂枝茯苓丸原治妇人素有癥块，致妊娠胎动不安或漏下不止之证。证由瘀阻胞宫所致，瘀血癥块，停留于胞宫，冲任失调，胎元不固，则胎动不安，瘀阻胞宫，阻遏经脉，以致血溢脉外，故漏下不止、血色紫黑晦暗；瘀血内阻胞宫，血行不畅，不通则痛，故腹痛拒按。治宜活血化瘀，缓消癥块[1]。

桂枝茯苓丸的组方规律以营血的运行机制和影响因素为基线，考虑了血瘀证的发病原因和病理变化。活血化瘀与调气、温经通脉、清郁热、补血、行水、利湿、化痰并用。气机阻滞是导致血瘀的重要原因，血能载气，血瘀之后必然影响和加重气机郁滞，所谓血瘀必兼气滞。《景岳全书》云："血必由气，气行则血行，故凡欲治血则或攻或补，皆当以调气为先。"因此，活血祛瘀之中常配以调气之品，以使气行（旺）则血行。血得温则行，遇寒则凝。瘀血为阴邪，活血化瘀之中适当配伍温经通脉之品，有助于瘀血消散。桂枝，《本草经疏》言其作用有六，即和营、通阳、利水、下气、行瘀、补中。方中桂枝既行温经通脉之功，又兼行气之用，以助活血化瘀。血瘀之处，必有伏阳，血瘀日久，易于化热，常出现瘀热并见之证。若瘀热不除，又易灼阴耗血。故对血瘀化热者，宜酌配清热凉血之品，以期瘀热并除。牡丹皮性微寒，既活血化瘀又清热凉血，方中它的应用即是考虑到瘀血郁久化热的问题。

瘀血阻滞，往往影响新血的生成，有"瘀血不去，新血不生"之说，而新血不生瘀血亦不能自去，如《血证论》所云：瘀血不行则新血断无生理，瘀血去则新血已生，新血生而瘀血自去，不补血而祛瘀，瘀又安能尽去哉？补泻兼行，瘀既去而正不伤。因此，活血祛瘀之中应适当配伍养血补血之品，这样补血扶正而利于化瘀。又因活血祛瘀之品性多破泄，过用久用，易伤正气，适当配伍养血补血之品又可祛瘀不伤正。方中用芍药，据考证当时芍药与现在的白芍同源[2]，用其养血滋阴以期祛瘀不伤正，养血扶正利于化瘀。

津血同源，津液与血同源异类，若血行不利，脉络瘀滞，往往影响脏腑的气化功能，使水液运行障碍，导致瘀血兼夹水湿之证，正所谓"血不利则为水"。另外，若津液不布，化为水湿，阻遏气机，又会加重血瘀，因此，清代唐宗海指出凡调血先须调水，即以活血祛瘀为主，适当配伍利水祛湿之品。如此配伍既能祛其水湿，又能加强活血化瘀之功。方中茯苓，味甘而淡，甘则能补，淡则渗利，既能健脾，亦可利水渗湿。本品善淡渗利湿，使湿无所聚，痰无由生。茯苓一味药既可渗利不布之水湿，又可利湿、健脾化痰。水、湿、痰得祛，则瘀血更易消除。

（二）配伍

全方药味精简，却配伍严谨。桂枝、茯苓的配伍，桂枝、桃仁的配伍，芍药、桃仁的配伍，使全方活血化瘀又兼调气、温经通脉、清郁热、补血、行水、利湿和化痰。

1. 桂枝、茯苓

桂枝味甘、性温，既可温扶脾阳以助运水，又可温肾阳、逐寒邪以助膀胱气化而行水湿痰饮之邪，为治疗痰饮病、蓄水证的常用药。茯苓健脾，利水渗湿。如《本草纲目》言茯苓气味淡而渗，其性上行，滋水源而下降，利小便，故张洁古谓其属阳，浮而升，言其性也。东垣谓其阳中之阴，降而下，言其功也。又如《本草疏证》言茯苓纯以气为用，凡此皆起以阴以从阳，布阳以化阴，使清者条达，浊者自然听退，可以下行，或从外达，是用茯苓之旨，在补不在泄，茯苓之用，在泄不在补矣。二者相伍温阳化气行水。

2. 桂枝、桃仁

桂枝辛、散、温通，具有温通经脉、散寒止痛的作用，既能温散血中之寒，又可宣导活血药物。《本草逢原》言桃仁为血瘀血闭之专药，该药性质平和，应用非常广泛。有医学者认为无论血瘀血结在脑部，在咽喉，在胸部、少腹、脐下、大肠、血室、肌腠、关节均可用之。二者相伍增强了化瘀止痛之效。

3. 白芍、桃仁

白芍苦、酸，微寒，入血分，主归肝经，具养血敛阴、柔肝止痛之效。与桃仁相伍，一散一敛，使散不伤正，养血敛阴以助瘀散。现代，人们习惯将方中芍药换作赤芍应用。赤芍清热凉血，活血化瘀，与牡丹皮、桃仁合用，活血化瘀及清热凉血之力增强，使瘀血及瘀久所化之热得以清除。

（三）属于基础方范畴

在祖国医学浩瀚的经验方中，有一类方剂组方结构简明，药味配伍规范，历经临床考验疗效卓著。这类方剂使用频率高，是临床常用的方药，已经成为许多方的组方因子或基干，此类方剂被称为基本方，如四君子汤、四物汤、四逆散、平胃散、二陈汤、白虎汤、麻杏石甘汤等。桂枝茯苓丸一方，药物精简、组方结构简明、药物配伍规范，历经临床考验疗效确切，应属基本方之列[3]。桂枝茯苓丸五味药物无明确剂量，仅述各等分，临床上可根据病情的实际需要确定药量，根据病机的主次，有选择地使用药物或增减药量，从而重新构建活血化瘀的主次格局。如患者体格较健壮，脉搏有力，非妊娠之人，瘀血阻滞，可增加红花、当归等活血化瘀之品与桃仁相伍增加活血化瘀的力度；气机阻滞较明显可增加行气止痛的力量如川芎、乳香、没药、柴胡、青皮等；癥块不明显，仅有瘀血阻滞，化痰的力量可不必过大，适当选用一两味化痰之品即可；对于前列腺增生、乳腺小叶增生、乳腺纤维瘤、乳腺囊肿、子宫肌瘤等痰阻较明显者，叶品良教授在治疗时加大茯苓的用量，临床效果较好。

（四）临床应用

桂枝茯苓丸原治妇人素有癥块，致妊娠胎动不安或漏下不止之证。后《妇人良方》称之为夺命丸，用治妇人小产，子死腹中而见"胎上抢心，闷绝致死"冷汗自出、气促喘满者。《济阴纲目》将此方改为汤剂，易名催生汤，改用于产妇临产。近年来，报道桂枝茯苓丸可用于许多疾病，如前列腺增生、子宫肌瘤、盆腔炎、痛经、月经不调、崩漏、附睾结核、中小型视网膜炎、精索静脉曲张[4]、冠心病心力衰竭[5]、中风、眩晕、糖尿病肾病[6]、慢性前列腺炎、附件囊肿、下肢静脉血栓、风湿病[7]、乳腺小叶增生、乳腺纤维瘤、子宫腺肌病等。所疗疾病种类繁多，涉及面亦较广，但病机总不离瘀血阻滞。对于瘀血阻滞为主要病机的疾病，以此方为基础或基干，根据疾病情况，适当加减变化；对于病机不是以瘀血阻滞为主，而病机中含有瘀血阻滞者，此方可作为组方因子，配合主方使用。

参考文献

[1] 邓中甲.方剂学 [M].北京：中国中医药出版社，2003：248.

[2] 严玉平，宋晓宇."白芍"与"赤芍"的分化与应用初探 [J].时珍国医国药，2008，19（7）：1775-1776.

[3] 蒋永光，邓中甲，李认书，等.《方剂学》中基本方现象及其临证意义 [J].中医药学刊，2001，19（4）：382-383.

[4] 展文国.桂枝茯苓丸临床应用举隅 [J].甘肃医药，2012，31（10）：766-768.

[5] 王瑞丽.桂枝茯苓丸临证应用举隅 [J].中国中医药信息杂志，2012，19（4）：87.

[6] 马燕.桂枝茯苓丸临床新用体会 [J].中国中西医结合肾病杂志，2010，10（8）：726.

[7] 李莎，林昌松.林昌松运用桂枝茯苓丸治疗风湿病经验撷要 [J].江西中医药，2012，43（4）：18-20.

（李贞翠，王冬梅，周文，叶品良）

三、桂枝茯苓丸治疗癥病的机制

桂枝茯苓丸首见于《金匮要略·妇人妊娠病脉证并治》，又名夺命丹（《妇人良方》）、催生汤（《济阴纲目》），是张仲景为妊娠宿有癥病以致漏下不止而设。此方除治疗癥瘕积聚外，还治疗癥血所致的月经不调、卵巢囊肿、痛经、产后身痛、乳腺小叶增生等症。原文指出："妇人宿有癥病，经断未及三月，而得漏下不止，胎动在脐上者，为癥痼害。妊娠六月动者，前三月经水利时，胎也。下血者，后断三月，衃也。所以血不止者，其癥不去故也，当下其癥，桂枝茯苓丸主之。"后人对此方证历来存在争议，一种认为原文是鉴别癥病与妊娠，即用桂枝茯苓丸化瘀消癥；另一种认为原文确实是论述癥病妇人妊娠的证治，但用桂枝茯苓丸是下癥去胎，而非下癥保胎。在此，笔者多同意第二种观点。

张仲景是血瘀学说的奠基人。他在《金匮要略·惊悸吐衄下血胸满瘀血病脉证治》中总结前人的经验，首先提出"瘀血"这个名称，并在治疗蓄血、血痹、虚劳、癥瘕、产后腹痛等疾病中，叙述了瘀血的几种主要症状及脉象，在其他篇中亦谈到瘀血产生的原因和治疗方法；在《伤寒论》的太阳病和阳明病篇中，对血瘀证做了比较详细的阐述。仲景首创了瘀血的辨证论治和方剂，制定了桂枝茯苓丸、下瘀血汤、桃仁承气汤、抵当汤、鳖甲煎丸等方剂，开拓了杂病、伤寒和妇科瘀血论治的新领域，为后世应用活血化瘀药树立了典范。张仲景在《金匮要略·水气病脉证并治》中提出"水分""血分"的概念，认为二者关系密切，临床上既可血病及水，也可水病及血。

依《黄帝内经》对癥的认识，癥又称为瘕、积聚。女性癥以下腹部包块为特征，包块可发生于胞宫、经脉、胞络及盆腔其他部位，包括现代医学的子宫肌瘤、卵巢肿瘤、子宫内膜异位症等多种妇女盆腔肿块结节。《素问·骨空论》云："任脉为病……女子带下瘕聚。"《灵枢·水胀》云："肠覃何如？岐伯曰：寒气客于肠外，与卫气相搏，气不得荣，因有所系，癖而内著，恶气乃起，瘜肉乃生。其始生也，大如鸡卵，稍以益大，至其成如怀子之状，久者离岁，按之则坚，推之则移，月事以时下，此其候也。石瘕何如？岐伯曰：石瘕生于胞中，寒气客于子门，子门闭塞，气不得通，恶血当泻不泻，衃不以留止，日以益大，状如怀子，月事不以时下，皆生于女子，可导而下。"对于其治疗，《黄帝内经》提出可"导而下"。治病当求于本，法当消癥止血，桂枝茯苓丸主之，既可缓消癥结，又可化瘀止血。

桂枝茯苓丸方系《金匮要略》为妇人瘀血病所设。现代药理研究显示，此方具有镇静、镇痛、抗炎、改善微循环、改善血液流变性等作用，能促进炎症渗出物的吸收和血肿包块的消散。据日本学者报道，桃仁、牡丹皮、赤芍可扩张末梢血管，有抗炎镇痛作用；加桂枝可增强镇痛作用，并抑制炎症区域毛细血管通透性；加茯苓可促进组织间隙水分代谢的作用，能直接影响身体的末梢血管和组织，祛逐瘀血，达到消除肿块的目的。

综上所述，张仲景创桂枝茯苓丸，原方用于癥病，因组方配伍巧妙，药物功专，寒温相宜，攻坚破结不伤正，通滞祛瘀不伤阴，后人多宗其意。值得一提的是，在该方基础上，结合具体辨证，适当配伍，推广应用于内科高血压病、心律失常、外科下肢静脉曲张等疾病，灵活取用，每收良效。故遵循"有是证用是药"的原则，临证审视清楚，运用得当，常可收到意想不到的效果，为今后临床应用开拓中成药的研究提出思路。

（王俊霞）

四、桂枝茯苓丸合方辨治的思路与方法

学好、用活桂枝茯苓丸的关键，是辨清其既是辨治妇科胞宫癥积证如子宫肌瘤等的重要代表方，又是辨治非妇科胞宫癥积证如乳腺增生等的重要治病方，更是辨治所有瘀血证的重要基础方。又因病证表现的复杂性、多变性以及不确定性，所以仅用桂枝茯苓丸治疗有一定局限性，只有重视合方运用，才能更好地达到辨治诸多常见病、多发病及疑难杂病的目的。

（一）方药解读

桂枝茯苓丸是辨治瘀血证的基础代表方，由桂枝、茯苓、桃仁、芍药、牡丹皮组成，其用量为相等。

1. 诠释用药要点

方中，桂枝通经散瘀，茯苓渗利瘀浊，桃仁活血化瘀，牡丹皮凉血散瘀，芍药敛阴兼防化瘀药伤血。从方药组成研究其作用部位并不局限于某一方面。

2. 剖析方药配伍

从方药配伍分析其作用特点也不局限于某一病变部位。桂枝与茯苓，属于相使配伍，通经利水、渗利瘀浊；桂枝与芍药，属于相反配伍，桂枝通经散瘀，芍药敛阴益血；桃仁与牡丹皮，属于相使配伍，增强活血祛瘀；桃仁与芍药，属于相反相畏配伍，相反者，补泻同用，相畏者，芍药制约桃仁破瘀伤血，桃仁制约芍药敛阴留瘀；桂枝与桃仁，属于相使配伍，通经破瘀。

3. 权衡用量比例

桂枝、茯苓、桃仁、牡丹皮与芍药用量相等，提示通经、利水、活血破瘀与益血间的用量关系，以治癥瘕及瘀血。

（二）合方思路

在临床中无论瘀血病变在何脏腑，只要病证表现以疼痛如刺，固定不移，夜间痛甚，肌肤甲错，舌质瘀紫，脉涩或结或代为主，均可辨为瘀血，而辨治瘀血证的表现不一定都具备，只要具备其中两个，即可作为辨治瘀血的重要依据。

1. 瘀血病变在脾胃

脾主统血，胃为多血之府；血之运行既借脾气统摄又依胃气通降，而脾胃失和，血行不利，脉络滞涩，可演变为瘀血。审明病变部位在脾胃，权衡治法既要针对脾胃，又要调治瘀血。

（1）瘀血证与脾胃热证：脾胃脉络瘀滞，郁久而化热，热与血结而为瘀，或脾胃郁热而生瘀。根据病变是瘀血证伴有脾胃热证如胃痛拒按，不思饮食，口苦，口臭，胃灼热，舌质暗紫夹瘀，苔薄黄，脉沉涩，其治可选用栀子厚朴汤[1]与桂枝茯苓丸合方[2]：大黄6g，黄连3g，黄芩3g，栀子14g，厚朴12g，枳实4g，芍药12g，桂枝12g，桃仁12g，茯苓12g，牡丹皮12g。方以栀子厚朴汤清泻脾胃郁热，以桂枝茯苓丸活血化瘀。随证加减用药，若大便干者，加大黄、枳实以泄热通便；若口苦者，加黄芩、栀子以清泄郁热。

（2）瘀血证与脾胃寒证：脾胃脉络瘀滞，郁久而伤阳，阳不足而生寒，寒与血结而为瘀，或脾胃虚寒而生瘀。根据病变是瘀血证伴有脾胃虚寒证如胃痛，不思饮食，喜热怕冷，倦怠乏力，大便黑如柏油状，舌质淡夹瘀点，苔薄白，脉弱，其治可选用理中丸与桂枝茯苓丸合方：人参9g，白术9g，干姜9g，芍药12g，桂枝12g，桃仁12g，茯苓12g，牡丹皮12g，炙甘草9g。方以理中丸温补脾胃，以桂枝茯苓丸活血化瘀。随证加减用药，若腹中痛者，重用人参，补虚止痛；若寒甚者，重用干姜，温中散寒；若寒凝腹满者，加附子，即附子理中丸，以温阳散寒通滞；若呕吐呃逆者，加丁香、白蔻仁，即丁蔻理中丸。

（3）瘀血证与脾胃气虚证：脾胃脉络瘀滞，郁久而伤气，气虚而不帅血，血因气虚而为瘀，或气虚不运而为瘀。根据病变是瘀血证伴有脾胃气虚证如胃痛，不思饮食，倦怠乏力，面色黧黑，舌质暗淡，舌下络脉曲张，苔薄白，脉弱涩，其治可选用黄芪建中汤与桂枝茯苓丸合方：桂枝 12g，白芍 18g，生姜 9g，大枣 12 枚，胶饴 70mL，黄芪 5g，桃仁 12g，茯苓 12g，牡丹皮 12g，炙甘草 6g。方以黄芪建中汤益气补脾和胃，以桂枝茯苓丸活血化瘀。随证加减用药，若气短、腹满因于寒气充斥、壅滞气机者，加大生姜用量，以散寒和中。

（4）瘀血证与脾胃气阴两虚证：脾胃脉络瘀滞，郁久而伤气，化热而伤阴，血因气虚而不行，因阴虚而干涩，以此演变为瘀。病变是瘀血证伴有脾胃气阴两虚证如胃脘隐痛，夜间加重，饥不思食，五心烦热，盗汗，舌红少苔，脉细涩，其治可选用麦门冬汤与桂枝茯苓丸合方：麦冬 16g，半夏 24g，人参 9g，粳米 9g，大枣 12 枚，芍药 12g，桂枝 12g，桃仁 12g，茯苓 12g，牡丹皮 12g，炙甘草 6g。方以麦门冬汤益气养阴和胃，以桂枝茯苓丸活血化瘀。随证加减用药，若津伤甚者，加沙参、生地黄、玉竹，以养肺胃，生津液；若阴虚胃痛、脘腹灼热、口干、便结、舌红少苔，加石斛、白芍、海螵蛸，以养阴、益胃、止痛。

2. 瘀血病变在心

心主血脉，脉为血之府，血之运行，周流不息，灌注全身。而脉气失和，经血不行，阻滞脉络，可演变为瘀血。病变在心，权衡治法既要针对心，又要调治瘀血[3]。

（1）瘀血证与心热证：血脉郁滞，日久不愈而化热，热与血结而为瘀，或心热入络而为瘀。根据病变是瘀血证伴有心热证如心烦，或心痛，失眠，舌质紫红夹瘀斑，苔薄黄，脉涩，其治可选用栀子豉汤与桂枝茯苓丸合方：栀子 14g，香豉 10g，芍药 12g，桂枝 12g，桃仁 12g，茯苓 12g，牡丹皮 12g。方以栀子豉汤清泻心热，以桂枝茯苓丸活血化瘀。随证加减用药，若热邪伤气者，加甘草，以益气；若心烦者，加黄连、竹叶，以清热除烦。

（2）瘀血证与心阳虚证：心之脉络瘀滞，郁久而伤阳，阳不足而生寒，寒与血结而为瘀，或心阳虚弱而生瘀。根据病变是瘀血证伴有心阳虚证如心悸，或心痛，倦怠乏力，唇甲青紫，舌质暗淡夹紫，苔薄白，脉结或代，其治可选用桂枝加附子汤与桂枝茯苓丸合方：桂枝 12g，生姜 9g，大枣 12 枚，附子 5g，桃仁 12g，茯苓 12g，牡丹皮 12g，白芍 12g，炙甘草 6g。方以桂枝加附子汤益气温阳散寒，以桂枝茯苓丸活血化瘀。随证加减用药，若瘀血明显者，加当归、桃仁，以活血止痛；若气虚者，加黄芪、白术，以益气固表。

（3）瘀血证与心血虚证：心脉郁滞，血行不利而为瘀，瘀阻脉络，新血不生，以此演变为瘀血证与血虚证。根据病变是瘀血证伴心血虚证如心悸，失眠，多梦，健忘，舌质暗淡夹紫，苔薄白，脉弱涩，其治可选用酸枣仁汤与桂枝茯苓丸合方：酸枣仁48g，知母6g，茯苓6g，川芎6g，桂枝12g，桃仁12g，茯苓12g，牡丹皮12g，白芍12g，炙甘草3g。酸枣仁汤益血安神舍魂，以桂枝茯苓丸活血化瘀。随证加减用药，若失眠者，加石菖蒲、柏子仁，以养心安神；若惊悸者，加龙骨、磁石，以重镇安神。

（4）瘀血证与心阴虚证：瘀血日久，化热伤阴，阴伤不能滋荣脉络，以此演变为瘀血证与心阴虚证。根据病变是瘀血证伴有心阴虚证如是心痛，夜间加重，潮热，盗汗，舌红少苔，脉细涩，其治可选用百合地黄汤和芍药甘草汤与桂枝茯苓丸合方：百合28g，生地黄70g，桂枝12g，桃仁12g，茯苓12g，牡丹皮12g，白芍24g，炙甘草12g。百合地黄汤和芍药甘草汤合方凉血益血滋阴，以桂枝茯苓丸活血化瘀。随证加减用药，若阴虚者，加麦冬、石斛，以滋补阴津；若大便干者，加生地黄、玄参，以滋阴通便。

3. 瘀血病变在肝

肝主藏血，只可收藏，不可瘀滞，而血行不利，脉络滞涩，可演变为瘀血。审明病变在肝，权衡治法既要针对肝，又要调治瘀血。

（1）瘀血证与肝热证：热在肝而生瘀，或肝瘀血而生热，以此演变为瘀血与肝热证。根据病变是瘀血证伴有肝热证如胁痛拒按，面色黧黑，急躁，失眠，舌质暗红夹紫，苔薄黄，脉沉涩，其治可选用栀子柏皮汤与桂枝茯苓丸合方：栀子15g，黄柏6g，桂枝12g，桃仁12g，茯苓12g，牡丹皮12g，白芍12g，甘草6g。方以栀子柏皮汤清泻肝热，以桂枝茯苓丸活血化瘀。随证加减用药，若热盛者，加连翘、金银花，以清热解毒；若气滞者，加柴胡、川芎，以行气解郁。

（2）瘀血证与肝寒证：寒在肝而凝滞脉而为瘀，或瘀伤阳而生寒，以此演变为肝寒证与瘀血证。根据病变是瘀血证伴有肝寒证如胁痛若刺，入夜尤甚，头痛，烦躁，失眠，倦怠乏力，舌质淡，苔薄白，脉弱，其治可选用吴茱萸汤与桂枝茯苓丸合方：吴茱萸24g，人参9g，生姜18g，大枣12枚，桂枝12g，桃仁12g，茯苓12g，牡丹皮12g，白芍12g。方以吴茱萸汤温肝散寒，以桂枝茯苓丸活血化瘀。随证加减用药，若呕吐明显者，加半夏、陈皮，以理气化湿、散寒止痛；若头痛明显者，加蔓荆子、白芷，以散寒通经止痛；若泄泻者，加山药、茯苓，以健脾渗湿止泻。

（3）瘀血证与肝血虚证：瘀血在肝，新血不生，演变为血虚；或肝血虚不能滋荣脉络，脉络滞涩而不瘀。根据病变是瘀血证伴有肝血虚证如胁痛，头晕目眩，面色不荣，失眠，多梦，健忘，舌质暗淡夹紫，苔薄白，脉涩弱，其治可选用胶艾汤与桂枝茯苓丸合方：川芎6g，阿胶6g，甘草9g，艾叶9g，当归9g，芍药12g，干地黄18g，桂枝12g，桃仁12g，茯苓12g，牡丹皮12g。方以胶艾汤补益肝血，以桂枝茯苓丸活血化瘀。随证加减用药，若血虚夹寒者，倍用当归、加桂枝，以温经散寒补血；若血虚夹热者，加牡丹皮、玄参，以清热凉血补血；若目眩明显者，加龙眼肉、鸡血藤，以补血养血明目。

（4）瘀血证与肝阴虚证：瘀血在肝，阴血不得化生而为瘀；或血虚不荣而滞涩，以此演变为瘀血。根据病变是瘀血证伴有肝阴虚证如胁痛，头痛，潮热，盗汗，腹部青筋，舌红少苔，脉细涩，其治可选用百合鸡子汤和芍药甘草汤与桂枝茯苓丸合方：百合 14g，鸡子黄 1 枚，芍药 24g，桂枝 12g，桃仁 12g，茯苓 12g，牡丹皮 12g，炙甘草 12g。方以百合鸡子汤和芍药甘草汤合方滋补阴血，以桂枝茯苓丸活血化瘀。随证加减用药，若大便干结者，加麻子仁、郁李仁，以滋阴润燥通便；若失眠者，加酸枣仁、黄连，以清心养血安神。

4. 瘀血病变在肺

百脉朝于肺，肺主气，气主帅血；肺气失调，血行不利，血脉滞涩，可演变为瘀血。审明病变在肺，权衡治法既要针对肺，又要调治瘀血。

（1）瘀血证与肺热证：邪热郁肺，滞涩脉络而为瘀；或瘀血不祛而生热，以此演变为瘀血与肺热证。根据病变是瘀血证伴有肺热证如咳嗽有痰，时有痰中带血块，气喘，胸中烦热，口渴，舌质暗紫，苔薄黄，其治可选用泽漆汤与桂枝茯苓丸合方：半夏 12g，紫参 15g，泽漆 15g，生姜 15g，白前 15g，黄芩 9g，人参 9g，桂枝 9g，芍药 12g，茯苓 12g，桃仁 12g，牡丹皮 12g，炙甘草 9g。方以泽漆汤清泻肺热，以桂枝茯苓丸活血化瘀。随证加减用药，若痰多色黄者，加胆南星、瓜蒌仁，以清肺化痰；若咳血者，加白及、白茅根，以凉血止血。

（2）瘀血证与肺寒证：寒在肺而凝滞脉而为瘀，或瘀伤阳而生寒，以此演变为肺寒证与瘀血证。根据病变是瘀血证伴有肺寒证如咳嗽，气喘，或不能平卧，或肢体水肿，舌质暗淡夹瘀点，苔薄白，脉涩，其治可选用小青龙汤与桂枝茯苓丸合方：麻黄 9g，桂枝 12g，细辛 9g，干姜 9g，半夏 12g，五味子 12g，芍药 12g，茯苓 12g，桃仁 12g，牡丹皮 12g，炙甘草 9g。方以小青龙汤温肺散寒，以桂枝茯苓丸活血化瘀。随证加减用药，若渴者，加天花粉，以生津止渴；若夹热者，加葶苈子、贝母、苏子，以降肺平喘；若小便不利、小腹满，加茯苓，以利在下之水气。

（3）瘀血证与肺阴虚证：瘀阻肺络，阴血不得化生而为瘀；或血虚不荣而滞涩，以此演变为瘀血。根据病变是瘀血证伴有肺阴虚证如咳嗽，痰少而黏，或痰中带血，气喘，潮热，盗汗，舌红少苔，脉细涩，其治可选用百合知母汤与桂枝茯苓丸合方：百合 14g，知母 9g，芍药 24g，桂枝 12g，桃仁 12g，茯苓 12g，牡丹皮 12g。方以百合知母汤和芍药甘草汤合方滋补阴血，以桂枝茯苓丸活血化瘀。随证加减用药，若阴虚明显者，加沙参、麦冬、生地黄，以滋补阴津。

（三）结语

桂枝茯苓丸虽是辨治瘀血的基础方，但针对五脏病证兼有瘀血病理变化，仅用桂枝茯苓丸有一定局限性，所以在临床中若能重视桂枝茯苓丸合方应用，则能取得最佳治疗效果。

参考文献

［1］王付.经方大黄煎煮与用量［J］.中医杂志，2012，53（7）：617-618.

［2］王付.经方用量探索与实践［J］.中医杂志，2012，53（22）：1899-1901.

［3］毛秉豫，毛绍芬.桂枝茯苓丸在心房颤动抗凝治疗中的应用［J］.中医杂志，2009，50（1）：57.

（王帮众）

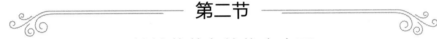

第二节
桂枝茯苓丸的临床应用

桂枝茯苓丸为东汉张仲景所创，载于《金匮要略·妇人妊娠病脉证并治》。方中桂枝温通血脉以行瘀滞，为君药；桃仁活血祛瘀，助君药化瘀消癥，为臣药；芍药能缓急止痛，茯苓能渗湿祛痰，以增强消癥散结、健脾益气、扶助正气之功，牡丹皮、芍药既可活血散瘀，又能凉血以清瘀血日久所化之热，三者共为佐药。诸药合用，共奏活血化瘀、缓消癥块之功。后世医家亦用其治疗慢性盆腔炎、卵巢囊肿、子宫肌瘤、盆腔炎性包块、痛经、输卵管不通以及多囊卵巢综合征、子宫内膜异位症等因瘀血阻滞胞宫者。上述诸病均属中医学中妇人腹痛、带下病、癥瘕、痛经、不孕症等范畴。从西医的观点来看，这是八种不同的妇科疾病；而从中医辨证论治的观点来看，这八种不同的妇科病的病机均可有邪毒侵犯下焦以及气滞血瘀，病灶都在盆腔，属于人体的下焦。虽然病机相同，但由于邪毒侵犯的脏器不同，所以出现不同的病症。又由于病因相同，八种病具有相似的症状，如腰腹痛、月经失调、带下、不孕等，笔者辨证论治、病症结合，从不同症状群中寻找相同的病机，运用桂枝茯苓丸加减变化随证治之。现总结这八种妇科病运用桂枝茯苓丸异病同治的临床应用情况。

一、运用桂枝茯苓丸治疗的常见妇科疾病

1.慢性盆腔炎

慢性盆腔炎是指女性内生殖器及其周围结缔组织、盆腔腹膜等所发生的慢性炎症，常由于急性盆腔炎未彻底治疗所致。在患者体质较差的情况下或机体免疫力低下时，急性盆腔炎的病程可迁延或反复发作，造成慢性盆腔炎。此外，慢性盆腔炎也可无急性盆腔炎的病史过程。慢性盆腔炎病情较顽固，可导致慢性盆腔痛、不孕、异位妊娠、月经

失调等，严重影响到患者的综合生存质量。因此，对其治疗不可忽视。

中医学中虽无慢性盆腔炎这一名称，但在妇人腹痛、带下病、不孕症等病中有类似描述。根据审症求因的原则，中医学认为，本病的发生多由于经期、产后或人流术后气血不足，邪毒乘虚而入，损伤冲任二脉；再者病情迁延日久，气滞血瘀，影响气血化生，正气渐衰，无力驱邪，故属正虚邪恋之证。临床常采用扶正祛邪、攻补兼施的治疗法则，或参以清热、解毒、利湿的治疗法则。

近年来，桂枝茯苓丸在防治慢性盆腔炎方面取得了很大的进展，多在辨证论治原则的指导下，根据不同的证型给予相应的加减变化治疗，临床效果显著。有研究表明，桂枝茯苓丸除能加强患者的抗渗出能力，有效抑制毛细血管的通透性，还能增强纤溶酶的活性，同时抑制结缔组织增生，有效改善患者的微循环，使血流量增加[1]，从而改善盆腔缺血缺氧的情况，进而使胶原纤维的形成减少，促进组织的再生能力修复[2]。有研究表明，桂枝茯苓丸具有活血化瘀的作用，可有效促进盆腔炎症的吸收，使盆腔粘连得以松解[3-4]，并在一定程度上使患者的机体免疫状态得以改善[5]，故用桂枝茯苓丸治疗慢性盆腔炎疗效较佳。

2. 卵巢囊肿

卵巢囊肿在任何年龄阶段均可发生，以生育期的妇女居多。妇女经、带、胎、产等伤阴耗血，导致疏泄失常，气滞血瘀，如房事不节，瘀血败精内留；或感受风寒，邪气侵袭人体；或药物流产、人工流产手术等。由于少腹经脉丛集均可导致气血郁滞、胞脉瘀阻；再者寒湿化热，煎熬水湿，气凝水聚、血脉凝集，则经脉留滞、闭塞隧道，日久渐致癥瘕。卵巢囊肿在中医古书中虽无明确记载，但按照古籍中"妇人胞中结块，或胀，或痛"的症状描述，可将其归为中医的癥瘕范畴。

有研究表明，桂枝茯苓丸可使局部血液循环得以改善，降低全血黏度，对亚急性或慢性炎症性的卵巢囊肿均有明显的抑制作用。此外，还具有黄体生成激素释放激素类似物作用，可使黄体生成激素、尿促卵泡素的分泌减少，进一步影响卵巢激素如黄体酮、睾酮、雌二醇等分泌，从而抑制卵巢囊肿生长所依赖的雌激素环境作用，达到治疗的目的[6]。与西医治疗相比，保守治疗既可避免手术前的痛苦及恐惧，还可避免因手术引起的盆腔粘连等后遗症以及不影响卵巢生理功能。笔者以多年的临床经验，认为运用桂枝茯苓丸保守治疗卵巢囊肿临床疗效较好，且方便、经济、无不良反应，是保守治疗卵巢囊肿较为理想的方法。需要注意的是，畸胎瘤、卵巢巧克力样囊肿或囊肿增大者、或实质性卵巢肿瘤、或疑恶性肿瘤者，皆不宜用桂枝茯苓丸进行保守治疗，应尽快选择手术治疗，以免延误病情。

3. 子宫肌瘤

子宫肌瘤是生育期妇女生殖器官中较常见的良性肿瘤，好发于 35 ～ 45 岁的妇女，发病率高达 20% 以上。子宫肌瘤属于中医学癥瘕范畴，《黄帝内经》谓之"石瘕"，如

"石瘕生于胞中，寒气客于子门，子门闭塞，气不得通，恶血当泻不泻，衃以留止，日以益大，状如怀子，月事不以时下，皆生于女子，可导而下"，明确提出"石瘕"是有形可察之包块，并阐述了病因、体征及活血化瘀的治疗方法。《景岳全书》云"瘀血留滞作癥，惟妇人有之。其证则或由经期，或由产后，或内伤生冷，或外受风寒，或恚怒伤肝，气逆而血留，或忧思伤脾，气虚而血滞，或积劳积弱，气弱而不行，总由血动之时，余血未净，而一有所逆，则留滞日积而渐以成癥矣"，论述了本病的机理。总之，病同"瘀"相关。其发病机制可为感受外邪，或情志抑郁，或气机不调，或脏腑不合，导致气血瘀滞，久则渐成癥块，即现代医学所说的子宫肌瘤。其主要治则为活血化瘀、扶正祛邪以及固护冲任。

现代药理研究表明，桂枝中的主要成分为桂皮醛，具有抗肿瘤的作用；茯苓的多种成分也均有抗肿瘤作用[7]。桂枝茯苓丸中各单味中药均能使机体免疫功能增强，同时能够调节机体异常的免疫功能。此外，桂枝茯苓丸还具有抗血小板聚集、抑制血栓形成、改善微循环等广泛的药理活性作用，从而达到活血化瘀、缓消癥块的目的[8-9]。桂枝茯苓丸之功，在瘀能阻止肌瘤的生长，萎缩软化以致消失。但使用此方适宜治疗3cm以下的肌瘤，3cm以上的仍宜于手术治疗。

4. 盆腔炎性包块

盆腔炎性包块，是妇科常见病、多发病，引发多种临床症状，属于中医癥瘕范畴，多因正气不足、气血失调、气机阻滞、邪毒内蕴、瘀血内停而成。其病机主要是瘀血为患，或痰瘀凝阻，或湿热下注。《景岳全书》言："瘀血留滞作癥，惟妇人有之。其证则或由经期，或由产后，凡内伤生冷，或外受风寒，或恚怒伤肝，气逆而血留，或忧思伤脾，气虚而血滞，或积劳积弱，气弱而不行，总由血动之时，余血未净，而一有所逆，则留滞日积而渐以成癥矣。"故笔者临床运用《金匮要略》中桂枝茯苓丸加味治之。全方具有活血化瘀、消癥散结以及清热解毒的作用。随症加减能切合临床证候，从而达到更好的治疗效果。临床应用中若由丸剂改作煎剂，则能更好地发挥疗效。有临床观察结果表明，此方治疗盆腔炎性包块效果较为理想。现代药理研究表明，此方能使组织微循环得以改善，从而扩张血管，降低毛细血管通透性，对抗渗出性炎症及增生性炎症，使结缔组织增生受到抑制，继而增强机体免疫力[10]，笔者认为这可能是桂枝茯苓丸治疗盆腔炎性包块的作用机制。

5. 痛经

痛经是一种妇女常见的症状，现代医学研究普遍认为其机制可能如下：痛经患者月经血和外周血中前列腺素水平较高，高水平前列腺素诱发和刺激子宫平滑肌收缩，引起子宫肌痉挛，从而产生下腹痉挛性疼痛。当子宫平滑肌长时间收缩过度，就可造成子宫供血不足，甚至引起子宫缺血，继而导致厌氧物蓄积，刺激疼痛神经元而发生痛经。中医学则认为，痛经发病的病因可由情志所伤、起居不慎或六淫为害等，这些病因导致冲任瘀阻或经脉寒凝，即所谓"不通则痛"；或冲任、胞宫失于濡养，即所谓"不荣则痛"。其变化在气、血，病位在冲任、胞宫，表现为痛证。笔者根据此理论基础，临证运用桂枝茯苓丸加减治疗痛经取得了较好的疗效。有实验观察到桂枝茯苓丸高剂量组大鼠，子宫前列腺素水平明显减少[11]，表明抑制前列腺素合成是桂枝茯苓丸治疗痛经的现代机制之一。此外，桂枝茯苓丸还具有良好的抗炎和镇痛作用。

6. 输卵管不通

女子不孕的原因多种多样，比较复杂，西医认为女子不孕的主要原因有如下几种：下丘脑—垂体—卵巢轴的功能失调，或输卵管阻塞，或排卵障碍，或生殖系统抗原的自身免疫干扰了精卵的结合和受精卵的着床，或黄体不健全。中医学则认为，女子不孕的主要机理是肾和冲任胞宫出现功能障碍，《素问·上古天真论》云："女子七岁，肾气盛……二七而天癸至，任脉通，太冲脉盛，月事以时下，故有子。"即女子孕育，是由于肾气旺盛，冲任二脉顺调，天癸按期而至；当肾气不固或虚弱，冲任二脉及气血完全失调时，可致天癸至而无时或至而不足，从而难以摄精成孕。肾和冲任胞宫出现功能障碍的原因较为复杂，或因先天不足，或因幼年多病，或因经期、产后受邪，或因情志不遂等。笔者根据妇女生理上有经、孕、产、乳及多忧、多怒、多悲哀的特点，主张在辨证论治的基础上，根据不同证型灵活运用桂枝茯苓丸加减，表明桂枝茯苓丸具有活血化瘀的作用。现代药理学研究认为，茯苓能消炎止痛、调整机体免疫，桃仁、牡丹皮可活血化瘀，芍药可通经消结、畅通血脉，合理用之，有利血行，疏通病灶处微循环而促进炎症吸收[12]，笔者认为这可能是桂枝茯苓丸治疗输卵管性阻塞的机理。

7. 多囊卵巢综合征

中医将多囊卵巢综合征（PCOS）的肥胖、血脂异常、卵巢肿大归结为癥块，与阴阳失调、痰瘀互结有关。桂枝茯苓丸可治疗妇科癥块癥瘕、痰瘀互结等多种疾病，具有抗血小板聚集、降低全血黏度、改善微循环以及抗炎、调节免疫和改善血管内皮细胞功能等作用。桂枝、茯苓除能温化寒湿以竭痰源，配以赤芍、牡丹皮、桃仁等能调理阴阳，从而达到活血、通络、消癥的目的，所以笔者也常用桂枝茯苓丸治疗 PCOS。桂枝为肉桂的嫩枝，有研究发现，桂枝能减轻胰岛素抵抗[13]。现代药理研究表明，桂枝茯苓丸除具有扩张血管、改善血流动力学以及抗血小板聚集的作用外，还具有降低全血黏稠度、调节机体免疫力的作用，继而改善微循环以及抗感染，从而使病灶周围血氧供应得以改善，最终诱发卵巢排卵[14]，达到治疗的目的。研究还发现，胰岛素抵抗、血脂异常及卵巢性激素水平失调是 PCOS 患者主要特征，常表现为高胰岛素血症、胰岛素抵抗、血脂异常以及睾酮、黄体生成素、黄体生成素与尿促卵泡素比值的升高和雌二醇水平的降低。桂枝茯苓丸加味治疗 PCOS，不仅能够使 PCOS 患者有效降低 TG、TC 水平，还能使 HDL-C 水平升高，改善血脂水平，降低 FINS，进而使胰岛素生物活性和敏感性增加，从而使 HOMA-IR 水平降低，有效改善血糖代谢，并进一步使卵巢性激素水平、临床症状和部分体征得以改善，从而使月经周期恢复良好，提高卵巢排卵和临床妊娠率。

8. 子宫内膜异位症

中医学认为，子宫内膜异位症的根本病机是瘀血内阻，即现代医学所描述：异位的子宫内膜周期性出血。瘀血留滞于少腹，使胞宫、冲任受阻，胞脉不通；由于胞脉血行不畅，蓄血成瘀，久则渐成癥瘕。故笔者认为，子宫内膜异位症的基本病机是瘀血阻滞胞宫、冲任。在临床治疗中，常用活血化瘀、散结止痛治之。故笔者用桂枝茯苓丸加减治疗子宫内膜异位症正是取其活血化瘀、缓消癥块之功，从而达到缩小或萎缩由异位之子宫内膜所形成的包块体积的目的。

从现代医学角度来看，子宫内膜异位症不仅是盆腔血瘀症，还能使全身血液流变发生改变，导致全身微循环瘀阻不畅。现代药理研究亦证实该方不仅具有缓解子宫痉挛和阵痛、抑制血小板聚集、降低全血黏度等作用，还能通过改善微循环使机体免疫力提高，使慢性增生性炎症受到抑制。此外，该方还具有使外周血管扩张、降低血压、抗炎利水等功效。国内外学者研究证实，该方除能明显降低血液黏度外，也是低毒显效方剂[15]，故可长时间服用。在实验性高雌孕激素模型大鼠中，桂枝茯苓丸能明显降低异常升高的雌二醇和黄体酮的血液浓度[16]，这也提示了桂枝茯苓丸能有效治疗高雌激素水平所导致的子宫内膜异位症。

二、小结

异病同治，是指不同的疾病在其发展过程中，由于出现了相同的病机，因而采用同一方法治疗的法则。中医治病的法则，不是着眼于病的异同，而是着眼于病机的区别，正如《素问·阴阳应象大论》中所说"治病必求于本"。异病可以同治，既不决定于病因，也不决定于病证，关键在于辨识不同疾病有无共同的病机。只有病机相同，才可采用相同的治疗法则，亦如《医学源流论·用药如用兵论》记载："数病而合治之，则并力捣其中坚。"从上述八种妇科疾病的病因、病机及西医机制不难看出：以上八种妇科疾病的病机均有气滞血瘀，故以桂枝茯苓丸为基本方，灵活运用其行气活血、化瘀散结的功能治疗不同的妇科疾病，此乃异病同治；但这八种妇科疾病又有各自的症状特点，故在此方的基础上，随着各症的不同进行加减变化，此乃同中求异。笔者正是遵循"异病同治，同病异治"这一简单法则，在中医基础理论的基础上辨证施治，运用桂枝茯苓丸治疗不同的妇科疾病，均收到了较好的疗效。笔者认为，妇科疾病通常分为经、带、胎、产及杂证等，病证繁多，因此必须把握疾病发生与发展的本质，从不同的证候中找出具有共性的因素，并对其加以分析，灵活运用中药方剂治疗不同的疾病。这些疾病虽然病名不同，但其病机相同，所以治疗方法相同，这种异病同治的方法即"治病求本"之法的具体体现。在临床实践中必须细心全面地观察患者病情，正确运用"异病同治"

的治疗法则，以免延误病情。总之，我们应该把握疾病的本质，对症治疗，将"异病同治"这一思想发扬光大。

参考文献

［1］周英，李丽.中药口服配合灌肠治疗慢性盆腔炎临床研究［J］.实用中医药杂志,2011,27（1）：5-7.

［2］谢笑娟.116例慢性盆腔炎的临床分析［J］.当代医学，2012，18（19）：117-119.

［3］张旭，秦丹华，陈建荣，等.桂枝茯苓胶囊配合中药灌肠对慢性盆腔炎患者血液流变学的影响［J］.中国误诊学杂志，2011，11（7）：1538-1539.

［4］张彦霞.桂枝茯苓胶囊治疗慢性盆腔炎194例疗效分析［J］.中国临床实用医学,2010,4（9）：139-140.

［5］季清华.桂枝茯苓丸加减在妇科病中的应用［J］.亚太传统医药，2011，7（5）：45.

［6］周玉娟.桂枝茯苓胶囊合饮食疗法治疗卵巢囊肿80例［J］.临床医药实践杂志,2008,17（3）：213-214.

［7］陈丽霞.桂枝茯苓胶囊择期治疗子宫肌瘤的临床研究［J］.云南中医中药杂志，2008，29（7）：9-10.

［8］宋俊生，高岑，熊俊，等.桂枝茯苓胶囊与西药治疗子宫肌瘤疗效比较的系统评价［J］.中国循证医学杂志，2010，10（12）：1439-1445.

［9］吕健.中西医联合治疗52例子宫肌瘤临床观察［J］.中国医药指南，2010，8（35）：235-236.

［10］张霞，耿金凤.桂枝茯苓丸加减治疗盆腔炎性包块65例［J］.中国现代药物应用，2010，4（1）：99.

［11］李莉，孙聪，谷仿丽，等.桂枝茯苓软胶囊治疗痛经的实验研究［J］.安徽中医学院学报，2008，27（3）：35-38.

［12］卢翠玲.桂枝茯苓胶囊治疗输卵管性不孕［J］.医药论坛杂志，2007，28（20）：112.

［13］曹惠云.桂枝茯苓丸在日本的研究与应用［J］.国外医学（中医中药分册），2003，25（2）：78-80.

［14］蔡丽红.桂枝茯苓胶囊加黄连素临床治疗多囊卵巢综合征疗效观察［J］.河南外科学杂志，2012，18（2）：60-62.

［15］黄欣，Itoh T.桂枝茯苓丸和乐可安对脑脊髓血管病患者微循环的作用［J］.国外医学（中医中药分册），1993，15（3）：16.

［16］李洁，林杰，李征，等.桂枝茯苓胶囊对实验大鼠血浆内雌二醇、黄体酮、催乳素的影响［J］.中国新药与临床杂志，2003，22（3）：146-148.

（刘松江，韩淑丽，段富津）

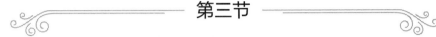

桂枝茯苓胶囊的临床应用

桂枝茯苓胶囊是出自张仲景《金匮要略》中桂枝茯苓方的现代制剂，由桂枝、茯苓、牡丹皮、桃仁、芍药五味中药加工而成。该方具有活血化瘀、缓消癥瘕之功效，为缓消妇人瘀血留结胞宫所致的癥块的代表方。桂枝茯苓胶囊不仅用于血瘀症，也用于子宫肌瘤、子宫内膜异位症、月经过多、药物流产等疾病的治疗，均收到满意疗效。临床上，用于妇科疾病有很好的疗效。近年来，随着临床研究的不断深入，其应用范围也有所拓宽。现将桂枝茯苓胶囊的临床应用进行了总结，供临床参考。

一、临床应用

1. 子宫肌瘤

子宫肌瘤是由于子宫平滑肌组织增生而形成的良性肿瘤，其中含少量纤维结缔组织，是妇科临床的常见病、多发病，多见于中年或更年期妇女[1]。在子宫肌瘤药物治疗中的应用：中医认为子宫肌瘤属于癥瘕范畴。其发病机制为情志抑郁、饮食内伤、感受外邪、气机不调、脏腑不合、正气日衰导致气滞血瘀、久则积块为癥而成，即气滞血瘀，正虚邪实。现代医学认为子宫肌瘤是具有雌、孕激素受体的类固醇激素依赖性肿瘤。以往认为子宫肌瘤的发病与雌激素有关，近年来孕激素对子宫肌瘤生长影响的研究中发现，孕激素使肌瘤细胞分裂活跃。根据中医理论，子宫肌瘤称之为癥瘕，其形成多与正气虚弱、血气失调有关[2]。桂枝茯苓胶囊与米非司酮片治疗子宫肌瘤进行研究比较。桂枝茯苓组和米非司酮片组与模型对照组比较，结果显示，桂枝茯苓组与模型对照组相比，局部肿块缩小率明显下降，可推测，桂枝茯苓胶囊通过抗孕激素作用，能使局部生长激素介质水平降低，两者共同作用可抑制肌瘤生长。米非司酮序贯桂枝茯苓胶囊治疗子宫肌瘤的临床分析，对治疗子宫肌瘤有协同作用，与单用米非司酮片治疗相比，不但可以使子宫肌瘤瘤体缩小更加明显，而且肌瘤的复发率也明显减少。

2. 子宫内膜异位症

子宫内膜异位症是有生长功能的子宫内膜组织出现在宫腔之外的部位，临床上常引起痛经及不孕。其主要病理变化为异位内膜随卵巢激素的变化而发生周期性出血，伴有周围组织纤维化和粘连形成。中医认为离经之血无法排出体外，瘀积于下焦，影响气机，日久形成癥瘕，不通则痛，发生严重痛经；两精不能相合则导致不孕。其病理本质在于脏腑功能失调、气血不畅、瘀血阻滞，故治疗以活血祛瘀、散结消癥为主要方法。

3. 月经不调

临床上月经不调表现为闭经、月经稀发、周期不规则等多种形式，西医治疗主要是用雌激素、孕激素来调整月经周期及排卵[3]。联合应用桂枝茯苓胶囊和西医治疗月经不调疗效显著，弥补了单纯用西药的不足。

4. 输卵管阻塞性不孕

对桂枝茯苓胶囊的药理研究发现，其可改善输卵管及其周围组织的血液循环，并促进炎症吸收，桂枝茯苓胶囊具有活血化瘀、破瘕散结、抗炎止痛功效。在对继发性输卵管阻塞性不孕患者治疗中，笔者采用桂枝茯苓胶囊配合输卵管通液治疗取得了良好疗效。

5. 乳腺增生

乳腺增生好发于生育机能旺盛的育龄期妇女，其临床表现为周期性或非周期性的乳房疼痛，疼痛局限在乳房的某个区域或涉及整个乳房，甚至朝向胸部、腋下、手臂部放散，症状一般在月经之前明显。触诊时乳腺组织局部增厚或颗粒样、条索状改变，触痛征阳性。现代医学认为其发病原因与卵巢分泌雌孕激素功能失调有关，过多的雌激素长期刺激乳腺组织使之过度增生和复旧不全。祖国医学认为乳腺增生为肝郁气滞、冲任失调、痰瘀凝结而成。桂枝茯苓胶囊中桂枝辛、甘、温、辛散瘀滞，茯苓甘、淡、祛痰行水，芍药味酸入肝、缓急止痛，牡丹皮、桃仁活血化瘀，消散结，五味药共建通阳行水、化瘀消癥之功，结合使用协调性强，具有拮抗雌激素调节内分泌之作用。

6. 药物流产

在计划生育术后应用桂枝茯苓胶囊可缩短阴道出血时间，减少感染。观察结果表明，桂枝茯苓胶囊具有活血化瘀、收缩子宫、抗炎镇痛等功效，能有效解除变性的绒毛及蜕膜与子宫壁的粘连，使种植的妊囊和残留的绒毛、蜕膜排出体外，起到药物清宫的作用，避免清宫术的痛苦、损伤及后遗症，并可加快胎囊排出时间，促进子宫内膜脱落，明显减少阴道出血量，缩短阴道出血时间。对施行药物流产的妇女同时予以服用桂枝茯苓胶囊，取得满意效果。

综上，桂枝茯苓丸从最初专治妇人妊娠漏下及胎动不安，到现代在妇产科以及临床各科的广泛应用并取得了令人满意的疗效，可以看出具有三个特点：其一，虽然该方在治疗时涉及临床各科，但其病机中都有癥块，即都有瘀血的致病因素，体现了中医药异病同治的优势；其二，用桂枝茯苓丸原方的甚少，几乎都对症进行了加减，或加强了活血消癥，或加强了软坚散结的中药；其三，在治疗慢性疾病的过程中，临床大多使用中成药且疗效良好，从而为临床用药开拓了思路，并对今后中成药的开发具有一定的启示。

源于汉代张仲景《金匮要略》中的桂枝茯苓丸，由桂枝、茯苓、牡丹皮、芍药、桃仁五味中药组成，方中桂枝温通血脉，芍药行血中之滞，牡丹皮消瘀血，桃仁破血结，茯苓渗泄下行，与桂枝同用，能通阳开结。全方温通经脉，活血化瘀，缓消癥块，用于妇女血瘀所致下腹宿有瘀块，月经量多或漏下不止，血色紫暗，多血块，小腹疼痛，或小腹疼痛拒按，舌质暗红有瘀斑，脉涩或细者。异位妊娠、计划生育术后出血、子宫肌瘤、子宫腺肌症及输卵管阻塞性不孕是妇科门诊的常见疾病，传统中医理论认为以上几种疾病均为血瘀致病，应用桂枝茯苓胶囊治疗，确实提高了疗效，避免了不必要的手术。

参考文献

［1］王淑贞.实用妇产科学［M］.北京：人民卫生出版社，1987：639.

［2］罗元恺.中医妇科［M］.上海：上海科学技术出版社，1987：151.

［3］曹佩霞，阿吉古丽.桂枝茯苓胶囊合并西药治疗月经不调33例［J］.河北医学，2001，7（12）：1130-1131.

（李海英，陈天锁）

二、临床验案

1. 不孕症

陈某，女，28岁。2011年5月2日就诊。患者不孕3年，曾异位妊娠1次，导致左侧输卵管切除，且右侧输卵管不畅。刻诊：下腹部疼痛，白带量多且色白、质稀，经水量少、色黑，体胖，舌苔泛白，舌质淡红，脉细。证属宫内瘀阻、冲任不调、经道瘀阻，诊为不孕症。采用桂枝茯苓丸为基本方进行加减：桂枝、桃仁、莪术、路路通、香附、乌药、九香虫各10g，茯苓、牡丹皮各12g，赤芍15g，蒲公英13g，没药6g，炮甲片5g，蜈蚣2条，败酱草30g。每日1剂，连续服药2个月。2个月后去除方剂中的蜈蚣、九香虫，在排卵期炮甲片加重为10g。患者定期到医院就诊，期间无任何不适，均守原方案进行调理，一共服用中药30余剂。患者于2011年8月29日再行输卵管复查，输卵管已畅通，月经调理后恢复正常，如此调理4月后患者受孕。

按语： 本例不孕症患者的病因多是湿邪犯宫、气滞血瘀、经脉不通，故用桂枝茯苓丸温化经络、活血化瘀，加以没药、莪术加强活血作用，路路通活血通经络，用蒲公英、败酱草清化湿邪解毒，蜈蚣、炮甲片、九香虫可破瘀散结，乌药、香附具有化瘀通络功效，故以上药物配伍，效果满意。

2. 慢性盆腔炎

王某，女，31岁，就诊时腰腹疼痛有半年之久。刻诊：白带量多夹黄，月经不调，腰腹疼痛，舌苔泛白，舌质淡红，脉细。妇科检查：阴道通，充血，宫颈轻度糜烂，宫体后位，压痛。附件两侧增厚增粗，压痛。B超检查：盆腔包块，左侧输卵管增粗伴有积水，盆腔少量积液。诊断为慢性盆腔炎，证属腰腹痛和带下病。采用桂枝茯苓丸为基本方进行加减：桂枝、炒川楝子、当归、延胡索各10g，桃仁8g，茯苓、牡丹皮各

15g，炮山甲、甘草各6g，败酱草30g。每日1服，水煎服。服药1个月后二诊，腰腹部疼痛减轻。服药30剂后，诸症均除，无不适感，B超复查左侧附件无异常，盆腔无阳性体征。

按语： 慢性盆腔炎是邪毒蕴结下焦，导致气血互结所致。故在采用桂枝茯苓方的基础上加炮山甲、延胡索、炒川楝子、当归等，加强活血行气、破积散结的作用；由于舌苔白厚、带下色黄，表明湿热邪毒较盛，故用败酱草、甘草以清热解毒。

3. 卵巢囊肿

黄某，女，27岁。曾流产1次。刻诊：月经不调，双乳胀痛，舌苔白，舌质红，脉细。CT检查乳腺增生。B超检查：子宫左侧无回声光团，边界清晰，后方回声增强，诊断为卵巢囊肿。证属流产后体虚致邪气侵犯下焦，气血阻滞，冲任不调。采用桂枝茯苓丸为基本方进行加减：桂枝、桃仁、延胡索、贝母、漏芦、炒川楝子各10g，茯苓、牡丹皮各15g，消囊散30g（包煎），夏枯草12g。每日1剂，水煎服。服药30剂后，B超复查双侧附件未见异常，囊肿消失。

按语： 卵巢囊肿是邪毒侵犯卵巢，导致卵巢内气血运行不畅，津凝成痰，气血痰互结所致。由于患者双乳胀痛，肝气郁结，故在基本方基础上加漏芦、延胡索等以疏肝理气、疏通乳络。消囊散、夏枯草、贝母等具有加强活血散瘀作用，故加之以消除囊肿。

4. 子宫肌瘤

王某，女，34岁。孕2产2。刻诊：腹痛，月经量多，伴有大血块。妇科检查发现子宫糜烂，子宫如孕2月大，双附件正常，经B超诊断为子宫肌瘤。采用桂枝茯苓丸为基本方进行加减：桂枝、牡丹皮、酒大黄各9g，桃仁15g，茯苓、赤芍、鳖甲各12g。每日1剂，水煎服，连续服用2个月，复查发现月经基本恢复正常，子宫无增大。

按语： 子宫肌瘤属于中医中的癥瘕范畴，多因经期或产后饮食不佳、情志内伤、气血不调、瘀血内停引起。时间久之，发展成癥瘕，可见子宫增大，造成宫肌瘤。桂枝茯苓丸具有温通经脉、行气活血、化瘀散结、渗泄下行的功效，故用本方加减。

5. 异位妊娠

康某，女，38岁。患者停经53天，阴道见少量出血，下腰部酸胀疼痛。B超检查：在右侧附件低回声团块1.6cm×0.9cm，且内见0.7cm×0.4cm的无回声暗区。HCG水平1100IU/mL。刻诊：下腹疼痛，阴道少量出血，舌淡，脉滑。诊断为异位妊娠。采用桂枝茯苓丸为基本方进行加减：桂枝、桃仁、茯苓、制大黄、赤芍、半夏、牡丹皮各10g，红藤、紫草各30g，天花粉10g，丹参15g，海藻20g，蜈蚣2条，陈皮6g。每日1剂，水煎服。服用7剂后，复查发现HCG水平113.83IU/mL。于是加三棱、虻虫各10g，服用20剂后，复查HCG＜2IU/mL，且B超检查附件包块消失。

按语： 中医认为异位妊娠是少腹血瘀实证，以活血化瘀治疗为主。本例患者证属少腹瘀滞，冲任不畅，故用桂枝茯苓丸以活血化瘀；加紫草、天花粉、蜈蚣以杀死妊娠胚胎；加红藤、制大黄达到清热解毒功效；加丹参以活血化瘀；半夏、海藻具有软化坚硬物的作用，在后期 HCG 降低到一定水平后，加三棱、虻虫破瘀消癥，加快异位包块的吸收。诸药同用，配伍相辅相成，疗效满意。

桂枝茯苓丸组方严格，味少专精。笔者以桂枝茯苓丸作为基本处方，根据患者具体情况进行加味，并用汤剂煎服，使诸药相辅相成，在妇科临床上屡屡收到良好疗效。由此可见以桂枝茯苓丸为基本处方加入辅助药物的治疗方法在妇科疾病中具有良好的效果，同时，桂枝茯苓丸在中医妇科领域的作用具有广阔的延伸空间，值得继续研究。

参考文献

［1］张成桂.桂枝茯苓丸治疗妇科疾病的体会［J］.江苏中医杂志，2001，22（4）：12-15.

［2］朱卫忠.桂枝茯苓丸在妇科临床上的应用［J］.浙江中医杂志，2009，6（6）：44-45.

（尹惠琴）

第三章

温经汤

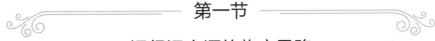

第一节

温经汤方证的临床思路

温经汤出自张仲景《金匮要略》。笔者在多年的学习实践中体会到，温经汤在妇科病治疗中具有满意的临床疗效，现将此方在妇科病的应用阐述如下。

一、方证再识

1. 方义分析

从《金匮要略》原文中得知：妇人五十岁左右，冲任虚衰，天癸枯竭，月经断绝，此时病下利数十日不止，推究病因，属于曾经半产，瘀血停留少腹所致。"此病属带下"，"带下"指广义的妇科疾病。因瘀血停留于少腹，故有腹满里急，营阴伤，阴虚生内热，故见暮即发热，手掌烦热。瘀血不祛，新血不生，津液不能上濡，故见唇口干燥。总而言之，温经汤证既有瘀，又有虚；既有虚寒，又有虚热；属于虚实兼夹、寒热错杂的证候，其主要病机还是虚寒血瘀。

方中吴茱萸、桂枝为君药，用以温经散寒，通利血脉；当归、川芎活血祛瘀以生新，牡丹皮祛瘀通经并退热，共为臣药。阿胶、麦门冬、芍药滋阴养血，并能止血；人参、甘草补气健脾，又能统血；冲任二脉均与足阳明胃经相通，半夏通降胃气而散结，有助于祛瘀通经；生姜温胃降逆而散寒，又能助生化：以上共为佐药。甘草调和诸药，兼为使药。总之，此方具有温经散寒、祛瘀养血之作用。主要用于冲任虚寒而有瘀滞的月经不调、痛经、崩漏等证。以月经不调，小腹冷痛，经来有血块，时发烦热，舌质暗红，脉细涩为辨证要点。但重点旨意在于"血得温则行"，妙用温养之药而不攻瘀，通过温通使瘀血祛、新血生，血脉通利，诸症自愈。统观全方，以温为主，寒热并用，攻补两施，标本兼顾。

2. 临床应用

妇人病的成因，《金匮要略·妇人杂病脉证并治》云"妇人之病，因虚、积冷、结气，为诸经水断绝"。张仲景认为：三者均能造成经水不利，甚或经闭不行。因女子以血为贵，气血充盈，血脉流通，气机条达，则月经应时而下。若此三者中一有所患，日久均能导致经水断绝等病症的发生。因于虚者，或禀赋薄弱，或后天亏损，则气虚血衰，冲任不足，血海不充，胞脉失养，可见月经涩少或闭经、不孕等；因于寒者，或将息失宜，寒邪外感，或内伤生冷，寒邪内生，血脉不得温通，血液瘀滞而形成寒凝血瘀之痛经，瘀血阻滞，新血不生，胞脉不得其养亦可成为不孕症之因；结气者，七情所伤，气机郁结而不条达，血不畅行，血凝不养冲任，经孕异常在所难免。妇人病之形成，病因多，病机繁，证候杂，但冲任虚寒，阴血亏损，兼见瘀血内阻而造成月经不调、痛经、崩漏下血或久不受孕者也不少见。笔者于临床实践中，遵先贤之法，灵活应用，凡符合上述病机者，金匮温经汤每用必验，兹举案以证之。

案 1：患者，女，43 岁，2008 年 4 月就诊。现症月经淋漓不断半月余，下血色暗、有块，少腹冷痛，腰腿酸软无力，手心发热，口唇干燥，面色白，舌淡嫩，苔白润，脉沉无力。综观脉证，乃属冲任虚寒兼有瘀血的崩漏。冲任虚寒不能固经，则崩漏下血。阳虚失煦则少腹冷痛。阳虚气弱则腰腿酸软无力。阳虚寒凝血瘀，则下血暗而有块。治当温经散寒，活血养血止漏。处方：吴茱萸、桂枝、川芎、牡丹皮、当归、白芍、阿胶各 9g，党参 12g，炙甘草 8g，半夏 9g，麦门冬 20g，生姜 6g。3 剂。服后阴道出血量减少，已无血块，余症如一诊。原方继服 3 剂，阴道出血停止，口唇不干，手心热也除。唯见白带清稀量稍多，腿酸沉无力。改用益气健脾、固肾止带之剂。处方：党参 12g，白术 12g，茯苓 12g，泽泻 15g，川续断 15g，杜仲 12g，补骨脂 12g，芡实 15g。服 3 剂后带下稍减，腿不酸但软，又服 3 剂，诸证皆瘥。

案 2：患者，女，26 岁，2009 年 10 月 9 日就诊。主诉：行经腰腹酸痛 9 年余，月经量多。患者 16 岁月经初潮，轻度痛经，婚后行经腹痛有增无减，平素少腹不温，行经少腹疼痛，甚至不能动作，曾多次医治。时轻时重，未能根除。末次月经 9 月 15 日，经前腹隐痛，行经剧烈腹痛，额头冷汗，下血量多、色暗、有块。当时服止痛剂稍有缓解，此时月经将行，恐痛难忍以求治。诊得舌淡白，苔薄白而润，脉沉细带涩。辨证属冲任虚寒性痛经，治宜温寒补虚之法。方用金匮温经汤加减：吴茱萸 6g，肉桂 3g，川芎 3g，当归 9g，阿胶 9g，牡丹皮 9g，赤芍、白芍各 9g，党参 10g，炙甘草 6g，干姜 6g，小茴香 4g，香附 10g。服 3 剂。月经适来，腹部仍痛但轻能忍，继服 5 剂月经停止，嘱其每次月经前服此方 5 剂，又调 3 个月经周期，腹痛次次见轻，半年后又遇患者，欣告服至第三周期腹稍胀已不痛，别无不适，告愈。

3. 小结

金匮温经汤用药十二味，初看庞杂，但杂而不乱，杂中有法，综以温补冲任、养血行瘀、扶正祛邪为其功用。此方温经通瘀并用，但重在温养而不是攻瘀，通过温通以使气行瘀祛，血脉通利。方以温为主，但温中有养、有清，既补气健中，又滋阴养血，寒热并用，消补并投，相反相成，而使诸症自解。临证凡属下元亏损，冲任虚寒，兼见瘀血内停的无论是月经不调、痛经、崩漏，还是宫寒不孕等均可应用。

（杨荣英）

二、临床思路

温经汤为活血祛瘀的方药，具有温经散寒、养血祛瘀的作用，主治冲任虚寒、瘀血阻滞证，然而临床上对调治月经不调、痛经、不孕症等不同病所用方剂则同，这正是中医的异病同治思想。

1. 调治月经不调

正常月经的产生是女子发育到成熟的年龄阶段后，脏腑、天癸、气血、经络协调作用于胞宫的生理现象。任何因素影响到以上环节均可出现月经不调。月经不调临床常见月经先期、后期、经期延长或淋漓不断等。临床表现多种多样，病因复杂，但凡病机属冲任虚寒、瘀血阻滞者均可用温经汤治疗。《素问·奇病论》云"胞络者，系于肾"，夫经本于肾，而其流五脏六腑之血皆归之，故经来而诸经之血皆来附溢。气血关系最密，气为血之帅，血为气之母，气能生血、行血、摄血，气血调和，经候如常。因冲任虚寒、瘀血阻滞而导致血不循经，加之冲任不固，则月经先期；又因阳气不足，阴寒内盛，不能温阳脏腑，气血生化不足，气虚血少，冲任不充，血海满溢延迟，故月经推迟而至。《傅青主女科》云"女科调经尤难，盖经调则无病，不调则百病丛生"。月经不调为冲任受损，月水不通为冲任受寒。在治疗方面，《素问·阴阳应象大论》亦云："治病必求于本。"本，即根、源也，世上未有无源之流，无根之木。"澄其源而流自清，灌其根而枝乃茂"，故对于月经病的调治应遵守《黄帝内经》"谨守病机""谨察阴阳所在而调之，以平为期"的宗旨。由于血寒凝结，致胞门由寒所伤，经络凝聚，而《素问·调经论》云"血气者，喜温而恶寒，寒则泣不能流，温则消而去之"。所以针对以上病因，仲景化瘀以温为通，而欲通而又先充。何谓充？即补养阴血。阴血不足、脉道空虚，脉管内没有充足的阴血作为基础就无血可温、无瘀可化。温经汤方中当归养血和血，阿胶养血滋阴属于血肉有情之品，麦冬养阴增液充盈血脉，芍药配甘草酸甘化阴。以上诸药强强联合，再用温经活血的药物则瘀化经通。脏腑、气血、经络复于正常，则经候如常。全方体现仲景配伍中的阴阳对立统一观：攻补兼施，阴药与阳药相伍，寒热虚实并用，集温清、消补于一方，却以温经散寒、养血祛瘀调经为主，故为调经之祖方。

2. 精于痛经之病

痛经是妇女正值经期或行经前后出现周期性小腹疼痛或痛引腰骶甚至剧痛晕厥者。《景岳全书·妇人规》指出"经行腹痛，证有虚实。实者或因寒滞，或因血滞，或因气滞，或因热滞；虚者有因血虚，有因气虚"。月经与脏腑气血、冲任息息相关，若其相互协调，脏腑安和，气调血畅，经络通利无阻，就不会有痛经之患。然百病之始生，皆生于风寒暑湿燥火，以其化之变。痛经以实证居多，但也有虚证和虚实夹杂证。实证中原因颇多但以血瘀为主要。妇女经期见小腹痛，无论有无他证，必为有瘀。瘀者，积血也，血之与气相辅而行，血贵在周流不息。气行则血行，气滞则血滞，血滞则成瘀；寒主收引，血脉凝涩，也可致瘀。故瘀为有形，本属实，但个人体质往往不同，也有虚中夹实者。痛经虚证也多见，虚者不足也，故此时的痛经多发生现在行经之后，因经后冲任不充、血海空虚，胞宫失于濡养，即所谓"不荣则痛"。然调经重在调脾胃。脾为气血生化之源，脾胃虚弱则气虚血少，血无源，行无力，而致胞脉失养或血瘀脉阻致痛经。肝主藏血，疏泄有度，若肝气不开则精不能泄，肝气条达则血脉流畅，经候如常，肝血不足则气血瘀滞，经脉不利随痛经发生。故《素问病机气宜保命续·妇人胎产论》指出"天癸既行，皆从厥阴论之"，冲为血海，任主胞胎，为血室，均喜正气相通，最恶邪气相犯。经水由二经而外出，而寒湿满二经而内乱，两相争而作疼痛，邪愈盛而正愈衰，服温经汤后痛止。方中运用当归行气活血以温经，充分针对病因发挥其温中止痛、除客血内塞、活血补血之功。更用白芍使肝血得补，肝郁得解，使瘀可去、血流畅，而气血调和，瘀不自生。阿胶养血，人参补气，吴茱萸散寒，桂枝温经，借温通之力促使祛瘀生新。

3. 兼疗不孕之难

《女科要旨》云："妇人无子，皆由经水不调……种子之法，即在于调经之中。"《素问·上古天真论》云："女子七岁，肾气盛，齿更发长；二七而天癸至，任脉通，太冲脉盛，月事以时下，故有子。"此处是说引起不孕的原因很多，中医主要归于经水不调。而温经汤治疗不孕主要为妇人少腹寒，久不受孕。常言道"冰冻三尺非一日之寒"。故因寒所致的不孕，皆非一日之寒所能致，所以有寒冰之地不生草木、重阴之渊不生鱼龙之说。冲脉乃十二经脉之海，主濡养五脏六腑；肾受五脏六腑之精而藏之，五脏六腑精气充盛，肾气亦然充盛，而曾经半产，瘀血在少腹不去，气血不充，又加瘀血有碍新血生成，气血愈弱，更加肝脉受阻，脾土被克，肾气亦得不到充养，心肾不得相交，无力温养胞胎。因此方对中医辨证为肾阳虚型、瘀血型效果最佳，所以临床治疗原发不孕之肾气虚寒、胞宫失于温蕴不能摄精者，常在温经汤的基础上加入温补肾气调理冲任的药，如巴戟天、仙茅。产后感寒、寒瘀凝滞胞宫之继发不孕，临床在温经汤的基础上去半夏、麦冬加入何首乌、三七以加强温经散寒，养血调经之功。近代研究表明，方中的川芎辛温升散，与经间期促发排卵时气血上升趋势相同，故可用之排卵，与血中之圣药当归，养血之芍药、阿胶，滋阴之麦冬配合共生新血；吴茱萸、桂枝、牡丹皮散寒行其瘀；人参、甘草、生姜、半夏以正脾气。以上各药共疗寒瘀客于胞中之宫寒不孕，使肾气旺盛，精血充沛，任脉通，太冲旺盛，月事以时下，继而两精相搏而成孕。

综上，温经汤方集温、润不同药，阴阳兼顾，刚柔相济，用药立法严谨，方药精到。任何疾病的治疗并无定方，须辨证论治，不同疾病证同则治同，要以我为用、适者为用、转化为用，万不可以病名、药名为据，就贸然对号入座，以免酿成大错。

（张利利，马文侠）

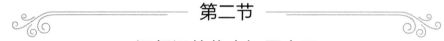

第二节
温经汤的临床拓展应用

一、子宫腺肌病

子宫腺肌病属中医痛经、癥瘕范畴，是妇科疑难杂症之一，近年来就诊率明显上升。2004 年 10 月以来我们采用陈自明《妇人良方》温经汤治疗，现留有病案及线索可查者 31 例，总结分析如下。

1. 临床资料

31 例子宫腺肌典型症状：①逐渐加重性痛经，经期量多、疼痛加重，痛剧面色苍白、冷汗淋漓、四肢厥冷、呕吐腹泻；②病史长，短者 3 年以上，长者 10 余年；③经量大、经期长；④年龄偏大，30 岁以下仅 3 例，30～40 岁以下 4 例，40 岁以上 24 例。31 例经妇科检查均发现有不同程度的子宫质地变硬以及均匀性增大或有局部的隆起，超声检查均符合子宫腺肌病的回声改变。

2. 治疗方法

采用良方温经汤治疗。药用当归 9g，川芎 6g，赤芍、白芍各 9g，肉桂 3～5g，牡丹皮 6～9g，莪术 9g，党参 12g，川牛膝 9g，炙甘草 8～12g。少腹冷甚，腰痛如折，去牡丹皮、肉桂，加炒小茴 6g、补骨脂 9g；血多、心烦、热象明显者，去肉桂，加黄芩 6～9g。经前 3～5 天开始服药，至经期结束后 1 周停药。1 个月经周期为 1 个疗程，连续治疗 3 个疗程。

3. 观察指标

①"经转"（月经来潮）时腹痛的减轻程度；②经量的多少（以病人未病之前的多少为判断依据）；③盆腔超声检查：子宫肌层回声的变化。

4. 治疗结果

经 3 个疗程治疗，痊愈 9 例：经转腹痛消失，经量恢复正常；盆腔超声：子宫肌层回声明显改善或趋于正常。显效 14 例：经转腹痛明显减轻，不影响工作、生活，经量恢复正常；盆腔超声：子宫肌层回声明显改善。有效 5 例：经转腹痛缓解，经量减少；

盆腔超声：子宫肌层回声改善不明显。无效 3 例：经转腹痛缓解及经量减少不明显；盆腔超声：子宫肌层回声变化不明显。显效率 74.19%，有效率 90.32%。

5. 典型病例

某女，28 岁，已婚。因逐渐加重性痛经 8～9 年，婚后 2 年未孕（男方检查未发现异常），于 2010 年 4 月 13 日就诊。初潮 15 岁，4～5 天 /27～28 天，末次月经 2010 年 4 月 2 日。经行 3 年出现腹痛，初能忍受，后渐加重，20 岁起服止痛药，近 3 年来伴有经量明显增多，经期延长至 7～8 天。妇科检查：子宫平位，质地稍硬，饱满，压痛（±）。盆腔超声报告：子宫腺肌病。舌质淡红，脉弦细。给予良方温经汤 7 剂。1 周后复诊，服药后未诉不适，继服原方 14 剂，嘱经期不停药。3 周后复诊，自诉 5 月 1 日经转腹痛明显减轻，经量较前减少，能正常上班。当下经未净，继守原方 10 剂，备药 5 剂（经期服）。6 月 15 日复诊，经逾期未至，诊断早孕。随访至来年，足月顺产一女。

6. 讨论

子宫腺肌病在中医古籍中无记载，其症状散见于痛经、崩漏、癥瘕等病证中。笔者以良方温经汤治疗，疗效甚为满意。此方出自陈自明《妇人良方》，用于经道不通，绕脐寒疝痛彻，其脉沉紧之寒气客于血室，血凝不行，结积血为气所冲，新血与旧血相搏的痛经。明代薛己《校注妇人良方》更载其治寒气客于血室，以致血气凝滞，脐腹作痛，其脉沉紧。由此一来，此方一直拘于经期受寒、经行不畅的治疗。笔者悟于近代医家张锡纯对三棱、莪术的认识，细究此方的药味组成及历代医家、本草家著述并现代药理研究，发现其更适用于寒热虚实错杂性痛经。当归，《日华子本草》曰"破恶血，养新血及主癥癖"，《本草正》曰"补中有动，行中有补，诚血中之气药，亦血中之圣药也。大约佐之以补则补，故能养营养血；佐之以攻则通，故能祛痛……若妇人经期血滞、催产催生，及产后儿枕作痛，具当以此为君"，药理证明当归可使子宫收缩的规律性加强，节律减慢，收缩波间隔延长，收缩力有增无减。川芎，《日华子本草》曰"破癥结宿血"。芍药，《神农本草经》曰"主邪气腹痛，除血痹，破坚积"，《本草正义》曰"仲景以芍药治腹痛，一以益脾阴而摄纳至阴耗散之气，一以养肝阴而和柔刚木桀骜之威"。肉桂，《日华子本草》曰"破痃癖癥瘕，消瘀血"。牡丹皮，《滇南本草》曰"破血行血，消癥瘕之疾，除血分之热"，《本草汇言》曰"血中气药也，善治妇人经脉不通"。莪术，《药性论》曰"治女子血气心痛，破痃癖冷气"，《医学衷中参西录》用三棱、莪术以消冲瘀血，即用参、芪诸药以保护气血，则瘀血去而气血不至伤损，参、芪补气得三棱、莪术以流通之，则补而不滞而元气愈旺，元气即旺愈能鼓舞三棱、莪术之力以消癥瘕，此其所以效也。党参，《本草正义》曰"尤为得中和之正，宜乎五脏交受其养，而无往不宜也"。甘草，《药性论》曰"主腹中冷痛、妇人血沥腰痛"，李杲云其性能缓急，而又协和诸药使之不争，故热药得之缓其热，寒药得之缓其寒，寒热相杂者，用之得其平。现代药理证明，甘草酸、甘草次酸能抑制雌激素对未成年动物子宫的增长作用；小白鼠扭体反应有明显镇痛作用，与芍药合用则产生协同作用。川牛膝，《本草衍义补遗》曰"能引诸药下行"。综上所述，此方除党参、川牛膝无直接消瘀散结镇痛作用外，余六味药均具破疝癖癥瘕，消瘀血、养新血、止痛的作用，且药物之间相互促进，进一步发挥消癥散结、祛瘀清热、散寒止痛及塞流澄源的功效。川牛膝引药直达病所，本身亦具固精气的作用，党参补气，得当归、莪术等为伍不仅保护气血，使瘀血去而气血不至伤损，且能助诸药，共奏益气固精、养血止血、祛瘀热、散寒滞的功效。

子宫腺肌病是具有生长功能的子宫内膜腺体及间质侵入子宫肌层，属子宫内膜异位性疾病。病因至今不清楚，因可与子宫内膜异位症及子宫肌瘤并存，故引起子宫肌瘤及子宫内膜异位症的可能因素也交叉存在于子宫腺肌病。多数认为子宫腺肌病的发生除与分娩损伤、宫腔手术、内膜炎症有关，其与性激素失调及子宫肌层激素受体高、前列腺素、免疫（功能下降）、基因遗传等因素有关。运用《黄帝内经》等中医理论分析其病机，其发病年龄（35～50岁）处于"五七阳明脉衰"至"七七任脉虚，太冲脉衰少"之间，属于女性生殖机能由盛转衰以致"形坏而无子"，体质表现为肝肾不足、脾虚不运的阶段，"年四十，而阴气自半也"，子宫形态明显改变，以及病程久、经量多、经期长的临床特点，析病人阴血积年亏损，渐生虚热，虚久夹瘀，阴损及阳，故现病愈长、痛愈甚、血愈多及形态改变的发展过程。既有瘀热伤络、血不归经、经量多之热象，"阴虚阳搏谓之崩"；又有寒滞经脉，不通则痛，面色苍白、冷汗淋漓、四肢厥冷、呕吐腹泻之寒象，"寒气入经而稽迟，泣而不行，客于脉外则血少，客于脉中则气不通，故卒然而痛"，"痛者，寒气多也，有寒故痛也"，得而辨其证为本虚标实、寒热错杂。

子宫腺肌病现代医学并无良法，视病人年龄、生育要求和症状采取药物和手术治疗。药物治疗的副作用大，停药后易复发；行子宫全切的手术越来越不易为病人接受，而行病灶切除术又易复发。笔者追踪求源，反复实践，发现良方温经汤治疗子宫腺肌病，方证相宜，疗效显著，免病人手术之伤害，促生活质量之提高。临床运用时，谨守原方之配伍，炙甘草用量为8～12g，不可易生甘草。平时用炒白芍，经转时加用赤芍，以增祛瘀生新、止血止痛之效。

（单润琴）

二、子宫内膜单纯增生

祖国医学认为，月经定期蓄溢，需要天癸通达冲任，并需与肝、脾、肾相互协调[1]，方可使气血调和，冲任充盛，月经正常。若受七情所伤或外感六淫、多产多劳诸多影响，均可使冲任受损或虚弱，冲任二脉不能制约经血，令其非时妄行则发为崩漏之病。青春期女子出现崩漏，往往源于肾气不充，冲任不固；更年期、老年妇女发生崩漏往往源于肾气衰退，肾阴肾阳互不平衡，引起气血逆乱；育龄期妇人发生崩漏，往往源于肝脾失调，或者多产多劳伤及精血，肾气受损，常兼脾虚、血热、血瘀，气血不调而致子宫单纯增生。部分迁延不愈，甚者胞宫内膜不典型增生而癌变[2-3]。临床上的治疗主要是子宫切除手术，疗效暂不确切[4-5]。近年来，采用温经汤治疗子宫内膜单纯增生取得满意的疗效。

（一）资料和方法

1. 一般资料

选择 2010 年 1 月至 2012 年 1 月经诊断性刮宫病理证实的子宫内膜单纯性增生患者 108 例：年龄 29 ～ 62 岁，平均 40.2±11.5 岁；轻度 14 例、中度 81 例、重度 13 例；24 例症状为近 3 个月月经量显著增多，16 例症状为 6 个月以上的月经量增多，26 例症状为月经不净，24 例症状为一次大量流血，18 例症状为经期延长；合并中、重度贫血的 88 例。

将入选患者采用分层随机抽样的方法分为治疗组和对照组两组，两组在年龄、体重、孕产次、临床症状及合并贫血程度等基线资料上，差异均无统计学差异。

（1）纳入标准：子宫内膜单纯性增生的诊断主要根据子宫内膜月经周期组织学分期标准，子宫内膜增生诊断参照人民卫生出版社 2006 年出版的《妇产科学》（第 6 版）的标准。

（2）排除标准：根据病理结果排除子宫内膜非单纯性增生的患者。

2. 治疗方法

（1）对照组患者（54 例）予口服炔诺酮，首剂量 5mg，8 小时 1 次，血止后每隔 3 天减 1/3 量，直至维持量每日 2.5 ～ 5.0mg，持续用至血止后 21 天停药，停药后 3 ～ 7 天发生撤药性出血。

（2）治疗组患者（54 例）给予温经汤加减治疗。药物组成：吴茱萸 30g，桂枝 15g，当归 15g，川芎 15g，白芍 12g，牡丹皮 12g，阿胶 30g（烊化），麦冬 30g，党参 60g，甘草 9g，半夏 9g，生姜 3 片。经期腹痛伴腹胀、乳房胀痛患者加用青皮、乌药，经期腹痛伴恶心、呕吐患者加用姜竹茹，经期腹痛伴大血块排出或血块量多患者加用三棱、莪术，经期腹痛且冷痛较剧患者加用艾叶。每天 1 剂，水煎 2 次，头煎加水 1000mL 煎取 200mL，二煎加水 500mL 煎取 100mL，两煎混合后分早晚 2 次服用，服用中药期间停用其他镇痛药物，嘱患者忌浓茶、咖啡、辛辣刺激食物。

3. 疗效评定标准

治疗 3 ～ 6 个月后观察患者症状改善情况，记录用药前后月经或阴道出血情况，应用超声测量子宫内膜厚度，月经评分记录，为保证准确性，嘱受试者尽量用卫生巾收集经血。卫生巾和表格送回当日晨，抽取空腹静脉血 2mL。采用碱性正铁血红素法：5% 氢氧化钠（NaOH）溶液溶解卫生巾上的经血，将其转化为碱性正铁血红蛋白。在分光光度计 550nm 波长处测其吸光度，并与同样以 5%NaOH 稀释的自身静脉血的吸光度进行对照，计算出月经血量。每月月经评分超过 100 分视为月经量＞ 80mL，表示月经过多。

4. 统计学分析

数据分析采用 SPSS 15.0 统计分析软件，计量数据以（$\bar{x}\pm s$）表示，两组间计量资料比较采用 t 检验，计数资料用 x^2 检验，$P < 0.05$ 为差异有统计学意义。

（二）结果

1. 两组患者临床症状改善情况对比

用药后两组患者症状均有不同程度的缓解。治疗组患者中无停经，其中 48 例患者贫血有所改善，月经量显著减少；6 例患者无明显月经减少。对照组患者中无停经，其中 40 例患者贫血有所改善，月经量显著减少，13 例患者无明显月经减少，1 例患者因月经量持续过多药物控制不好行子宫切除手术。两组对比，$P < 0.05$，差异具有统计学差异（见表 1）。

表 1　两组患者临床症状改善情况对比

组别	例数	症状缓解 / 例	症状无缓解 / 例	手术治疗缓解率 /%
对照组	54	40	13	74.07
治疗组	54	48	60	88.89

注：与对照组比较，$P < 0.05$。

2. 两组患者用药前后子宫内膜厚度变化的比较

对照组治疗前后内膜厚度改变不明显，治疗组患者治疗后内膜显著增厚，与对照组比较，$P < 0.05$，差异有统计学意义（见表 2）。

表 2　两组患者用药前后子宫内膜厚度变化的比较（$\bar{x}\pm s$）

组别	例数	治疗前	治疗后	差值
对照组	54	3.22±1.52	3.63±1.72	0.31±0.12
治疗组	54	3.12±1.44	4.32±1.86	1.58±0.13

注：①与对照组比较，$P < 0.05$；②与治疗前比较，$P < 0.05$。

3. 两组治疗前后 PBAC 评分

治疗组对改善患者阴道出血情况有明显的作用，与对照组比较，$P < 0.05$，差异具有统计学意义（见表 3）。

表 3　两组治疗前后 PBAC 评分

组别	例数	治疗前	治疗后
对照组	54	186.32±70.41	64.56±12.52
治疗组	54	183.81±73.72	31.48±9.411

（三）讨论

子宫内膜增生主要症状多表现为月经不规则、经期延长或月经量过多，其发生机制与卵巢雌激素分泌过多而黄体酮缺乏相关联，与祖国医学崩漏相近。中医认为子宫内膜增生是瘀血导致的病变，子宫内膜增生的异常出血是瘀血内阻、离经之血外溢所致。故治疗采用祛瘀止血法。而本证属虚实寒热错杂，而侧重于寒实，故治疗当选温经散寒与活血祛瘀并用，使血得温则行，再辅以养血、清热之法，使气血调和。本研究予以温经汤治之，方中吴茱萸为辛温大热之品，入肝、胃、肾经，能散寒止痛；桂枝味辛、甘，性温，能温经散寒，通行血脉。两药合用，能温经散寒，通利血脉，故共为君药。当归、川芎、芍药俱为引入肝经之药，可活血祛瘀，养血调经；牡丹皮味苦、辛，性微寒，入心、肝、肾经，活血祛瘀，并能退虚热，与以上诸药共为臣药。阿胶味甘，性平，气味俱阴，能养肝血而滋肾阴，具养血止血润燥之功；麦冬味甘、苦，性微寒，能养阴清热。阿胶、麦冬合用，养阴润燥而清虚热，并压制吴茱萸、桂枝之温燥。人参、甘草味甘入脾，能益气补中以资气血生化之源，使气血充旺。半夏味辛，性温，入脾胃而通降胃气，与人参、甘草相伍，健脾和胃，有助于祛瘀调经。生姜味辛，性温，温里散寒，与半夏合用温中和胃以助生化，共为佐药。甘草为使药，调和诸药。

温经汤诸药相配，能起到温经散寒、活血化瘀、补养冲任、固本培元之效，使得瘀血去，新血生。

参考文献

[1] 张红凯.子宫内膜不典型增生命名及分类 [J].中国实用妇科与产科杂志，2012，28（1）：78-80.

[2] 张莉英.米索前列醇联合米非司酮治疗子宫内膜不典型增生的疗效观察 [J].中国民族民间医药，2011，20（19）：80.

[3] 汤春红.高效孕激素在子宫内膜不典型增生中远程疗效研究 [J].中国妇幼保健，2011，26（26）：4027-4029.

[4] 孙明霞.醋酸甲羟孕酮在子宫内膜不典型增生治疗中的作用 [J].重庆医学，2011，40（21）：2150-2152.

[5] 易迎春.米非司酮联合米索前列醇在子宫内膜不典型增生中的治疗作用 [J].中国现代药物应用，2011，5（5）：25-26.

（李翠英）

三、围绝经期功能失调性子宫出血

笔者在临床实践当中体会到，治疗冲任虚寒型围绝经期功能失调性子宫出血用温经汤疗效显著，现报道如下。

（一）资料与方法

1. 一般资料

全部病例均为 2012 年 4 月至 2013 年 4 月的妇科门诊、病房经辨证分型符合冲任虚寒型围绝经期功能失调性子宫出血的患者，病例总数 80 例，按就诊先后顺序随机分为温经汤治疗组 46 例和黄体酮对照组 47 例，其中治疗组 6 例、对照组 7 例均因阴道大量出血，后行诊刮术退出本试验。

2. 诊断标准

（1）西医辨病标准：根据《妇产科学》[1] 有关标准拟定：①年龄为 40～55 岁的女性。②症状为子宫不规则出血，月经周期紊乱，经期长短不一，出血量或多或少，甚至大量出血。③妇科检查及 B 超盆腔检查均无子宫及附件器质性病变。④出血期或经前期诊断性刮宫，子宫内膜病理检查可见增生期变化或增生过长无分泌期出现。⑤基础体温呈单相型测定。⑥血色素大于＞ 80g/L、生命体征稳定。

（2）中医辨证标准：根据国家中医药管理局发布的行业标准《中药新药临床研究指导原则》、《中华人民共和国中医药行业标准中医病证诊断疗效标准》及《中医妇科学》[2] 中的有关内容制定。

3. 疗效判定标准

（1）止血疗效判定标准：参照国家中医药管理局发布的《中药新药临床研究指导原则》中关于功能性子宫出血的疗效标准，分为痊愈、显效、有效和无效。

（2）中医症状评分标准：观察治疗前后主要相关症状、体征的变化，参考《中药新药临床研究指导原则》中的症状分级量化标准。症状、体征分无、轻、中、重四级，分别计 0、1、2、3 分。舌脉详细记录，不予计分，综合症状体征积分，以涵盖总分（18 分）的 1/3 比例分级，判断病情程度：轻度者总积分＜ 6，中度者总积分 7～11，重度者总积分≥ 12。

4. 统计学方法

应用 SPSS 13.0 软件进行统计学处理。计量资料的结果数值以 t 表示，计数检验用 x^2 检验。

5. 治疗方法

治疗组：用温经汤[5]（处方：吴茱萸 18g，当归 12g，川芎 12g，白芍 12g，党参 12g，桂枝 12g，阿胶 12g，生姜 12g，牡丹皮 12g，甘草 12g，制半夏 12g，麦冬 12g）

治疗（煎药方法：每剂煎 1 次，每次加水 1000mL，沸后约 30 分钟滤出药液 150mL 密封包装，冷却至 20 ～ 40℃），日服 1 剂，早中晚 3 次分服，月经周期的第一天开始服药，连服 7 日为一疗程。

对照组：予黄体酮片（广州康和药业有限公司，国药准字 H44022829）10mg，每 6 小时口服 1 次，至出血量明显减少时改为每 8 小时口服 1 次，再逐渐减量，每 3 天递减 1/3 药量，直至维持量每日 10mg，持续用药到血止后 20 天左右。1 月为 1 个疗程，共治疗 3 个月。两组均 1 个月为 1 个疗程，3 个疗程后统计临床疗效。之后随访 1 个周期。

（二）结果

1. 治疗后两组患者止血疗效比较

两组患者治疗后止血疗效比较，经分析，$P > 0.05$，无显著性差异，说明两组止血疗效相似（见表 4）。

表 4　治疗后两组患者止血疗效比较（n，%）

组别	痊愈 / 例	显效 / 例	有效 / 例	无效 / 例	愈显率 /%	总有效率 /%
治疗组	20	13	5	2	82.5	95.0
对照组	19	15	3	3	85.0	92.5

2. 两组治疗后中医证候积分和疗效比较

两组患者治疗前后中医证候积分和差值的均值自身对照比较，经 t 检验，$P < 0.05$，有显著性差异，说明两组药物的确有改善中医证候的疗效；两组治疗前后中医证候积分差值的均值比较，经 t 检验，P 值 < 0.05，有显著性差异，说明治疗组疗效优于对照组（见表 5）。

表 5　两组治疗后中医证候积分和疗效比较（$\bar{x}\pm s$）

组别	例数	治疗前	治疗后	治疗前后差值
治疗组	40	12.95±3.23	3.09±3.23	9.55±3.04
对照组	40	12.87±3.21	8.88±3.07	3.96±3.25

（三）讨论

功能失调性子宫出血，是由于下丘脑 - 垂体 - 卵巢轴功能失调，并非器质性病变引起的异常子宫出血。临床主要表现为月经周期长短不一、经期延长、阴道出血量多或淋漓不尽，伴有下腹冷痛，严重者甚至贫血，严重影响到更年期妇女的生活。现代医学认为，此病主要是由于卵巢功能自然衰退，雌、孕激素水平比例失常或完全没有孕激素而导致月经紊乱和不规则阴道流血。西医治疗本病主要是药物激素止血、调整周期、手术刮宫，严重者行子宫全切等方法，以达到治疗目的。激素及手术存在有副作用及损伤等弊病。笔者认为更年期妇女肾气渐衰，天癸将竭，气血已衰，冲任虚损，经水应止，今又下血月余不止，属中医围绝经期功能失调性子宫出血，病由冲任虚寒，瘀血停留少腹冲任所致，血虚血寒导致流通不畅，瘀血停留少腹，故腹满里急，刺痛拒按，瘀血不去，新血不生，故而阴道时而下血如注，时而淋漓不止，漏血数十日不止，阴血势必耗损，以致阴虚生内热。此病病机为下元虚损，冲任虚寒，瘀血内停，笔者用温经汤原方治疗本病，取得了很好的疗效，且复发率低，疗效确切。方中吴茱萸、生姜、桂枝温经散寒暖宫行瘀，牡丹皮、当归、川芎、白芍养血和营行瘀，党参、甘草补中益气，半夏、麦冬润燥降逆，诸药以温补冲任，养血行瘀，扶正祛邪为主。温经汤用药十二味，初看庞杂，但杂而不乱，杂中有法，笔者临证凡属下元亏虚，冲任虚寒，兼有血瘀的妇科杂病，如痛经、月经不调、不孕症、产后病等，辨证应用后均有很好的临床疗效。

参考文献

［1］乐杰.妇产科学［M］.7 版.北京：人民卫生出版社，2008：302.

［2］张玉珍.中医妇科学：新世纪［M］.2 版.北京：中国中医药出版社，2007：358–359.

［3］李克光.金匮要略讲义［M］.上海：上海科学技术出版社，1983：252–253.

（郭建芳，杨晋敏，石萍，阮冉）

四、多囊卵巢综合征

多囊卵巢综合征是青春期和生育期妇女常见的无排卵疾病，在我国有着庞大的患者群。氯米芬是促排卵一线用药，但其抑制子宫内膜生长一直困扰临床。近年来，我们在应用氯米芬促排卵的基础上加温经汤治疗虚寒型多囊卵巢综合征患者 30 例，与口服氯米芬 30 例对照观察，现报告如下。

（一）临床资料

1. 一般资料

选取 2010 年 7 月至 2013 年 8 月确诊为虚寒型多囊卵巢综合征的不孕患者，随机分为两组。年龄 21 ～ 42 岁，平均年龄 28.7 岁；病程 1 ～ 10 年，平均病程 4.3 年。两组患者无刮宫史，一般情况比较，差异无统计学意义（$P > 0.05$），具有可比性。近 3 个月内未使用激素治疗。

2. 诊断标准

西医诊断标准参照 2003 年欧洲人类生殖与胚胎学会和美国生殖医学会在鹿特丹举行的专家会议推荐的诊断标准[1]：①稀发排卵或无排卵；②高雄激素的临床表现和（或）高雄激素血症；③卵巢多囊性改变：一侧或双侧卵巢 2 ～ 9mm 的卵泡 ≥ 12 个，

和（或）卵巢体积增大＞10mL；④上述三条中符合两条并排除其他高雄激素病因即可诊断为多囊卵巢综合征。中医诊断标准参照《中药新药临床研究指导原则》[2]和《中医妇科学》[3]的中医证候标准制定虚寒型多囊卵巢综合征的诊断标准：①月经不规律，后延甚至闭经，量少或时多时少或淋漓，质稀、色淡暗，或有血块；②舌淡黯或夹瘀、苔白，脉沉细迟或缓弱或涩；③小腹冷痛，喜暖喜按；④腰膝冷痛；⑤手足不温；⑥小便清长；⑦或寒凝致瘀，瘀血内阻之少腹里急腹满，唇口干燥、手心烦热等。以上各症①②必须具备，其余各项或有兼见即可诊断。

3. 治疗方法

两组于月经或黄体酮撤退出血的第5天开始服氯米芬，50mg/天，连服5天。治疗组同时加温经汤口服：吴茱萸6g，当归10g，白芍10g，川芎6g，人参10g，桂枝10g，阿胶10g，牡丹皮10g，生姜6g，甘草10g，法半夏10g，麦冬10g。水煎服，每日1剂至排卵日或月经周期第20天。两组病人排卵后均口服黄体酮胶丸0.1g/日，共12天以健黄体。无排卵者如月经超45天未来潮，亦用黄体酮胶丸撤血后再进行下一周期治疗。两组均连续治疗3个周期，治疗期间妊娠则治疗完成。

4. 观察项目

（1）子宫内膜厚度及形态和排卵监测：采用阴道超声，从月经第10天开始监测排卵及内膜，记录卵泡直径＞18mm提示卵泡成熟时子宫内膜厚度及形态，治疗组30例共82个周期、对照组30例共84个周期的排卵情况，内膜形态按阴道超声子宫内膜形态学分类：A型：典型三线型或多层子宫内膜；B型：均一的中等强度回声型，宫腔中线断续不清；C型：均质强回声。A型为理想内膜。卵泡直径＜18mm排卵提示小卵泡排卵，无卵泡发育或卵泡闭锁或黄素化为无排卵。

（2）卵泡直径＞18mm提示卵泡成熟时宫颈黏液Insler评分：根据卵泡成熟日的宫颈口开大程度及黏液量、透明度、黏稠性、延展性评分，≥8分为满意。

（3）妊娠率：排卵后14～16天血HCG测定阳性者为妊娠。

5. 统计学方法

实验数据采用SPSS 13.0 For-Win2dow软件包进行统计学分析。测定结果以（$\bar{x}\pm s$）表示。均数之间比较采用方差分析，各项分类变量比较采用卡方检验，配对资料样本均数的比较采用配对样本t检验。

（二）结果

1. 两组子宫内膜比较

结果显示，治疗后治疗组子宫内膜厚度及A型内膜率均明显增加，与对照组相比差异有显著性意义（$P < 0.05$），治疗组的子宫内膜容受性优于对照组（见表6）。

表 6　两组子宫内膜比较

组别	n	周期子宫内膜厚度（mm, $\bar{x}\pm s$）	子宫内膜形态（例 /%）	
			A 型	B+C 型
治疗组	30	82 8.7±1.5 △	63（76.8）△	19（23.2）
对照组	30	84 6.1±1.6	40（47.6）	44（52.4）

注：与对照组比较，$^{\triangle}P < 0.05$。

2. 两组排卵情况比较

两组比较差异有统计学意义（$P < 0.05$），治疗组的排卵率高于对照组（见表 7）。

表 7　两组排卵情况比较（例，%）

组别	n	周期	成熟卵泡排卵	小卵泡排卵	无排卵	
					无卵泡	黄素化
治疗组	30	82	64（78.1）△	4（4.9）	12（14.6）	2（2.4）
对照组	30	84	45（53.6）	1（1.2）	32（38.1）	6（7.1）

注：与对照组比较，$^{\triangle}P < 0.05$。

3. 宫颈黏液评分

两组比较差异有统计学意义（$P < 0.05$），治疗组的评分高于对照组（见表 8）。

表 8　宫颈黏液评分（$\bar{x}\pm s$）

组别	n	周期	宫颈黏液评分
治疗组	30	82	8.66±1.99 △
对照组	30	84	6.31±1.57

注：与对照组比较，$^{\triangle}P < 0.05$。

4. 妊娠率比较

两组比较差异有统计学意义（$P < 0.05$），治疗组的妊娠率高于对照组，且治疗组妊娠率随着疗程而增长，而对照组未见增长，第三治疗周期妊娠率两组差异有统计学意义（$P < 0.05$）（见表 9）。

表 9　妊娠率比较

组别	n	周期 1/ 例	周期 2/ 例	周期 3/ 例	合计 /（例·%）
治疗组	30	2	4	8 △	14（46.7）△
对照组	30	2	2	2	6（20.0）

注：与对照组比较，$^{\triangle}P < 0.05$。

（三）讨论

多囊卵巢综合征是妇科常见的内分泌疾病，表现为月经异常、排卵障碍和不孕，是一种多因性、多态性的内分泌综合征，常在初潮发病，以月经稀少为多，闭经次之，少数为月经过多。其病因尚不清楚，诊断标准未统一，治疗药物的使用方案混乱，我国也尚缺少全国性、大样本、多中心研究结果[4]。患者中有约1/3胰岛素抵抗，1/4泌乳素升高，本观察选取病例均排除此类病例，以使两组患者一般情况比较，差异无统计学意义，具有可比性。氯米芬是治疗多囊卵巢综合征促排卵最常用的药物，机理是利用其与垂体下丘脑雌激素受体结合产生低雌激素效应，反馈性诱导内源性促性腺激素分泌，促进卵泡生长；其不良反应主要在于其产生低雌激素效应导致宫颈黏液减少不利于精子通过、抑制子宫内膜生长不利受精卵着床以及黄体功能不足、卵泡黄素化未破裂综合征及卵泡质量欠佳甚至卵巢过度刺激征等。这些副反应大大降低了妊娠率。西医多用戊酸雌二醇改善子宫内膜及宫颈黏液情况，但因与氯米芬的低雌激素效应促排卵机制相抵触而临床效果不佳。

多囊卵巢综合征按其症状可归属于中医闭经、不孕、月经后期、崩漏等范畴。目前中医相关研究多数认为，肾虚冲任虚寒是多囊卵巢综合征的常见中医病机之一。由于阳气不足冲任虚寒，寒滞胞宫，气血凝涩不通，而月经后期至闭经不行或宫寒不孕。温经汤是《金匮要略》治疗月经失调妇人久不受孕的经典名方，方中吴茱萸、桂枝温经散寒，通利血脉，当归、白芍、阿胶、麦冬养血益阴，人参、生姜、甘草、半夏健脾益气和胃、资生血之源，川芎、牡丹皮化瘀行血通经，清血分郁热，全方十二味药，温经散寒，重在温养，佐以养血行气通脉化瘀，温清消补并用，大队温补药与少量寒凉药相配，温而不燥，刚柔相济。

现代中医药研究有报道显示温经汤对冲任虚寒证无排卵型月经失调患者的雌孕激素及黄体生成素有调节作用[5]，而此类激素恰恰是影响排卵及内膜生长的关键激素。动物实验也有研究表明温经汤能明显改善血液流变异常，显著降低大鼠的红细胞比容、全血及纤维蛋白和血浆的黏度[6]，对卵泡及内膜生长提供丰富的供血。我们将温经汤运用于虚寒型多囊卵巢综合征患者促排卵周期中，与对照组相比，排卵率明显提高，宫颈黏液明显改善，评分增加，更利于精子通过而受精；同时子宫内膜也明显增厚，A型内膜率增多，改善了子宫内膜的容受性，利于受精卵着床，提高了妊娠率。观察还显示治疗组妊娠率随着治疗周期而逐步增加，临床效果优于对照组，疗效明显。本研究结果显示温经汤能促进虚寒型多囊卵巢综合征患者使用氯米芬促排卵周期中子宫内膜的生长、改善宫颈黏液，提高排卵率及妊娠率，这可能与其对雌孕激素和黄体生成素的调节作用以及对卵泡和子宫内膜血液流变改善有关。本研究结果为中医经方改善现代医学技术的不足提供了有说服力的证据，是中西医结合治疗的又一成功案例。

参考文献

［1］谢幸，苟文丽.妇产科学［M］.北京：人民卫生出版社，2013：358–371.

［2］中华人民共和国卫生部.中药新药临床研究指导原则：第1辑［M］.1993：231–266.

［3］罗颂平，谈勇.中医妇科学［M］.北京：人民卫生出版社，2013：70.

［4］林仲秋.妇产科学［M］.北京：高等教育出版社，2013：358–362.

［5］李雯，朱雪琼.温经汤治疗功能失调性月经病的临床研究与探讨［J］.中华中医药学刊，2008，26（12）：2612–2614.

［6］谢鸣.方剂学［M］.北京：人民卫生出版社，2005：312.

（周征，党亚梅）

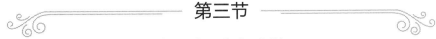

第三节

温经汤妇科治验举隅

在现代的中医妇科临床实践中，温经汤主治冲任虚损、虚中夹实之候，以温养气血、调摄冲任为主，现将其临床应用举隅如下。

1. 痛经

张某，女，20岁，2004年11月5日就诊。自述：月经周期规律，但自12岁月经初潮后即在经前至经期第三天出现小腹冷痛，疼痛持续至月经来潮后，以第一、第二天最为剧烈，喜温、拒按、疼痛位置固定，疼痛时伴有恶心呕吐、面色苍白，有瘀血块，瘀血下则疼痛稍减，平时怕冷，四肢不温。舌质紫暗，舌边有瘀斑，脉沉紧。证属寒凝血瘀，治以温经散寒、化瘀止痛，方用温经汤加减。处方：党参9g，当归9g，川芎6g，赤芍6g，吴茱萸6g，牡丹皮6g，桂枝6g，延胡索4g，炮姜6g，半夏6g，艾叶6g，小茴香6g，草豆蔻6g，甘草6g。水煎服，每日一剂，每剂药煎两次，将两次药液混合，早饭前、晚饭后半小时温服。从经前一周开始服药，至月经第三天为一个疗程（约10天）。1个疗程后，患者复诊，诉月经来潮时疼痛有所减轻，未出现恶心呕吐，嘱其原方继服2个疗程。3个疗程后，患者诉：经期第1天、第2天仍有轻微小腹不适感，其他兼证基本消失，自觉四肢较前温暖，守原方继服3个疗程。6个疗程后，患者小腹疼痛及兼证完全消失。为巩固疗效，继续于月经前10天早饭前口服乌鸡白凤丸1丸，晚上临睡前口服金匮肾气丸1丸，至月经来潮停用，连用2个月经周期。后随访1年未复发。

按语： 本病中医辨证属寒凝血瘀型痛经，病因常见经期误食冰冷瓜果，或感受风寒，以致血遇寒而凝，结而为瘀，阻于冲任，经水被瘀血所阻不得畅通，不通则痛。方中吴茱萸、桂枝温经散寒、通利血脉；当归、川芎、赤芍活血祛瘀、养血调经；牡丹皮祛瘀通经，并退虚热；党参、甘草益气健脾，以滋生血之源，并达统血之用；艾叶、小茴香、草豆蔻增强温肾暖宫、散寒止痛之效；延胡索化瘀止痛；炮姜温经止痛；甘草调和诸药。诸药经辨证合理应用，温经通脉、养血祛瘀，使瘀血去、新血生、虚热消而痛经自愈。

2. 崩漏

赵某，女，50岁，2005年1月4日就诊。自述：一年前开始出现经血非时而下，时而10余天一行，时而50余天一行，或量多如注，或量少淋漓，有瘀血块，色紫黯。曾服卡巴克洛、宫血宁、云南白药等止血药物，效果不佳。初诊时经色暗红，淋漓不断，有时夹紫黑色血块，少腹疼痛，畏寒肢冷，腰膝酸软，神疲乏力，四肢不温，舌质紫暗，脉细涩。B超提示：子宫附件正常。证属寒凝血瘀，治宜温经散寒、养血祛瘀，方用温经汤加减。处方：当归12g，白芍12g，川芎9g，党参15g，牡丹皮12g，阿胶9g，半夏9g，麦冬15g，桂枝6g，吴茱萸10g，棕榈炭20g，地榆炭15g，甘草6g，三七粉3g，生姜3片。每天一剂，7天为一个疗程。服药一个疗程后，患者复诊，自述阴道出血止，兼证有所减轻，但仍觉腰膝酸软、神疲乏力。原方棕榈炭、地榆炭改为12g，加杜仲12g，续断12g，继进7剂，诸症悉除，随访3个月无复发。

按语：本病属中医崩漏范畴，系冲任受损，不能制约经血，胞宫蓄溢失常，从而导致经血非时而下。临床上本病常为肝、脾、肾三脏同病，寒、热、瘀是致病的诱因，在治疗上必须同时兼顾，这是提高疗效的关键所在。方中吴茱萸、桂枝温经散寒，温通经脉；当归、川芎等养血活血，祛瘀而不伤新血；阿胶、芍药酸收敛血；党参大补元气，益气摄血；麦冬滋养阴精；牡丹皮凉血化瘀；生姜、半夏和中，棕榈炭、地榆炭、三七粉化瘀止血。诸药合用，温通血脉以散寒，补气养血以培本，稍佐祛瘀之品，使瘀血去而新血生，冲任和而经自调。

3. 不孕症

金某，女，28岁，2005年3月15日初诊。自诉：22岁结婚，至今未孕，配偶生殖系统检查无异常。妇科检查无异常，输卵管通畅，曾以B超监测排卵，有卵泡发育。初诊时月经或前或后，经期少腹冷痛拒按，得热痛减，经水量少，色如洗肉水，行经前5天左右，乳房胀痛难忍，体质肥胖，平素畏寒，四肢不温，情志不畅，时有呕吐酸水，舌质胖苔白腻。证属冲任虚寒，瘀血阻滞，方用温经汤加减。处方：当归15g，川芎12g，赤芍15g，熟地黄18g，党参12g，吴茱萸6g，桂枝6g，牡丹皮10g，法半夏12g，阿胶15g，麦冬9g，益母草12g，桃仁9g，菟丝子12g，甘草6g，生姜3片，大枣6枚。于每次行经后服药5剂，连服6个月经周期。复诊时自诉：月经复常，兼证有所减轻，嘱其继服10个疗程后随访，月经周期规律，兼证消失。近期生1男婴。

按语： 患者冲任虚寒、瘀血阻滞，并兼有气滞不舒的表现，故以温经汤化裁寒热并用，通补兼施。桂枝、吴茱萸为主药，温经行血；当归、川芎、赤芍、牡丹皮加强行血祛瘀之功；牡丹皮凉血祛瘀，善清血中之伏热；麦冬、阿胶滋阴清热养血，此二药润燥，又有利于久瘀之血的排除；党参、甘草益气摄血，且甘草与阿胶相伍又可止血补血；熟地黄、菟丝子补肾填精；益母草、桃仁化瘀通经；半夏辛开苦降入阳明，使胃气行而有助于化瘀，与主药配合，直达病所，共同发挥温通血脉、散结消瘀之力；佐以少量生姜鼓舞胃气，辛散以布津液。众药相伍，使温而不燥，通而不猛，补而不滞，祛瘀而不伤正。

（崔轶凡）

第四章

胶艾汤

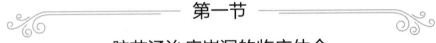

第一节

胶艾汤治疗崩漏的临床体会

崩漏为妇科常见病症之一，其病因错综复杂，治疗上存在一定难度。胶艾汤出自《金匮要略·妇人妊娠病脉证并治》，由四物汤加阿胶、艾叶、生甘草共七味药组成。全方寒温并用，具有养血活血、暖宫散寒、调经止血、缓痛安胎之功效，作用和缓，具有止血而不伤血的特点。笔者近年采用胶艾汤加减治疗崩漏 43 例，疗效较满意，现报道如下。

一、资料与方法

1. 一般资料

将 78 例门诊患者分为 2 组：治疗组 43 例，年龄 19～46 岁，中位年龄 32.5 岁，其中兼血热者 3 例，肾虚者 4 例，气虚者 18 例，心悸多梦者 2 例，血瘀者 8 例；对照组 35 例，年龄 18～45 岁，中位年龄 31.8 岁，其中兼血热者 4 例，肾虚者 5 例，气滞者 12 例，心悸多梦者 2 例，血瘀者 5 例。所有患者均符合全国高等中医药院校教材《中医妇科学》中崩漏的诊断标准。

2. 方法

治疗组采取中药治疗，以胶艾汤（阿胶 12g，川芎 6g，甘草 6g，艾叶炭 9g，当归9g，白芍 12g，干地黄 18g）作为基本方，肾虚者加续断、杜仲各 10g；血热者加牡丹皮、地骨皮、知母各 10g；血瘀者去白芍，加桃仁、红花、赤芍各 9g；气虚者加黄芪、升麻各 10g；气滞者加栀子、香附、枳壳各 12g；心悸多梦者加石莲肉、枣仁、茯神各12g；血量过多者加地榆炭、小蓟炭、仙鹤草、茜草、莲房炭各 15g。每月月经前 5 天开始服用，每天 1 剂，分 3 次煎服，治疗期间不服用任何西药。对照组给予常规治疗。

3. 疗效标准治愈

治疗后出血停止，贫血症状及体征均改善，3 个月内未见复发；有效：治疗后出血停止，3 个月内复发或治疗后出血减少；无效：治疗后症状、体征无改善。总有效率 =（治愈 + 有效）/ 总例数 ×100%。

4. 统计学方法

计数资料以率（%）表示，组间比较采用 x^2 检验，$P < 0.05$ 为差异有统计学意义。

二、结果

治疗组总有效率为 95.3% 高于对照组的 80.0%，差异有统计学意义（$P < 0.05$）。见表 1。

表 1 两组临床疗效比较 / 例（%）

组别	例数	治愈	有效	无效	有效率（%）
治疗组	43	24（55.8）	17（39.5）	2（4.7）	95.3[*]
对照组	35	13（37.1）	15（42.9）	7（20.0）	80.0

注：与对照组比较，[*]$P < 0.05$。

三、典型病例

患者，女，42 岁，已婚，2010 年 8 月 9 日初诊。自述从 2009 年 11 月 10 日开始，月经周期紊乱，经量过多，长达 3 个月之久，用西药治疗疗效不佳。此次因工作劳累，出汗较多，经行淋漓不断 1 个月未净，量多，头昏神疲，心慌气短，腰酸，面色苍白，舌质淡，脉细弱。证属失血过多、气血两虚、气不摄血、血不归经。治宜养血固冲，益气摄血。处方：黄芪 30g，党参 15g，当归、白芍、生地黄、阿胶（烊化）、山茱萸、女贞子、旱莲草各 12g，地榆炭、小蓟炭、仙鹤草、茜草各 15g，焦艾叶、焦芥穗、枣仁、生甘草各 6g。月经来潮 5 天开始服用，连服 7 剂血止，诸症减轻。后加以巩固疗效，继服 7 剂，诸症平复。半年后随访月经周期、经量均正常。

四、讨论

崩漏是妇科疑难重症，其发病机理主要是冲任损伤，不能制约经血，调补冲任之于妇科疾病的治疗至关紧要，《金匮要略心典》言："妇人经水淋沥，及胎产前后下血不止者，皆冲任脉虚而阴气不能守也，是惟胶艾汤为能补而固之。"《金匮要略》曰："妇人有漏下者……胶艾汤主之。"《景岳全书·妇人规》云："先损脾胃，次及冲任，穷必及肾。"崩漏为病，虽与所有血证一样，病机可概括为虚、热、瘀，但由于脏腑之间关系密切，又病情缠绵，故一般认为崩漏的发生以脾肾亏虚为本，血热、血瘀为标。胶艾汤中，四物补血健脾；阿胶滋补肾阴，脾肾精血充足，则冲任二脉充盈；艾叶性温，通经脉，利阴气，止痛安胎，又能止血；甘草缓和补中气，使血能循经而行。诸药合用，补中有通，补而不滞血，通而无破血之忧，补中有散、散中有收是为止血之妙方。

药理研究表明，此方具有增强造血细胞功能、调节子宫机能、抗缺氧、调节免疫等作用[1]。另一项动物研究也表明了胶艾汤具有与缩宫素相似的药理作用，其引起子宫收缩的最大张力大于缩宫素，而且其作用温和而持久[2]。而且，用于治疗虚寒型无排卵性功能失调性子宫出血的效果与目前广泛应用的西药去氧孕烯炔雌醇（妈富隆）相似，且无明显不良反应，在改善患者自觉症状及调节下丘脑–垂体–卵巢性腺轴的功能、恢复正常的月经周期，实现排卵方面比妈富隆更有优势，使疗效更加持久，值得临床推广。

总之，崩漏出血多，病情变化快，常虚实夹杂，寒热相兼，错综复杂，临证之时，需详审其因，细辨其证，随证灵活化裁，才能取得较好疗效。如崩漏久治不止，或因崩漏出现严重贫血、虚脱等情况时，应采用中西医结合治疗，及时予激素止血，待血止后再辨证用药治疗。另外，针对崩漏患者必须强调妇科检查和妇科 B 型超声检查，以排除器质性疾病如黏膜下子宫肌瘤、子宫颈息肉、子宫内膜息肉、子宫颈癌、子宫内膜癌等引起的长时间不规则阴道出血或阴道大量出血，对围绝经期妇女注意适时诊断性刮宫以排除内膜的恶性病变。

参考文献

［1］康锁彬，袁军 . 张仲景医方精要：金匮篇［M］. 石家庄：河北科学技术出版社，2004：246.

［2］李祥华，王文英 . 胶艾汤对动物离、在体子宫活动的影响［J］. 中国中药杂志，2005，30（2）：154-156.

（吴秀青）

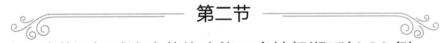

第二节

胶艾汤加减治疗黄体功能不全性经期延长 30 例

经期延长是临床常见病，是指月经周期基本正常，行经时间超过 7 天以上，甚或淋漓半月方净者。临床常见引起经期长的原因有黄体功能不全、盆腔炎、子宫内膜炎、置宫内节育器等，其中黄体功能不全是主要原因。笔者近年采用胶艾汤加减治疗黄体功能不全致经期延长 30 例，取得满意疗效，现总结如下。

一、资料与方法

1. 一般资料

所有病例均系我院 2011 年 2 月至 2012 年 4 月门诊患者，共 58 例，随机分为两组：

治疗组 30 例，年龄 18 ～ 45 岁（平均 28.6 岁），病程 1 ～ 5 年（平均 3.2 年）；对照组 28 例，年龄 20 ～ 44 岁（平均 27.8 岁），病程 1.5 ～ 6 年（平均 3.6 年）。两组一般资料比较，差异无统计学意义（$P > 0.05$），具有可比性。

2. 诊断标准

经期延长的诊断标准参见《中医妇科学》[1]，黄体功能不全主要参照基础体温曲线图，Ⅰ型为典型双相型，显示黄体功能正常；Ⅱ～Ⅳ型：非典型双相型，提示黄体功能不良，表现为：①高温相≤ 10 天；②由低温期到高温期 > 3 天；③高低温差 < 0.3℃；④高温相波动 > 0.1℃。以上情况有单项或多项存在，均属于黄体功能不全。

3. 治疗方法

（1）治疗组：以胶艾汤为基础方，方药组成：阿胶 15g，艾叶炭 20g，当归 10g，炒白芍 15g，川芎 6g，熟地黄 10g，甘草 6g。按中医辨证分型进行加减：有血热者加炒黄芩、牡丹皮炭，改熟地黄为生地黄；气血亏虚、气不摄血者加党参、黄芪；肾阴虚者加二至丸；血瘀者加三七、失笑散；血止后，艾叶炭改为艾叶，日 1 剂，水煎，分两次口服，3 个月经周期为 1 个疗程。观察 1 个疗程以上。

（2）对照组：从月经第 16 天开始服地屈黄体酮 10mg，日 2 次，口服，共服 10 天，共服 3 个月经周期。

4. 疗效判定标准

观察 1 个疗程后经期改善情况及基础体温高温相改善情况。临床治愈：月经经期达到正常（经期 < 7 天），基础体温为典型双相型；好转：经期明显缩短为 3 ～ 9 天，或基础体温有改善，但不能维持 3 个月经周期；无效：经期稍缩短或无改变，基础体温无明显改善。

5. 统计学方法

采用 SPSS 13.0 统计软件包进行统计学分析，计数资料的比较采用 x^2 检验。

二、结果

1. 治疗结果

两组药物的总有效率无显著性差异（$P > 0.05$），但治疗组的治愈率高于西药组，两组比较有显著性差异（$P < 0.05$）。

2. 两组基础体温曲线总体改善情况比较

经 x^2 检验（四表格资料的精确概率法）可知，治疗组的基础体温恢复率高于对照组，两组比较有显著性差异（$P < 0.05$）。

三、讨论

胶艾汤是张仲景止血调经名方，属于妇人漏下、半产后下血不绝、妊娠下血范畴，以治疗血证见长。现代医学认为，正常月经的发生是基于排卵后黄体生命期结束，雌、孕激素同时撤退，使子宫内膜功能层皱缩坏死而脱落出血。黄体功能不全的主要病因是卵泡期卵泡发育不良，排卵后形成黄体功能低下[2]。经期延长以月经期出血超过7天为主证，黄体功能不全性经期延长，因黄体形成不良或萎缩不全，使黄体酮分泌不足以及分泌时间延长，子宫内膜不规则剥脱，且剥脱时间延长而引起行经时间超过正常水平。中医学认为，妇人经血按时而潮，周余自净，为正常生理之象，乃肾气充盈、冲任调和之兆，营血亏乏，冲任虚损，不能正常调摄则可致漏下不休，且瘀血不去，新血不得归经，治疗多采用养血化瘀止血法。治疗除止血之外，更应重视补血调经。《素问·阴阳应象大论》曰"治病必求于本"，漏下是标，血亏经气不固是本，因此，治疗应当滋养阴血，调护冲任。治则上不仅要控制出血，更要恢复机体正常的藏泻之职。胶艾汤方中以阿胶滋阴补血止血，艾叶炒炭暖经止血，防止止血留瘀，且将艾叶烧炭存性，可加强收涩止血作用，血止后改为艾叶，艾叶能通行十二经，而尤为肝脾肾之药，主走下焦，可行气血，温经脉，止胎漏，辅以四物汤补血调经，甘草调和诸药，增强疗效。现代研究表明，四物汤有促进卵泡生长发育的作用，并有健全黄体功能的功效[2]。用四物汤治疗黄体不健有效者，血清雌二醇、内分泌激素、黄体生成素均有较明显提高[3]。黄体功能不全最基本的特征是孕激素分泌不足，而孕激素的生成除需要血循环中有足够的底物，还需要在黄体中期形成大量的新生血管以提供充分血流[4]。胶艾汤方中当归、川芎辛温行血，改善卵巢局部血液循环，有利于促进卵泡发育及黄体中期形成新生血管。另据研究表明，胶艾汤有保护血管内皮细胞，加速血管内膜修复的作用，并有抗纤溶活性，从而有利于止血[5]。总之，胶艾汤为养血止血调经常用方，临床疗效显著，且安全无明显副作用，值得临床推广应用。

参考文献

［1］张玉珍.中医妇科学［M］.北京：中国中医药出版社，2005：91.

［2］陈朝军.四物合剂治疗黄体功能不全临床观察［J］.中国中医急症，2004，13（10）：660-661.

［3］杨燕生.四物汤加减治疗黄体功能不全40例报告［J］.中医杂志，1986，27（10）：34.

［4］王绍海.经阴道彩色多普勒超声测定黄体功能不全患者排卵前期子宫卵巢动脉血流阻力［J］.中华中医学杂志，2000，24（5）：242.

［5］任利，张红瑞.胶艾汤止血作用的机制研究［J］.山东中医杂志，2002，21（3）：171.

（刘玉芳）

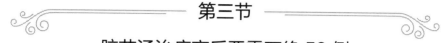

第三节

胶艾汤治疗产后恶露不绝 58 例

产后恶露持续 20 天以上仍淋漓不断者，称为恶露不绝，首见于《金匮要略·妇人产后病脉证治》，《诸病源候论》有"产后崩中恶露不尽候"，指出此病可由"虚损"或"内有瘀血"所致[1]。西医多称为子宫复旧不全，为产科临床之常见病、多发病。近些年来，随着剖宫产比例的增多，此病的发病率呈上升趋势。祖国医学认为，此病的发生有情志所伤、起居不慎或六淫为害等病因，并与患者体质及妊娠、分娩、产后的特殊生理因素有关。

一、临床资料

本组 58 例均为本院产科门诊患者，年龄 19 ～ 42 岁，平均年龄 31 岁；有阴道分娩史 42 例，剖宫产史 16 例。58 例均为产后 42 天来院复查的产妇，均经妇科检查及 B 超检查无宫内残留者。

二、治疗方法

胶艾汤方药组成：阿胶 10g（烊化），艾叶 10g，当归 12g，川芎 10g，白芍 15g，熟地黄 25g，甘草 10g。随症加减：气虚加黄芪、党参、白术，血瘀加炒蒲黄、炒五灵脂、益母草，恶露臭秽加蒲公英、紫花地丁，流血量多加三七粉，腰痛加杜仲、枸杞子。1 剂 / 天，水煎 250mL，早晚各服 1 次。

三、疗效观察

1. 疗效标准

服药后 3 ～ 5 天恶露干净，主要症状明显改善者为痊愈；服药后恶露减少，5 ～ 7 天内恶露干净，主要症状明显改善者为有效；与服药前相比，各方面均无改善者为无效。

2. 治疗结果

58 例中，痊愈 52 例，好转 4 例，无效 2 例，总有效率 96.55%。

3. 病案举例

女，23 岁，剖宫产术后 42 天。诉：恶露不尽，血色暗红，量少，无血块，偶有小腹隐痛，腰痛不适。妇科检查：外阴有血污，阴道畅，宫颈光滑；子宫后位，正常大小，无触痛，双侧附件触诊（－）。B超提示：宫腔内有少量积血。舌质淡，苔薄白；脉沉细，产后曾服用生化丸两盒，无效。给予阿胶（烊化）15g，艾叶12g，熟地黄15g，当归12g，川芎10g，白芍15g，黄芪30g，党参30g，杜仲15g，续断10g，甘草10g。每日1剂，水煎250mL，早晚各服一次。连服3剂痊愈，随访，产后6个月月经按时来潮。

四、讨论

产后恶露不绝主要由于产后气随血耗，或操劳过早损伤脾气而致气虚，气虚则血瘀，或产后胞宫空虚，寒邪乘虚而入；血为寒凝而成瘀。《金匮要略》指出妇人子宫出血而断续不停，原因虽有多种，但皆属冲任虚寒、阴血不能内守所致，当调解冲任，固经止血，可用胶艾汤一方通治。方中地黄、芍药、当归、川芎养血和血，阿胶养阴止血，艾叶温经暖胞，甘草调和诸药。《金匮要略心典》云"妇人经水淋沥，及胎产前后下血不止者，皆冲任脉虚而阴气不能守也，是惟胶艾汤为能补而固之"[2]，使益气养血，活血祛瘀而恶露止。综上，充分表明采用胶艾汤治疗产后恶露不绝疗效满意。

参考文献

[1] 罗元恺.中医妇科学［M］.上海：上海科学技术出版社，1986：134.

[2] 浙江中医学院.金匮要略讲义［M］.长沙：长沙科学技术出版社，1986：242.

（杨名群）

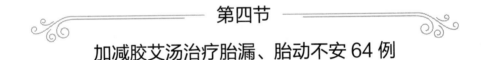

第四节

加减胶艾汤治疗胎漏、胎动不安 64 例

一、临床资料

本组病例为 2008—2010 年的门诊病患共 64 例，年龄 20 ～ 35 岁。临床主要表现为妊娠期出现阴道无规律地少量出血，色鲜红或暗红而无腰酸腹痛；或孕妇自觉腰酸不适、小腹轻微疼痛（或下腹坠胀）、有时少量出血。经妇科检查：患者子宫颈口闭合，羊膜囊未破裂，子宫颈柔软平展，子宫大小与停经周数相符合，尿检、妊娠实验仍然呈阳性，B超检查宫内胚囊胚芽发育完整，查有胎心、胎动，诊断为胎漏或胎动不安。

二、治疗方法

方用加减胶艾汤：川芎 6g，阿胶 10g，艾叶 10g，甘草 6g，当归 10g，白芍 12g，熟地黄 12g。肾虚加菟丝子、续断、桑寄生、杜仲；脾虚气血虚弱加党参、白术、山药、陈皮、砂仁；血热去方中艾叶、甘草加沙参、麦冬、地骨皮、黄芩；肝气郁结加黄芩、荆芥、栀子、地榆；便秘加黑芝麻、火麻仁、肉苁蓉；失眠多梦头晕加珍珠母、夜交藤。每日 1 剂，水煎去渣，加酒适量，入阿胶烊化，温服。

三、治疗结果

服药 2 剂，血止胎安，兼症改善，观察 2 周后各项检查证实正常妊娠，为治愈；服药 3 剂，漏红减少，兼症改善，各项检查为正常妊娠，为好转；服药 3 剂以上，出血不止，甚至堕胎流产或胎死腹中，为未愈。本组 64 例，治愈 38 例，好转 22 例，未愈 4 例，有效率达 93.75%。

四、讨论

胎漏、胎动不安主要是脾肾虚损、气血不足、血热等引起的冲任虚损和胎元失固。故用胶艾汤加减补血止血、调经安胎。胶艾汤中，阿胶善于补血止血益其阴，艾叶善于温经止血补其阳，两药合用，调经安胎，为治胎漏的要药；熟地黄、当归、白芍、川芎补血活血，调经以养其血；和以甘草，行以酒势，使血能循经养胎而无漏下之患。又辨证加菟丝子、桑寄生、续断、炒杜仲补肾安胎；加党参、黄芪、山药、茯苓、白术补脾益气；去艾叶、甘草，加沙参、麦冬、地骨皮、黄芩养阴清热安胎；加山茱萸、枸杞子滋肝补血、益肾填精，安胎止血。诸药配伍、切中病机，故疗效显著。

（苏秀梅，魏霞）

第五章

四逆散

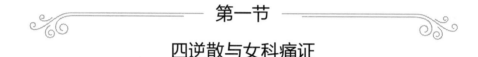

第一节

四逆散与女科痛证

中医学认为，身体内外产生的一种难以忍受的苦楚叫痛，痛中带有一些酸感叫疼。脏腑、气血、精神等任何一个方面出现失衡或破坏，产生难于忍受的苦楚，叫疼痛，我们把这些以疼痛为主要症状的疾病总称为痛证。痛证是妇科疾病中最为常见的病证之一，包括慢性盆腔炎、子宫内膜异位症、痛经等。妇女一生经历经、带、胎、产、乳等过程，任何导致脏腑、气血等功能紊乱的因素都可能引起疼痛，而疼痛的发作会给患者带来生理与心理的痛苦，严重影响生活质量。那么怎样才能为该疾病的治疗提供一种新思路和新方法？笔者通过研究和临床观察，认为四逆散既可疏肝理脾，又具缓急止痛、调和气血之功，通过加味用治妇科痛证，疗效确切，兹探析如下。

1. 四逆散方药组成解析

四逆散首见于《伤寒论》："少阴病，四逆，其人或咳，或悸，或小便不利，或腹中痛，或泄利下重者，四逆散主之。"此方原治气机不利、阳郁于里不能外达而见的四肢厥冷证，后世医家将其应用范围扩大，广泛用于肝郁所致诸证，痛证尤为常见。四逆散由柴胡、白芍、枳实、甘草组成。《本草经解》言柴胡"其主心腹肠胃中结气者，心腹肠胃，五脏六腑也。脏腑共十二经，凡十一脏皆取决于胆。柴胡轻清，升达胆气，胆气条达，则十一脏从之宣化。故心腹肠胃中，凡有结气，皆能散之也"。白芍味酸微苦，性凉，《滇南本草》谓其能"泻脾热，止腹疼，止水泻，收肝气逆疼，调养心肝脾经血，舒经降气，止肝气疼痛"。柴胡、白芍相伍，一散一敛，疏肝而不伤阴，且有相反相成之效。枳实，《神农本草经》谓其"苦寒，除寒热结"，在方中理气行滞，与柴胡配伍，一升一降，共达疏理气机之效。甘草性平味甘，补益脾胃，调和诸药，与白芍相合又有芍药甘草汤酸甘化阴、柔肝缓急之用。枳实与白芍合用，即是《金匮要略》中的枳实芍药散，其可行气和血，缓急止痛。四药合伍，既可疏肝理脾，又具缓急止痛、调和气血之功，用于治疗肝郁所致的妇科痛证，经临床验证，疗效确切。

2. 妇科痛证的机理是不通则痛且主责于肝

祖国医学认为，疼痛的发生不外乎不通则痛和不荣则痛。而疼痛又分虚实，虚证常见于血虚、气虚、肾虚，实证则有血瘀、气滞、痰湿、寒凝、血热之异，临床总以实证或虚实夹杂证较为常见。妇科痛证因有其自身的特点，虽然表现各异，但大都有肝郁气滞、不通则痛的病因病机，故妇科痛证均可用四逆散异病同治。《灵枢·五音五味》云："妇人之生，有余于气，不足于血，以其数脱血也。"《素问病机气宜保命集·妇人胎产论》云："妇人幼童天癸未行之间，皆属少阴；天癸既行，皆从厥阴论之；天癸已绝，乃属太阴经也。"且妇科痛证多见于天癸既行之后，故与肝关系密切。女子以血为本，以肝为先天，肝经循少腹络阴器，这是妇女的生理特征。肝为藏血之脏，主疏泄，性喜条达而恶抑郁，与冲脉血海及带脉均有密切联系，对脏腑、气血冲任起着重要的调节作用。清代何梦瑶《医碥》云："百病皆生于郁，郁而不舒，则皆肝木之病矣。"气为血之帅，气行则血行，气滞则血瘀，女性感情细腻，又常处于复杂繁忙的生活环境，更易于被情志所伤，致使气郁不舒，血行失畅，瘀阻子宫、冲任，终致不通则痛。朱丹溪《格致余论》指出，经来"往往见有成块者，血之凝也，将行而痛者，气之凝也"。妇科的疼痛多发生于带脉之下，肝经所过之处，故治疗多从肝考虑。

3. 四逆散疏肝理气、缓急止痛之功正切妇科痛证之机

针对妇科病证常见的病因病机，采用疏肝理气、缓急止痛之法，使肝郁得解，气血调和，则必收通则不痛之效。《女科经纶》云："经事来而腹痛，不来腹也痛，皆血之不调故也。"《灵枢·经脉》亦指出："肝足厥阴之脉，起于大指丛毛之际……过阴器，抵小腹……是动则病腰痛不可以俯仰，丈夫㿉疝，妇人少腹肿，甚则嗌干，面尘脱色。"此皆说明痛证多因血脉不调所致。治当理气调血，缓急止痛，而四逆散正具此功。现代药理学研究也表明，四逆散不仅具有良好的镇痛效果，还具有镇静解痉作用，故我们随导师常以四逆散加味治疗妇科痛证。

4. 验案举例

于某，34岁，职员，2012年10月13日以反复下腹疼痛6个月、加重10天为主诉前来就诊。2天前曾被诊断为急性盆腔炎，后经住院治疗痊愈。6个月前又出现下腹隐痛，劳累或运动后加重，未予重视。10天前饮酒后，出现腹痛加重，痛及腰骶，伴口干、口苦，偶觉口臭，白带量偏多，色黄，质黏稠，有臭味，尿黄，大便偏干，面部痤疮，情绪急躁，舌黯，苔黄厚，脉弦滑。平素月经规律，量多，色暗夹块，有黏液。妇科检查：子宫压痛明显，左附件增厚、压痛，右附件阴性；B超检查未见异常。诊断：腹痛。辨证为肝郁气滞，湿热瘀结。治宜疏肝行气止痛，化瘀清热利湿。予四逆散合四妙散加味：柴胡10g，枳实10g，白芍15g，生甘草6g，苍术10g，黄柏10g，薏苡仁

25g，大血藤 20g，败酱草 20g，蒲公英 20g，制香附 10g，延胡索 10g。1 剂 / 天，水煎服。连服 8 剂后上述症状减轻，继服 6 剂以巩固疗效。

（冯玉霞，唐红云，王洁，钟艳梅，谭文娟，段培培，曾倩）

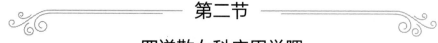

第二节

四逆散女科应用举隅

四逆散出自《伤寒论》："少阴病，四逆，其人或咳，或悸，或小便不利，或腹中痛，或泄利下重者，四逆散主之。"其文所述多种症状系肝气郁结、疏泄失常所致，治疗当疏肝解郁。方中柴胡入肝胆经，升发阳气，疏肝解郁为君药；白芍敛阴养血柔肝为臣药，与柴胡合用，以敛阴和阳，条达肝气，使柴胡升散而无耗阴伤血之弊；佐以枳实理气解郁，泄热破结，与柴胡为伍，一升一降，加强疏畅气机之功，并奏升清降浊之效，与白芍相配，又能理气和血，使气血调和；佐以甘草，调和诸药，益脾和中。综合四药，共奏疏肝解郁、条达气机之效。四逆散除用于上述条文所述内科多种症状外，在妇科临床上也得到广泛的运用，因妇女经、带、胎、产等特殊生理运动无不依赖气血为用，而肝主藏血，主疏泄，司血海，肝之疏泄太过与不及均可致气血失调而致妇科疾病的产生，故有"女子以肝为先天"之说，女性又素多抑郁，易产生肝郁气滞的病机，所以，用四逆散条达肝气在妇科临床中有着重要意义。现举例论述如下：

1. 痛经

其发病机理系多种原因致冲任胞宫气血失调，经血不流畅而发生痛经，治疗当通调气血，调经止痛，可以四逆散为基础方，根据不同致病因素施以加减。如因寒致瘀的，加以温经通瘀药如桂枝、台乌、小茴香等；因湿热而瘀结的，加以清利湿热药如红藤、败酱草、薏苡仁、黄柏等；如因虚而致血海空虚，胞脉失养致痛经的，加以益气养血药如四物汤等；如血瘀明显，加失笑散；气滞疼痛明显，加金铃子散。

某女，20 岁，经行小腹疼痛 8 年。患者每于经前一天和经行第一天小腹疼痛明显，痛甚时呕吐，出冷汗，经量中等，经血紫暗有块，血块排出后痛减，月经周期、经期正常，舌质红，舌边稍黯，苔白，脉弦。辨证：肝郁血滞；治则：疏肝理气、活血止痛；方药：四逆散合金铃失笑散加减，柴胡、枳实、延胡索、炒川楝子、蒲黄、香附、五灵脂各 10g，白芍 15g，制乳香、制没药各 6g（冲服），甘草 9g。嘱患者经前 3 天开始服药 3 剂，3 个月为一疗程。3 个月后复诊，痛经明显减轻，能正常工作和生活。

2. 月经不调

在肾气充盛、天癸泌至、冲任通盛的条件下，必须有肝的疏泄有度才能使血海蓄溢有常，月经按时潮止。肝的疏泄失职则可致月经的期、量发生异常，甚则崩漏，治疗当疏肝调经为要。如肝郁化火致月经先期量多，可用丹柏四逆散加茜草、地榆等凉血止血药；肝郁气滞致月经后期、量少者，可用四逆散合四物汤加减。

某女，35岁，月经提前半年。半年前开始月经每21～23天一至，经期5～7天，量多，色深红，时夹血块，经行小腹痛，伴心烦、梦多、口干，舌红苔薄黄，脉弦略数。辨证：肝郁化火，冲任失调；治则：疏肝清热，调经止血；方药：丹柏四逆散加减柴胡、枳壳、炒黄柏、女贞子各10g，甘草6g，白芍、生地黄、炒地榆、炒蒲黄、茜草、丹皮、益母草各15g，乌贼骨、旱莲草各30g。嘱患者于经后期和经前期服药各3剂共2个月。第3个月复诊，患者述月经周期恢复为28～30天，经量减少。

3. 经行前后乳房胀痛

肝的经络挟胃贯膈布胸胁，经乳头上巅顶，故乳痛及乳房包块的发生与肝密切相关，如肝失疏泄，肝郁气滞，进而血瘀痰凝则可致乳痛或乳房包块发生。治疗当疏肝解郁，化痰行瘀，方用四逆散加香附、川芎、浙贝母、夏枯草、王不留行等加减。

某女，40岁，乳房疼痛3年。患者3年来，每于经前半月开始乳房疼痛，经后缓解，疼痛牵掣双腋下；体格检查：双乳外上限片状增厚，未触及明显包块，舌红苔白腻，脉弦缓。辨证：肝郁痰凝血瘀；治则：疏肝活血、化痰软坚；方药：四逆散加减，柴胡、枳壳、川芎、王不留行、莪术各10g，赤芍、白芍、郁金、浙贝母、香附各15g，甘草9g，夏枯草、黄芪各30g，淫羊藿20g。经净一周后服药，连服3个月。3个月后复查，乳房疼痛消失，双乳外上限片状增厚明显改善。

4. 妇人腹痛（急慢性盆腔炎）

妇女经行或产后或身体虚弱，摄身不慎，邪气乘虚而入，蕴结于下焦，客于腹中，与气血相搏，气血瘀滞，不通则痛，治疗当清利湿热，行气止痛，方选四逆合四妙散加减。如热毒炽盛，可加用五味消毒饮；湿热郁遏，与气血交结致经脉阻滞不通，小腹时隐痛，甚则出现附件包块，可加蒲黄、五灵脂、穿山甲等活血化瘀药。

某女，32岁，诉小腹疼痛伴脓性带下3天，畏寒发热，体温38.3℃，小腹压痛，苔黄腻，脉滑数。辨证：湿毒侵袭，任带失司；治则：解毒除湿，行气止痛；方药：四逆四妙合五味消毒饮加味，柴胡12g，枳壳15g，川牛膝、苍术、黄柏各10g，甘草9g，赤芍、白芍、薏苡仁、蒲公英、忍冬藤、败酱草、贯众各30g。服药3剂后，畏寒发热止，脓性带下减少，小腹痛减轻，上方去黄柏，加炒川楝子、蒲黄、灵脂各10g，服药6剂，一周后复诊，症状基本缓解。

以上论述表明，肝失疏泄在妇科疾病病机中有着广泛的病理基础，疏肝解郁为妇科疾病治疗的基本法则，而疏肝解郁基础方四逆散不失为治疗妇科疾病的基础方，临床运用时，应根据疾病的寒热虚实及兼杂症不同而灵活运用，不可生搬硬套。

（杨晓虹）

5. 输卵管阻塞

患者，女，28岁，2005年12月23日求诊，因常觉右下腹疼痛，某医院做阑尾炎治疗。不仅乏效，且增左少腹痛，并出现黄白带下，稠黏如脓，后经妇幼保健院诊断为慢性输卵管炎。应用抗生素和清热化湿中药治疗20多日，腹通与白带均减，然每届月经期前腹痛加剧，脓样黄白带随之增多，月经后腹痛缓解，但少腹部现条索状结硬不消，按压则痛，做妇科输卵管通气检查，证实输卵管已因炎症粘连而阻塞不通，于是来我处医治。自诉月经前乳胀而结硬，经行则已，经潮时少腹痛甚拒按，情怀抑郁，食不甘味，夜觉口干。但只以水含漱不欲下咽，二便如常。舌苔淡黄略腻，脉弦涩实。究其症结所在，显属肝经郁结。拟四逆散加味：柴胡、白芍各10g，枳实、甘草各8g，熟附片9g，败酱草20g。10剂。嘱在月经期前12日起每日煎服1剂，月经过后不用药。如此治疗4个月，病痛消除。再行输卵管通气术，气体已能进腹腔。遂停药观察，隔年生一子。

按语： 足厥阴经"过阴器，抵少腹"，其为病又主"妇人少腹肿"。输卵管阻塞的临床表现主要在肝之经界，证属肝经气血郁结不通。李东垣治"肝之积"的肥气丸方，特重柴胡用量，赖其推陈致新。李时珍认为肝郁者用柴胡入肝经疏泄阻塞；枳实作用显于下焦，能破气行瘀以通痞结；白芍则"主邪气腹痛，除血痹，破坚结，寒热疝瘕"。《神农本草经》云甘草长于解毒，协和各味；并每遵仲景在四逆散下所注"腹中痛者，加附子"之皆以"破坚积聚"；更入败酱草除痈肿、破结，合附子以行郁滞。诸药相互为用，每获良效。

6. 子宫内膜炎

患者，女，31岁，2002年8月5日求诊。6月上旬流产后即觉下腹微痛，痛势持续并逐渐加重，月经期前腹痛且坠，经色深红夹小血块。之后有脓血样黏液流出阴道，有秽臭气，同时出现寒热往来、饮食减少、腰背酸痛等症状，妇产科诊断为急性子宫内膜炎。脉象濡数，舌质偏红，苔黄且厚，面色黄而鲜明，午后寒微热著，腹痛紧一阵则赤白带增多。近来时觉外阴刺痒灼热。此乃湿热循肝经下注胞宫及阴器之证。治以四逆散加味：柴胡、白芍各10g，炒枳实、生甘草、炒龙胆草各8g，鱼腥草15g，白英12g。5剂，1剂/日，空腹时用。药尽复诊时，外阴痒减，余症仍旧。是为湿热混处胞宫，蕴积难散，加鲜车前草50g原方以清利之，再投5剂，各症均减，迄今未复发。

按语：《金匮要略·妇人产后病脉证治》云："产后（气血壅结，作者注）腹痛，烦满不得卧，枳实芍药散主之。"本例亦属产后腹痛，也存在气血郁滞，故借用其方，取枳实破气入血以泄郁滞，芍药和血柔肝，芍药得甘草又缓急止痛。然因患者湿热下注肝经酿成脓血样带下，必用柴胡（合为四逆散）之升发，使"风木不闭塞于地中，则地气自升腾于天上"（《傅青主女科·带下》）。白英善治"女子阴中内伤"，鱼腥草清热毒，消痈肿，诸药合方，切中病机，疗效自著。

（王燕妮）

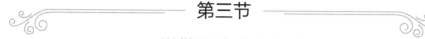

第三节

四逆散治疗乳腺疾病

急性乳腺炎是在乳汁瘀积的基础上，细菌通过乳头进入乳房引起的急性感染性疾病。此病是产褥期的常见病，最常见于哺乳期妇女，尤其是初产妇，好发于产后 3～4 周。临床表现为乳房结块、肿胀、疼痛，甚至表面皮肤红热、搏动样疼痛、全身发热、寒战等症状，属于中医乳痈范畴。在急性期由于使用寒凉药物太过，或应用大量的抗生素后，容易形成难以消散的微痛性肿块，而致慢性乳腺炎。慢性乳腺炎一旦形成，肿块很难消散，尤其是西药没有很好的治疗方法。笔者采用自拟加味四逆散治疗取得满意效果，现报道如下。

一、资料与方法

1. 一般资料

所选病例均来自我院门诊病人，共 30 例。均为初产妇，年龄最大为 38 岁，最小为 22 岁，平均年龄为 30 岁。发病时间在产后 3 周至 8 个月之内。发病时间最长为 40 天，最短为 1 周。

2. 治疗方法

治疗采用加味四逆散，药物组成：柴胡 12g，赤芍 12g，枳实 10g，细辛 3g，鹿角霜 10g，穿山甲 10g，桂枝 6g，黄芪 15g，皂角刺 15g，甘草 6g。若病程较长、肿块过硬难于消散者，加三棱 10g，莪术 10g，香附 12g，当归 12g；大便干结者加生大黄 12g，芒硝 10g；乳汁壅滞不通者加木通 9g，王不留行 12g，路路通 15g；如为乳汁瘀滞形成的肿块可重用温通的药物附子 9g，肉桂 9g。同时可用微波及芒硝外敷。

二、随访情况

治疗 30 例病人中，随访半年乳房未再发现有肿块，说明加味四逆散治疗慢性乳腺炎疗效稳定，持久。

三、病案举例

张某，女，37 岁。患者禀性质讷，寡于言笑，常有胁腹窜痛之候。5 个月前发现右乳房肿块，右上象限肿块约 3cm×4cm。月经开始紊乱，经事不调，经期延后，量少，色暗红，有小块，两胁、乳房胀痛加重。B 超提示：乳腺增生。求助中医治疗。四诊合参，证属气滞血瘀，方用四逆散加减，理气活血，散结消肿。处方：柴胡、川芎、元胡、郁金、茜草、白芍各12g，枳实10g，制香附、当归各20g，龙骨、牡蛎、王不留行各30g，穿山甲、甘草各6g。水煎服，日1剂。药进25剂，右乳房肿块明显缩小为1cm×2cm，且质地变得柔软，经水已净，但白带连绵，四肢酸痛，考虑实滞渐去，气虚显露。上方中药加鹿角胶10g，菟丝子、巴戟天、党参各30g，艾叶12g，再进30剂，右乳房肿块逐渐消退，月信已准，白带亦少。

按语： 本案是关于乳腺增生并月经延后的证治。乳腺增生属中医的乳癖之范畴。上文临床辨证思路新颖，笔者认为乳病与肝脏关系密切，治疗上从肝而治。正如秉钧云："乳癖，良由肝气不舒郁积而成……夫乳属阳明，乳中有核，何以不责阳明而责肝？以阳明胃土最畏肝木，肝气有所不舒，胃见木之郁，惟恐来克，伏而不扬，气不敢舒，肝气不舒，而肿硬之形成……治法不必治胃，但治肝而肿自消矣。"这里强调乳腺增生与冲任关系密切。宋代《圣济总录》形象地指出："又冲脉者，起于气街，并阳明经，夹脐上行，至胸中而散。妇人以冲任为本，若失于将理……则气壅不散，结聚乳间，或硬或肿，疼痛有核。"中医理论认为，肝藏血，主疏泄，司血海，为冲任之本，可以直接调节冲任血海之盈亏，所以又有"女子以肝为先天"之说。肝体阴用阳，易于怫郁，郁则气滞血瘀，导致冲任失常，而致月经后期，更应疏泄而不是养血为先。一旦冲任不调，气机不畅，则导致气血瘀滞，痰凝积郁乳房，发为乳癖。根据气机郁滞、冲任不调的病机，应用四逆散化裁，疏肝理气、活血通络，以致冲任通调，肿块自消，诸恙得平。

（崔宴医）

第四节

四逆散治疗不孕不育症

一、采用四逆散治疗不孕症76例

2000—2005年，笔者采用四逆散加味治疗不孕症76例，疗效满意。

（一）资料与方法

1. 临床资料

76例均系门诊患者，年龄最小23岁，最大37岁；疗程最短2个月，最长半年；全部病例均接受门诊妇科检查，生殖功能正常，并行输卵管通液均正常，排卵期行B

超检测报告均无排卵，配偶生殖功能，精液化验均正常。

2. 诊断标准

本组病例均属于婚后 2 年以上，配偶生殖功能正常，未避孕而不受孕者，称为原发性不孕。

3. 治疗方法

于月经来潮开始服中药，每日 1 剂，早晚各 1 次，连服 5 剂。于月经干净后 3 ～ 7 天行输卵管通液，并在排卵期 B 超监测排卵情况。方药：柴胡、枳实、当归、郁金、泽兰叶、栀子各 10g，白芍、路路通各 15g，甘草、穿山甲各 6g，紫石英、香附、益母草各 30g，丹参 12g。

（二）治疗结果

76 例病人经治疗有 62 例受孕，14 例无效，总有效率为 84%。

（三）病案举例

案 1：刘某，26 岁，于 2002 年 6 月 25 日初诊。婚后 3 年未孕，夫妻生活正常，月经周期 28 ～ 30 天，持续 3 天，量少色暗红，时有血块，经前乳房胀痛。腰困乏力，小腹胀痛，妇科检查，外阴、阴道子宫大小均正常，双侧附件压痛（+），排卵期 B 超检测无排卵，舌质淡、苔薄白，脉弦细。证属肝郁气滞，瘀阻胞宫；治疗宜疏肝解郁、活血调经。处方：柴胡、枳壳、白芍、郁金、牛膝、栀子、甘草各 10g，路路通、穿山甲各 6g，柴石英、香附各 30g。5 剂，水煎服，分早、晚服用。

二诊（2002 年 7 月 26 日）：月经量较前增多，小腹胀痛减轻，排卵期 B 超检测卵泡 1.0cm，继上方加菟丝子、牛膝各 10g，连服 10 剂。

三诊（2002 年 8 月 25 日）：以上症状消失，排卵期 B 超检测卵泡 1.6cm，上方去穿山甲、路路通，加杜仲 15g，连服 10 剂。于 2003 年 1 月检查已怀孕 2 个月。

案 2：张某，32 岁，2003 年 3 月 26 日初诊。婚后 6 年未孕，月经周期 30 天，持续 4 天，量不多，暗红，经前易怒，烦躁，乳房胀痛，妇科检查均正常，排卵期 B 超监测无排卵，丈夫检查均正常。证属肝气郁滞，脉络不畅；治疗宜调肝理气通络。处方：枳实、乌药、厚朴、当归、牛膝、丹参、甘草各 10g，柴胡 12g，香附 15g，益母草 20g，紫石英 30g。5 剂，水煎服，早晚各 1 次。

二诊：乳房胀痛减轻，排卵期 B 超监测无排卵，继上方加杜仲、茯苓、菟丝子各 10g。10 剂，水煎服，早晚各 1 次。

三诊：以上症状基本消失，排卵期 B 超监测卵泡 0.9cm。继上方连服 4 个月，于 2004 年 9 月顺娩 1 婴。

（四）讨论

肝为五脏之一，有藏血、宣散疏泄的功能，对气机调畅有重要的作用，气机调畅时，才能气血和平，心情舒畅，冲任通盛，月事如期。如果肝失疏泄，气机不利，血脉为之不畅，子宫藏泄失司，阴不化阳，阳不助阴，则卵泡不能正常排出，只有肝气调和，血海充盈，精气旺盛，才能达到经孕正常。四逆散加味具有疏肝理气、调脾活血之力，因气为血帅，血为气母，气行则血行，气旺则血生，血旺则气足，气血运行通畅，才能有子，现代医学认为，本方有良好的调节内分泌系统，兴奋性腺，促进卵泡发育成熟和雌激素分泌，并调整脑垂体与卵巢的机能，从而促进排卵受精。

方中益母草辛寒，祛瘀血而生新血，行瘀血而新血不伤，养新血而瘀血不滞；紫石英兴奋性腺功能，调理妇女生殖功能而提高疗效，四逆散合香附、郁金、路路通可加强其疏肝理气，调肝和血之力；当归、丹参、养血、活血、柔肝。

（段爱英，王碧侠）

二、采用四逆散治肝郁不孕、肝郁痰阻不孕

四逆散方中柴胡、枳实、芍药三药具有疏、行、破之功，以求"木郁达之"之功效，甘草调和诸药。全方配伍严谨，疏达肝胃，宣通阳气。笔者用此方治疗肝郁气滞所致不育、不孕症效果甚佳，介绍如下。

1. 肝郁不孕

26岁，2002年6月25日初诊。婚后3年未孕，性生活正常，月经周期28～30天，经期3天，量少色暗红，时有血块，经前乳房胀痛。腰酸乏力，小腹胀痛，妇科检查外阴、阴道、子宫大小均正常，双侧附件压痛，排卵期B超检测无排卵，舌淡苔薄白，脉弦细。西医诊断：排卵障碍不孕症。中医诊断：不孕症。辨证属肝郁气滞，瘀滞胞宫。治以疏肝解郁，活血调经。四逆散加减：柴胡10g，枳壳10g，白芍10g，郁金10g，牛膝10g，栀子10g，甘草10g，路路通6g，穿山甲6g，紫石英30g，香附30g。水煎服，日1剂，5剂。

二诊（2002年7月26日）：月经量较前增多，小腹胀痛减轻，排卵期B超检测卵泡1.0cm，原方加菟丝子10g。水煎服，日1剂，10剂。

三诊（2002年8月25日）：以上症状消失，排卵期B超检测，卵泡1.6cm，原方去穿山甲、路路通，加杜仲15g，水煎服，连服10剂，于2003年1月查已怀孕2个月。

按语：女子不孕分为原发性不孕和继发性不孕，前者称为"全不产"，后者称为"断绪"。《素问·骨空论》首次有"不孕"之名，其病因病机复杂。多数医家认为，肾主生殖并与天癸、冲任、子宫的功能失调有关。患者经前乳房胀痛、小腹压痛，不通则

痛，均为肝经郁滞，瘀阻胞宫。而患者出现腰酸乏力、无排卵为肾虚所致。本证辨证肾虚肝郁，瘀滞胞宫。治以疏肝同阳原则加减。所以以四逆散为主方，用牛膝、紫石英取补肾暖宫之妙，牛膝又用引血下行之功。加路路通、穿山甲通经，郁金、香附既入气分又入血分，疏肝之功更甚。患者服5剂后月经量增多，原方加菟丝子补肾益精，促进卵泡生长。三诊症状全部消失，去通经的穿山甲和路路通，加杜仲补肾以增其疗效。

2. 肝郁痰阻不孕

30岁，1998年5月16日初诊。婚后5年不孕。月经初潮年龄14岁，月经周期45天～2月，月经量少，色暗，质稠，末次月经1998年2月13日。体型肥胖，动则出汗，自觉口黏多痰，食少，胸闷不舒，腹胀，腰酸痛，四肢困胀，倦怠乏力，时有肉瞤筋惕。此次月经3个月未潮，舌体胖大，有齿痕。舌红苔白厚腻，脉沉弦而滑。妇科B超检查：子宫及附件未见异常。查基础体温（BBT）单相。诊断：不孕症。辨证属肝郁痰湿，壅遏闭经。治以疏肝解郁，燥湿化痰。四逆散加减：柴胡6g，枳实10g，牡丹皮10g，白芥子10g，半夏10g，川牛膝10g，白芍12g，白术12g，当归15g，甘草4g。水煎服，日1剂。服5剂，月经来潮量少，色暗。后如法调治3个月经周期，月经量较前增多，经色转红，体重下降2.5kg，查BBT双相，但仍有腰痛感。又在上方基础上加覆盆子10g，枸杞子12g，调治2个疗程后怀孕。

按语： 本证不孕属肝郁痰湿阻滞之闭经而致不孕。患者胸闷不舒，月经量少，质稠，色暗，为肝气郁结之象。其体型胖，胖人易生痰湿，并且出现了口黏多痰，食少，胸闷不舒，腹胀，腰酸痛，四肢困胀，倦怠乏力，时有肉瞤筋惕。舌体胖大，有齿痕。舌红苔白厚腻，脉沉弦而滑。诸多症状为痰湿阻滞所致。所以治法不仅要疏肝通阳解郁，更要祛痰湿之邪，改变患者痰湿体质。处方以四逆散为主方，加白芥子、半夏、白术燥湿之药去痰湿，并且加牡丹皮、川牛膝泄热补肾，当归活血调经，方药对证。

（李美琪，姜建国）

第六章

当归四逆汤

第一节
当归四逆汤在女科的应用

当归四逆汤出自张仲景的《伤寒论》，功能温经散寒、养血通脉，主治血虚寒凝经脉证。近年来，其广泛应用于临床各科，并取得了满意的疗效。现仅就当归四逆汤在治疗妇科疾病方面进行简述，以供参考。

1. 痛经

痛经分为气滞血瘀、寒湿凝滞、湿热瘀阻、气血虚弱、肝肾虚损五型[1]，系经期或经行前后呈周期性小腹疼痛的月经病，为各种原因导致胞宫失养，或胞宫气血受阻，两者又常常相互影响，所以应选择既能通脉又能补虚，而且作用部位在肝系统之方剂作为基础方来治疗，而当归四逆汤正合此机。

齐峰等[2]选取原发性痛经患者67例以当归四逆汤为基础方分型治疗，气滞血瘀者加柴胡、枳壳、赤芍、益母草；寒湿凝滞者加吴茱萸、干姜、肉桂、茯苓、白术、附子；湿热瘀阻者细辛、当归减量，加黄柏、知母、刘寄奴；气血虚弱者加黄芪、党参、阿胶；肝肾虚损者加山茱萸、枸杞子、菟丝子。结果有效率为97.0%，对照组30例口服吲哚美辛有效率为76.7%；随访1年后复发率，中药组为12%，西药组为41%。两者均有显著性差异。

邵华[3]用当归四逆汤加减治疗青春期原发性痛经45例，以温经暖宫，调血止痛。若胀痛者可加台乌、香附行气止痛；量少色暗痛甚可加红花、牛膝活血逐瘀；寒甚可加附子、干姜增强温肾暖宫、散寒止痛之效。随访半年有效率为88.9%。

2. 经行头痛

每于经期或行经前后出现以头痛为主要症状的病变，其病因是寒凝血脉，肝血不足，不通则痛[4]，故当养血温经，通络止痛。

王刚等[5]用加味当归四逆汤治疗经行头痛，方中加用淫羊藿、熟地黄、川芎以通利血脉、润肾益阳。前额痛者加白芷；头痛连项加葛根；若寒凝血脉头痛如锥刺者加红花、香附、土虫；头冷痛甚重加桂枝。每月经行前 1 周开始服药，经净后停药，连续服药 3 个月经周期。治疗后随访，治愈 45 例，好转 18 例，无效 5 例。

苏巧珍等[6]用当归四逆汤治疗 39 例月经性偏头痛患者。所有患者均于月经期前 2 天开始服药，每次服药 1 周，至下次月经期前再次服药。治疗后随访 1 年，基本恢复 24 例，显效 13 例，有效 2 例。

3. 产后身痛

产妇产后营血亏虚，经脉失养，若风寒湿邪侵入关节、经络，肢体关节酸痛、麻木、重着，属血虚血瘀寒凝证。许雪梅[7]用当归四逆汤加减治疗产后身痛患者 56 例，以温经散寒，养血通脉。方中加制附子、威灵仙温经散寒，重用黄芪益气生血，红花、鸡血藤养血通脉柔肝，川牛膝通行血脉、引药下行。并服药后将本药渣置布袋内热敷疼痛部位，每次 30 分钟，以加强温经通络、活血祛瘀、散寒止痛作用。内服、外敷，内外治法结合，收到较好的临床疗效。1 个疗程后痊愈 41 例，好转 13 例，无效 2 例，有效率为 96.42%。

4. 月经周期性水肿

其发生多与情志不舒、气血两伤、经期感寒有关。患者多在行经前 7 ～ 14 天开始面部发胀紧绷，继则眼睑浮肿，甚至波及全身，凹陷性水肿，亦有双下肢为甚者，同时烦躁易怒、乳房胀痛、腰酸、小腹冷痛、头痛、恶心等；经色暗红、量少，夹有瘀块；行经后浮肿逐渐消退，症状亦随之消失，周而复始。辨证属寒凝血瘀，阳气闭阻，水湿不化。王新[8]用当归四逆汤以温经散寒治疗 34 例，另加硫黄、甲珠、制川乌、泽兰、黄芪等药，加强温经散寒、行气活血、利水之功。2 个疗程共治愈 28 例，半年后随访，无一例复发。

5. 子宫内膜异位症

子宫内膜异位症是目前常见的妇科疾病，疼痛为其最主要、最常见的临床表现。寒凝血瘀之子宫内膜异位症主要表现为行经前后或经期小腹冷痛，得热痛减，伴经血量少，色暗有块，畏寒肢冷，面色青白，乏力，舌紫暗。薛莉[9]用当归四逆汤治疗 40 例，方中又加丹参、党参、大黄、生姜，以补气活血养血、温经散寒。自月经前第 10 日开始服用，15 天为 1 个疗程，连用 6 个疗程，经期可不停药。结果为总有效率为 92.5%。黄艳辉等[10]治疗重视温阳，认为子宫内膜异位症患者痛经系阳气内虚、寒湿凝滞下焦所致。在当归四逆汤中加入熟附子、生姜及乌药，扶阳通络以推动血行，脉道通畅。治疗 34 例，总有效率为 91.18%，治疗后慢性盆腔痛、性交痛缓解率分别为 83.33%、80.00%。

6. 慢性盆腔炎

慢性盆腔炎因病期日久，正气日损，邪气渐生，久之而成血虚血瘀寒凝证。见月经周期不定，量少、色紫暗，偶有血块，少腹疼痛，遇冷则疼痛明显，时有腰痛、头昏、乏力、小腹下坠。舌质暗淡，苔白，脉沉细。王付[11]用当归四逆汤治攻补兼施，加用人参补气化血，桃仁、乳香活血祛瘀，茯苓渗湿邪而和血脉。诸药相用，以达其效。

总之，血虚寒凝证为血虚气少致寒邪犯之。厥阴伤寒为风寒中于血脉，阴血内虚，不能荣于脉，阳气外虚，不能温于四末，而见手足厥寒、脉细欲绝。前者偏于血分不足，后者偏于寒伤气分，两因素常同时存在，相互影响，因此，仲景以当归四逆汤一方统治[12]。此方由当归、桂枝、芍药、细辛、通草、大枣、炙甘草组成。方中，当归甘温、养血和血，桂枝辛温、温经散寒、温通血脉，二者合为君药。细辛温经散寒，助桂枝温通血脉；白芍养血和营，助当归补益营血，与细辛共为臣药。通草通经脉，以畅血行；大枣、甘草益气健脾养血，共为佐使。诸药合用，有温养经脉、通畅血行之功。总览全方，温阳与散寒并用，养血与通脉兼施，温而不燥，补而不滞，共奏温经散寒、养血通脉之效。故妇科疾病患者，凡有血虚寒凝之证，均可用当归四逆汤随机化裁治疗，则更能获得满意疗效。

参考文献

［1］刘敏如，谭万信.中医妇产科学［M］.北京：人民卫生出版社，2001：329-331.

［2］齐峰，邱昌龙，杨小溪.当归四逆汤治疗原发性痛经67例［J］.江西中医药，2009，40（320）：41-42.

［3］邵华.中药治疗青春期原发性痛经45例［J］.中外健康文摘，2006，3（11）：138-139.

［4］廖竹芬.当归四逆汤临证验案［J］.中国医学杂志，2005，3（3）：121.

［5］王刚，姚毅，陈智龙.加味当归四逆汤治疗经行头痛68例疗效观察［J］.时珍国医国药，2006，17（5）：819.

［6］苏巧珍，杨志敏，连新福，等.当归四逆汤治疗月经性偏头痛39例临床观察［J］.山西中医，2008，24（12）：14.

［7］许雪梅.当归四逆汤加味治疗产后身痛56例临床观察［J］.中医正骨，2008，20（8）：22.

［8］王新.当归四逆汤加味治疗月经周期性水肿34例［J］.四川中医，2002，20（3）：56.

［9］薛莉.当归四逆汤加减治疗子宫内膜异位症40例观察［J］.实用中医药杂志，2009，25（9）：592.

［10］黄艳辉，梁雪芳，林秀华.当归四逆汤加减治疗子宫内膜异位症疼痛疗效观察［J］.中国中医急症，2008，17（6）：768.

［11］王付.经方辨治慢性盆腔炎［J］.四川中医，2003，21（6）：50-51.

［12］陈可胜.《伤寒论》中厥的证治意义［J］.陕西中医，2005，26（12）：1378.

（王华）

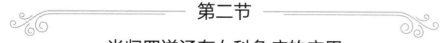

第二节

当归四逆汤在女科急症的应用

当归四逆汤由当归、桂枝、芍药、细辛、甘草、通草、大枣七味组成，药味虽少而组方严谨，配伍精当，具有温阳而不燥、补血而不滞的特点。全方功在温经散寒、养血通脉。妇女以血为用，妇科疾病往往又以寒邪凝滞经脉者发病居多，因而我们临床将此方广泛运用于由寒凝血滞所形成的妊娠癃闭、产后乳痈、产后恶露、产后眩晕等妇科疾病，均收到满意疗效。

1. 妊娠癃闭

李某，28 岁，2001 年 10 月 15 日初诊。患者系早产儿。自诉妊娠 3 个月，近日出现小便滴沥刺痛，频频欲解，量少色清，前医采用清热、利湿、通淋治疗，未见好转，反而加重，并伴有畏寒、全身酸痛，小腹坠胀，神疲肢倦，时作呵欠，气短懒言，面色苍白，舌质淡，边有齿印，苔白而润，脉沉细。此乃阳气虚弱、膀胱气化失司，治当温阳散寒、化气行水。方用当归四逆汤合春泽汤加减：党参 30g，当归、茯苓、大枣各 15g，芍药（酒炒）、猪苓、泽泻各 12g，桂枝、通草各 10g，细辛 6g、甘草 3g。2 剂后小便复常，其他诸症大减。为巩固疗效，继用香砂六君子汤加味调理。半年随访未见复发，并生育一健康女婴。

按语：癃闭之治疗历代多从火与湿热着手，而此例乃妊娠期发病，在治疗上对大辛、大热之品理应忌用，但所出现病症又属阳虚寒凝之妊娠癃闭，故而根据"有故无殒，亦无殒也""有病则病受之"的治疗原则，据其脉症而采用了温阳散寒、化气行水之法，这样温行并用，标本同治，使寒去闭解，气化水行，故癃闭自愈。

2. 产后乳痈

张某，26 岁，2002 年 12 月 16 日初诊。产后因失血、出汗过多 3 天后，即出现乳房胀痛、乳汁不畅，采用热敷之法暂时缓解，但始终未能消除。诊时触之右侧乳房上方处可扪之硬块如鸽卵大，局部发红拒按，久扪灼手，伴头昏、身痛、畏寒、食欲不振，神疲乏力，面色萎黄，舌淡苔白，脉沉弦。此乃寒凝肝脉，气滞血瘀于乳。治当温经散寒，行气化瘀通络。方用当归四逆汤加减：当归 15g，穿山甲（兑服）、三棱、莪术、芍药（酒炒）、通草各 12g，桂枝 9g，细辛、吴茱萸各 6g，丝瓜络、橘核各 30g，甘草 3 克。连服 3 剂后扪乳房硬块基本消散，继用逍遥散加味调理。随访 1 年未见复发。

按语：乳房为肝、胃经脉所过之处，一般乳痈多责之于肝气郁结，阳明热壅。而本例患者因失血、汗出过多，阳气随汗外泄，外寒乘虚而入，而致乳络壅滞，气血不畅，郁而成痈。上述所出现发红、拒按、久扪灼手乃为假象，而寒凝血滞则为其本。故采用当归四逆汤加吴茱萸，温肝、胃之经而散寒通络，再佐以三棱、莪术、穿山甲等行瘀散结，俾温散结合，而初期乳痈痊愈。

3. 产后恶露

杨某，34岁，2003年6月18日初诊。产后月余恶露不绝，曾服补血、化瘀、固涩等中药数剂，病情反复，诊见患者面色苍白，胸闷懒言，小腹隐痛，下肢自觉发凉，漏下淋漓、色淡，时夹杂白带如米泔，口淡无味，心烦，舌淡苔白，脉弦细无力。此乃产后失血耗气，阳虚寒凝，气不摄血，而致恶露不绝。治当温阳散寒，益气活血摄血。方用当归四逆汤加减：黄芪4g，干姜炭、血余炭、当归、制附子、大枣各15g，赤芍（酒炒）、三七粉（兑服）各12g，旱莲草、仙鹤草各30g，细辛、桂枝各6g，甘草3克。连服3剂恶露消失，诸症大减。为巩固疗效，继用归脾汤加味以健脾、益气、摄血而调理，随访半年未见复发。

按语：产后往往多虚、多瘀，采用补血、化瘀、固涩理应收效，而此例乃阳虚寒凝，气不摄血，故前医采用补血化瘀固涩之法未治其本，故收效不佳，治宜温阳散寒、益气活血摄血，如此阳旺寒散，瘀化新生，气足血止，恶露自然消逝。

4. 产后眩晕

李某，24岁，2004年5月2日初诊。平素肥胖，易于感冒。自述产后2天，自觉汗出身软乏力，继而出现眩晕，如坐舟车，甚者有时头脑一片空白，时而伴呕吐，曾服益气补血之剂，未能见效，眩晕加重，导致食欲不振，胸闷。诊见面色萎黄，神疲倦怠，气短懒言，畏寒胸闷，纳食减少，舌淡苔白，脉沉细。此乃素体阳虚，产后耗气失血，寒邪凝滞经脉。治宜温阳散寒，养血通脉。方用当归四逆汤加味：制附子、当归、大枣各15g，芍药（酒炒）、吴茱萸、砂仁各12g，木香、通草、桂枝各10g，细辛、生姜各6g，甘草3g。药服3剂眩晕明显好转，呕吐已止，食欲已增。二诊拟用香砂六君子汤加味以温运健脾，以巩固疗效。随访1年一切正常。

按语：产后多耗气失血，出现眩晕，采用益气补血，属常理所在。此患者肥胖，平素阳虚易于感冒，再加之分娩时失血汗出，导致寒邪入侵，闭阻经脉，则使清阳不升、精血不能上承，从而脑海失养，产生眩晕。医用滋补之品更致使阴邪凝滞，无从化解，故眩晕更甚。现根据其脉症，采用温阳散寒、养血通脉之法，使寒去、滞通、精气上承，脑得以养，而眩晕自止。

（刘新生，刘怡杉）

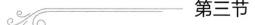

第三节

当归四逆汤治疗痛经

一、当归四逆汤治疗寒凝血瘀型痛经

痛经临床上是指妇女正值经期或行经前后，出现周期性小腹疼痛，或痛引腰骶，甚至剧痛晕厥者，是妇科常见病。笔者自 1996 年应用当归四逆汤加味治疗寒凝血瘀型痛经，疗效满意。

（一）临床资料

1. 一般资料

本组 41 例均为门诊病例，其中 15 ～ 20 岁 8 例，20 ～ 30 岁 10 例，30 ～ 40 岁 9 例，40 ～ 45 岁 14 例。痛经发生在经前 10 例，经期 15 例，经后 4 例，经前至经期 8 例，经前至经后 4 例。疼痛均为少腹冷痛，得热则减，肢冷畏寒为主。

2. 治疗方法

全部患者均予当归四逆汤：当归 15g，桂枝 12g，芍药 12g，细辛 3g，甘草 12g，通草 12g，大枣 5 枚。辨证加减：寒甚者加小茴香 12g，干姜 9g；瘀甚者加蒲黄 12g，桃仁 12g，红花 12g；痛甚者加元胡 12g，没药 12g。每日 1 剂，水煎分 2 次服，经前 5 天开始服至经净痛止，治疗 3 个月为 1 个疗程。

3. 疗效标准与治疗效果

经本法治疗，症状完全消失为痊愈，本组 30 例，占 73.2%；症状基本消失为有效，本组 8 例，占 19.5%；症状如故或稍减为无效，本组 3 例，占 7.3%。总有效率占 92.7%。本组治疗 2 个月经周期者 5 例，治疗 3 个月经周期者 20 例，治疗 4 个月经周期者 10 例，治疗 5 个月经周期者 2 例，治疗 6 个月经周期者 4 例，平均治疗 3 ～ 4 个月经周期。

（二）病案举例

患者，女，25 岁，已婚，2009 年 12 月 15 日就诊。经前至经期少腹冷痛 4 个月经周期，得热痛减，月经量少，经色暗而有瘀块，面色青白，肢冷畏寒，舌质淡苔薄白，脉沉细。经妇科检查未见器质性病变，诊为原发性痛经（寒凝血瘀型）。治以温经散寒、化瘀止痛。处方：当归 15g，桂枝 12g，芍药 12g，细辛 3g，甘草 12g，通草 12g，元胡

12g，小茴香 9g，蒲黄 9g，桃仁 12g。每日 1 剂，水煎服，经前 5 天服至经净痛止，经治疗 3 个月经周期，诸症消失告愈。

（三）讨论

当归四逆汤证是由营血虚弱、寒凝经脉、血行不利所致。素体血虚而又经脉受寒，寒邪凝滞，血行不利，阳气不能达于四肢末端，营血不能充盈血脉，遂呈肢体畏寒、脉沉细。治当温经散寒，养血通脉。此方以桂枝汤去生姜，倍大枣，加当归、通草、细辛组成。方中当归甘温、养血活血，桂枝性温、温经散寒、温通血脉，共为君药。细辛温经散寒，助桂枝温通血脉；白芍养血和营，助当归补益营血，共为臣药。通草通经脉以畅血行，大枣、甘草益气健脾养血，共为佐药。重用大枣，既合当归、白芍以补营血，又防桂枝、细辛燥烈太过，伤及阴血。甘草兼调药性而为使药。全方共奏温经散寒、养血通脉之效。现代药理研究表明此方有扩张血管，改善血液循环，促使子宫收缩，解痉镇痛。改善因寒冷引起的自主神经和内分泌失调的功能。此外，在药物治疗的同时，尚需注意经期保暖，饮食适宜，心情舒畅，以达到更好的疗效。

（徐淑华，郑桂杰）

二、当归四逆汤治疗寒湿凝滞型痛经

寒湿凝滞型痛经是因经前或行经期间感受寒邪或冒雨涉水，或平素及行经期间过食寒凉冰冷之品，致寒湿客于胞中，血为凝滞，气失温化，冲任、胞宫血行不畅，发为痛经。寒湿凝滞型痛经临床症见：经前或行经期，小腹下坠冷痛，得热则减，按之痛甚；经色黯滞，而夹有小血块或经量少；伴面色青白，四肢不温，肢体酸重不适，舌淡黯，苔白腻，脉沉紧。笔者在临床中以当归四逆汤加减治疗寒湿凝滞型痛经，疗效满意。

（一）资料与方法

1. 一般资料

患者就诊时随机分为两组。全部病例均为本院门诊患者，其中：治疗组 47 例，年龄 15 ～ 46 岁，病程 3 个月至 10 年；对照组 43 例，年龄 14 ～ 43 岁，病程 4 个月至 8 年。两组患者统计学分析，无明显差异（$P > 0.05$），具有可比性。

痛经中医诊断标准：经期或经前后出现周期性下腹部疼痛及腰部疼痛的患者，严重者可伴恶心、呕吐，影响生活和工作。

2. 治疗方法

采用随机分组，口服给药。治疗组当归四逆汤加减煎服。药物组成：当归 12g，白芍 10g，桂枝 9g，细辛 3g，甘草 6g，通草 6g，大枣 8 枚，乌药 10g，小茴香 6g，香附 10g。伴胸胁乳房肿胀加柴胡 10g，枳壳 10g；伴恶心加吴茱萸；痛而呕吐者加法半夏，并加生姜汤一勺于药中；冷痛较甚加艾叶；纳呆、便溏加木香、鸡内金；腰膝酸痛者加桑寄生、续断片；血块多者加益母草、蒲黄；痛甚昏厥、四肢冰冷、冷汗淋漓加附子、巴戟天回阳散寒。一日 2 次煎服。对照组予丹莪妇康煎膏，3 次 / 日，10g/ 次，口服。经前 7 ～ 10 天用药，治疗 3 个月经周期。

3. 疗效标准

治愈：痛经症状消失；显效：痛经症状明显好转；有效：痛经症状好转；无效：痛经症状无改善甚或加重。

（二）治疗结果

治疗组总有效率 93.6%，对照组总有效率 74.4%。两组总有效率差异有显著性意义（ $P < 0.05$ ），见表 1。

表 1　治疗组与对照疗效比较（ n ，%）

组别	n	治愈	显效	有效	无效	总有效率
治疗组	47	20（42.6）	16（34.0）	8（17.0）	3（6.4）	93.6
对照组	43	13（30.2）	10（23.3）	9（20.9）	11（25.6）	74.4

注：经 x^2 检验，两组总有效率差异有显著性（ $P < 0.05$ ）。

（三）讨论

痛经是指妇女在经期及其前后，出现下腹或腰部疼痛，甚至痛及腰骶，每随月经周期而发，严重者可伴恶心、呕吐。

现代医学证实痛经与月经期子宫内膜前列腺素含量增高有关，月经期经血的前列腺素升高，大量前列腺素对子宫有兴奋作用，可引起子宫肌肉强烈收缩，子宫缺血、缺氧而产生较剧烈疼痛，故引起痛经。中医认为，痛经病因主要是气滞血瘀、寒湿凝滞、湿热蕴结、气血虚弱、肝肾亏虚等导致冲任瘀阻或寒凝经脉，使气血运行不畅。临床工作中，寒湿凝滞痛经较为常见，中医治病求本，针对痛经的寒与瘀，以温经散寒、祛瘀止痛为原则，予当归四逆汤加减治疗痛经，并取得较好疗效。

临床实验表明：当归四逆汤能扩张末梢血管，改善血液运行，调整血液循环，改善末梢循环障碍，加快微血流，又有缓解子宫痉挛疼痛和镇静、镇痛等多种作用。此方配伍特点是温阳与散寒并用，养血与通脉并施，以温为主，既祛经脉之寒凝，又补营血，温而不燥，补而不滞，标本兼顾。当归四逆汤治疗经期腹痛可加乌药、茴香、高良姜、香附等理气止痛。

诸药合药，可温通下焦血脉，以祛经脉中客留之寒邪而畅通血行，从而取得缓解痛经的效果。

（陈红九，范明）

三、当归四逆汤治疗原发性痛经

笔者以当归四逆汤作为基本方治疗各型原发性痛经取得了满意疗效。

（一）临床资料

1. 一般资料

选取 2004 年 9 月至 2006 年 9 月期间在我校中医妇科门诊确诊的原发性痛经患者 97 例，大多数为在校学生，随机分为两组：67 例作为观察组应用中药治疗，30 例作为西药对照组，两组年龄 13～35 岁（18 岁以下 13 例，18～25 岁 66 例，26～35 岁 18 例）。两组患者在年龄、病程及痛经程度方面无显著性差异（$P > 0.05$），具有可比性。

2. 诊断标准

（1）中医诊断标准：指以经期或经前、经后（1 周以内）出现周期性下腹疼痛为主症，伴有其他不适以致影响工作和生活者。

（2）西医诊断标准：指妇科检查或 B 超检查，生殖器官无明显器质性病变者，多发生于月经初潮后 2～3 年的青春期少女或未生育的年轻女性。

（3）辨证分型：依据《中医妇产科学》[1]，将观察组分为气滞血瘀、寒湿凝滞、湿热瘀阻、气血虚弱、肝肾虚损五型。其中气滞血瘀型 17 例，寒湿凝滞型 26 例，湿热瘀阻型 8 例，气血虚弱型 10 例，肝肾虚损型 6 例。所有受检者在治疗期间内的月经周期期间不得服用其他药物。

（二）方法

1. 治疗方法

（1）观察组：以当归四逆汤（桂枝 10g，白芍 10g，大枣 5 枚，炙甘草 3g，细辛 6g，当归 15g，通草 10g）作为基础方分型论治：气滞血瘀者加柴胡 10g，枳壳 15g，赤芍 10g，益母草 20g；寒湿凝滞者加吴茱萸 10g，干姜 10g，肉桂 6g，茯苓 15g，白术 10g，附子 10g；湿热瘀阻者细辛减至 3g，当归减至 10g，加黄柏、知母各 15g，刘寄奴 15g；气血虚弱者加黄芪 30g，党参 15g，阿胶 10g；肝肾虚损者加山茱萸、枸杞子各 20g，菟丝子 15g。各组药物于行经约 1 周前开始服药，经行即停。

（2）对照组：给予吲哚美辛口服，每次 25mg，每天 3 次，饭后半小时服，经前 3 天开始服，连服 5 天。

以上两组均以 1 个月为一个疗程，记录每个疗程症状改善情况，3 个疗程后比较疗效。

2. 疗效标准

治愈：经期腹痛及其他临床症状全部消失，连续半年以上未复发；显效：腹痛明显减轻，其他症状大部分消失，可以正常生活、工作；有效：腹痛减轻，其他症状好转，需要服止痛药才能正常工作和生活；无效：未见好转或加重。复发：凡有效病例随访 1 年后症状再次出现或再次加重者。

（三）治疗结果

见表 1、2。

表 1　两组疗效比较

组别	例数 / 例	治愈 / 例	好转 / 例	有效 / 例	无效 / 例	总有效率 /%	P 值
观察组	67	42	13	10	2	97.0	< 0.05
对照组	30	12	6	5	7	76.7	

表 2　两组痛经复发率比较

组别	有效 / 例	复发 / 例	总复发率 /%	P 值
观察组	65	8	12.3	< 0.01
对照组	23	9	39.1	

（四）讨论

按照中医理论，原发性痛经属于经行腹痛的范畴，作为痛证，其病机不外乎两方面，即不通则痛或不荣则痛，而痛经所不同于其他痛证在于其病位特殊：其病位在胞宫，而胞宫之生理功能又主要在于冲任二脉和肝肾两脏，其中尤以肝最为重要，所谓"女子以肝为本""肝血为经血之源"，所以痛经的病机要点应该为各种原因导致胞宫失养，或胞宫气血受阻，两者又常常相互影响，即胞宫失养加重气血不畅，气血受阻则使胞宫失养更甚，所以选择一个既能通脉，又能补虚，而且作用部位在肝系统之方剂作为基础方来治疗经行腹痛是很有必要的，也便于临床医生掌握和应用，而当归四逆汤恰合此机。

当归四逆汤为厥阴寒证主方，由桂枝汤去生姜，倍用大枣，加当归、细辛、通草而成。方中当归、芍药养肝之血，桂枝、细辛温经散寒，甘草、大枣补益中气，通草温经脉，畅血行，七药辛甘并举、酸甘并用、通补兼施、急缓兼顾，有养血散寒、温经通脉之功。而且此方更是包含温经通络祛痛、补益养荣祛痛、缓急和络祛痛三法于一身的治痛良方，有养肝血、散寒邪、调营卫、通阳气的功效，而且温而不燥，补而不滞。本研究证实：通过适当加减变化可用于治疗各型痛经，值得推广应用。

参考文献

[1]刘敏如，谭万信.中医妇产科学［M］.北京：人民卫生出版社，2001：329-331.

（齐峰，邱昌龙，杨小溪）

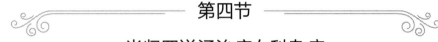

第四节

当归四逆汤治疗女科杂病

一、当归四逆汤治疗月经性偏头痛

偏头痛多发于中青年人，各个人种的男女患病率之比约为 1∶3[1]，流行病学调查表明，我国偏头痛的患病率为 98512/10 万，年发病率为 7917/10 万，且本病的发病率呈上升趋势[2]，在女性偏头痛中，月经性偏头痛占有很高的比例。世界卫生组织指出，偏头痛是一种使人失去行为能力的慢性疾病，发病年龄为 25～55 岁。笔者自 2006 年 6 月至 2008 年 5 月，运用当归四逆汤治疗月经性偏头痛取得较好疗效。

（一）临床资料

1. 一般资料

共观察 39 例，来源于广东省中医院神经内科门诊病人，所有患者均符合国际头痛协会发布的月经性偏头痛的诊断标准及国家中医药管理局全国脑病协作组讨论制定的头风病诊断标准，所有患者完整参加整个试验，无脱落或中止。年龄 18～48 岁，平均年龄 28.9 岁；病程为 3 个月～10 年。该 39 例患者皆经检查无严重的器质性病变。

2. 诊断标准

（1）西医诊断标准：符合国际头痛协会头痛分类委员会发布的指南中月经性偏头痛的诊断标准[3]，具体如下：单纯月经性偏头痛仅仅发生于月经前 2 天至月经第 3 天的无先兆性偏头痛，在 3 个月经周期中至少有 2 个出现。月经周期的其他时间没有偏头痛，月经相关性偏头痛：在 3 个月经周期中，至少有 2 个于月经前 2 天至月经第 3 天无先兆性偏头痛。其他时间可发生伴或不伴先兆的偏头痛发作。月经性偏头痛包括单纯月经性偏头痛和月经相关性偏头痛。

（2）中医诊断标准：符合国家中医药管理局全国脑病急症协作组制定的头风病诊断标准[4]。①主症：反复发作性头痛，病程在 6 个月以上，或至少有 5 次发作。疼痛发作部位多在头部一侧额颞、前额、巅顶，或左或右辗转发作或呈全头痛；头痛的性质多为跳痛、刺痛、胀痛、昏痛、隐痛，或头痛如裂等；头痛每次发作可持续数分钟、数小时、数天，也有持续数周者，可自行缓解；②急性或亚急性起病，起止无常；③发病可有诱因，未发前可有先兆症状；④经神经系统检查及理化、CT、MRA、DSA 检查可以排除外颅外伤与脑内器质性病变引起。

（二）治疗方法

所有患者皆停止服用就诊前所服用的治疗偏头痛的西药，中药汤药全部用当归四逆汤协定方（当归、白芍、大枣、炙甘草各 15g，桂枝、生姜各 10g，细辛 6g，通草 5g）。用法：上方加水约 800mL，文火煎煮半小时，每煎取汁约 200mL，分早晚两次温服，每日 1 剂。所有患者均于月经期前 2 天开始服药，每次服药 1 周，至下次月经期前再次服药。

（三）疗效观察

1. 疗效标准

采用国家中医药管理局全国脑病急症协作组制定的头风病疗效评定标准[4]。

2. 结果

经治疗后，其中 5 例患者病程小于半年，予中药治疗 1 周后，头痛症状基本消失，且随访 1 年未复发；18 例患者病程在半年至 5 年之间，分别予服药 2～5 个周期不等，后随访 9 个月，头痛偶有发作，程度较前均明显减轻，再次照原方服药，可于服药后第 2 天缓解；16 例患者病程大于 5 年，服药后头痛程度缓解，持续时间较前缩短，持续于月经期前服药至今已 1 年余，头痛程度及持续时间缩短，但未完全缓解。1 年后随访患者，基本恢复 24 例，显效 13 例，有效 2 例，总有效率 100%。

3. 不良反应

39 例患者中有 20 例患者在最开始的两个周期服用过程中出现解稀便、无腹痛、发热等症状，未予特殊处理，停药后自动消失，以后未发现同类反应，且未发现其他不良反应，定期监测血常规、肝肾功能、心电图未见异常。

4. 讨论

月经性偏头痛属祖国医学头痛范畴，现已统一命名为头风。此病的发病机制大多认为同月经周期中雌二醇和黄体酮周期性改变有关，在月经期开始之前雌激素水平的降低可能会诱发偏头痛的发作，而有研究证实雌激素与 5-HT 的合成相关，5-HT 的合成与降解以及神经元信息的发放似乎都受到雌激素受体介导机制的影响。现代药理研究证实当归四逆汤有镇痛抗炎、抗凝及抗血栓形成、扩张血管的作用[5]。此结果似乎可以从血管学说或神经元炎性反应学说两方面来解释当归四逆汤治疗偏头痛的机制，但解释治疗月经性偏头痛的机制尚显不足。

笔者临床观察到：月经性偏头痛患者大多有痛经、怕冷、四末冰凉及经行有血块等，属于中医学阳虚寒凝证的特征。从中医的发病机理来讲，女子以血为先天，肝藏血，月经期气血下注胞宫，肝血相对不足，患者本属阳虚体质，易受外寒侵袭，此时寒邪侵袭，致肝经受寒、凝滞不通，则发为偏头痛。当归四逆汤出自《伤寒论》，为厥阴血虚寒凝而设，方中当归、白芍养血活血，桂枝疏肝，细辛散肝经寒邪，大枣、甘草补中气，通草通利经脉，用于治疗女性月经性偏头痛，恰中病机，通过小样本的自身前后对照试验证明，治疗月经性偏头痛，疗效肯定，且服药后患者普遍反映痛经、怕冷等症状较前明显好转。综上所述，笔者大胆推测，当归四逆汤或许还有影响雌激素受体介导 5-HT 的合成与释放而起到治疗月经性偏头痛作用。其确切的治疗机制有待进一步研究。

参考文献

［1］赵英.偏头痛的流行病学特点［J］.中国社区医师，2005，21（11）：9-10.

［2］郭述苏.中国偏头痛流行病学调查［J］.临床神经病学杂志，1991，4（2）：65.

［3］Headache Classification Committee of the International Headache Society.The International Classification of Headache Disorders：2nd edition［J］.Cephalalgia，2004，24（suppl1）：9-160.

［4］国家中医药管理局全国脑病急症协作组.头风诊断与疗效评定标准［J］.北京中医学院学报，1993，16（3）：69.

［5］周丽娜.当归四逆汤的药理研究与临床应用［J］.中成药，2000，22（7）：518-519.

（苏巧珍，杨志敏，连新福，雒晓东，孙玉芝，曾亮）

二、当归四逆汤治疗慢性盆腔疼痛

慢性盆腔疼痛（chronic pelvic pain，CPP）一般指病程超过 6 个月以上的非周期的盆腔疼痛，并产生功能障碍，或需要药物或手术治疗的一种疾病。许多妇科疾病都可引起慢性盆腔疼痛。疼痛程度不一定与病变程度成正比，心理因素可能在病程发展中起重要作用。患者可伴有抑郁、焦虑、多疑等症状。患者的疼痛受到社会心理因素制约，其社会文化背景和各种心理因素与发病有直接关系。国外报道 CPP 在妇科门诊患者中约占 2～10%[1]。我国确切的 CPP 发病率尚不清楚。笔者自 2008 年 2 月至 2009 年 2 月观察 48 例当归四逆汤治疗 CPP 的临床效果，总结报道如下。

（一）临床资料

收集我院住院、门诊 CPP 患者 48 例，平均年龄 35.5 岁，其中确诊为慢性盆腔炎引起的 31 例，盆腔子宫内膜异位症引起的 12 例，盆腔瘀血引起的 3 例，排除盆腔器质性病变考虑由心理神经因素引起的 2 例。主诉以全下腹慢性疼痛为主要表现者 25 例，以一侧下腹疼痛为主要表现者 10 例，以肛门坠胀、腰骶胀痛为主要表现者 13 例。

（二）疼痛分级

采用视觉模拟评分法（visual analoguescale，VAS）是采用一条长 10cm 长直线，两端分别标上数字 0 和 10，0 表示无痛，10 表示想象中的最剧烈疼痛。在测量前向病人介绍 VAS 含义及与疼痛的关系，让病人在 VAS 表上移动游动标尺，标尺所处的位置代表病人疼痛程度。由患者圈出一个最能代表其疼痛程度的数字。1～3 为轻度，4～6 为中度，7～10 为重度。

（三）诊断标准

盆腔炎引起之慢性 CPP 诊断标准：既往反复出现下腹部、腰骶部疼痛，有或无发热，可有白细胞增高，白带增多呈脓性，附件区条索状或片状增厚，压痛，子宫活动受限，部分可有附件区或子宫后方痛性不规则包块，B 超示炎性图象。经长期抗炎治疗效果不显著。

盆腔子宫内膜异位症引起之慢性 CPP 诊断标准[2]：反复下腹疼痛，性交痛，或经期下腹疼痛，腹腔镜下确诊或者非手术诊断指标包括疼痛、不育、盆腔检查、超声检查以及血清 CA125 检测，5 项中任何 3 项指标阳性。

盆腔瘀血引起之 CPP 诊断标准：临床表现盆腔坠痛，腰骶痛，性交痛，月经量多，白带多，妇检无明显阳性体征，盆腔造影、盆腔彩超或手术证实盆腔静脉迂曲、增粗或成团，并除外其他生殖器官器质性病变。

心因性 CPP 诊断标准：反复下腹疼痛，或伴腰骶疼痛、下腹坠胀，排除盆腔炎、盆腔子宫内膜异位症、盆腔瘀血存在。

（四）治疗方法

当归四逆汤组方：当归 12g，桂枝、芍药各 9g，细辛 3g，大枣 8 枚，通草、炙甘草各 6g。本院代煎（真空包装袋装），每日 1 剂，30 天为 1 个疗程。

（五）疗效标准

疼痛 0 分，为近期治愈；按疼痛数字分级法由重转轻，为显效；疼痛下降一个级别，为有效；疼痛无改善，为无效。

（六）治疗结果

痊愈 4 例，有效 39 例，无效 5 例，总有效率 89.6%，其中：
慢性盆腔炎引起的 31 例中，痊愈 2 例，有效 27 例，有效率 93.5%；
盆腔子宫内膜异位症引起的 12 例中，痊愈 1 例，有效 10 例，有效率 91.6%；
盆腔瘀血引起的 3 例中，有效 1 例，无效 2 例；
心因性引起的 2 例中，痊愈 1 例，有效 1 例。

（七）讨论

女性慢性盆腔疼痛病程绵长，事实上是一个令医生感到困惑、治疗起来棘手的复杂病症。慢性盆腔疼痛可缘于多种原因，但其产生机制主要与气血失调有关，即不外乎气滞、血瘀、血虚或兼而有之，相互影响。《素问·举痛论》曰"寒气入经而稽迟，泣而不行，客于脉外则血少，客于脉中而气不通，故卒然而痛……客于胃肠之间，膜原之下，血不得散，小络急引故痛""寒气客于厥阴之脉，故胁肋与少腹相引而痛"，阐明了疼痛是因邪气闭阻经脉，气血凝泣不通，不通则痛。《灵枢·阴阳二十五人》则谓"血气皆少则喜转筋，踵下痛"，从而指出了血脉虚涩、不荣则痛是疼痛产生的另外一个病机。在此启发下，我们选用了当归四逆汤治疗本病，当归四逆汤是治疗厥阴经证之方，厥阴为三阴之尽，阴尽而阳生，若受寒邪而阴阳之气不相顺接，经脉拘急失和，而痛证发作。

当归四逆汤以桂枝汤去生姜，倍大枣，加当归、通草、细辛组成。方中当归甘、温，养血活血，桂枝辛、温，温经散寒，温通血脉，共为君药。细辛温经散寒，助桂枝温通血脉，白芍养血和营，助当归补益营血，共为臣药。通草通经脉、以畅血行，大枣、甘草益气健脾养血，共为佐药。重用大枣，既合当归、白芍以补营血，又防桂枝、细辛燥烈太过，伤及阴血。甘草兼调药性而为使药。全方共奏温经散寒、养血通脉之效，以达到宣通闭阻、调和气血的目的，从根本上消除导致疼痛的病机。

目前，慢性盆腔疼痛的治疗理念是处理疼痛，而非治愈疼痛，治疗目标在于改善功能并尽可能缓解疼痛。通过观察，我们认为当归四逆汤是一条辛甘并举、酸甘同用、痛补兼施、缓急兼顾，为融合温经通络、补益养荣、缓急祛痛多法的止痛良方。

参考文献

［1］曹泽毅.中华妇产科学：下册［M］.2版.北京：人民卫生出版社，2005：5.

［2］周萍，赵云霞.慢性盆腔疼痛250例临床分析［J］.昆明医学院学报，2004（2）：100-102.

（卢丽芳）

第七章
其他经方在女科的应用

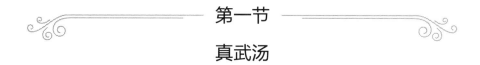

第一节

真武汤

真武汤出自《伤寒论》，因具有温阳利水之效，故以镇北水神"真武"名之。《伤寒论》中记载真武汤证的有两条，第82条云："太阳病，发汗，汗出不解，其人仍发热，心下悸，头眩，身𥆧，振振欲擗地者，真武汤主之。"此条所述的是太阳病发汗表不解而致阳虚水泛的变证。第316条云："少阴病，二三日不已，至四五日，腹痛，小便不利，四肢沉重疼痛，自下利者，此为有水气。其人或咳，或小便不利，或下利，或呕者，真武汤主之。"此条所述的是肾阳亏虚、水气泛滥的病证。少阴阳虚水停，脾运失职，则见腹中痛，便溏；膀胱气化不行，水气停于下焦，则小便不利。综合原文所述，皆为阳虚所致，应以真武汤温阳利水。

方中，附子大辛大热，回阳救逆，补火散寒，上助心阳，中温脾阳，下壮肾阳，补命门之火。《本草正义》记载附子"其性散走，为通行十二经纯阳之要药，外则达皮毛而除表寒，里则达下元而温痼冷，彻内彻外，凡三焦经络，诸脏诸腑，果有真寒，无不可治。"白术苦温，健脾燥湿，脾健湿行则水气消散；茯苓淡渗利水，使水邪从下焦而去。茯苓佐白术，在附子温阳基础上，培土治水，阳气得以温补，共奏利水之功。生姜辛温宣散，和胃生阳，佐附子温阳化气而行水，于主水之中寓散水之意。芍药酸寒可固护其阴，又可制附子刚燥之性，以防其真阴耗竭。芍药、附子二药相配，芍药得附子辛温，阴柔养血而不寒，附子得芍药之微寒，辛温回阳而不燥，二者相伍，刚柔相济。诸药合之，温肾阳以消阴翳，利水道以祛水邪，为温肾散寒、健脾利水之剂。然而在临床具体应用时，可不必拘泥于《伤寒论》原文所述的症状，宗其法，用真武汤加减治疗肾阳不足、命门火衰引起的妇科疾病，其效亦著，兹举验案介绍如下。

1. 崩漏

钟某，女，34岁，2010年6月15日初诊。患者近5年来月经紊乱，行则量多如崩，淋漓不净，在某医院曾行诊断性刮宫，病检为子宫内膜腺体单纯性增生，妇科检查及B超检查均未见异常。近年来，四处求医，屡治无效。5月28日经血来潮，开始量中，继则淋漓不净，迄今旬余，近日血量反增，血流如注，卧不能动，动辄骤下，色质清稀，今晨由家属搀扶来院。面色㿠白，面浮脸肿，心悸气短，头晕乏力，语声低微，形寒肢冷，腰膝酸软，纳呆便溏，舌淡胖苔白，边有齿印，脉沉微小。血常规检查：血红蛋白65g/L。症系崩漏，乃脾肾阳虚，冲任不固，拟投温补之品，急塞其流。

方用真武汤加减：制附子（先煎）30g，白术15g，炮姜15g，茯神15g，白芍10g，黄芪30g，艾叶炭15g，血余炭20g，仙鹤草20g，三七10g，阿胶（烊化兑服）15g，甘草5g。水煎服，每日1剂，连服7剂。

二诊：服药后崩势即减，精神稍振，亦能进食，形寒肢冷、腰膝酸软等症状明显好转，原方不更，复进7剂。

三诊：经血已止，但仍面色无华，上方减三七、仙鹤草、阿胶，加鹿角胶（烊化兑服）15g，菟丝子20g。因其家住广州，复诊不便，嘱其继服此方，3个月后复诊，月经周期、经期、经量正常，面色略转红润，四肢转温，腰膝酸软等症消失。

按语：《血证论》曰："阳不摄阴，阴血因而走溢。"此例患者命门火衰，脾阳失熙，冲任虚寒，封藏失司，不能制约经血，故成崩漏。因为失血伤气，阳气虚衰，更使胞宫大开，固摄无权，血崩不止，形成恶性循环。有形之血不能速生，无形之气所当急固，温阳化气是截断恶性循环的关键，投以温阳之剂使阳回则阴不外泄。方中附子、炮姜回阳救逆，阳回则气固，艾叶炒炭后既制辛散之弊，又能摄血止崩；黄芪、白术、茯神甘温益气，振奋脾阳，生血摄血；素谓附子功在回阳，弊在耗阴，故投白芍以纯静救阴，阿胶补血止血；崩中下血，必然经脉中已动之血有不能复还故道者而瘀滞冲任，故用三七祛瘀生新，配合血余炭、仙鹤草等止血之品，攻中有守，使血止而不致留瘀。全方融益气、温阳、救阴、固涩诸法于一体，共奏甘温助阳、固本止崩之功，使阳回气充，冲任得固，崩漏自止。

2. 不孕症

孟某，女，31岁，2010年5月20日初诊。患者未避孕未孕3年，月经后期，45～50天1行，经行2～3天，经血量少色暗，有血块，经行腹痛，面色晦暗，畏寒怕冷，腰膝酸软，性欲冷漠，自觉小腹发凉，舌质紫暗苔白，脉沉细无力。末次月经4月18日来潮。就诊2年，屡治无效，询知生殖系统检查未见异常。诊断为不孕症，此乃肾虚宫寒，冲任失调，经脉瘀滞。治宜补肾温冲，活血暖宫。

方用真武汤加减：制附子（先煎）30g，炮姜10g，肉桂10g，白术15g，茯神15g，白芍15g，淫羊藿30g，菟丝子20g，莪术15g，泽兰12g，小茴香10g，甘草5g。每日

1 剂，服药 7 剂。

二诊：月经 5 月 25 日来潮，经量较前增多，色深红，血块增多，腹痛缓解，上方去泽兰，加炮山甲 10g 活血化瘀通百络，再进 7 剂。

三诊：小腹发凉、畏寒怕冷、腰膝酸软等症好转，上方去菟丝子，加山茱萸 15g、肉苁蓉 15g 温肾助阳，滋养胞宫，为胞宫受孕打好物质基础。如此调治 3 个月，月经周期规则，经量适中，鲜红色，5 天净，无明显血块，痛经已愈，小腹无发凉，性欲较前增加，畏寒怕冷、腰膝酸软明显好转，面色已无晦暗，舌淡苔白脉细。方中减莪术、炮穿山甲，加血肉有情之品紫河车 15g 以竣补精血以养胞脉。守上方加减治疗，半年后，患者受孕，现已孕 25 周。

按语：患者元阳不足，命门火衰，上不能蒸腾脾阳，滋气血生化之源，下不能温煦胞脉，行孕育新幼生命之职。其一派少阴真火虚衰、肾阳不振、精气不足之证，故畏寒怕冷、腰膝酸软等；长期阳虚，气血运行不畅，经脉瘀滞，不通则痛，故经来腹痛，伴下血块。治宜补肾温冲，活血暖宫，用真武汤加减治疗。方中附子、炮姜、肉桂补火助阳、暖宫散寒；小茴香温宫调冲任；白术、茯神健脾，使脾土敦阜，气血自生；白芍敛阴和阳，制附子之刚燥；淫羊藿、菟丝子补肾阳、益精血；莪术、泽兰活血化瘀。诸药合用，使肾阳得补，阳回宫暖，冲任充盈，气血条达，胞脉通畅，故易于摄精成孕。

3. 痛经

权某，女，25 岁，2009 年就诊。月经来潮时腹痛，痛则呕恶，时伴晕厥，多年来经中西医治疗痛经不愈。就诊时经期腹痛已 7 天。经行第一天，痛厥又作，经量少，下血不爽，经色暗黑有块，痛苦面容，面色苍白，四肢厥冷，额头冷汗滚流，言语支吾不清，舌淡暗，苔白边有瘀点，脉弦细。有多发性子宫内膜息肉病史，曾多次行子宫内膜息肉摘除术但仍反复发作。诊断为痛经。证属脾肾阳虚，寒凝血瘀。治当温肾补脾，化瘀止痛。

方用真武汤加减：制附片（先煎）20g，白术 15g，赤芍、白芍各 30g，干姜 15g，肉桂 10g，吴茱萸 5g，三七 10g，莪术 15g，益智仁 15g，虎杖 20g，延胡索 20g。水煎服，连服 7 剂。嘱其忌食寒凉生冷，避免受寒着凉或淋雨涉水。

二诊：述服药 1 剂后痛缓血块下，量转多，手足变温，现月经已净，腹痛消失，小腹空虚感，伴神疲乏力，腰膝酸软。上方去延胡索，加黄芪、续断各 15g 以补肾益气养血，使胞络充养，气血条达，再服 7 剂。

三诊：时觉口干，上方去干姜。

四诊：月经当月来潮时腹痛较前明显缓解，血出较畅，经血较前增多。如此治疗 3 个月后痛经未再发。

按语：《景岳全书》曰："瘀血留滞作癥，惟妇人有之。"明代李梴《医学入门》："血滞瘀积于中，与日生新血相搏，则为疼痛。"患者脾肾阳虚，寒自内生，气血失于温运而凝滞，不通则痛，故见痛经。用真武汤加肉桂、吴茱萸、益智仁温脾肾之阳，散胞脉之寒，使阳气四布，阴翳自散，血海得温，并加莪术、三七、赤芍活血化瘀，虎杖通利月水，破留血癥结，延胡索理气止痛，全方合用使阳复、寒散、瘀退，故腹痛自愈。

4. 产后痹症

高某，女，2010年6月初诊。产后周身疼痛1年。其坐月子期间因吹空调，光脚下地，致身痛，周身关节酸痛不适，屈伸不利，感寒受凉更甚，恶寒，1年来四处求医疼痛未见缓解。刻诊：夏季头戴棉帽，身穿棉袄及厚裤，但头面汗出不敢减衣，周身关节疼痛，腰膝酸软，面色㿠白，形寒肢冷，舌淡苔白，脉微弱。诊断：产后痹症，辨证：阳气虚衰，气虚不摄。法当补气温阳，散寒止痛。

方用真武汤加减：制附子（先煎）30g，白术15g，白芍30g，干姜15g，黄芪20g，桂枝15g，五加皮20g，威灵仙15g，鸡血藤15g，海风藤15g，甘草5g。7剂，水煎服，每日1剂。

二诊：形寒肢冷明显好转，已不需穿棉衣棉裤，身着两件长袖，周身关节疼痛好转，效不更方，再服7剂。

三诊：四肢转温，关节畏风，疼痛减轻，但仍腰膝酸软，手指晨起肿胀麻木不适，上方附子减为20g，加入炮穿山甲5g。复进10剂。先后调治3个月，周身关节疼痛已愈，已能穿短袖，无恶寒。

按语： 张介宾说："风痹之证，大抵因虚者多，因寒者多。惟血气不足，故风寒得以入之；惟阴邪留滞，故经脉为之不利，此痛痹之大端也。"产后元气亏损，百脉空虚，腠理不密，此期却贪图一时凉快，吹空调、光脚下地等，风寒湿邪乘虚而入，凝滞于筋骨、肌肉而致疼痛。俗话说"产后一盆冰"，患者素有阳虚之体，又感受风寒之邪，寒为阴邪，损伤阳气，故见夏着冬装、形寒肢冷等一派阳虚症状。方中以真武汤温经散寒，加桂枝调和营卫、温经通络，黄芪补气固摄，五加皮、鸡血藤、海风藤、威灵仙等祛风通络止痛。诸药合用，使阳复、寒散、疼痛自止。

5. 带下病

陈某，女，37岁，2010年3月就诊。白带量多3年余。现症：白带量多清稀，味腥，淋漓不断，伴腰酸、腹痛而凉，面色㿠白，面浮脸肿，下肢水肿，小腹下坠，形寒怕冷，神疲乏力，纳呆，小便清长，大便溏薄，舌淡、苔白、脉沉迟。3年来四处求医，屡治无效。白带检查无衣原体、支原体、霉菌、滴虫等病原体感染。诊断：带下病、水肿。证属肾阳虚衰，脾阳不振。治宜温阳化气利水，固涩止带。

方用真武汤加减：制附子（先煎）20g，茯苓15g，白术15g，黄芪15g，海螵蛸15g，菟丝子15g，小茴香10g，草薢15g，生姜3片，甘草5g。5剂，每日1剂，水煎服，分2次温服。

二诊：带下量减少，手足温，面浮脸肿好转，下肢水肿减轻，进食改善，大便成形，上方续服 7 剂。

三诊：水肿消退，带下仍稍多，仍有腰膝酸软，上方去茯苓、生姜，加益智仁 15g，煅牡蛎 20g。

后续用温补脾肾、固涩止带调治 2 个月，带下除，诸症愈。

按语： 临床所见一些非病原体感染的带下病，西医往往无有效的办法，这一类病证大多属于中医脾肾阳虚的证型。《女科经纶·带下门》曰："脾伤则湿土之气下陷，是脾精不守，不能输为荣血而下白滑之物。"《邯郸遗稿·带下》云："八脉俱属肾，人身带脉统摄一身无形之水，下焦肾气虚损，带脉漏下。"《叶氏女科证治》治带下所谓"当升阳益阴则清浊自分，补脾养胃则湿热自除，尤当断厚味，补元阳，而带下可止矣。"患者脾肾阳虚，带脉失约，任脉不固，水浊滑脱而下，故带下量多；脾肾阳虚，水液不能蒸化，停聚不行，故有水肿，治宜真武汤加减。方中，制附子温补脾肾；茯苓、白术、黄芪健脾运化水湿，培土制水，意在制水之中有利水之功，以绝水湿之源；生姜辛温宣散，和胃生阳，佐附子温阳化气而行水，于主水之中寓散水之意；小茴香入肾经，散寒；萆薢分消水湿；海螵蛸固精止带；菟丝子补肾固精。诸药合用，温肾阳，化水气，健脾土，制水湿，使脾肾阳复，水气得化，精关得固，带下诸症自除。

以上列举真武汤的案例，运用了异病同治的方法。《伤寒论》提出"观其脉证，知犯何逆，随证治之"，合是证便用是方，方各有经，而用可不拘，是仲景法也。如桂枝汤不但见于太阳篇，亦见于阳明、厥阴、太阴等篇，即明辨病机，随证而治。中医讲究整体思维与辨证论治相结合，对于古方的应用，我们应从主要病机上把握，学习辨证与组方的严谨思想，对经方的使用更要灵活。正如徐灵胎在《医学源流论·古方加减论》中所云"能识病情与古方合者，则全用之；有别症，则据古法加减之；如不尽合，则依古方之法，将古方所用之药而去取损益之"。真武汤是一温阳利水的经方，通过加减广泛运用于妇科的各种疾病，就是因为它们的病证相同，但临床使用应勤求古训，必使无一药之不对症，不悖于古人之法，只要辨证准确，用药严谨，所投必有神效。

（王建新，刘琼英，邱婷婷）

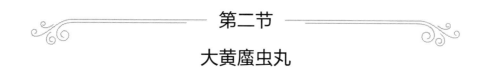

第二节

大黄䗪虫丸

一、大黄䗪虫丸治疗妇科病举隅

大黄䗪虫丸系张仲景《金匮要略》中经典名方，可广泛应用于妇科有血瘀证的各种疾病，尤其适用于虚而有瘀之证。《金匮要略》言："五劳虚极羸瘦，腹满不能饮食，食伤，忧伤，饮伤，房事伤，饥伤，劳伤，经络营卫气伤，内有干血，肌肤甲错，两目黯黑。缓中补虚，大黄䗪虫丸主之。"但因其中含有水蛭、虻虫、䗪虫、蛴螬、干漆、大黄这些峻猛的破血药，在妇科使一些医务工作者不敢使用。其实此药中有芍药、地黄养血补虚，并为丸剂，就使其峻猛之性减弱，而达到祛瘀不伤正、补虚不留邪的目的。笔者配合汤药把它用于妇科多种疾病，包括月经病、不孕症、癥瘕积聚、乳癖等取得了较好的疗效，且未见到明显的不良反应，现将临床应用举例如下。

1. 月经后期量少

杜某，女，40 岁，2007 年就诊。月经推后、量少色黑 1 年多。患者 4 年前因阴道出血 2 周多，多次用药不止，且量多，最后行诊刮术血止，继服短效避孕药 2 年多，其间月经正常，但因胸胀痛、乏力、面部出色斑而停药，停药后 2 个月内月经尚正常，以后则推后，用中药或西药才来，且量少近 1 年。最后两次，每日只用 3 片护垫，不满 2～3 天即净，色黑如酱油。并伴全身怕冷、怕风，四肢无力，胸胁及腰腹胀痛，时感胸腹胀大如有气攻，时胸痛如针扎，动则疼痛加剧，烦闷，失眠，惶恐不安，不能集中注意力工作。现月经 2 个月多未来，肌注黄体酮针 5 支，停药已 12 天。查体见形体稍肥胖，动作缓慢无力，语音怯弱，面色灰暗，额、鼻梁、两颊有不规则黑灰色斑片。妇检：外阴，已婚型；阴道通，分泌物不多、色白；宫颈，稍肥大、色暗淡紫；宫体，后位常大、活动好、无压痛；附件未见明显异常。乳腺触诊：双侧均可触及片状包块，质中，有压痛。舌质淡紫暗，稍胖大，布满瘀点，苔薄白，脉沉细。辅助检查：B 超示，子宫、附件正常，内膜厚 0.5cm，乳房内包块考虑为乳腺增生。诊断：月经后期、月经量少、乳癖并面尘（气血两虚，气滞血瘀）。治宜益气养血活血化瘀。药用：大黄䗪虫丸，15 粒 / 次，2 次 / 天。血府逐瘀汤合玉屏风散化裁，5 剂，1 剂 / 天，水煎服。

3 月 12 日二诊：患者用药后月经于 3 月 8 日来潮，量仍少，色淡红，3 天干净。胸腹腰痛减轻，仍怕冷，腰腹部尤重，下肢重，压之轻度凹陷，舌脉同前。继用大黄䗪虫丸，汤药用血府逐瘀汤合金匮肾气丸化裁，5 剂。

3 月 19 日三诊：患者精神好转，怕冷、下肢浮肿消失，头闷有重感，查见舌质暗淡稍显红活，瘀斑如前，苔白腻。继用大黄䗪虫丸，汤药用血府逐瘀汤合半夏白术天麻汤化裁，10 剂。至 4 月 8 日月经来潮，量增多，色红，除偶有胸痛外，其余症状均消失，见精神状态良好，语声有力，生活正常，面色红润，色斑变淡，舌质暗淡红活，瘀斑变淡，减少，脉细。

5 月 13 日四诊：患者述 5 月 7 日月经来潮，量同正常时，色红，两胁下稍有胀㽲，现已基本治愈，可继服丸剂以巩固疗效。

2. 绝经前后诸症

刘某，女，48 岁，2004 年 3 月就诊。烦躁，失眠，汗出，月经不规律近 1 年。形体消瘦，面色暗黑，眼睑尤重，皮肤干燥。舌质紫暗有瘀斑，苔白，脉沉细。辅助检查未发现异常。诊断：绝经前后诸症、月经后期（肾虚血瘀）。治用补肾填精活血化瘀。药用桂枝龙牡汤合六味地黄汤化裁，5 剂，水煎服，同服大黄䗪虫丸，服法同上例。

3 月 10 日二诊：患者失眠、汗出消失，仍较烦，舌脉同前。给口服逍遥汤合归肾汤化裁，继服大黄䗪虫丸。

2 周后三诊：患者烦躁消失，面色好转。用大黄䗪虫丸和逍遥丸同服。

5 个月后因他病就诊：患者告知已无明显不适，月经基本正常，面色较红润，舌淡红，瘀斑减少。嘱继续服以巩固疗效。

3. 痛经

石某，女，38 岁，以经前及经行腹痛 2 年多为主诉，于 2005 年 7 月就诊。曾多次做 B 超提示子宫腺肌症。他院建议服用孕三烯酮或手术治疗，患者认为副作用大而寻求中药治疗。刻下：月经干净 4 天，稍感困乏，饮食、二便尚好。面色较白，形体消瘦，舌暗淡，有瘀点，脉弦细。妇检：外阴，已婚型；阴道：通畅，分泌物不多，色白；宫颈：光滑，稍肥大，颈口糜烂；宫体：前位，增大约如 40 天孕大，压痛不明显；附件：未见异常。B 超示：子宫后壁见 3.0cm×2.3cm 异常阴影，多考虑子宫腺肌症。诊断：痛经兼癥瘕，属气滞血瘀兼气血不足。治用活血化瘀兼顾益气养血。处方：少腹逐瘀汤合当归黄芪汤化裁，5 剂，口服，嘱经前一周复诊。

7 月 20 日二诊：患者用药后精神好转，因出差而要求口服中成药，给大黄䗪虫丸口服，用法同上例，经行时停药。

2008 年 2 月三诊：患者述服药 3 个月经行腹痛消失，近 1 个月同房后阴道有少量出血。查体见舌淡红，瘀斑减少变淡。妇检：宫颈口有约 2.0cm×1.3cm 大小的赘生物，子宫仍较大。在宫腔镜下去除赘生物，病检示为子宫内膜息肉。B 超复查示子宫、附件未见异常。

4. 癥瘕

郑某，女，41 岁，2004 年 4 月就诊。月经量多 10 多年，经行 10 多天不净，曾就诊西医，B 超示多发性子宫肌瘤（最大的 3.2cm×3.5cm）。建议取环（带环 15 年）。现取环后血止，要求口服中成药。查体见形体消瘦，面色苍白，两颊有散在黄褐色斑片，舌暗红，有较多瘀斑。妇检：宫体增大如 40 天孕大小，余未见明显异常。诊断：癥瘕（血虚血瘀）。用大黄䗪虫丸，用法同上例。连服 1 个月。

5 月 28 日二诊：患者述月经按时来潮，量减少，无明显不适。嘱可连续服用 3～6 个月。

10月三诊：患者无明显不适，B超示多发性子宫肌瘤（最大2.7cm×2.3cm）。嘱可连续服半年以上。

2007年4月再诊：患者平时无明显不适，月经正常。B超示子宫、卵巢未见异常。

按语： 大黄䗪虫丸是补虚活血化瘀的方剂，由于妇女的生理、病理特点，"妇人之病，因虚、积冷、结气……子当辨记，勿谓不然"，易虚易瘀的病理现象非常容易产生，因此妇科许多病中均存在血虚、血瘀之证。在月经病、妊娠病、产后病、妇科杂病、乳腺病甚至于带下病中都存在（孕妇禁用大黄䗪虫丸）。而且瘀血日久时也可同时出现多种疾病。如例1月经后期、月经量少、乳癖、面尘同时存在，例3痛经和癥瘕同时存在。笔者体会不管诊断病名如何，只要辨证存在内有干血即久瘀之证，就可使用大黄䗪虫丸。如辨证有兼证如气滞、痰凝、肾阳虚等同时加服汤药或其他中成药则效果更好。

（王锁杏）

二、大黄䗪虫丸治疗闭经118例的临床观察

闭经是妇科临床较为常见的病症，古称为女子不月、月事不来、闭经等。本症属妇科临床难治之症，病程较长，笔者自1996年以来，用古方大黄䗪虫丸治疗闭经118例，取得较好的疗效，兹总结报告如下。

1. 临床资料

118例闭经患者，已婚87例，未婚31例；闭经3～6个月的69例，6～12个月的23例，1～4年的26例；其中继发性闭经97例，原发性闭经11例；年龄16～20岁26例，20～30岁54例，30～45岁28例；其中绝育术后闭经8例，做激素水平测定的27例。全组患者除闭经症状外，伴有不同程度的腹胀、腹满、腹痛、心烦、乏力、纳少、倦怠、便秘诸症，舌质多见紫暗有瘀点，少数见淡红有瘀点，脉象沉紧或沉弦有力等。

2. 治疗方法

针对闭经的临床表现，闭经可因肾虚、脾虚及气滞血瘀、寒凝血瘀等因素所致。但临床上多以虚实夹杂证居多，患者主证相同，而兼证及病因各异，常表现虚中有实、挟瘀证，因此选用仲景具有"寓补于消"的大黄䗪虫丸。具体用法：1日3次，1次1丸；对病史长于1年者，1日3次，早晚各服2丸，中午1丸，开始服药后，至月经来潮为止，对服药月经来潮者，于经过后停药，经后20余天再服此药，至月经再复潮。

3. 疗效判定标准及结果

根据《中药新药临床研究指导原则》中关于闭经的指导原则的疗效判定标准，分为痊愈、显效、有效及无效。全组病例排除因先天性生殖器官异常，或后天器质性疾病及

损伤、或肿瘤、染色体异常及各种慢性病引起的闭经，并排除妊娠期、哺乳期的暂时性闭经、绝经期停经等。全组病例经治疗 3 个月经周期而无效者，停止治疗。

全组病例，经观察，痊愈 12 例，显效 29 例，有效 38 例，无效 39 例；其中痊愈10.17%、显效 24.58%、有效 32.2%、无效 33.05%，总有效率 66.95%。

4. 典型病例

周某，女，22 岁，未婚，1996 年 10 月初诊。患者 15 岁月经初潮，3 ～ 4/40 ～ 50天，量少，色暗，有时有瘀血块，有痛经史，1995 年春天无明显诱因出现闭经，至今一年又七个月未来潮，现周身乏力，面色红赤，口燥不欲饮水，胸腹胀满，少腹隐痛，痛连腰背，日渐消瘦，纳少，久治未效而来诊。

临床所见：患者面色暗红，皮肤干燥，少腹胀痛拒按，双下肢如鱼鳞状，大便燥结，舌质暗红，有瘀斑，舌苔薄黄，脉沉涩。临床诊断：继发性闭经；中医辨证：血瘀证。本证经闭已达一年半之久，患者面色暗红、腹痛诸证，确属虚劳挟瘀的久瘀蓄积证，故以大黄䗪虫丸投之，每日 3 次，每次 2 丸。患者服药 4 日后月经来潮，经行 6日，血色暗红有块，量中等。经后继服逍遥汤，以调经血。经后 22 余天，又以上法服大黄䗪虫丸一周，经血复来如故，次月经行届时而下，终获痊愈。

5. 讨论

女子年逾 18 周岁月经未来潮，或月经周期建立后又停经 3 个月以上者称为闭经，亦称经闭。前者称原发性闭经，后者称继发性闭经。闭经的原因，中医大抵可分为血枯、血瘀、寒凝、热涸、脾虚、气郁等。《金匮要略》云："妇人之病，因虚、积冷、结气，为诸经水断绝，至有历年，血寒积结胞门，寒伤经络。"《千金要方》云："血脉阻滞，则经（天）癸闭绝，一妇人经闭不行，非之（宫）中有干血，何致积久不通。"古人对经闭的病因论述颇多，笔者认为，经闭很少由上述一个病因所致，多数患者都表现虚实夹杂的征象，即虚劳挟瘀，而大黄䗪虫丸是仲景在《金匮要略》书中治疗虚中挟瘀证的特定方剂。组方祛瘀为主，辅以扶正之品；其所治诸证，虚极羸瘦，腹满不食，内有瘀血，肌肤甲错，视物昏黑等，均表现了久病多虚兼挟瘀血积聚之证。仲景以虚中补虚的特异治法，而达到寓补于消之目的。因此，余以为多数经闭患者都是大黄䗪虫丸的适应证。近年来用大黄䗪虫丸治疗经闭收到较好的疗效。有如下体会：经闭诸证，从辨证角度看，都体现了虚中挟瘀。病程多迁延日久，久病多虚。而大黄䗪虫丸从治法到组方，均体现了缓中补虚的原则，而缓中补虚是仲景针对虚劳挟瘀证而设的特殊治法。全方具有配伍严谨、选药绝妙之特点，言其绝妙之处，主要是在于活血化瘀的大黄、䗪虫、干漆诸药，与益气养血滋阴的白芍、生地黄、白蜜等同用，配上杏仁理气，黄芩、大黄清热，甘草和中补虚且缓黄芩、大黄之苦寒，以和虫类药之峻烈之性，诸药协同，组成了结构严谨的理想方剂，终能达到寓补于消之功。值得注意的是此方虫类药较多，而虫类药多具活血破血之功，药力峻猛，协同大黄，化瘀通络之力卓著，直达病所，在破久积恶血、干血同时，以达到去邪扶正之目的。现代医学认为大黄䗪虫丸有促进体内血块吸收、明显改善微循环的作用。

综上所述，笔者以为大黄䗪虫丸不仅适用于仲景所言诸证，且可更加广泛地用于妇科临床，如以此方治疗不孕、崩漏、肿瘤及抗早孕等，在此不做详述。

（高鹏翔，徐丹，高鹏武）

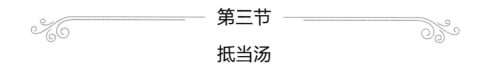

第三节

抵当汤

一、抵当汤加味治疗子宫内膜异位症临床分析

子宫内膜异位症是子宫内膜组织维长于子宫腔以外其他部位的一种疾病，约占育龄妇女 7%～15%，占不孕症妇女 30% 以上，是妇科常见病。祖国传统医学认为，此病多为离经之血，凝于胞宫，导致气血不畅；血不循经而外溢，逆流腹腔，瘀积宫内，日积月累，聚而成疾，形成包块结节、癥瘕等一系列气滞血瘀证候群，瘀血是子宫内膜异位症的主要病理因素。所以临床上笔者采用抵当汤加味治疗此病 52 例，并与丹那唑对照组 38 例对比治疗，中药治疗组疗效满意，特报道如下。

（一）临床资料

1. 诊断标准

参照《中药新药临床研究指导原则》（第一辑）中子宫内膜异位症的诊断标准，经临床诊断、腹腔镜或病理诊断为子宫内膜异位症，并排除子宫肌瘤及全身性严重疾病者。

2. 病例选择

自 1999 年 6 月至 2005 年 6 月就诊于我院不孕不育科门诊的子宫内膜异位症患者 90 例，随机分为中药治疗组和西药对照组，其中中药治疗组 52 例，西药对照组 38 例。中药治疗组年龄 21～45 岁，平均 29.5 岁；病程为 6 个月～10 年。西药对照组年龄 22～47 岁，平均 31.3 岁；病程 6 个月～9 年。两组资料相比，差异无显著性（$P > 0.05$），具有可比性。

3. 中医辨证

腹痛有定处，盆腔可扪及包块，月经紊乱，痛经，不孕，舌紫暗或瘀斑。中医辨证为血瘀证。

（二）治疗方法

1. 中药治疗组

予抵当汤为主方加减：水蛭10g，延胡索12g，蒲黄12g，土鳖虫10g，桃仁15g，生大黄12g，五灵脂15g，滑石15g，车前子（另包）15g，木通10g，没药15g。服法：每天1剂，水煎，分2次口服，经期停用，3个月为1个疗程。

2. 西药对照组

口服丹那唑，每天600mg，连服3个月为1个疗程。

3. 观察和统计方法

治疗期间观察症状、体征改善情况，血、尿常规，肝、肾功能检查，每月定期妇科检查。复查B超。观察包块及结节的变化。两组均于治疗2个疗程后统计治疗结果，统计方法经x^2检验。

（三）疗效评定标准与结果

1. 疗效评定标准

全部病例均按血瘀症国际会议所订标准，同时参照中国中西医结合学会妇产科专业委员会第三届学术会议制定的疗效标准[1]判定。临床痊愈：症状全部消失，盆腔包块基本消失，不孕症患者在3年内妊娠或生育；显效：症状基本消失，盆腔包块缩小，虽局部体征存在，但不孕患者得以受孕；有效：症状减轻，盆腔包块无增大或略缩小，停药3个月内症状不加重；无效：主要症状无变化或恶化，局部病变有加重趋势。

2. 结果

总体疗效比较：中药治疗组52例，其中痊愈12例、显效14例、妊娠8例、有效24例、无效2例，总有效率96.15%。西药对照组38例，其中痊愈3例、显效10例、妊娠1例、有效15例、无效9例，总有效率76.32%。两组用药后副反应比较：中药治疗组治疗后未发现任何副反应，而西药对照组副反应明显：其中14例出现肝功能异常，12例体重增加2～6kg，5例出现多毛，18例闭经。

（四）讨论

子宫内膜异位症主要以进行性和继发性痛经，经量增多或经期延长，不孕为基本特征，妇科检查有痛性结节、盆腔包块等，属中医痛经、癥瘕、不孕等范畴。中医辨证为血瘀证，主要病机是瘀血为患。故治宜活血化瘀，消癥止痛。笔者采用抵当汤加味按不同证候辨证论治，疗效卓著。此方系仲景《伤寒论》破血逐瘀名方，方中水蛭咸苦、性平，入肝、膀胱经，专攻峻逐恶血瘀血，破血癥积聚；虻虫破血逐瘀之力更峻，服药可暴泻，故以土鳖虫易之，功同水蛭；大黄荡涤邪热，导瘀下行；桃仁破血行血；加用失笑散化瘀散结止痛；川楝子、延胡索疏肝泄热，行气止痛；没药活血散瘀止痛。现代药理研究表明，活血化瘀类中药能改善循环，促进包块吸收和粘连的松解，消除异位症症状[2]。治疗结果显示，中药治疗子宫内膜异位症能有效改善症状和体征，无明显毒副反应，患者易于接受，临床上发现部分服用西药治疗的患者因副作用明显中途停药而影响疗效。两组疗效比较，差异有显著性（$P < 0.05$），所以，采用抵当汤加味治疗子宫内膜异位症有较好疗效，值得重视。

参考文献

［1］中国中西医结合协会妇产科专业委员会.子宫内膜异位症中西医结合诊疗标准［S］.中西医结合杂志，1991，6（11）：376-377.

［2］董昆山，王秀琴.现代临床中药学［M］.北京：中国中医药出版社，1998：487.

（曾继保，王涛，许爱凤）

二、抵当汤加味治疗子宫肌瘤 28 例

笔者自 1983 年以来用抵当汤加味治疗子宫肌瘤 28 例，取得了较为满意的疗效，特报道如下。

1. 临床资料

28 例均为已婚妇女，年龄 22 ～ 50 岁，病程 3 个月～ 4 年，均有不同程度的下腹疼痛，甚至痛如针刺，月经周期紊乱，量多色紫暗或挟有瘀块，B 超显示：宫腔内可见回声增强之块影，并经我院妇产科确诊为子宫肌瘤。

2. 治疗方法

抵当汤加味：水蛭 12g，虻虫 12g，桃仁 15g，大黄 10g，红花 10g，川楝子 15g。水煎服，每日 1 剂，分 3 次用，气虚者加党参 30g，黄芪 30g；肾虚者加续断 18g，桑寄生 18g；白带多者加炒白术 15，茯苓 15g；血虚者加当归 10g，熟地黄 20g，白药 18g。28 例中，用药最少的 3 剂，最多的 25 剂。

3. 治疗结果

疗效标准：治愈：症状体征消失，B 超显示宫腔正常；显效：症状体征基本消失，B 超显示宫腔正常；有效：症状体征好转，B 超显示宫腔内包块缩小；无效：症状体征及 B 超治疗前后无变化。

结果：治愈 19 例占 68%，显效 7 例占 25%，有效 2 例占 7%。

4. 病案举例

患者，女，35 岁，1995 年 4 月就诊。诉月经自 1995 年 1 月至就诊时仍淋漓不尽，时断时续，伴下腹疼痛如针刺。月经量多、色暗红并挟有瘀块，按之下腹可触及鸡蛋大小质硬包块，按则痛甚。1995 年 2 月 5 日 B 超检查：宫腔内可见 4cm×4.3cm 内部回

声增强之块影。经妇产科确诊为子宫肌瘤。患者不愿手术治疗，于 4 月 15 日来我科诊治，主症仍如上述，望其形体健壮，舌质暗红，舌边可见胡豆大小之瘀斑，苔黄厚，脉弦涩有力，伴口干、便秘、性情急躁，稍不如意即刻动怒。根据其病史及体征，辨证为气滞血瘀、瘀结胞宫之子宫肌瘤，拟抵当汤加味以行气活血，逐瘀导下。处方：水蛭 12g，虻虫 12g，桃仁 15g，大黄 12g，川楝子 15g，红花 10g，玄胡 15g。3 剂，水煎服，每日 1 剂，分 3 次服。患者服第一剂后，自觉下腹有下坠感，矢气频频，大便通畅；服 3 剂后，自阴道流出鸡蛋大小血肉模糊之物，挟有少许暗红色血块，下腹疼痛消失，触摸下腹未触及包块，舌质转淡，瘀斑消失，余证尽除。并再做 B 超检查：宫腔内块影消失。乃给予香砂养胃丸调理善后。1 个月后月经来潮，量中等，经期 5 天。以后月经按时而至，随访 3 年未见异常。

5. 讨论

子宫肌瘤属中医癥瘕、石瘕等病症范畴。《灵枢·水胀》云："石瘕生于胞中，寒气客于子门，子门闭塞，气不得通，恶血当泻不泻，衃以留止，日以益大，状如怀子，月事不以时下，皆生于女子，可导而下。"历来均以寒凝血滞为说，治疗中常是温经散寒有余，而活血化瘀不足。笔者通过多年的临床观察，认为子宫肌瘤多因情志内伤、肝气不舒，脏腑功能失调，冲位不调，气血不和，以致气滞血瘀，新血与旧血凝聚成块结于胞宫，日益长大而成，故治疗当以行气活血、破瘀导下为主。抵当汤的主要成分是水蛭、虻虫。据实验研究报道，水蛭含水蛭素、肝素和抗血栓素以及组织胺，具有抗凝血和扩张血管而促进血液循环的作用。方中水蛭、虻虫破血逐瘀，辅以桃仁、大黄活血软坚导下，临床上再配以红花、川楝子、玄胡，以增强活血行气止痛之效。诸药合用，共达行气活血、破血逐瘀导下之功。笔者结合 20 多年临床辨证施治于子宫肌瘤的经验，认为此方确有较可靠的疗效，它既保留了患者的子宫，又经济实效，其应用价值值得进一步探讨。

（刘兴明）

第四节

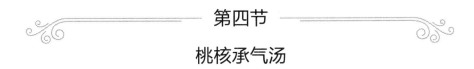

桃核承气汤

桃核承气汤出自张仲景《伤寒论》，由桃仁、大黄、桂枝、炙甘草、芒硝组成，具有活血化瘀、通下瘀热的功效，用以治疗病邪入里化热，邪热与瘀血蕴结于少腹部诸症。笔者谨守此病因病机，结合蓄血证的病理变化规律，辨证施治，根据病证的不同而化裁应用，效果满意。

一、治疗蓄血证的理论依据

《血证论·吐血》指出"气为血之帅，血随之而营运；血为气之守，气得之而静谧。气结则血凝，气虚则血脱，气迫则血走"，无论在生理功能还是在病理变化，气与血关系十分密切。

从阴阳上看，物质属阴，功能属阳；滋阴的属阴，温煦的属阳；热邪属阳，血液属阴。由于热邪入于下焦煎熬血液，热在阴分、血分，血液妄行溢出脉外而凝结，故见少腹急结，疼痛拒按，固定不移，反复发作。

从气血上来说，气主动，血主静。气是血液生成的动力，血是气的化生基础。《不居集》有云："人之一身，气血不能相离，气中有血，血中有气，气血相依，循环不息。"在病理上则相互影响。血在脉中，受到热邪的熏蒸，血行不畅，阻滞于少腹部，影响胞宫、大肠的气血运行和功能活动。血行涩滞，血液凝积而成包块，从而出现小腹疼痛，大便色黑如漆；若在女性，则痛经，经色紫暗有血块，或子宫肌瘤，若在产后则恶露不净、腰痛等症。

从五行上分析，心属火，膀胱属水，水克火的同时，二者又相互依赖，即心火下降以温煦肾水，肾水上腾以涵养心火，二者相辅相成，达到水火既济的平衡状态。今邪热入于膀胱，火盛反侮于水，亢而为病。正如方有执在《伤寒论条辨》中所说："心主血而属火，膀胱居下焦而属水，膀胱热结，水不胜火，心火无制，则热与血搏，不自归经，反侮所不胜而走下焦。下焦蓄血，心虽未病，以火无制而反侮所不胜，故悖乱颠倒，语言妄谬，与病心而狂者无异，故曰如狂也。"血热炽盛，与湿热蕴结，气滞血瘀，致瘀浊阻滞于精室而成前列腺增生症；若热邪扰心，血脉不宁，心失所养，气机不畅，脉络失和所致心悸心惊、胸闷、胸痛等症。

再从六淫致病上推敲，外感六淫之邪，若气机郁滞日久，皆可化热化火而伤及血分，正如《医林改错·积块》云："血受热，则煎熬成块。"《重订广温热论·清凉法》云："因伏火郁蒸血液，血被煎熬而成瘀。"热盛动血，血液妄行，可致便血、尿血、月经过多；或血液妄行，溢于脉外，气滞血瘀，气血凝聚而前列腺癌等症。

二、蓄血证诊断依据

在临床中，每天要面对复杂的病症，但能迅速诊断不同的病和辨不同的证型，再准确选择最适合的方药，这除了牢记基础知识和熟读《伤寒杂病论》，还要掌握各科的鉴别诊断，方药的轻重缓急，又要学习专家学者的临证经验，并结合实际情况灵活应用。

无论是内科病还是妇科病，若反复发作迁延不愈，则久病必瘀，尤以妇科的痛经、漏血、恶露不绝、子宫肌瘤最为常见，如经期小腹胀痛，拒按，经量少或不畅，经色紫暗有血块，口苦，舌质紫暗，舌苔微黄，脉弦等，可用桃核承气汤化裁治疗。

高脂血症、肝硬化、前列腺增生症、血栓闭塞性脉管炎，若病情发展至一定程度，湿热、肝郁、瘀血相互蕴结，而出现面色晦暗黧黑，唇舌青紫，皮下紫斑，肌肤干燥，胸胁胀痛，痛处不移；或小便排出不畅，尿如细线或有分叉，排尿十分困难，小腹胀满隐痛；或脚趾瘀黑疼痛，舌质暗红，舌苔微黄，脉滑数等，均可用桃核承气汤加减治疗。

急性脑血管意外而症见失语、半身不遂、行动不便、大便秘结等，要果断迅速地用桃核承气汤化裁治疗，可转危为安。

三、桃核承气汤配伍原则

方中桃仁、桂枝是主药。桃仁味苦、甘，性平，功用有三：①活血化瘀，善治血滞，血脉通畅而疼痛自止，祛瘀除邪而生新。②润肠通便，若气滞血瘀导致之肠枯津少而便秘，本品有润肠作用，正如《珍珠囊》所载："治血结、血秘、血燥，通润大便，破蓄血。"③增加血流量。桂枝味辛、甘，性温，功用有多种：①能温经脉，畅通十二经之气血，如《本经疏证》云："桂枝性温，故所通者血脉中寒滞。"②通阳化气，且入膀胱经，若热邪内入下焦，气化失调，导致膀胱的津液输送失调，桂枝能起到调节作用。③促进血液循环。桃仁、桂枝合用，气血同治，行气活血，脏腑同调，气血畅通。

大黄味苦，性寒，功用有四：①清热泻火。因大黄味苦、性寒，使火热之邪从下而泄，正如《血证论》所云："其妙全在大黄，降气即以降血。"②活血化瘀。《神农本草经》曰"下瘀血"，而《药品化义》又云"专攻心腹胀满，胸胃蓄热，积聚瘀实，便结瘀血"。③明显增强肠蠕动，改善肠道血液循环。④抗菌消炎。芒硝味咸、苦，性寒，其功用正如《药品化义》所载："味咸软坚，故能通燥结；性寒降下，故能去火燥。"大黄、芒硝配伍，相得益彰，《药品化义》云其"直降下行，走而不守，有斩关夺门之力"。

此外，此方中还有培补后天之本的炙甘草。炙甘草味甘，性平，其功用有三：①缓急止痛。若热灼津伤，阴血不足，筋脉失养而挛急疼痛时，炙甘草能缓而止之。②补中益气，稳守中焦，防止苦寒之药伤及后天之本。③"能通经脉，利血气"，如《名医别录》所云。

此方药物虽只有五味，但配伍恰到好处，各守其职，能速去病邪。在临床上，只要是血瘀病证兼有热邪，皆可使用此加减治疗，但要中病则止，不能长期应用，以免伤及正气。郭子光等在《伤寒论汤证新编》中指出："桃核承气汤中主药桃仁活血通瘀，与大黄之祛瘀推陈组合，则降低阴血之凝聚性、静性力量更大。桂枝、甘草辛甘化阳，宣阳化气，皆在助长阳的温动性，以相对降低阴的凝聚性、静性，间接助长桃仁、大黄活血祛瘀之力。大黄与芒硝相合，苦寒沉降，直泻下焦邪热，以清泄因瘀血而致阳郁所生之热，从而降低病理性阳热的升温性、动性，并能制约桂枝之上升性。"

四、随证化裁用药

1. 痛经

一般来说，痛经多由于气机郁滞，或兼有房室不洁或不节，湿热之邪乘虚而入，与气血相搏，日久则气滞血瘀，既有湿热又有血瘀，每逢经期则小腹胀痛且有灼热感，经色暗红，有小血块，可用此方治疗。经后几天即见黄带，此方合清热调血汤（《古今医鉴》）加减，能迅速清热除湿，祛瘀止痛；兼有胸胁胀闷，乳房胀痛，经色紫暗有块，血块排出痛减，用此方去芒硝，合四逆散（《伤寒论》）、桃红四物汤（《医宗金鉴》）化裁，既疏肝理气，又化瘀止痛；兼小腹疼痛甚者，加延胡索行气血而止痛；兼有腰痛，加杜仲、续断、狗脊强壮腰骨而止痛。

2. 产后恶露不绝

该病属妇科的常见病，多由产后瘀血阻滞胞络引起，兼有湿热蕴结。湿热偏重者，腹痛腹胀，恶露有异味，色紫红，质黏稠，舌苔黄腻，用此方去芒硝、桂枝，加银翘红酱解毒汤以增强清热化湿、活血化瘀的作用。不要惧怕产后体虚而不敢用此方，应果断地"有是病，用是方"。若恶露量多，加茯苓、地榆，还要重用生薏苡仁，才能迅速地清热祛湿、凉血止血；若恶露血块较多，加丹参、茜草根活血化瘀，但丹参的用量要大一些。

3. 子宫肌瘤

该病属难治妇科病，需要较长时间治疗方可取得满意疗效。病以气滞血瘀，情绪失调多见，但湿热瘀结偶尔见到，若子宫肌瘤较小则容易治愈，若肌瘤较大，则治疗效果不满意，可用此方合桂枝茯苓丸化裁。兼气滞者，小腹胀满，胸胁不适，易紧张，此方合柴胡疏肝散以疏肝解郁，活血化瘀；兼有湿热者，黄带较多，腰脊胀而痛，合四妙散加减，能清热除湿，祛瘀散结。

五、病案举例

黄某，女，16岁，2006年3月20日初诊。每次月经来潮少腹疼痛已有3年，加重2个月。3年来一直在服中西药调理，有时小腹疼痛难忍、头晕，需到医院急诊室治疗，医院诊为原发性痛经，经治缓解。刻诊：适值经期第1天，经量少而有血块，经色暗红，经行不畅，排出血块后痛减，小腹冷痛，拒按，腰骶疼痛，头晕，欲呕，疲倦乏力，四肢冰冷，面色苍白，舌质淡紫，苔白微腻，脉沉紧。证属寒湿凝滞，气滞血瘀，治用桃核承气汤合膈下逐瘀汤化裁：桃仁、红花、桂枝、炮姜、小茴香、五灵脂、当归、制香附各9g，延胡索12g，炒大黄、炙甘草各5g。每日1剂，水煎服。服药3剂后排出紫色血块，腹痛明显减轻，头晕改善，后上方加减调理5个月经周期而愈。

按语:《医宗金鉴·妇科心法要诀》曰："腹痛经后气血弱，痛在经前气血凝，气滞腹胀血滞痛，更审虚实寒热情。"寒湿凝滞导致的痛经，时常见到，这是因为寒湿侵袭下焦胞宫，与经血相搏，寒湿滞血，经血凝滞不畅，不通则痛。本例患者由于平素喜食生冷之品，以致脾胃虚寒，寒从内生，日久则寒湿滞血，影响胞宫的正常运行，痛经由此而起；心情抑郁，郁怒伤肝，肝失条达而影响月经的正常运行，而致痛经。治当针对病情，不但要温胞宫祛寒湿，而且要疏肝理气，活血化瘀，故用桃核承气汤合膈下逐瘀汤化裁。方中桂枝、炮姜既可温经散寒，又可通血脉以止痛；桃仁、红花、当归、炒大黄活血化瘀，使瘀血迅速排出体外；小茴香、制香附既可温经散寒，又可疏肝理气，行气止痛；五灵脂、延胡索活血化瘀止痛；炙甘草缓急止痛，调和诸药。诸药合用，切合病机，故见良效。

（温桂荣）

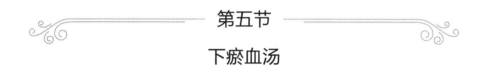

第五节

下瘀血汤

下瘀血方由大黄、桃仁、土鳖虫三味药组成，源自《金匮要略·妇人产后病脉证治》，主治妇人产后，干血凝着于脐下，小腹刺痛，按之有块，或经水不利，舌边紫暗，脉弦涩。现多改为汤剂。《神农本草经》谓大黄"下瘀血""破癥瘕积聚"，《药性论》谓土鳖虫"治月水不调，破留血积聚"，其功专搜逐一切血积。方中以大黄攻逐瘀血，桃仁活血祛瘀，土鳖虫破瘀通络。三药合用，破血逐瘀散结之力峻猛。我们运用下瘀血方治疗瘀血凝结引起的子宫肌瘤、痛经、卵巢囊肿、慢性盆腔炎，介绍如下。

一、子宫肌瘤

钟某，女，42岁，已婚。2009年6月24日初诊。2年前曾行子宫肌瘤剔除术（术后病理报告为子宫平滑肌瘤），近6个月阴道不规则出血伴月经量多，色暗红有块，腰及少腹疼痛，行经7～10天。末次月经6月12—20日，量多色暗有块，腰及少腹胀痛。刻诊：带下色白量多，神疲乏力。平素时感恶寒，纳差，大便干结，小便调，舌淡暗，苔薄白，脉沉细。妇科检查：子宫增大，子宫前侧可触及约3cm×4cm包块1个，推之不移，与子宫粘连。妇科B超：子宫肌瘤。西医诊断：黏膜下肌瘤。辨证属寒阻胞宫，气滞血瘀，兼气血不足。治宜活血化瘀，温经散寒，辅以补益气血。处方：桃仁、大黄、土鳖虫各10g，牡丹皮、赤芍、川牛膝、川芎各15g，当归、生地黄、枳壳各18g，吴茱萸、桂枝各12g，穿山甲珠、甘草各6g，黄芪20g，山药10g。7剂，每日1剂，水煎服。

7月22日二诊：月经第7天，自觉症状明显好转，大便调，仍有阴道少量出血，伴腰及少腹疼痛，纳眠有所改善，舌淡暗，苔薄白，脉细。在上方基础上去吴茱萸、桂枝，加仙鹤草20g、白及10g以收敛止血，10剂，每日1剂，水煎服。

8月17日三诊：行经时量多并有肉团样物落出，腰及少腹痛明显减轻，白带量少，月经5天尽。守前方继服7剂，患者述身体无不适感，妇科检查示子宫大小正常。B超复查示未发现子宫肌瘤。此后月经正常。

按语： 子宫肌瘤属于中医学积聚、癥瘕范畴，与《黄帝内经》记载的"石瘕"颇为相似，属实质性肿瘤。《诸病源候论》谓："癥瘕者，皆由寒温不调，饮食不化，与脏气相搏结所生也。其病不动者，直名为癥。"《景岳全书》曰："瘀血留滞作癥，惟妇人有之。"女子以气为本，以血为用，本病多以气血辨，徐福松等[1]、杨家林[2]认为"瘀血内停"是病机关键。患者素多抑郁，脾胃素虚，气滞血虚终可致胞宫血瘀气滞，败血留滞日久而成子宫肌瘤，病机属于邪实有余，重点在瘀血，治疗上宜采用破血逐瘀法。有研究显示活血化瘀中药对子宫肌瘤患者的血清白细胞介素、肿瘤坏死因子有调节作用[3]。我们选用下瘀血汤加味。方中桃仁、土鳖虫、大黄破血祛瘀；牡丹皮、赤芍活血化瘀；川牛膝能通血脉而引血下行；川芎活血行气；当归、生地黄养血活血，使瘀血祛而不致阴伤；枳壳理气，使气行则血行；吴茱萸、桂枝温散寒邪；穿山甲珠软坚散结；甘草调和诸药；黄芪、山药益气健脾养血，扶正消癥。全方共奏祛瘀消癥、益气养血功效。

二、痛经

周某，女，18岁，未婚。2009年8月22日初诊。月经初潮后因在经期做剧烈体育运动引发痛经，行经时小腹剧痛，喜温，喜按，伴冷汗出，恶心呕吐，腰酸，头晕，每次经来当日需服布洛芬缓释胶囊方能缓解，经量少，有血块而色暗，常有乳房胀痛，便秘，舌暗红，苔白，脉细数。西医诊断：原发性痛经。辨证为瘀阻胞中，肝气郁滞。治宜活血化瘀，理气调经。处方：酒炒大黄5g，土鳖虫6g，桃仁10g，川芎15g，当归20g，白芍20g，五灵脂15g，荔枝核25g，乌药15g，蒺藜20g，川楝子、郁金各10g，甘草6g。7剂，每日1剂，水煎服。

二诊：经来腹痛明显缓解，已能忍受，不需服止痛药，乳胀已消，上方加川续断20g、菟丝子20g，连服15剂。

三诊：经来腹痛止，改服妇科调经片善后，随访未再发。

按语： 痛经属中医学经行腹痛范畴。发生常由情志所伤、起居不慎或六淫为害等因素的影响，正如巢元方《诸病源候论》云"妇人月水来腹痛者，由劳伤血气，以致体虚，受风冷之气客于胞络，损冲任之脉"。罗元凯[4]认为痛经多属瘀血壅阻，月经的宣泄以畅利为顺，不通则痛，瘀血壅阻胞脉，经血不能畅下，故下腹疼痛。患者过度运动，使冲任二脉受损，胞宫藏泻功能异常，经血不循常道，逆留胞宫，塞阻胞脉、胞络，停蓄成瘀，瘀积下焦，气血运行不畅，冲任瘀阻，胞宫经血流通受阻，不通而痛，发为痛经。治宜活血化瘀，理气调经。予下瘀血汤辨证加减，加用荔枝核、乌药、蒺藜、川楝子、郁金其行少腹之气滞而定痛，更加切合本病病机，可以破解下焦之瘀阻，使经脉通畅，解除疼痛，调理月经，从而改善患者的生活质量。川芎活血行气；当归养血活血，气血兼顾，养血调经，散瘀止痛之力增强；白芍养血柔肝，缓急止痛；五灵脂活血化瘀止痛；甘草调和诸药。全方共奏养血活血、化瘀止痛功效。

三、卵巢囊肿

刘某，女，32岁，已婚。2010年1月15日初诊。诉小腹右侧胀痛，伴腰酸时轻时重1年余，妇科检查：小腹右侧可扪及如网球大小肿块，表面光滑，无触痛，可移动。B超检查：右下腹见大小6.4cm×7.2cm液性暗区，边界清楚。诊断为卵巢囊肿。查癌抗原（CA125）23.6kU/L。建议手术切除，患者不愿意接受，要求中药治疗。刻诊：患者小腹右侧胀痛，腰酸，经量时多时少，色暗红并夹血块，畏冷，舌淡暗边有瘀斑，苔薄白，脉涩细。西医诊断：黏液性卵巢囊肿。辨证属寒凝血瘀。治宜温经散寒、活血化瘀，软坚消结。方用下瘀血汤加味合桂枝茯苓丸：制大黄、桃仁、泽兰各10g，土鳖虫6g，桂枝12g，茯苓、皂角刺、王不留行、炒穿山甲珠各15g，生牡蛎30g，制附子（先煎1小时）10g。7剂，每日1剂，水煎服。

二诊：腹胀痛、腰酸较前减轻，复查B超：右卵巢囊肿（4.7cm×5.8cm）。继续守方20剂。

三诊：腹胀痛、腰酸基本消失，上方去附子，加川牛膝15g制丸剂，连服1个月后复查B超，了宫附件未见异常，右侧卵巢囊肿已消失。

按语：卵巢囊肿属中医学肠覃、癥瘕范畴。《灵枢·水胀》云"肠覃何如？……寒气客于肠外，与卫气相搏，气不得荣，因有所系，癖而内著，恶气乃起，息肉内生。其始生也，大如鸡卵，稍以益大，至其成如怀子之状，久者离岁，按之则坚，推之则移，月事以时下，此其候也"，指出发病原因是感受寒邪、损伤气机导致寒凝气滞血瘀而成，在治疗上可"导而下"。《王旭高临证医案·卷之三·积聚门》："少腹结块，渐大如盘。此属肠覃，气血凝滞而成。拟两疏气血。"体弱畏冷，寒邪凝滞，影响气血运行，气滞则血瘀，凝滞胞络，发而为病，故治宜温经散寒，活血化瘀，软坚消结。方用下瘀血汤，加三棱、莪术、王不留行以增强活血化瘀通络消癥之功，胡瀞月[5]认为卵巢囊肿为内含液体的囊性肿物，配泽兰辛散温通，活血祛瘀利水，茯苓甘淡渗湿补中，引药下行达病所而利水湿，配以桂枝温通经脉，使气血畅通，桂枝配皂角刺温经通络，配附子散寒止痛、消痰软坚，进而消散囊肿。桂枝通血脉，桃仁化瘀血、消癥积，穿山甲珠消肿排脓、散瘀通络止痛，生牡蛎固涩软坚。诸药合用使寒瘀得祛，诸症得解。

四、慢性盆腔炎

韩某，女，35 岁，已婚。2009 年 10 月初诊。下腹部疼痛 5 个月，持续性隐痛、胀痛。每遇经期或房事后则加重，伴胸胁窜痛、乳房及腰部胀痛，月经周期延长，月经量偏多，色暗有血块，带下量多、黄白相兼、无异味。B 超检查：盆腔炎性包块，大小约 2.8cm×2.5cm。经抗炎治疗无效，转中医诊治。刻诊：面色萎黄，时有胸胁窜痛，纳食欠佳，大便不畅。其右下腹疼痛拒按。舌质暗有瘀点，苔薄白，脉沉弦。平素性情抑郁，稍有不舒则引发腹痛加重。患者 2 年内人工流产 3 次。西医诊断：慢性盆腔炎。辨证属瘀血内结少腹，肝经气血阻滞。治宜活血破瘀，疏肝理气。方用下瘀血汤加减：大黄、桃仁、土鳖虫各 10g，柴胡 10g，白芍 15g，枳实 15g，甘草 6g，香附 15g，郁金 15g，蒲黄、五灵脂各 15g，莪术 10g。7 剂。每日 1 剂，水煎服。

二诊：腹痛减轻，大便通畅。守上方继服 14 剂。

三诊：阴道排出大量暗黑色血块，随后诸症悉除，月经亦转正常，腹痛未再复发。

按语：慢性盆腔炎属中医学腹痛范畴，以下腹部疼痛反复发作、经年不愈为特点，常在劳累、性交后及月经前后加重，生育期妇女是多发人群。患者正值中年，失于调理，情志抑郁，肝失疏泄，气机运行不畅，气滞则血瘀，瘀结下焦，不通则痛。加之频繁人工流产致气血亏虚，元气大伤，冲任虚损，胞宫不得气血濡养，气虚血弱无力推动，不荣则痛。本案无湿热邪毒可辨，反见一派气滞血瘀之证。邪客胞宫，胞络受阻，气血不行停而为瘀，瘀血不去，加之阴血暗耗，正气愈虚，则腹痛难除，炎症难消，病情迁延。故不以清热解毒之法消其炎，而以逐瘀破结、活血理气之法调其气血。方用下瘀血汤破血逐瘀，引瘀血下行。柴胡、郁金疏肝行气，凉血散结；白芍养血柔肝，缓急止痛；香附行气解郁止痛；枳实破气消积；莪术活血止痛；蒲黄化瘀止血止痛；五灵脂活血化瘀止痛。诸药合用，行气活血破瘀，使瘀血下排，气血调畅，故腹痛自愈。

参考文献

[1] 徐福松，莫惠 . 不孕不育症诊治 [M]. 上海：上海科学技术出版社，2006：153-162.

[2] 杨家林 . 子宫肌瘤的中医治疗 [J]. 实用妇产科杂志，1999，15（2）：66-67.

[3] 季培英，孟炜 . 活血化瘀法治疗子宫肌瘤的临床免疫学研究 [J]. 中医药学刊，2004，22（9）：1655，1660-1661.

[4] 罗元凯 . 痛经多因于瘀 [J]. 新中医，1992（3）：17，20.

[5] 胡瀞月 . 肖承悰教授论治卵巢囊肿的经验 [J]. 北京中医药大学学报（中医临床版），2004，11（1）：33-35.

（赖海燕，宋曦）

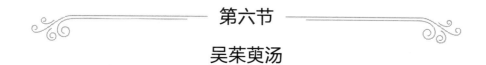

第六节

吴茱萸汤

吴茱萸汤出自张仲景《伤寒论》，由吴茱萸、人参、生姜、大枣组成，具有温肝暖胃、降逆止呕之功，主治厥阴经头痛、胃中虚寒及少阴吐利等症。临床上应用于妇科并不多见，笔者近年来以此方加减治疗妇科病屡获奇效，现整理如下，供同仁参考验证。

1. 妊娠恶阻

案1：患者，女，24岁，2001年10月7日初诊。停经2个月，恶心、呕吐胃内容物及清水、涎沫，食入即吐10余日。面色萎黄，恶寒肢冷，四肢倦怠，头重腹满，舌质淡、边有齿痕，苔薄白，脉细滑。此系脾胃虚寒，不能腐熟水谷、浊阴上逆所致。治以温肝暖胃，降逆止吐。处方：吴茱萸汤加柴胡10g，竹茹15g，丁香10g。2剂，每日1剂，分4次服。服药2剂后恶心、呕吐减轻，可以进食。续服5剂呕吐止，诸症平息。查妊娠试验阳性。

按语：《医方集解》解吴茱萸汤云："吴茱萸、生姜之辛以温胃散寒下气（降逆止呕），人参、大枣之甘以缓脾益气和中。"《伤寒论》曰："食谷欲呕者，属阳明也，吴茱萸汤主之。"妇人妊娠后，血盛于下，肝胆冲盛，大都有情志改变，每致肝气不舒，横逆犯胃，胃失和降而致病。本病例系脾胃虚寒，故呕吐清水、涎沫，故治以温肝暖胃、降逆止呕，使气顺寒化，呕吐自愈。

2. 痛经

案2：患者，女，20岁，1998年12月5日初诊。痛经1年余，平素月经周期正常，每28天为1个周期，行经4～7天，量中等，色淡红。1年前因经期洗衣感寒后每于经来即小腹冷痛，痛剧则恶心、呕吐，畏寒怕冷，每次需服止痛药以止痛，就诊时值经前3天，小腹冷痛，喜温喜按，痛引两胁，舌质淡、边尖瘀斑，苔薄白，脉沉缓而涩。此乃肝胃不和、寒凝胞宫所致。治以理气温肝，散寒止痛。处方：吴茱萸汤加柴胡10g，香附12g，酒白芍12g，益母草30g。水煎服，每日1剂。服药3剂，月经来潮，腹痛减轻。照上法调理3个月经周期，痛经消失。

按语：《素问·举痛论》云："寒气客于厥阴之脉，厥阴之脉者，络阴器系于肝，寒气客于脉中，则血泣脉急，故胁肋与少腹相引痛矣。"患者经期血虚感寒，寒客胞宫，寒性收引，气机阻滞，不通则痛，故发痛经。因本方直入厥阴，暖肝解郁，使寒气去，气顺血畅，痛经自愈。

3. 带下病

案 3：患者，女，30 岁，1989 年 5 月 6 日初诊。带下量多，质稀色淡，无异味，缠绵不断，历时 2 年屡治无效，伴头晕，神疲倦怠，形寒怕冷，纳呆食少，每遇情志不畅则带下加重，舌质淡，苔白厚，脉濡细。证属脾胃虚寒，带脉失约。治以温胃健脾、益气止带。处方：吴茱萸 10g，芡实 10g，白芍 15g，柴胡 10g，党参 30g，土白术 18g，煅牡蛎 20g，黄芪 30g，大枣 15g，生姜 3 片。水煎服，每日 1 剂。药进 7 剂，带下明显减少，精神好转，原方加减调理 1 个月，带下基本正常，诸症减轻，后以人参健脾丸巩固疗效。

按语：《女科经纶》引缪仲淳语："白带多是脾虚，肝气郁则脾受伤，脾伤则湿土之气下陷，是脾精不守，不能输为荣血而下白滑之物，皆由肝木郁于地中使然，法当开提肝气，补助脾元。盖以白带多属气虚，故健脾补气要法也。"本病例系因肝郁脾虚，带脉失约，经久不愈，耗气所致。故方用吴茱萸、党参、大枣、生姜温胃健脾，柴胡、白芍疏肝柔肝，芡实、牡蛎、黄芪益气收涩止带。

4. 结语

张仲景之吴茱萸汤集温肝散寒、益气降逆于一方。妇人以肝为先天，善怀多郁之特点，故临床上凡见脾胃虚寒之证，应用本方加减治疗均能得心应手。

（李红霞）

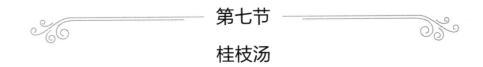

第七节

桂枝汤

桂枝为樟科植物肉桂的干燥嫩枝，味辛、甘，性温，能发汗解肌、温经通阳、通行十二经。《伤寒论》113 方中，所用药物有 82 种，直接运用桂枝者达 42 方，约占 37.2%。张仲景灵活广泛地应用桂枝，为历代医家所重视。受其启迪，笔者在妇科临诊中灵活应用桂枝，兹将心得分述如下。

一、经闭

经闭，临床常以未婚和已婚区分。《医学心悟》云："妇女经闭，其治较易；室女经闭，其治较难。"笔者临证体会，不论妇女或室女，实证经闭，其治较易；虚证经闭，尤其是室女血枯经闭，其治较难。

1. 实证

实证经闭多由肝郁、寒热导致气滞血瘀，胞脉闭阻不通，使经血不得下行之故，治疗以通为用。如《伤寒论》中的当归四逆汤，桂枝配当归行血温经、养血通脉；柴胡桂枝干姜汤中，桂枝配干姜通阳散寒。《本草纲目》记载桂枝"辛散，能通子宫而破血"，据此，临床治疗妇科经闭实证者，桂枝配以活血化瘀药温通经脉，使经血得下。拟以活血化瘀药当归、川芎、赤芍、川牛膝配以桂枝尖、炒干姜为基本方，随证加减。

案 1：患者，女，29 岁，已婚，2005 年 11 月初诊。闭经 3 月余，西医诊断排除妊娠。近 1 个月下腹胀坠，时有疼痛，赤白带下，并伴有骨蒸发热之感。脉沉弦，舌质暗，苔白稍腻。妇科检查未见异常。中医诊断：经闭，辨证属血瘀经闭证。治宜活血化瘀通经。处方：全当归 10g，川芎 7g，赤芍 9g，桂枝 7g，炒桃仁 10g，红花 9g，木通 9g，炒干姜 3g，川牛膝 9g。2 剂，水煎服，每日 1 剂。

11 月 12 日复诊：患者服药后于昨晚月经来潮，下腹胀减仍痛，经量多，色黑有块，脉弦略紧，此为通而不畅仍痛之证，于上方去川牛膝、木通，加生蒲黄 10g，炒五灵脂 7g，益母草 15g，续服 4 剂后月经净止，其症消失而愈。

2. 虚证

虚证经闭之证，其治较难。临床治疗常分两型予以论治：一为气阴亏耗型，宜滋阴和阳，采用复脉汤加减；一为气血两虚型，选保真汤加减。两型虽伴阴血虚证，但桂枝仍是必用之品。虚证经闭采用"塞因塞用"的原则，加用桂枝既可防止补益产生阻塞之弊，又符合"血得温则行"的原理。

案 2：患者，女，21 岁，未婚，2004 年 6 月初诊。15 岁月经初潮，月经周期错后、量少，经期伴有腹痛。近 1 年来，自觉全身乏力，五心烦热，盗汗，形体瘦弱，食欲不振，口干舌燥，大便干结，脉虚弦略数，舌质淡红，无苔。至今经闭 9 个月余。B 超检查：子宫偏小，余未见异常。中医诊断：经闭，辨证属气阴亏耗型。治宜滋阴和阳。处方：炙甘草 15g，生地黄 20g，桂枝 9g，麦冬 13g，党参 17g，炒白芍 13g，川贝母 9g，阿胶（烊化）9g，炒远志 9g，火麻仁 10g，地骨皮 10g。每日 1 剂，水煎服。随证加减，连服 50 余剂。

11 月 11 日二诊：患者脉虚缓不数，体重增加，其他均正常，但月经仍未来潮。原方研末，炼蜜为丸，每丸 10g，每日早晚各服 1 丸。

2 个月后三诊：患者月经来潮，经量中等，色暗红，无明显不适。嘱继服半个月以巩固疗效。

二、崩漏

崩漏是指妇女不规则的阴道出血。崩是指来势急，出血量多；漏是指来势缓，出血量少而淋漓不断。历代医家对崩漏一般采取急则治标、缓则治本的原则。笔者临证体会，对崩漏的辨证论治，不论其出血急缓、血量多少、时间长短、体质强弱、年龄老少，主要应根据出血之色、质辨证，分有瘀型、无瘀型论治，效果良好。其中对有瘀型，用桂枝法仍是必不可少的。本型患者不论出血急缓、量多少，凡出血色黑、质黏而有条块，或下腹胀坠疼痛，或拒揉按者，以逐瘀止崩法治之。以活血化瘀药当归、川芎、赤芍、炒五灵脂、生蒲黄、延胡索、泽兰叶配桂枝、炒小茴香，以通因通用法的反治法求治其本，方药的作用是活血行瘀，使瘀血去，新血生而归经，崩漏则愈。

案 3：患者，女，26 岁，已婚，2006 年 3 月 7 日初诊。结婚半年多，婚后月经前后无定期，这次月经来潮月余，时多时少，至今不止，经色紫黑，伴有血块，下腹胀痛，全身乏力，胃胀纳减，有时恶心，脉沉弦，苔白薄。中医诊断：崩漏，证属气血失调，寒瘀停积。治以温经散寒、活血化瘀。处方：当归 10g，川芎 6g，赤芍 7g，炒五灵脂 7g，白茯苓 10g，炒吴茱萸 3g，桂枝 5g，生蒲黄 10g，益母草 15g，炒干姜 2g，炒小茴香 1g。5 剂，每日 1 剂。

3 月 13 日复诊：药后阴道出血已止，症状消失。

三、月经病

月经病包括月经失调，痛经，崩漏，经行吐衄，经病发冷、发热，绝经前后诸证等。月经病在经前、经期、经后，由于时间不同，对所伴随的诸证，其辨证论治也不同。总的治疗原则应为：经前宜疏肝理气，经期应温经活血，经后宜平肝益气。总之，月经病重在调，治疗上采用多温少凉的方法，桂枝仍是最佳选择。因妇女以血为主，血属阴，而月经病主要在血，血和其他物质一样，过寒则凝，得温则化，因化则通。用温化法使血得温则行，血行气亦行，气为血之帅，二者相辅相成，气血调和，月经病自然痊愈。

案 4：患者，女，24 岁，未婚，2007 年 2 月 21 日初诊。15 岁月经初潮，自初潮经来腹痛，逐月加重，几年来不断治疗，时轻时重。昨晚月经来潮，少腹剧痛难忍，伴有腰骶部疼痛，血量中，色黑有块，每剧痛一阵即下血块，块下痛稍减。脉沉弦，苔白薄。中医诊断：痛经，证属气滞血瘀，湿寒内阻。治以温经化瘀、理气散寒湿。处方：当归 9g，川芎 5g，赤芍 7g，炒五灵脂 7g，白茯苓 10g，桂枝 5g，生蒲黄 10g，益母草 15g，炒小茴香 1g，泽兰 9g，香附 6g。4 剂，每日 1 剂，水煎服。服药后腹痛减轻，守方续服 2 个月经周期，至今经期未发腹痛，月经正常。

四、产后病

产后病多由临产内伤，元气受损，及分娩时带来的创伤和出血，以致气血两虚或恶露瘀滞。古人有"产后百虚"和"百节空虚"之说，但在临床实践中亦常见实证，治疗时必须注意辨认产后多虚多瘀的特点。不论是采取补消或消补兼施，都宜用温性方剂和药物治疗，这是一个基本原则。本类病治疗往往采用生化汤（《景岳全书》引钱氏方）为主，偏血瘀气滞者都应加用桂枝，一则温化瘀血，一则平冲降逆，对产后易发生的

"三冲证"可起到防治作用。

案5：患者，女，28岁，2007年2月13日初诊。患者身体状况良好，25岁结婚，顺产1男婴5天，产后少腹疼痛，阴道出血很少。2月12日下午突然头晕眼花，恶心呕吐3次。今无出血，下腹阵发性疼痛，头晕不能坐起，纳呆，颜面潮红，腹部压痛拒按，脉沉弦，舌质暗红，苔薄白。血压175/95mmHg。中医诊断：产后血晕，证属产后胞脉瘀阻，恶露不下，逆气上冲。治以活血行瘀。处方：当归17g，川芎6g，炒桃仁5g，醋延胡索5g，炒五灵脂7g，川牛膝9g，桂枝5g，焦山楂9g，姜炭1g，炙甘草5g。每日1剂，水煎服。连服5剂后，头晕、腹痛消失，食欲增加。

五、慢性盆腔炎

慢性盆腔炎指盆腔内脏与组织（包括子宫、输卵管、卵巢、盆腔腹膜及盆腔结缔组织）的某一部分或几部分同时发生的慢性炎性病变，属中医学月经失调、痛经、带下、癥瘕、不孕等范畴，大多数病机属于湿热瘀血阻滞。治疗上采用中药保留灌肠法，使药物直接作用于病所。灌肠中药为清热解毒燥湿合活血化瘀药，加之本病属久病入络，在此基础上配以通阳的桂枝，既可化瘀通络，又可温化水湿之邪。

案6：患者，女，39岁，2008年1月21日初诊。患者于2006年1月流产后，下腹两侧开始疼痛，腰痛，倦怠乏力，精神不振，白带量多，色黄，质黏，有时尿频，经期下腹胀痛加剧，月经周期提前，血量多，色暗红，末次月经2008年1月13日来潮。脉象沉弦略数，舌质红，苔白稍腻。妇科检查示慢性盆腔炎。证属气滞血瘀，湿热下注。治以行气活血、清热利湿。处方：金银花18g，败酱草15g，蒲公英20g，紫花地丁15g，苦参15g，海藻16g，茯苓16g，三棱16g，莪术16g，桃仁18g，牡丹皮20g，黄芪30g，桂枝18g。水煎，滴注灌肠，每天100mL，15次后，自觉痊愈，B超示未见异常而停药。

六、排卵异常

临床上常见由于不排卵或卵泡发育异常导致月经失调，甚则经闭、不孕等症，中医认为是肝脾失调、痰湿阻滞所致。笔者临证常采用《伤寒论》中柴胡加龙骨牡蛎汤来调理，桂枝与柴胡可调理肝脾、通达郁阳。

案7：患者，女，27岁，已婚，2006年3月9日初诊。17岁月经初潮，经期推后5～6天，经量中等，血色暗黑，行经下腹剧痛难忍，血净痛止，结婚3年未避孕，不孕，曾在他处多次求医无效。现精神疲倦，胸闷烦躁，心悸，失眠，苔白薄，脉沉弦细弱。B超排卵监测示：卵泡发育小。中医诊断：不孕，证属肝郁脾虚。治以疏肝益气。处方：醋柴胡9g，生大黄6g，姜半夏8g，茯苓12g，桂枝7g，黄芩5g，党参20g，龙骨15g，牡蛎18g，炒白芍13g。每日1剂，水煎服。排卵期服药配以鸡子黄2枚以卵促卵，经期改服少腹逐瘀汤加桂枝 7g。共服 36 剂。患者自觉所有症状消失，月经来潮，痛经消失。9 月告知已孕。

七、结语

桂枝在《伤寒论》中运用之广，可称为张仲景在选药上的第一要药。在外可调和卫气，恢复卫阳功能（如桂枝汤、麻黄汤）；在内上可通心阳（如桂枝甘草系列方），中可通脾阳（如苓桂术甘汤），下可通肾阳（如真武汤）、宣通膀胱之气（如五苓散）。人体病理产物如瘀血、痰湿、水饮的消除亦离不开桂枝（如桃核承气汤、温经汤、桂枝茯苓丸、苓桂术甘汤），后世有医家称其为"桂枝法"。妇人以血为本，《素问·调经论》曰："血气者，喜温而恶寒，寒则泣不能流，温则消而去之。"妇人的胞宫也有喜温怕寒的特性，故此"桂枝法"在妇科疾病中的应用与妇人生理相吻合。桂枝具有发汗解肌、温经通阳之功，可用于治风寒表证、风湿痹证、胸痹、痰饮、经闭癥瘕、小便不利等病证。因此，妇科临证时，效法《伤寒论》桂枝的应用，掌握其性能、配伍规律，挈其纲领，灵活应用，治疗上定会有所裨益。

（任存霞）

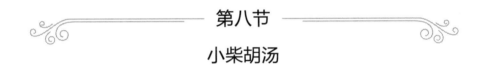

第八节

小柴胡汤

小柴胡汤出于《伤寒论》，具有和解少阳之良效，为治疗少阳病的主方，其证见往来寒热、胸胁苦满、口苦咽干、目眩、脉弦等候。但这仅仅是小柴胡汤的功用之一。张仲景在《伤寒论》中所论述的小柴胡汤证治甚广，与小柴胡汤证治有关的条文 19 条，分别在少阳病、阳明病、厥阴病、阴阳易差后劳服病篇。

一、小柴胡汤加减治疗妇科病症

受张仲景选方用药的启发，笔者在妇科临床灵活应用小柴胡汤加减治疗相关病症获得显著效果，现报道如下。

1. 经行头痛案

崔某，女，43 岁。经行头痛 15 年。2007 年 10 月 21 日初诊。末次月经来潮 2007 年 10 月 7 日，量多，色紫暗，有较多血块。自述近 15 年来每在经前、经期头跳痛，经量多时加重，伴有恶心呕吐，胃中嘈杂，经前思冷食，经期畏寒，尿黄，便秘，舌尖红，舌质暗，舌苔薄白，脉象弦细。外院做头 MRI 检查无异常，血压 120/80mmHg。中医诊断：经行头痛。辨证属少阳经气不利，气血升降出入受阻。治宜和解少阳，调畅气机。投小柴胡汤加减：柴胡 10g，黄芩 10g，半夏 10g，黄连 6g，吴茱萸 6g，生姜 3 片，大枣 4 枚，竹茹 10g，枳壳 10g，麦冬 15g，生地黄 15g，当归 10g，川芎 10g，台参 15g，鸡内金 15g。水煎服，每日 1 剂，首进 5 剂。

10 月 26 日再诊：患者头痛消失，胃和饮食好，二便调，舌质暗，苔薄黄，脉弦。原方去生地黄、麦冬，继服 7 剂。

随访，患者述月经 10 月 26 日来潮，自三天后量较多，无血块，无头痛，饮食可，二便调。舌质暗，苔薄白，脉弦。效不更方，继服 6 剂病愈。

2. 更年期综合征案

黄某，女，49 岁，2007 年 9 月 20 日初诊。患者近一年来月经不规律，现停经 3 个月，烘热汗出，汗出后恶寒，伴有头痛、口苦、失眠，饮食可，二便调。舌质淡红，舌苔薄白，脉弦。西医诊断：更年期综合征。中医诊断：绝经前后诸证。辨证属少阳枢机不利，营卫不和。治宜畅达少阳枢机，调和营卫。方用小柴胡汤合桂枝汤加减：柴胡 10g，黄芩 10g，半夏 10g，台参 10g，生姜 3 片，大枣 4 枚，桂枝 10g，白芍 10g，炙甘草 6g，龙骨 30g，煅牡蛎 30g，浮小麦 10g，远志 10g。水煎服，每日 1 剂。首进 3 剂，烘热汗出减轻，头痛消失，睡眠较前好转。舌质淡红，苔薄白，脉弦。原方再服 7 剂，余症悉除，随访半年未复发。

3. 痤疮案

安某，女，23 岁。患面部痤疮半年，多次治疗不效（用药不详），于 2007 年 11 月发热，经量量中，色紫红。现停经 35 天，小腹胀痛，舌质暗，苔薄黄，脉弦。无性生活史。诊断：痤疮。辨证属少阳郁热，气血不畅。治宜小柴胡汤加减：柴胡 10g，黄芩 10g，台参 10g，生姜 3 片，大枣 4 枚，甘草 6g，蒲公英 30g，连翘 15g，当归 10g，枳壳 10g，桃仁 10g，三棱 10g，陈皮 10g，厚朴 10g。水煎服，首进 6 剂。外用中药外洗：北豆根 15g，芒硝 30g，马齿苋 15g，大青叶 15g，当归 10g，赤芍 10g。水煎外洗，每日 1 剂。洗后用克林霉素甲硝唑擦剂外涂，每日 2 次。治疗 6 天，诸症减轻，月经未来潮，舌质暗，苔薄白，脉弦，化验尿 HCG 阴性，继服上方。

12 月 8 日复诊：患者 11 月 28 日月经来潮，量中等，色紫红，无血块，伴腰酸痛，恶寒发热消失，舌质暗，苔薄黄，脉弦。辨证属少阳枢机转利，气血运行通达，余热未除。治宜清热凉血，化瘀散结。自拟消痤饮：茵陈 15g，石膏 30g，金银花 20g，连翘 20g，紫花地丁 10g，蒲公英 20g，当归 10g，桃仁 10g，夏枯草 12g，浙贝母 10g，白花蛇舌草 15g，虎杖 10g，黄芪 20g，紫草 12g，赤芍 10g，三棱 10g。6 剂，水煎服，诸症悉除而愈。

4. 月经过少案

郑某，女，41 岁，月经量少 4 个月，于 2007 年 1 月 12 日初诊。患者近 4 个月月经量少，色紫暗，经期 3/36～38 天，末次月经 2007 年 1 月 10 日来潮，伴食欲不振，欲呕、欲便，饮食睡眠正常，舌淡红，苔薄白，脉细弦。诊断：月经过少。辨证属气机升降不利，气血运行不畅，责之于少阳转枢功能失调。治宜调畅气机，使气血升降出入恢复正常。投小柴胡汤加川芎 10g，白术 10g，云苓 10g，红花 12g，三棱 10g，砂仁 6g。水煎服，每日 1 剂。服药 5 剂后经量较前增多，头晕和呕恶感消失，大便调，思睡，面部有少量痤疮，舌淡红苔薄白，脉弦。原方去白术、云苓、砂仁、红花、三棱，加蒲公英 30g，紫草 12g，连翘 20g，桃仁 10g，再服 7 剂，余症悉除，随访一年月经正常。

5. 痛经案

孟某，女，19 岁。经行腹痛 4 个月，于 2007 年 1 月 11 日初诊。患者平素脾胃虚弱，不敢进食生冷，近 4 个月经期脘腹疼，恶心，口苦，二便调，月经周期 7/30 天，末次月经 2007 年 1 月 11 日来潮，量中，色紫红，有血块，舌质淡红，苔薄白，脉弦。诊断：痛经。辨证属为少阳气郁，气滞血瘀。治宜和解少阳，理气活血止痛。投小柴胡汤加当归 10g，川芎 10g，红花 12g，陈皮 10g，白芍 30g，没药 10g，枳壳 10g。首进 3 剂，诸症消失，随访 1 年未复发。

按语： 小柴胡汤为治疗少阳病之主方。少阳包括足少阳胆和手少阳三焦，其性喜条达而恶抑郁，喜疏泄而恶凝滞，为表里阴阳顺接之枢纽，掌内外出入之道，司上下升降之机。凡邪气侵犯少阳，使少阳经腑同病，导致肝胆疏泄不利，气机郁滞不舒，气血津液不行，内外上下不通，诸病生焉。小柴胡汤以柴胡、黄芩为主药，两药相伍，既能解经邪，清腑热，又能解郁清火；半夏、生姜既能辛散，疏通气郁，又能化痰清气，防少阳之邪内传太阴。此即《金匮要略》所云："见肝之病，知肝传脾，当先实脾。"本方寒热并用，攻补兼施，寒而不凝，温而不燥，补而不腻。以上方证，是病证不同，但病机均为少阳枢机不利，郁而化热生痰，影响脾胃的升降而发病，故均用小柴胡汤加减治疗，并获佳效。

（程瑛，胡浩）

二、小柴胡汤治疗产后病症

腹胀是剖宫产术后及平产分娩后常见并发症之一，常常导致产妇延缓排气、排便，食欲差，甚至不能正常饮食，产妇机体恢复缓慢，影响产妇活动、哺乳等。究其原因有：①产妇腹痛，活动量少，肠蠕动减慢；②麻醉药品使肠蠕动减缓；③手术激惹；④促进排气排便药物副作用。临床上对此病的治疗方法多种多样，包括针灸疗法、按摩疗法、中药及西药的内服及外治疗法、物理治疗等。

产后半身汗：笔者所指产后半身汗，是指产妇或上半身或下半身汗出，或身体局部汗出，汗出如珠，此种汗出与全身汗出不同。全身汗包含自汗、盗汗，可分为肺气不足、营卫不和、阴虚火旺、邪热郁蒸。产后半身汗可从肝论治，小柴胡汤加减可调理气机，助脾化湿，使汗从大小便出，汗止身凉。

产后发热：产褥期内，产妇高热寒战或发热持续不退，并伴有其他症状，称为产后发热。临床上可分为感染邪毒型、外感型、血虚型、血瘀型。笔者在工作中发现某些产妇产后发热，为每日低热，体温波动在 37～38℃之间，无外感或产褥感染等其他原因，无抗生素用药指征。笔者根据产妇有口苦、咽干、目眩，默默不欲饮食，心烦喜呕，或有其中一项症状者，可辨证为少阳证，即半表半里证，可从肝论治，疏肝理气，调畅气机，水湿运化正常，使热邪从大小便或汗出，则热退身凉。

产后抑郁：指产妇产后情绪不畅，出现情绪低落甚至自杀倾向等。女子以肝为用，肝主情志，以小柴胡汤加减疏肝理气，调畅气机，疏导压抑情绪。

笔者对患者采用小柴胡汤加减内服，疗效满意，特报告如下。

（一）临床资料

1. 病例来源

观察病例有 80 例来自贵州省中医医院（贵阳中医学院第一附属医院）产科住院部，有 40 例来自贵阳和美妇产医院产科住院部。120 例均为住院患者，年龄 20～50 岁，均为产后出现腹胀、半身汗、发热、抑郁之病例。

2. 诊断依据

（1）病史：产后。

（2）症状：①产后腹胀，腹胀难忍，甚至腹部胀痛；未排气、排便，或已排气未排便。②产后半身出汗如珠。③产后低热，排除外感、感染及其他引起产后发热器质性疾病。④产后抑郁，情志不畅，排除有精神及神经基础疾病者。

（3）体格检查：①产后腹胀者，体格检查：生命体征平稳正常，心肺检查无明显异常，腹隆，叩诊鼓音，听诊肠鸣音减弱。②产后半身出汗，体格检查：产妇上半身或下半身或局部皮肤潮湿，汗出多，甚至汗出如水滴。生命体征平稳正常，心肺腹检查无明显异常，局部皮肤见水滴状汗液，皮肤湿润。③产后低热，体格检查：体温波动为 37～38℃，心肺腹检查无明显异常。④产后抑郁，体格检查：无明显异常。

（4）实验室检查及辅助检查无明显异常。

（二）治疗方法

中药疗法：以小柴胡汤为主方加减：柴胡 3 包 /18g，黄芩 1 包 /10g，生姜 2 包 /6g，法半夏 2 包 /12g，大枣 1 包 /10g，甘草 2 包 /9g，陈皮 2 包 /12g，当归 1 包 /10g，泽兰

1 包 /10g。每天 1 剂，每日 3 次，100 ～ 150mL/ 次，水溶解内服。

（三）结果

1. 疗效观察

参照 2001 年《中医病证诊疗标准与方剂选用》中腹胀、汗多、发热、抑郁的疗效标准制定如下：

治愈：临床症状消失，服药后症状消失；

好转：临床症状明显好转；

未愈：治疗前后临床症状无明显改善。

2. 治疗结果

见表 1。

表 1　四组疗效比较

	例数 / 例	治愈 / 例	好转 / 例	未愈 / 例	总有效率 / %
产后腹胀组	30	25	4	1	96.66
产后半身汗组	30	20	7	3	90
产后发热组	30	24	3	3	90
产后抑郁组	30	15	10	5	83.33

治疗组与对照组总有效率经卡方检验，$P < 0.01$，治疗组与对照组之间的疗效差异有非常显著性意义，即表明治疗组的疗效明显优于对照组。

（四）讨论

小柴胡汤为张仲景所著《伤寒论·辨太阳病脉证治中》中列入方剂。组成：柴胡 30g，黄芩 18g，人参 18g，半夏 18g，炙甘草 18g，生姜 18g、切，大枣 12 枚。本临床观察显示，小柴胡汤运用广泛，除在内伤杂病及肝胆外科中运用外，还可用于产科产后疾病治疗，如产后腹胀、产后半身汗、产后发热、产后抑郁等，但需辨证准确，从肝论治，病瘥即止。值得推广。

（蒲霞，王玲）

三、小柴胡汤治崩漏

崩漏指经血非时而下，或阴道突然大量出血，或淋漓下血不断者，属现代医学无排卵性功能失调性子宫出血范畴。小柴胡汤具有和解少阳、疏肝利胆、调畅气机功效。笔者运用小柴胡汤治疗崩漏取得较好疗效，特总结如下。

（一）小柴胡汤治疗崩漏的机理

1. 疏肝利胆以调气血

肝藏血，主疏泄。肝血下注冲脉，司血海定期蓄溢，参与月经周期、经期及经量的调节。肝经与冲脉交会于三阴交，与任脉交会于曲骨，与督脉交会于百会，肝通过冲、任、督三脉与胞宫相通，使之藏泄有序。肝的生理功能与月经及血室有密切关系，肝之疏泄太过，往往成为崩漏发生的重要病理因素。

小柴胡汤方中柴胡入肝、胆二经，既透解少阳半表半里之邪气，又调畅气机之郁滞，是治疗少阳病的主药；辅以苦寒之黄芩，亦入胆经，善清少阳半里之热。二药合用，一散一清，可使半表之邪得以外透，半里之热得以内彻。生姜、半夏入脾胃而和中降逆止呕，更用甘味的人参、甘草、大枣益气和中、扶正祛邪。诸药共伍，同治少阳经、腑，兼顾脾胃，使肝胆疏泄得利，气机郁滞得畅，气血津液得行。运用小柴胡汤治疗崩漏，旨在恢复肝胆的生理功能，使阴阳自和，枢机自利，则崩漏可愈。

2. 理血散结以消瘀滞

《伤寒论》曰："妇人中风，七八日，续得寒热，发作有时，经水适断者，此为热入血室，其血必结，故使如疟状，小柴胡汤主之。"此热入血室证，系行经之时感受外邪，热邪内陷血室，与血相结。《血证论·创血》云"凡外邪干血分者，小柴胡汤皆能疏理而和解之"，明确指出小柴胡汤具有理血散结功效，能够用于血分证的治疗。

崩漏为病，有因血瘀而致者，治疗当以活血为主。其他原因发生崩漏者，在疾病的发展过程中，亦往往导致血脉不畅。小柴胡汤具有行气解郁之功，气行则血行，使壅者通之，郁者达之，结者散之，从而瘀消痛止，诸症消失。因此，小柴胡汤在治疗崩漏时，不仅仅通过"调和阴阳，疏肝利胆"等功效恢复正常的月经生理周期，亦可直接入血分，发挥其治疗作用。

（二）辨证要点

1. 病性以邪实为主

崩漏有虚实之分，小柴胡汤所治的崩漏，从疾病性质看，当以邪实为主。其证主要因气机不畅所致血瘀，瘀久可以化热，因而多兼有血热表现。每见乳房、胸胁胀痛，心烦易怒，善太息，少腹疼痛拒按，脉弦等肝胆经郁滞不通的症状。此外，枢机不利，气血失和，使气郁或血瘀阻于胸胁则可见胸胁满如结胸状。

2. 病位在肝胆

病在少阳半表半里，枢机不利，正邪交争，正胜则热，邪胜则寒，寒热交替，故往来寒热是少阳病主要症状。少阳胆腑受邪，胆火上炎则口苦；热伤津液则咽干；肝胆相连，目为肝窍，邪热循经上扰则目眩；足少阳之脉，下胸中，贯膈，络肝属胆，循胁里，邪犯少阳，经气不利，故见胸胁苦满；胆火内郁，邪热干扰胃腑，气机不畅则神情默默不欲饮食；胃气上逆，失其和降则呕，心神被扰则烦。小柴胡汤治疗崩漏的主证是往来寒热、胸胁苦满、默默不欲饮食、心烦喜呕、口苦、咽干、目眩等，凡崩漏见上述症状可考虑使用小柴胡汤，且"但见一证便是，不必悉具"。

（三）典型病例

患者，女，12 岁，2011 年 1 月 20 日初诊。11 岁月经初潮，前 2 个月月经正常，本月初（即第 3 个月）月经如期至，适逢感冒发烧，输液后烧退，但月经 1 个月未尽，量多、色暗有块。现咳嗽，咽痛、痒，纳不佳，便干，眠差，口苦，咽干，舌淡红，苔白有瘀点，脉浮取虚弱，重按滑利。予小柴胡汤加减：柴胡 30g，黄芩 10g，清半夏 15g，干姜 9g，甘草 10g，五味子 10g，桔梗 10g。水煎服，每日 1 剂。服药 1 剂后经量明显减少；3 剂后仅有少量褐色经血，咳嗽减，汗少，咽痛减，口仍干苦；6 剂后经止，诸症悉除。予逍遥丸善后。

按语： 患者经期感受外邪，后致崩漏。患者因经行血海空虚，外邪乘虚而入，邪正交争，遂发寒热；邪热郁闭于里，热入血室，迫血妄行，崩漏不止。就诊之时，虽以崩漏为主要表现，但仍有咳嗽、咽痒等症状，系外邪未去之象；并伴有口苦、咽干诸柴胡证。故治疗先以小柴胡汤散邪，外邪散尽，血室复安，则经血自止。加减变化据《伤寒论》"若咳者，去人参、大枣、生姜，加五味子半升，干姜二两"。以逍遥丸疏肝健脾、调畅气机以善后，助其恢复月经周期。

（四）小结

柴胡汤可调和肝脾，疏利三焦，条达升降，宣通内外，运行气血。治疗热入血室之崩漏具备柴胡八证者均可考虑。正如《经方发挥》所说小柴胡汤"在伤寒热病中是清热剂，在六经中为和解剂；在治疗各种杂病中，又是理气解郁剂；如加入一些活血化瘀的药品，寓理血于行气药之中，又是很理想的理血剂"。

（王晓媛，李浩，李楠）

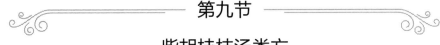

第九节

柴胡桂枝汤类方

一、柴胡桂枝汤治妇科疾病

柴胡桂枝干姜汤见于《伤寒论》："伤寒五六日，已发汗而复下之，胸胁满，微结，小便不利，渴而不呕，但头汗出，往来寒热心烦者，此为未解也。柴胡桂枝干姜汤主之。柴胡半斤，桂枝三两、去皮，干姜三两，栝楼根四两，黄芩三两，牡蛎二两，甘草二两、炙。上七味，以水一斗二升，煮取六升，去滓，再煎，取三升，温服一升，日三服。初服微烦，复服汗出，便愈。"该方历代多被认为是治疗少阳兼水饮的方剂，笔者近年在治疗妇科疾病时应用此方取得了一定效果，兹述如下。

1. 痛经

患者，女，25 岁，2006 年 5 月 21 日初诊。痛经 3 天，少腹疼痛，口干苦，伴颈背不适，恶寒，大便不成形，舌胖红、苔薄黄，脉弦。西医诊断：痛经。中医诊断：痛经（太阳伤寒，少阳火郁，兼太阴脾虚）。

处方：柴胡 10g，黄芩 10g，天花粉 15g，大枣 10g，桂枝 10g，赤芍、白芍各 10g，葛根 15g，炙甘草 5g，干姜 8g。

服药 4 剂症状除，痛经缓解。

按语： 年轻女性素体脾虚，经期感寒，少阳经气不利，肝经郁滞，则见少腹疼痛，太阳经脉不舒，故颈背不适，恶寒；脾虚则大便不成形，舌胖红、苔薄黄，脉弦为少阳郁热、脾气不足之象。故方选柴胡桂枝干姜汤加减，以柴胡、黄芩清解少阳郁热；桂枝、干姜合大枣、甘草温脾散寒；天花粉、葛根清热生津；因有太阳证，故以芍药合桂枝解肌调和营卫，且芍药合甘草可缓急止痛；无少阳之结，故未用牡蛎。

2. 绝经前后诸症

患者，女，46 岁，2007 年 3 月 14 日初诊。发寒热 3 周。心烦失眠，忽冷忽热，口干苦，体温不高，乏力，易汗出，汗出则身冷恶风，纳谷不馨，大便质软，舌淡红苔薄，脉细弦。西医诊断：更年期综合征。中医诊断：绝经前后诸症（少阳火郁，脾失健运）。

处方：柴胡 12g，黄芩 10g，天花粉 15g，大枣 10g，生姜 15g，桂枝 10g，白芍 10g，炙甘草 6g，生龙骨、生牡蛎各 30g（先煎）。

服药 5 剂后复诊，已能安睡，纳食好转，汗出减，稍乏力，舌脉如前。前方再进 5 剂后症状基本缓解，嘱其调畅情志。

按语： 中年女性时有寒热，心烦，失眠，乃少阳木火内郁；木旺乘土，脾运不健，故纳谷不馨，大便质软；荣卫失和则汗出恶风。方以柴胡桂枝干姜汤加减，柴胡、黄芩清解少阳郁热；天花粉清热生津；因有营卫不和，故易干姜为生姜加大枣，桂枝加白芍以调和营卫，生龙骨、生牡蛎以敛汗安神。

3. 产后缺乳

患者，女，37 岁，2007 年 7 月 5 日初诊。产后 2 个月，乳汁排泄不畅，乳少，乳房有包块，汗出多，夜间睡眠差，口干苦，膝酸痛，大便偏软，舌胖淡、苔薄白，有瘀斑，脉弦滑尺弱。西医诊断：产后缺乳。中医诊断：产后缺乳（肝旺脾虚，气滞血瘀）。

处方：柴胡 15g，黄芩 10g，天花粉 30g，干姜 6g，生龙骨、生牡蛎各 30g（先煎），桂枝 10g，赤芍、白芍各 10g，炙甘草 6g，当归 10g，皂角刺 3g，穿山甲 5g，生黄芪 15g，白术 10g，防风 10g。

5 剂后复诊，乳汁明显增多，汗出减少，诉眼胀、足跟痛，舌暗红，苔薄，脉弦滑。前方加夏枯草 10g、桑寄生 30g 以清肝益肾。6 剂后诸症均减，正常哺乳。

按语： 素体脾虚，产后焦虑，肝气郁滞，气滞血瘀，则见乳汁排泄不畅，乳房包块；气郁化火，则口苦而干，睡眠差；脾虚则见大便软；气虚卫表不固，则汗出多；高龄产妇，肾气有伤，则足跟痛、膝酸痛；舌胖淡有瘀斑，脉弦滑均为肝旺脾虚之象，故方选柴胡桂枝干姜汤合玉屏风散加减，柴胡、黄芩疏肝解郁清热；赤芍、当归活血养血；干姜温中；桂枝、白芍调和荣卫；皂角刺、穿山甲通乳；玉屏风散益气固表。

4. 脏躁症

患者，女，32 岁，2007 年 5 月 12 日初诊。一个月来因工作压力过大而出现烦躁，常欲哭，心悸，伴汗出，失眠，口干苦，大便不成形，便前腹痛，便后缓解，月经量少，舌胖暗红，苔薄黄，脉细弦。西医诊断：癔症。中医诊断：脏躁（肝胆火郁，太阴脾虚）。

处方：柴胡 15g，黄芩 10g，天花粉 20g，干姜 8g，生龙骨、生牡蛎各 30g（先煎），桂枝 10g，赤芍、白芍各 10g，炙甘草 6g，陈皮 10g，白术 10g，防风 10g。

7 剂后症状明显减轻，烦躁、欲哭症状均除，可以安睡，偶尔心悸，但次数明显减少，发作时间也大大缩短。效不更方，原方再进 7 剂后症状基本缓解。

按语： 脏躁常发于女性，其名称首见于张仲景《金匮要略·妇人杂病脉证并治》："妇人脏躁，喜悲伤欲哭，象如神灵所作，数欠伸，甘草小麦大枣汤主之。"此例年轻女性因工作压力过重，肝气郁滞，少阳火郁，故而烦躁失眠，心悸欲哭，口干苦；木旺乘土，肝强脾弱，健运失司，则见大便不成形，便前腹痛，便后痛减；气滞血瘀，则月经量少；舌胖暗红，苔薄黄，脉细弦均为肝旺脾虚之象。故方用柴胡桂枝干姜汤合痛泻要方，以柴胡、防风、黄芩清泻少阳郁火，疏肝理气；干姜、桂枝、白术、陈皮温中健脾；赤芍活血，白芍柔肝；生龙骨、生牡蛎敛汗安神。

5. 小结

关于柴胡桂枝干姜汤的应用历来医家看法见仁见智，有的医家认为是治疗少阳夹饮，如清代著名医家唐容川即持此论，《伤寒论讲义》[1]也同意此说；亦有不少医家认为是治疗少阳火郁兼有津伤，如《医宗金鉴》所载即认为此。从其病位而言，伤寒大家刘渡舟教授[2]认为此方用之治疗少阳病而兼太阴脾家虚寒的证候，确为对证之方。笔者据临床实践认为其言可信，如临证见口苦、口渴、心烦、胁痛等肝胆郁热之征，又有便溏、腹胀、纳差等脾胃虚寒之象，即少阳火郁兼太阴虚寒，病在肝脾辄可投之。如病兼太阳或并营卫不和，可加芍药，取桂枝配芍药以外解太阳或调和营卫。妇科疾患每多肝脾同病，故只要病机相同，即可异病同治，投柴胡桂枝干姜汤而获效。

参考文献

[1] 李培生，刘渡舟. 伤寒论讲义 [M]. 上海：上海科学技术出版社，1985：147.

[2] 刘渡舟，傅士垣. 伤寒论诠解 [M]. 天津：天津科学技术出版社，1983：94.

（张立山，戴雁彦）

二、柴胡桂枝汤治产后发热

产后一二日，由于阴血骤虚，不能敛阳，阳气浮越于外，常有轻度的发热，一般不作病论。如果产褥期内发热持续不减，或突然高热，伴有其他症状者，称产后发热，其中也包括因产褥感染导致的发热。笔者对 40 例经西药对症治疗仍发热不退者，采用小柴胡合桂枝汤加减治疗，取得了满意的疗效。

1. 一般资料

本组病例共 40 例，均为本院住院妇女，年龄 24 ~ 38 岁，剖宫产者 11 例，顺产者 29 例；产后 24 小时以内发热者 10 例，48 小时以外发热者 30 例；体温在 37.5 ~ 38.5℃ 者 19 例，38.6 ~ 39.5℃ 者 12 例，39.6 ~ 41℃ 者 9 例；发热 5 天以上者 30 例.发热 10 天以上者 10 例；恶露 1 周净者 25 例，1 ~ 2 周净者 15 例；创口均为一期愈合。白细胞计数正常者 27 例，白细胞计数在（10 ~ 18）×10⁹/L 者 13 例。本组病例，均应用各种抗生素治疗 1 周以上，如红霉素、林可霉素、头孢菌素 V，在应用中药治疗时，停用抗生素。

临床表现：发热恶寒，肢节疼，头昏，两侧太阳穴痛，目眩，口苦咽干，欲呕，大便整日不行，小便尚畅。诊其脉弦，苔白。

2. 治疗方法

中药治疗前，全部病例经做血、尿、粪常规、胸片及部分生化检查，均无异常发现，所选病例中药治疗时均停用西药，改用小柴胡合桂枝汤方药组成处方。

（1）基本方药：小柴胡合桂枝药物组成，即桂枝、白芍、柴胡、党参、半夏、黄芩、甘草、生姜、大枣。

（2）加减法：夏季暑湿偏重者加藿香、佩兰，冬季加荆芥、苏叶，春秋季加金银花、薄荷，体温在40℃以上且血象明显偏高者加大青叶、紫花地丁。

（3）服用方法：体温在40℃以下者，1剂/天，2次分服；体温在40℃以上者，2剂/天，4次分服。每剂药煎煮15分钟，两煎药混合后分次服用。

3. 疗效标准

临床治愈：服药2剂，诸症消失、体温恢复正常，停药后1个月随访无复发者；好转：服药4剂，体温明显下降，伴随症状明显减轻，或体温恢复正常、症状好转，但停药后体温复升高者；无效：服药6剂以上，体温不降或降后复升，体温不稳、症状无改善。

4. 治疗结果

本组病例退热时间，自服用中药2剂退热19例，服用4剂退热25倒，服用6剂以上退热6例。有效率：85%。

5. 讨论

产后发热为临床常见病，根本原因在于正虚而邪之所凑，产后气血骤虚，元气亏损，腠理不密，营卫不和，易感外邪。卫阳虚不能温煦，加上外邪袭表则恶寒，卫阳弱不能温通，营阴亏损不能濡养则肢节痛。正虚邪进一步入侵客于半表半里，正邪相争，加之卫阳被遏则发热。半表半里为少阳所属，足少阳胆经受邪，胆火上炎、口苦、咽干、目眩（目为肝胆之外候），五行之中肝胆属木，脾胃为土，胆木受病必乘胃土，胃失其降泻之常，大便整日不行，胃气上逆则欲呕，脉弦、苔白为少阳证。

产后发热的治疗根据产后气血俱虚的特点，本着"勿拘于产后，勿忘于产后"的原则，去邪避免太猛，扶正不能恋邪，故以和解为上策，早在《金匮要略·妇人产后病脉证治》中，仲景以小柴胡汤治疗产后往来寒热者；孙思邈治产后发热，用增损柴胡汤（小柴胡汤加知母、黄芪、石膏），可见产后发热用小柴胡汤治疗是先哲之明。

小柴胡汤出自仲景《伤寒论》，少阳病乃外邪入侵少阳，少阳被郁，郁而化火，枢机不运，经气不利，证见口苦咽干，目眩，往来寒热，胸胁苦满，脉弦细等。少阳病治疗应以和解为主，《伤寒论》中并无明言小柴胡汤为和解之剂，只是成无己在《伤寒明理论》第一次提到小柴胡为和解表里之剂，程钟龄在《医学心悟》中论和法时说"伤寒在表者可汗，在里者可下，其在半表半里者惟有和之一法焉，仲景用小柴胡加减是已"。临床上应用小柴胡汤有两条重要原则，李克绍《伤寒解惑论》曰：第一是"认证"，要"但见一证便是"，即《伤寒论》所云"伤寒中风，有柴胡证，但见一证便是，不必悉具"。第二是"用药"，要随证灵活加减。呕而发热，发热是邪连于表，呕是邪迫于里。在外感热病中，由表热逐渐发展而形成的发热而呕、舌上白苔者，就是外邪已入半表半里，就是柴胡证。

6. 结论

本组病例为产后气血虚弱，复感寒受风而发热，表证未解又传入半表半里，治疗当和解少阳，调和营卫气血，治疗用小柴胡和桂枝汤加减。方中，柴胡升阳达表、疏利气机，透邪外出。《理虚元鉴》言柴胡"升清调中，平肝缓脾，清热散火，理气通血，出表入里，黜邪辅正，开满破结"，安营扶卫，凡脏腑经络，无所不宜，其用量视体温而定。桂枝解肌发表、助阳散风寒同时助柴胡散邪。黄芩养阴清热，善清半表半里之少阳胆热。半夏健脾和卫散逆气而止呕。白芍滋阴养血敛营。黄芩、白芍合用滋阴效果增强且清热敛营外泄，党参、甘草补气助桂枝、柴胡驱邪，同时御邪内传，生姜、大枣辛甘和营卫，且生姜可和胃止呕。诸药合用，于和解少阳、调和阴阳气血中去邪，邪去、气血和则诸证除。本配伍攻散而不克伐，补益又不致壅邪为患，临床灵活化裁运用，每每奏效。

（李荣屹）

三、柴胡桂枝汤治经期前后感冒

女性月经期前后易患感冒，是临床常见病，且周而复始，缠绵难愈，影响女性正常的学习工作生活质量。笔者临床中用柴胡桂枝汤加减治疗经期前后感冒，取得较好疗效。

（一）临床资料

1. 一般资料

所有病例均为我院 2007 年 1 月至 2008 年 12 月门诊患者。62 例，随机分为柴胡桂枝汤治疗组 32 例和小柴胡颗粒对照组 30 例。治疗组年龄 14～49 岁，病程 6 个月～6年，每年发作 4～12 个月。对照组年龄 15～48 岁，病程 8 个月～6 年，每年发作5～14 个月。两组年龄病程经统计学处理，差异无统计学意义（$P > 0.05$）。

2. 诊断标准

全部病例均按国家中医药管理局颁布的《中医病证诊断疗效标准》，具备鼻塞流涕、恶风、恶寒发热、身痛酸楚、咽干燥而痛等特征，并于月经期或经行前后 1 周内发生感冒病症，连续 3 个周期以上者。妊娠或哺乳期、绝经期妇女除外。

（二）治疗方法

治疗组以柴胡桂枝汤加减（基本方：柴胡 6g，桂枝 6g，黄芩 6g，白芍 9g，党参 10g，法半夏 6g，大枣 6g，炙甘草 6g，生姜 3g）。风寒重者加重桂枝用量，为 9 ~ 12g；风热型伴发热重者，去党参、法半夏，加重柴胡、黄芩用量；项背酸痛加葛根、羌活；咳嗽痰黄加桑白皮、天竺黄；鼻塞重者加辛夷花。于经前 1 周或经后 1 周服药 3 ~ 5 剂，每日 1 剂，水煎服，3 个月为 1 个疗程。

对照组予小柴胡颗粒（广州白云山光华制药有限公司）10g/ 袋，每日 2 次冲服，经前 1 周服 3 ~ 5 天，3 个月为 1 个疗程。

（三）治疗结果

1. 疗效评定标准

痊愈：服药 1 个疗程后经期感冒未再发作，于停药后 3 个月随访月经正常；有效：服药 1 个疗程后，经期未患感冒，或停药后虽复发但症状明显减轻，病程明显缩短；无效：服药后症状无改善。

2. 结果

治疗组 32 例经治疗后，痊愈 23 例，有效 7 例，无效 2 例，痊愈率 71.8%，总有效率 93.8%；对照组 30 例经治疗后，痊愈 18 例，有效 10 例，无效 2 例，痊愈率 60%，总有效率 93.3%；两组痊愈率比较，治疗组明显为优（$P < 0.05$）。

（四）讨论

经期前后感冒，古典医籍中鲜有专门论述。女性月经来临，全身气血下注胞宫，脉络空虚，邪气易于乘虚侵袭，加之现代女性喜食生冷，穿着单薄，如若正值经期，正气不足，卫外不固，最易罹患感冒。正如《伤寒论》所述，"血弱气尽，腠理开，邪气因入，与正气相搏……小柴胡汤主之"。"伤寒六七日，发热微恶寒，支节烦疼，微呕，心下支结，外证未去者，柴胡桂枝汤主之。"《金匮要略》记载："妇人中风七八日，续来寒热，发作有时，经水适断，此为热入血室，其血必结，故使如疟状，发作有时，小柴胡汤主之。"细析以上经文所述的病理一致，针对发病特点，应于经期前后，血海空虚，邪气因入，正邪相争于表里之间，为太阳与少阳两经之病，治疗当两经兼顾，如单纯解表发汗，或西药的消炎峻烈，则正气愈伤，柴胡桂枝汤正好两者兼顾，为正治之方。柴胡桂枝汤由小柴胡汤与桂枝汤合而成方，小柴胡汤为治少阳病的主方，功效和解少阳，调畅气机出入，在外疏散邪热，在内疏利三焦，条达上下，宣通内外，运转枢机；桂枝汤调和营卫，解肌祛风；又因肺主气属卫，心主血属营，故治内还能调和气血，调理阴阳，共奏清里解表、扶正祛邪的目的。方中柴胡为君，主入少阳，善行于表里之间，既可引领诸药入得少阳，又可祛邪从少阳而出；桂枝、生姜助君药发散表邪，桂枝入主太阳，善行于肌表之间，能通行太阳并将入经之风寒驱散出表以达调和营卫；黄芩主治诸热，柴胡、黄芩合用，能解少阳半表半里之邪；生姜、法半夏调理胃气止呕；人参、大枣、甘草益气和中，扶正祛邪。本方寒温并用，攻补兼施，升降协调，和畅气机，调和营卫，透邪外达，故能收到良好疗效。

（潘颖）

四、柴胡桂枝汤治疗围绝经期综合征血管舒缩功能失调

围绝经期综合征原称更年期综合征，血管舒缩功能失调，以烘热汗出，汗出后恶风，头痛头晕，失眠心悸，胸闷恶心，不欲饮食为主要表现。笔者有幸跟随山东省优秀中医临床人才、中医妇科优秀学科带头人程瑛主任医师学习，发现导师灵活运用柴胡桂枝汤加减治疗围绝经期综合征血管舒缩功能失调，取得了良好效果，现探讨如下。

1. 病名探讨

围绝经期综合征是妇女在绝经期前后，围绕月经紊乱或绝经出现如烘热汗出、烦躁易怒、潮热面赤、眩晕耳鸣、心悸失眠、腰背酸楚、四肢浮肿、皮肤蚁行感、情志不宁等症状。这些症状往往轻重不一，参差出现，尤其以烘热汗出、失眠、心烦、情志不宁为临床最常见，持续时间短者数月，长者迁延数年，危害妇女身心健康。古代医籍对本病无专篇记载，多散见于年老血崩、脏躁、百合病等病证中。但围绝经期综合征血管舒缩功能失调的症状表现与中医绝经前后诸证相吻合。

2. 病机探讨

中医学认为，月经、生殖与肾关系密切。《素问·上古天真论》曰："女子七岁，肾气盛，齿更发长；二七而天癸至，任脉通，太冲脉盛，月事以时下，故有子……七七任脉虚，太冲脉衰少，天癸竭，地道不通，故形坏而无子也。"肾气主宰着人体的生长、发育、衰老过程。进入绝经期后，肾精亏虚，冲任二脉逐渐亏少，天癸将竭，精气、精血不足，月经渐少以至停止，生殖能力降低以至消失，这是妇女正常生理的衰退过程。在这种特殊的生理状态下，引起围绝经期综合征血管舒缩功能失调的发病机制与下列因素有关。

肾虚是主要病机。肾为先天之本，藏元阴而育元阳。《景岳全书》指出："五脏之阴气非此不能滋，五脏之阳气非此不能发。"肾气对人体各脏腑、组织、经络的濡养和温煦作用是十分重要的。妇女在绝经前后，随着肾气日衰，天癸将竭，冲任二脉逐渐亏虚，肾的阴阳易于失调，进而导致脏腑功能失调。多数妇女通过脏腑功能之间的调节顺利度过这段时期，但部分妇女由于体质、产育、疾病、营养、劳逸、社会环境、精神

因素等方面的原因，不能很好地调节这一生理变化，使阴阳失调而导致本病。若肾阴虚，阴不维阳，虚阳上越，则头面烘热、汗出、五心烦热；阴虚内热则口干、便秘、尿短赤；肾阴虚精亏则头晕耳鸣、腰膝酸软、脚跟作痛；阴虚血燥生风，则皮肤干燥或瘙痒；肾阴虚则舌红少苔，脉细。若肾阴阳俱虚，营卫不和，则表现为乍寒乍热、烘热汗出。肾阴不足，失于温煦，则腰背酸痛；舌淡苔薄、脉沉弱是阴阳俱虚的表现。

导师认为，营卫失调，少阳枢机不利是潮热、汗出的重要发病机制[1]。从临床表现来看，潮热、潮红、汗出为阵发性，汗后畏寒，常伴有头痛头晕，心烦易怒，心悸失眠，口苦晨起尤甚，舌质淡红或暗红，舌苔薄白或薄黄，脉弦者居多。以证来看，由于肾虚而阴阳失调，导致在表营卫失调，营不助卫，卫不固外则潮热汗出，汗后畏寒；在里阴阳失调导致脏腑功能紊乱而致气血津液运行不畅，郁滞化热、化痰，少阳枢机受阻。若肝胆气郁、疏泄失职则心烦易怒，胆火内郁，上扰心神则心悸失眠，胆热内郁，影响脾胃，脾失健运则生湿化痰，痰瘀互结则头痛头晕；晨起为少阳所主时，胆火上炎则晨起口苦尤甚。

3. 治则探讨

导师根据临床表现将绝经前后诸证辨证分型为肾阴虚证、肾阴阳俱虚证和营卫失调、经气不利证。其中营卫失调、经气不利证的临床表现为烘热汗出，汗出后恶风畏寒，头痛头晕，心悸失眠，心烦易怒，晨起口苦，甚至恶心不欲饮食，舌淡红，苔薄黄，脉弦。围绝经期综合征血管舒缩功能失调与此证非常相符，临床治疗宜调和营卫，疏利三焦。方选柴胡桂枝汤加减。

4. 方药探讨

柴胡桂枝汤是用小柴胡汤与桂枝汤各用半量合剂而成。以桂枝汤调和营卫，解肌散邪，以治太阳之表证；以小柴胡汤和解少阳，宣展枢机。柯韵伯认为柴、桂二汤，"皆是调和表里之剂。桂枝汤重解表，而微兼清里；柴胡汤重调里，而微兼解表"。仲景书中，最重此二方，故六经病外，而有桂枝证、柴胡证之称，可见二方之任重，不拘于经也。如阳浮阴弱条，是仲景自为桂枝证之注释；血弱气虚条，亦为仲景自为柴胡证之注释。王子接言："桂枝汤重于解肌，柴胡汤重于和里，仲景用此二方最多，可为表里之权衡，随机应用。"柴胡桂枝汤治少阳半表半里证，为太阳少阳并病双解之轻剂，寓轻剂开结之法。

现代医家认为，柴胡桂枝汤有和解表里、调和内外、调和肝脾、疏肝和胃以及调节神经功能的作用，在内科临床已开始广泛应用。导师认为，只要紧紧抓住营卫失调、枢机不利这个病机，将柴胡桂枝汤应用到以气机紊乱、升降失职、阴阳失调等为审证要点的围绝经期综合征中去，定会取得良好效果。

柴胡桂枝汤为两解太少之轻剂，证情很轻，药量极小，表明药量大小都是根据病情的需要而定。临证使用应根据病情变化、患者体质、地域气候等特点，加减此方及药量。导师即在此方基础上根据汗出轻重，有无气虚、血瘀等表现进行加减。汗出甚者加生龙骨、生牡蛎、浮小麦、黄芪等，头痛头晕者加当归、红花等，恶心、纳差者加陈皮、香附等，失眠甚者加合欢皮、夜交藤、生龙骨、生牡蛎等。

5. 病案举例

患者，女，50岁，2012年4月初诊。近2年月经不规律，常常后延，伴有汗出、头晕、心烦、失眠，曾服蒲郁胶囊、谷维素片等。就诊时停经2个月，烘热汗出，汗出后恶寒，伴有头晕、头痛、心悸、心烦、口苦、失眠，严重影响生活质量，舌质暗，苔薄黄，脉沉细弦。妇科彩超：子宫附件未见明显异常。心电图正常。血内分泌检查见FSH41.04mIU/mL，LH21.5mIU/mL，$E_2$124.00pg/mL。诊断为绝经前后诸证。辨证属少阳枢机不利，营卫不和。

方选柴胡桂枝汤加减：柴胡10g，桂枝10g，黄芩10g，白芍10g，清半夏10g，党参10g，炙甘草6g，天麻6g，当归10g，红花10g，郁金10g，陈皮10g，煅龙骨30g，煅牡蛎30g，生姜3片，大枣4枚。水煎服，每日1剂。

首进7剂，诸症减轻。效不更方，再进7剂，心悸汗出已不明显，睡眠好转。守方7剂2个月后随访，工作生活正常，月经未再来潮。

6. 预防和调护

围绝经期综合征血管舒缩功能失调之潮热汗出，除药物治疗外，生活的调摄也是十分重要的。应注意患者的心理和饮食调节。要加强围绝经期的健康宣教，了解围绝经期是正常的生理过程，消除顾虑和精神负担，保持心情舒畅。适当参加体育锻炼，增强体质，减少骨钙的丢失，防止骨质疏松。保持充足的睡眠，防止过度疲劳和紧张。妇女绝经后各种活动减少，人的基础代谢率低下，故热能总需要量降低，应适当控制食物的总热量。多食含蛋白较多的食品，少食油腻及含脂肪较高的食物，少吃糖，以易于消化吸收的食物为主，避免高盐饮食，注意补充钾和钙。多进食绿色或黄色的蔬菜、水果，对预防本病的发生、改善症状有一定作用。

参考文献

[1]程瑛，胡浩.绝经期综合征血管舒缩功能失调病因病机探讨[J].山东中医杂志,2009,28(3)：150-151.

（吴芸芳，李威，程瑛）

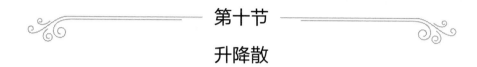

第十节

升降散

升降散始载于清代杨璇之《伤寒瘟疫条辨》，该方构思巧妙，配伍严谨，药少力专，具有透泄邪热、调畅气机、升清降浊之功。笔者在临床治疗妇科疾病中，应用该方疗效尚好，值得深思。

升降散原方由蝉衣、僵蚕、片姜黄、生大黄四味药组成，其中僵蚕、蝉衣祛风解痉、散风热、宣肺气，升阳中之清阳；大黄、片姜黄荡积行瘀、清邪热、解温毒，降阴中之浊阴；又加黄酒为引，蜂蜜为导。两两相伍，一升一降，可使阳升阴降，内外通和，而杂气之流毒顿消，温病表里三焦之热全清。

该方虽为瘟疫而设，原治表里三焦大热诸证，然经后世医家潜心研究，其应用已超出此范围，广泛应用于各系统常见病和疑难杂证。笔者在临床实践中应用该方，治疗妇科中各种疾病，取其透泄邪热、调畅气机、升清降浊之功，随证加味，疗效尚好，值得深思。特列举以下病例予以叙述。

1. 卵巢囊肿（癥瘕）

患者，女，33岁，已婚，初诊于2008年2月。

患者经期延长3个周期，平素月经规律，28～30天一至，经期5～7天，量中。近3个月经行持续时间约在10天以上，末次月经来潮2008年2月10日，至今未止，淋漓不断，时有少量血块，色暗，伴有轻微腹痛、腹胀，腰困，身体困乏，精神欠佳，食欲尚可，二便正常。舌诊：舌质红、苔黄微腻。脉诊：滑数细。查体：腹部平软，全腹无压痛。妇科检查：外阴正常，阴道畅通，分泌物量中。宫颈：光滑，子宫后位约6cm×4cm，活动佳，无压痛。附件：左侧可触及约5cm×4.0cm囊性肿物，右侧（-）。B超检查：发现左侧附件区可见4.9cm×4.0cm囊性包块。西医诊断：卵巢囊肿。中医诊断：癥瘕。辨证属气虚血热，湿热内壅，经脉阻滞，血水瘀结。治宜益气凉血，清热散壅，舒通经脉，通瘀散结。处方：当归10g，川芎10g，生地黄30g，炒白芍15g，女贞子15g，旱莲草15g，党参18g，浙贝母15g，丹参20g，生牡蛎30g（先煎），夏枯草24g，炙甘草6g。6剂，每日1剂，水煎，空腹服。

二诊：服药2剂后，月经已基本停止，现隔日时见微量淡血水，下腹部仍有胀满不适感，再次B超检查：左侧附件区囊性包块未见明显改变。舌诊：舌质仍红，苔黄腻略有减轻。脉诊：仍滑数细。从整体分析，上述治疗法则虽然符合病证，但疗效并非满意。细细分析患者各种症状表现，认为邪热内蕴较重，气机不畅，清浊不分，郁滞所致。本次应以升清降浊、调畅气机、透泄邪热、调经养血、软坚散结为治疗大法。方用升降散和四物汤加味：蝉衣 10g，僵蚕 10g，片姜黄 10g，大黄 12g，当归 10g，炒白芍 10g，生地黄 30g，川芎 10g，连翘 12g，夏枯草 20g，生牡蛎 30g（先煎），白花蛇舌草 30g。8 剂，每日 1 剂，水煎服。

三诊：8 剂药服完，再次 B 超检查：左侧附件区囊肿明显缩小为 2.8cm×2.4cm，脉较前和缓，舌质红、苔黄腻有好转，既然前方有效，本次仍守原方，继进 8 剂。

四诊：患者一切情况良好，食欲大增，精神较好，再次 B 超检查，左侧囊肿已全部消失，为巩固疗效，嘱其服桂枝茯苓丸以善后。

按语： 卵巢囊肿属于祖国医学癥瘕范畴，其发病机制复杂。本例初以益气凉血、清热散壅、舒通经脉、通瘀散结法治疗，服药 6 剂略有小效，但效果不令人满意。根据二次 B 超检查结果提示及脉证舌象表现，全面分析认为该患者为邪热内壅较重、气机不畅、清浊不分、郁滞所致，所以改前法，以升清降浊、调畅气机、透泄邪热、调经养血、软坚散结为治疗大法。方用升降散合四物汤加味而治，连服 8 剂，再次 B 超检查，其结果左侧附件区囊性包块明显缩小。三诊守上方再服 8 剂，包块已全部消失。方药中升降散的功效为透泄邪热，调畅气机，升清降浊。四物汤中改熟地黄为生地黄，以养血凉血清热以行气，加连翘清热解毒、消肿，夏枯草清肝火、散郁结，浙贝母清热化痰、散结解毒，生牡蛎平肝、软坚散结，白花蛇舌草清热解毒、利尿消肿。诸药合用，寒温并用，标本兼顾，使气机调畅、清升浊降、热除结散、脉络畅通，仅三诊服药 20 余剂病告愈。

2. 月经周期延长

患者，女，23 岁，初诊于 2010 年 6 月 30 日。

患者月经周期延长无规律 1 年余，近 3 个月经水未至。平素月经规律，15 岁来潮，28～30 天一至，量中，无痛经，经期 3～5 天。近 1 年来月经周期延长无规律，时 50 天一行，时 2 个月一行，甚至 3 个月至 4 个月一行，量不多。末次月经来潮 2010 年 3 月 10 日，经量少，色淡，2 天即净。身体日渐发胖，四肢瘫软，精神不振，曾多方治疗，内服中药数十剂，几次肌注黄体酮才可来潮，但血量较少，无腹痛。近 3 个月经水未至，经注射黄体酮，月经仍未来潮。前来余处要求中医治疗。刻诊：精神倦怠，形体腴胖，面色㿠白，少眠多梦，食欲不振，小便尚可，大便 2～3 天一行略干结不畅。舌诊：舌质略红，苔微黄厚腻，舌体胖边有齿痕，舌下静脉迂曲。脉诊：细数。B 超检查子宫附件未见异常。辨证属气虚血弱，经脉不畅，津亏液少。治宜补气养血，舒通经脉，化痰清热，益津润腑。处方：生黄芪 20g，当归 10g，生地黄 24g，泽兰叶 10g，陈皮 10g，半夏 12g，怀牛膝 15g，路路通 10g，炙甘草 10g，阿胶 10g（烊化）。5 剂，每日 1 剂，水煎服。

二诊：服药 5 剂后，精神略有好转，但月经仍未来潮。舌诊：舌质红，苔仍表现微黄厚腻。脉诊：仍细数。究其原因属气血虚弱，加之体内痰湿过盛，经脉闭阻，气血运行不畅所致。以升降散以透泄邪热，调畅气机，升清降浊，二陈汤化痰健脾燥湿，再加补气养血通瘀之药，即本次方药以升降散合二陈当归补血汤加味：蝉衣10g，僵蚕10g，片姜黄10g，生大黄12g，陈皮10g，半夏12g，茯苓10g，炙甘草6g，生黄芪24g，当归10g，熟地黄24g，路路通10g，桃仁12g。6剂，每日1剂，水煎服。

三诊：服药第4天月经来潮，腹部略有小痛，血色较红，量较前增多，4天而尽。近日精神较好，食欲有增，睡眠大有改善，小便正常，大便基本每日一行，无干燥。为巩固疗效，嘱其继服《傅青主女科》助仙丹4剂以善后（白茯苓、陈皮、炒白术、炒白芍、炒山药、菟丝子、杜仲、炙甘草）。

按语：《本草纲目》云："女人之经，一月一行，其常也；或先或后，或通或塞，其病也。"本病例之月经延期不至，根据患者表现：精神倦怠，食欲不振，形体腴胖，面色㿠白，少眠多梦，大便2～3天一行略干结不畅，舌质略红，苔微黄厚腻，舌体胖，边有齿痕，舌下静脉迂曲等，究其原因属气血虚弱，加之体内痰湿过盛，经脉闭阻，气血运行不畅所致。初诊服药5剂，精神略有好转，但月经仍未来潮，从脉象、舌象观察与初诊变化不大。所以二诊用升降散以透泄邪热、调畅气机、升清降浊。二陈汤化痰健脾燥湿，再加补气养血通瘀之药方能取效，故服药的第4天后，月经来潮，量较前明显增多，经期达4天。为巩固疗效，从根本上改变月经数月一行或延期不定的局面，必须从脾肾两脏着手治疗。肾为先天，脾为后天，先天不足可通过补养后天而充养先天。脾肾两虚气血不调，天癸不足，以致月经不能按时而至。故遵前贤，服《傅青主女科》助仙丹以善后。

3. 阴痒（霉菌性阴道炎）

患者，女，36岁，已婚，2009年5月26日初诊。

患者外阴瘙痒伴白带增多1年余，多次经县医院妇科检查，诊断为霉菌性阴道炎，经多方中西药治疗，疗效欠佳。无糖尿病，无过敏史。刻诊：除上述症状外，月经正常，经期外阴瘙痒更甚，白带量多，色白，时黄白相兼，伴腰困，少腹痛。舌诊：舌质淡，苔微黄，中心较甚，舌下静脉迂曲。脉诊：细缓涩。查体：腹平软，全腹无压痛。妇科检查，外阴：未见异常；阴道：白带多，色白，可见白色膜状物，黏膜潮红；宫颈：光滑；子宫：后位，约6cm×4cm，无压痛，活动佳；附件：未见异常。B超检查：子宫附件未见异常。西医诊断：霉菌性阴道炎。中医诊断：阴痒。辨证属肾阳不足，肝失疏泄，经脉被阻，血行不畅。治宜温阳补肾，疏肝解郁，活血止痒。处方：柴胡10g，当归10g，炒山药30g，桃仁10g，草薢10g，生薏苡仁24g，浙贝母15g，苦参10g，煅龙骨24g，煅牡蛎24g，鹿角胶10g（烊化），鱼腥草30g，桂枝10g。5剂，每日1剂，水煎服。

二诊：服药 5 剂，瘙痒较前略减轻，带下仍量多，察其舌质与前变化不大，舌苔中心仍黄略增厚，考虑湿邪中阻较重，邪无出路，症状加重。当务之急，应以升清降浊，宣通表里，驱邪外出。方用升降散加味：蝉衣 10g，僵蚕 10g，片姜黄 10g，大黄 12g，桂枝 10g，浙贝母 15g，煅龙骨 24g，煅牡蛎 24g，炒山药 30g，鱼腥草 30g，黄柏 10g，鹿角胶 10g（烊化），乌梅 18g，当归 10g。6 剂，每日 1 剂，水煎食后服。

三诊：患者带下瘙痒明显好转，少腹疼痛腰困随之而消失，为巩固疗效，守方继服 6 剂以善后。

按语：八脉俱属肾，人身带脉统摄一身无形之水，下焦肾气虚损，带脉漏下。《女科经纶》引缪仲淳语："白带多是脾虚……脾伤则湿土之气下陷，是脾精不守，不能输为荣血而下白滑之物。"阴痒常见肝经湿热和阴虚血燥。本例属于阴痒，初治以温阳益肾，疏肝解郁，活血止痒止带，疗效不佳，察看舌象，表现中部黄厚，说明湿邪中阻较甚。根据证、舌、脉仔细分析：本病例属本虚标实，虚实夹杂。本虚则肾阳虚，标实则湿邪郁热，气机不畅。肾虚闭藏失司，则腰困，白带多，阳虚蒸化失职，不能温煦脾土，脾失健运，久病肝郁克脾，均致脾的运化输布功能失常，不能将水谷化为精血。聚而生湿、流注任带则白带增多。久则湿郁化热，则带下黄白相间，湿热生虫则阴痒，舌苔中心黄厚。湿邪阻滞气机，则少腹痛，舌下静脉迂曲，脉细缓涩。精血不足、阴部肌肤失养则外阴瘙痒，经期经血下流刺激，故外阴瘙痒更甚。全面分析认为该患者阴痒 1 年余，既有湿热生虫所致，又有阴部肌肤失养存在，故西药对症治疗只能减缓症状，不能从根本上解决问题。余投以升降散加补肾止带药，标本兼治，升清降浊，宣通表里，调畅三焦气机升降，使周身气血流通，升降复常，阴阳平衡。服药 6 剂，症减大半，守方不变，继服 6 剂以善后，随访半年未复发。

（魏永明）

第十一节

十枣汤

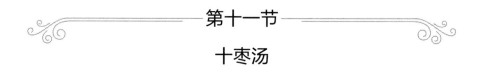

十枣汤出自《伤寒论》，由芫花、甘遂、大戟、大枣组成，具有攻逐水饮的功效，用于治疗悬饮、实水停留胸胁、脘腹及水肿胀满等证。笔者临床应用此方加减，治疗妇科疑难杂症，疗效满意，举例介绍如下。

1. 卵巢黏液性囊腺瘤

江某，28 岁，2002 年 4 月 30 日初诊。结婚 3 年未孕，经行少腹胀痛。患者 16 岁月经初潮，月经周期 4～5/35～40 天，经量中等，色暗有块，平素带下量多、色白、质稀，舌淡红、苔白腻根厚，脉弦滑。妇科检查：外阴（－），子宫后位，右侧附件处可触及一鸡蛋大肿物，活动度佳，表面光滑，左侧附件（－）。B 超检查示：子宫大小为 5.8cm×4.3cm×3.1cm，宫腔波清晰，右侧卵巢处可探及直径为 6.3cm×5.4cm 液性暗区，包膜完整，囊内有 2 个房区波。左侧附件（－）。诊断：右侧卵巢黏液性多房囊腺瘤。患者拒绝手术，要求中医治疗。证属气滞血瘀，痰湿凝聚。治宜化痰除湿、活血消瘀，方用苍附导痰丸合桂枝茯苓胶囊治疗月余。5 月 7 日复查 B 超示：右侧卵巢囊腺瘤 6.7cm×5.4cm。患者体质壮实，又治病心切，遂考虑用峻剂攻邪，方用十枣汤加味。处方：芫花、大戟各 0.5g，甘遂 1g，水蛭、血竭各 0.8g，共研细末装入胶囊，清晨空腹以大枣 10 枚煎汤送服，每天 1 次，以求快利为度，并嘱下利后以米粥养胃。患者连续服药 3 天，泻下 10 余次黄褐色黏液，自觉小腹部松软舒适，唯感疲乏。邪已祛大半，恐正气戕伤，嘱停药休息 1 周后，继服上方 3 天，又得泻利数次，且未见明显毒副反应。复查 B 超示：右侧卵巢囊性暗区已消失。后以健脾调肝之剂善后，随访半年无复发。2003 年 2 月患者告知已怀孕，后足月生产，母子健康。

按语：卵巢黏液性囊腺瘤属中医学癥瘕范畴。患者七情郁结，脾失健运，水湿不化，痰、浊、瘀阻于下焦少腹，积聚不散，搏结胞宫、胞络，阻滞气血，终致不孕。曾用化痰除湿、活血消癥之缓剂不效，见其体质壮实，邪尚未伤正，故施以峻剂攻之。方中大戟、芫花、甘遂逐水饮，除积聚；加水蛭逐瘀消癥，并助十枣汤攻逐之力；血竭活血、止血、止痛；大枣护胃缓和药性。诸药合用，切中病所，故获效。

2. 输卵管积水

王某，31 岁，2003 年 3 月 7 日初诊。继发性不孕 2 年，配偶检查精液常规正常。行子宫输卵管碘油造影摄片示：双侧输卵管扭曲、变粗，外 1/3 至伞端段积水。诊断：双侧输卵管炎（输卵管积水）。曾在某医院以中西药物治疗未效来诊。诊见：患者体质壮实，小腹疼痛拒按，月经周期 2～3/45～50 天，月经延后，量少、色暗，月经前后阴道阵发性排出水样液，舌红、苔白厚根腻，脉弦涩。证属水饮下注胞宫，阻滞胞脉，冲任不通。治以峻剂攻逐水饮，方用十枣汤加味。处方：芫花、大戟各 0.8g，甘遂 1g，炮穿山甲 3g，麝香 0.1g。共研细末，装入胶囊，清晨空腹以大枣 10 枚煎汤送服，每天 1 次，嘱利后以粥汤养胃。服药 2 天，得下利近 10 次，嘱停药休息 3 天，再服 2 天，得利后以粥养 3 天，间断服药期间未见不良反应，得快利数 10 次后停药，再以归脾汤合逍遥散调理善后。次月月经后行子宫、输卵管碘油造影复查示：输卵管伞端段积水消失。随访 1 年患者怀孕。

按语：本例患慢性输卵管炎致输卵管伞端段积水，导致继发性不孕。证属水饮停聚下焦、经隧、胞宫、奇腑，治疗非一般化饮渗利之品所能奏效。患者体质壮实，故以十枣汤峻剂攻逐之。方中芫花、甘遂、大戟攻逐水饮；加穿山甲通经消癥，畅通输卵管；麝香芳香走窜，引诸药直达奇经病所；大枣甘缓顾护胃气。药证相应，故取效甚佳。

3. 盆腔积液

徐某，女，35岁，2004年7月3日初诊。下腹部疼痛坠胀年余，时感身热，带下量多色黄质如米汤，大便时溏时秘，月经周期5～7/27～28天，经量少，舌胖大暗红、苔黄厚腻，脉弦滑数。触诊：下腹质硬、压痛、拒按。B超检查示：盆腔积液11mL。诊断：盆腔炎，盆腔积液待查。入院后以抗生素及理疗综合治疗2周，下腹疼痛稍减轻，复查B超示盆腔积液未消失。证属湿热水饮积聚盆腔，搏结冲任胞宫。治以攻逐湿热伏饮。患者体质较弱，故取丸药以缓之，方用十枣汤加味。处方：甘遂、大戟、芫花、黄柏、土鳖虫各30克，共研细末，取大枣10枚煮熟去皮核，与上药为丸，每丸重9g。清晨空腹服1丸，米粥送下，每天1次，忌食辛辣油腻。服药7天，每天泻利2次，自觉下腹疼痛减轻，触按下腹已不硬，带下减少，身热未作。继服7天后，复查B超示：盆腔积液消失。后以当归芍药散调理半个月痊愈，随访1年未复发。

按语： 本例患盆腔炎年余，伴盆腔积液，证系湿热伏饮积聚下焦，蕴结胞宫。因病程较长，缠绵难愈，表现为水湿壅盛，虚实夹杂，当以峻剂攻逐，因患者体质较弱，故以丸药缓图。方中芫花、甘遂、大戟攻逐水饮；黄柏清热燥湿，土鳖虫活血逐瘀，大枣健脾护胃气。笔者临证应用十枣汤加减，治疗盆腔炎积液与输卵管积水30余例，均未见明显毒副作用。一般服药后半天内泻下3～10次，停药后即停泻；少数患者服药后未见泻下，可逐渐增加剂量或不服大枣汤而用水冲服，以达泻下为度；个别患者服药后出现呕吐，可服生姜汤以止呕，无须停药；伴不孕症者经治疗后大多数月内受孕，B超检查胎儿发育良好，母婴健康。应用此方时要视患者体质强弱适当掌握剂量，一般用上述剂量即可泻下，个别壮实者服药后数小时不泻可增加用量，但要逐渐加，不必泥于峻下药而畏惧不用。

（赵文研，陈荣）

第八章
女科名方薪传

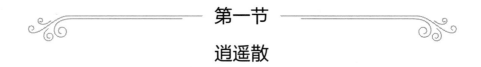

第一节
逍遥散

一、逍遥散加味十方

逍遥散成方于《太平惠民和剂局方》，因善于疏肝解郁、调理气机而闻名于世，主治肝郁脾虚所致妇科、内科等疾病。而妇人之病多起于郁，诸郁不离乎肝，可见肝郁病变妇科多见，故有"十妇九郁""妇人多郁"之说。

《医宗金鉴·妇科心法要诀》云："妇人从人不专主，病多忧忿郁伤情。"《景岳全书·妇人规》亦云："盖以妇人幽居多郁，常无所伸，阴性偏拗，每不可解。加之慈恋爱憎，嫉妒忧恚，罔知义命，每多怨尤。或有怀不能畅遂……此其情之使然也。"《备急千金要方》记载："女子嗜欲多于丈夫，感病倍于男子，加以慈恋爱憎，嫉妒忧恚，染着坚牢，情不自抑。"从上述记载不难理解，女子性格偏于内向，多思善虑，重于情感，易受到不良情绪的侵扰。肝为刚脏，其主疏泄，性喜条达而恶抑郁。肝主疏泄是指肝具有维持全身气机疏通畅达、通而不滞、散而不郁的作用，其生理作用之一就是调理冲任。冲任二脉与女性生理功能密切相关，其与足厥阴肝经相通，而隶属于肝，肝的疏泄功能正常，足厥阴肝经之气调畅，则经脉通利，太冲脉盛，月经应时而下，带下分泌正常，妊娠孕育和分娩顺利。若肝失疏泄，气血运行不畅，冲任阻滞，可发生月经先后不定期、痛经、闭经、经行乳房胀痛、妊娠腹痛、缺乳、不孕症等；若气郁日久，久而化火，热伏冲任，迫血妄行，可致月经先期量多、崩漏或经断复来。若肝气郁结，横逆犯脾，以致脾气受损，运化失职，致化源不足，可见月经后期、月经量少、闭经；或水湿内停，可见经行泄泻、浮肿；若湿热互结，流注下焦，伤及任带，而成带下。可见妇科疾病的发生与肝郁密不可分，故有"女子以肝为先天"之说。

妇科郁证，重在治肝，调气理血，兼顾其他脏腑。逍遥散正是针对肝气郁结的病机而设，既补肝体，又助肝用，气血兼顾，肝脾并治，重在治肝，立法全面，用药周到，为调和肝脾之名方，在妇科临床应用广泛。笔者在妇科临床上运用逍遥散，在辨证的基础上适当加减，治疗妇科多种疾病，取得了很好的疗效，现将逍遥散加味十方组成及功效总结如下，希望对同道有所帮助。

1. 逍遥导痰汤

组成：逍遥散＋陈皮、半夏、枳壳、佛手、郁金。

功效：疏肝健脾，理气化痰。

主治：适用于肝郁脾虚、痰湿阻滞之闭经、痛经、经前乳房胀痛、不孕症等。

此方主要针对肝气郁结，肝失条达，横逆犯脾，脾气虚弱，痰湿内蕴，从而导致闭经、痛经、经前乳房胀痛、不孕症等疾病而设。

逍遥散疏肝解郁，健脾养血，再配以佛手、郁金之对药，其中佛手行气化痰力胜，而郁金既能化痰又有行血作用，古人常视两者为痰瘀阻滞经脉证必选之药，陈皮、半夏、枳壳共用，以加强健脾理气化痰之力。

2. 逍遥宽胸汤

组成：逍遥散＋香附、枳壳、青皮、郁金、瓜蒌。

功效：养血疏肝理气宽胸止痛。

主治：适用于经前胸闷胁胀、乳房胀痛、痛经、闭经、不孕症等。

此方适用于肝气郁结，疏泄失司，冲任失调之经前胸闷胁胀、乳房胀痛、痛经、闭经、不孕症等。方中香附利三焦，解六郁，行气力专，理气而止痛，是治疗肝经气滞之主药，正如李时珍所说"为气病之总司，妇科之主帅"，不论寒热虚实均能配伍，所以临床应用广泛。瓜蒌形似乳房，内布网络，有化痰宽胸、散结通络作用，枳壳、青皮、郁金三味均具行气舒肝解郁之效，逍遥散与五味相配，不仅疏肝解郁，更具理气宽胸止痛之效。

3. 逍遥除湿汤

组成：逍遥散＋党参、山药、薏苡仁、泽泻、车前子。

功效：疏肝健脾，除湿止带。

主治：适用于肝郁脾虚，湿热下注之带下、经前浮肿、妊娠肿胀、经行泄泻等。

方中逍遥散加党参、山药，以增强健脾之力；薏苡仁药食两用，但见水肿泄泻诸症无不选用，作用极佳；车前子、泽泻利水渗湿，清热泻火。诸药相配，疏肝健脾，利水渗湿，则热除、带止、肿消、泄停。

4. 逍遥通管汤

组成：逍遥散＋王不留行、蒲公英、穿山甲、漏芦、地龙。

功效：疏肝散结，活血通络。

主治：适用于输卵管阻塞性不孕属肝郁者。

方中逍遥散疏肝解郁，活血养血，加用王不留行以增活血通经之效；穿山甲、地龙均为血肉有情之品，能窜经络达于病所，对输卵管阻塞具有透达之力，临床常将其列为必选之品；蒲公英、漏芦既能清热解毒，又能散结通利，更适于输卵管炎性增粗、积水及轻度粘连水肿等所致的不孕症。

5. 逍遥通乳汤

组成：逍遥散 + 王不留行、穿山甲、路路通、黄芪、党参、枸杞子。

功效：疏肝通乳，健脾养血。

主治：适用于肝郁脾虚、气机不畅、气血不足所致的乳汁不下、缺乳。

方中王不留行、穿山甲活血通络下乳，当归、白芍、枸杞子、柴胡疏肝养血，党参、黄芪、白术健脾益气，气盛血足而道通，则乳汁自下。

6. 逍遥安胎汤

组成：逍遥散 + 菟丝子、续断、桑寄生、阿胶。

功效：疏肝健脾，补肾安胎。

主治：适用于肝郁脾虚、肾气不足所致的胎动不安、滑胎、早产等。

方中菟丝子为治疗肾虚型胎漏、胎动不安首选用药，白芍、阿胶养血安胎，兼具柔肝缓急止痛之效。对脾虚较甚有胎动下坠感者可加黄芪、升麻以益气升阳，则安胎之效更妙。

7. 逍遥散结汤

组成：逍遥散 + 蒲公英、夏枯草、昆布、穿山甲、三棱、莪术。

功效：疏肝理气，活血散结。

主治：适用于七情所伤、肝气郁结之卵巢囊肿、子宫肌瘤、甲状腺肿大、乳腺增生等。

逍遥散疏肝理气，所加三棱、莪术为对药，三棱活血力强，莪术理气力专，对各种气血瘀滞之包块均有理气活血、破结消癥作用；选用夏枯草、昆布、蒲公英清热解毒，软坚散结，配合三棱、莪术以增功效，作者多年临床应用，效果不逊。

8. 逍遥利胆汤

组成：逍遥散 + 黄芩、茵陈、焦栀子、牡丹皮、郁金。

功效：疏肝解郁，清热利胆。

主治：适用于肝郁脾虚、气滞络阻之妊娠胆汁瘀积综合征、母儿血型不合等。

妊娠胆汁瘀积综合征、母儿血型不合属中医学黄疸、子黄范畴。妊娠期患者为七情所伤，导致肝郁脾虚，肝郁日久，郁久化热，脾失健运，湿邪内生，湿热熏蒸肝胆，故见黄疸、子黄。

方中逍遥散疏肝解郁，所配茵陈善能清热利湿退黄，为治疗黄疸首选药物；栀子善清肝热，加用黄芩共同清热降火通利三焦；牡丹皮清血中之伏火，使得热清黄退；郁金不仅能行气解郁，更具利胆退黄之功。

9. 逍遥解毒汤

组成：逍遥散＋栀子、牡丹皮、板蓝根、夏枯草、黄芩。

功效：泄肝凉血，清热解毒。

主治：适用于肝气郁结、郁久化火、暗耗阴血之经前口疮、经前风疹、经期痤疮等。

逍遥散疏肝健脾养血，同时加用栀子，专泻肝中之火，牡丹皮清肝热而解毒，板蓝根、夏枯草、黄芩清热泻火，解毒敛疮。全方疏肝泻火解毒，养血清热凉血，攻补兼施，使得肝气条达，火得清泄而解。

10. 逍遥安神汤

组成：逍遥散＋炒酸枣仁、枸杞子、柏子仁、夜交藤、合欢皮、五味子。

功效：疏肝生血，养心安神。

主治：适用于肝气郁结、肝郁化火、耗伤精血之热扰心神，血不养心之经行前后失眠、产后失眠、妊娠失眠等。

方中所配炒酸枣仁、合欢皮宁心安神，疏肝养肝；柏子仁、夜交藤养心安神；火为阳邪耗伤精血，配以枸杞子、五味子滋肝养血，正所谓"壮水之主以制阳光"之意。全方养肝、疏肝、安神，对肝气郁结、肝郁化火、精血耗伤所致血不养心之失眠疗效颇佳。

二、逍遥散治疗不孕

（一）逍遥散治不孕症

近年来，笔者用逍遥散治疗不孕症 89 例取得较好疗效，报道如下。

1. 临床资料

89 例均为本院 2008 年至 2012 年门诊患者。年龄 23 ～ 40 岁，平均 28.3 岁；已婚 2 年 64 例，2 ～ 5 年 17 例，5 年以上 8 例；月经不调 82 例，雌激素水平低下 38 例；彩超见卵泡发育不良 68 例，彩超见输卵管堵塞 42 例；黄体酮功能不全 36 例。

2. 治疗方法

用逍遥散：当归 10g，白芍 15g，柴胡 10g，茯苓 10g，白术 30g，薄荷 10g（后下），炮姜 10g，炙甘草 10g。

根据情况用 1 ～ 3 个疗程，每个疗程 30 天，第 1 个疗程加用茜草、桃仁、红花，第 2 个疗程加用黄芪、白术、红参，第 3 个疗程加用菟丝子、阿胶、淫羊藿。

3. 疗效标准

参照国家中医药管理局颁布的《中医病证诊断疗效标准》。

痊愈：2 年内受孕。

有效：未受孕，但症状、体征及实验室检查明显改善。

无效：未受孕，症状体征及实验室检查无明显改变。

4. 治疗结果

痊愈 65 例，有效 24 例，无效 0 例。

5. 典型病例

杨某，女，31 岁，2012 年 1 月就诊。结婚 8 年尚未怀孕，经多家医院检查男方正常。平时月经先后不定期，经量较少，经色暗紫夹有血块，经前乳房胀痛，经期腰酸腹痛，食少纳呆，平素沉默寡言，舌淡红苔薄，脉沉弦。彩超见右侧输卵管堵塞。证属肝郁脾虚。治以疏肝解郁，理气调经。方用逍遥散：柴胡 10g，当归 10g，白芍 15g，茯苓 10g，白术 30g，薄荷 10g（后下），炮姜 10g，炙甘草 10g，茜草 15g，桃仁 10g，红花 10g。第 1 个疗程后月经基本正常，复查彩超妇科基本正常。守方去茜草，加阿胶 20g，菟丝子 10g，淫羊藿 15g。续服 1 个疗程，停经受孕，足月顺产 1 女婴。

6. 体会

《景岳全书·妇人规》云："产育由于血气，血气由于情怀，情怀不畅则冲任不充，冲任不充则胎孕不受。"大多不孕者肝郁气滞，所以月经不调是主要症状，调经一法是治疗不孕的首要方法。逍遥散疏肝、养血、健脾，故治疗不孕有较好效果。

（谢作权）

（二）逍遥散加减治疗高泌乳素血症性不孕

高泌乳素血症（Hyperpro-lactinemina，简称 HPRL）是多种原因引起血清泌乳素（PRL，又称催乳素）浓度异常增高（血 PRL > 25ng/mL），造成下丘脑 - 垂体 - 性腺轴功能紊乱的一种内分泌疾病。流行病学调查[1] 数据表明，此病在生殖障碍女性的发病率高达 9% ~ 17%，是引起女性不孕的常见病因之一。中医古籍对此病无记载，根据其临床表现，属于中医的闭经、乳泣、月经过少、不孕等范畴。笔者自 2008 年始跟随叶琳主任医师运用逍遥散加减治疗高泌乳素血症性不孕 26 例，疗效甚佳，特报道如下。

1. 一般资料

26 例病例均为我院中医科门诊女性患者，就诊时均以不孕为主诉，年龄 26 ~ 38 岁，平均 27 岁；病程最短 2 年，最长 10 年，平均 3.16 年；原发性不孕 17 例，继发性不孕 9 例；伴溢乳 21 例，经前乳房胀痛 15 例，痛经 10 例，腰膝酸软 18 例，月经稀少

16 例。全部病例均采用放免法检测提示 PRL 高于正常范围（2～25ng/mL），其中最低为 56.18ng/mL，最高为 500ng/mL。

诊断标准：参照国家中医药管理局发布的《中医病症诊断疗效标准》和《中医病证诊断标准与方剂选用》。育龄妇女结婚 2 年以上，夫妇同居，配偶生殖功能正常，或曾有孕产史，继又间隔 2 年以上，未避孕未孕者，血清 PRL ＞ 25ng/mL。

2. 治疗方法

予逍遥散加减：当归 12g，白芍 20g，柴胡 10g，茯苓 15g，炒白术 15g，薄荷 6g，煨生姜 15g，丹参 15g，牛膝 10g，香附 10g，甘草 3g。溢乳加麦芽 20g，山楂 10g；痛经加佛手 10g，川楝子 15g；月经量少、闭经加路路通 15g，益母草 10g，刘寄奴 10g；睡眠欠佳加合欢皮 10g，夜交藤 10g。每日 1 剂，水煎服，分早、中、晚 3 次饭后温服，服药过程中忌食辛辣刺激食物。于月经干净第一天开始服，至 B 超示卵泡直径 ≥ 1.4cm 时则加入山茱萸 15g，枸杞子 15g，熟地黄 20g，肉苁蓉 10g。至月经期停药，1 个月经周期为 1 个疗程，共治 6 个疗程，停药后 1 个月复查。

3. 治疗结果

疗效标准：治愈：2 年内受孕者；好转：虽未受孕，但与本病有关的症状、体征及实验室检查有改善；无效：症状、体征及实验室检查均无明显改变。

治疗结果：服药治疗后 6 个月内受孕者 4 例，6～12 个月受孕者 6 例，12～24 个月受孕者 8 例，共 18 例，治愈率为 69.2%（其中健康婴儿 16 例，宫外孕 1 例，流产 1 例）；好转 4 例，占 15.4%；无效 4 例，占 15.4%，总有效率为 84.6%。

4. 典型病例

患者，女，32 岁，2010 年 8 月初诊。婚后 2 年未孕，双乳溢乳半年，月经稀少，平素腰痛，睡眠欠佳，小便频数，舌淡胖边有齿印，苔微腻，脉细弦。2008 年 10 月曾行人流术。乳房检查：双侧乳房均可扪及小结节状增生物，挤压双侧乳头多孔溢乳。B 超检查提示子宫实性结节、盆腔积液。查 PRL 为 478ng/mL，余无特殊。诊断为高泌乳素血症性不孕。治法：疏肝解郁、健脾补肾。方用逍遥散加减：当归 12g，白芍 20g，柴胡 10g，茯苓 15g，炒白术 15g，薄荷 6g，煨生姜 15g，香附 10g，麦芽 20g，路路通 15g，益母草 10g，刘寄奴 10g，合欢皮 10g，夜交藤 10g，党参 20g，甘草 3g。在患者排卵期 B 超示卵泡直径 ≥ 1.4cm 时，增加滋阴补肾之品：山茱萸 15g，枸杞子 15g，熟地黄 20g，肉苁蓉 10g。以此基本方为主，根据患者月经周期及月经前后症状，略有加减变化。治疗 6 个月后复查 PRL 为 180ng/mL，双乳溢乳明显减少。继续治疗 9 个月，患者于 2011 年 11 月怀孕，随访良好。

5. 讨论

高泌乳素血症为垂体性病变，其病位在脑，是女性不孕的常见原因之一。高泌乳素血症通过中枢及卵巢两条途径对下丘脑－垂体－卵巢轴功能产生影响，血清 PRL 升高通过短反馈抑制下丘脑促性腺激素的合成与释放，降低卵巢对促性腺激素的反应，抑制卵泡的发育与成熟，并直接抑制卵巢合成雌二醇与黄体酮，还可干扰受精和胚胎发育，导致不排卵、不孕、习惯性流产、溢乳等。

此病病机以肝气郁滞为主，临床表现除不孕外，多伴有月经稀少、闭经、乳胀甚至溢乳、腰酸膝软、易困倦、舌红苔少、脉细或弦细等症状体征，辨证多属肝郁脾虚型或肝郁肾虚型。无论肾虚、脾虚均可影响肝的疏泄功能，使肾－天癸－冲任生殖轴发生紊乱，导致本病发生。有研究发现，逍遥散加减可以调节肾－天癸－冲任－子宫轴的平衡[2]。肝气的条达，脾气的健旺，是月经、生殖的基本条件，肾阴虚不足以滋养肝木，肝失疏泄，气血不利，冲任不能相滋而不能摄精成孕。而逍遥散具有疏肝解郁、健脾和营、养血调经之功，临床研究证实，逍遥散可以治疗不孕症[3]，主要通过调节卵巢内分泌紊乱和自主神经功能而发挥作用[4]。吴培新等[5]通过实验研究得出，逍遥散对血清泌乳素、雌二醇、黄体酮含量具有改善作用。

逍遥散方中柴胡疏肝解郁，使肝气得以条达；白芍酸、苦、微寒，养血敛阴，柔肝缓急；当归养血和血，且气香可理气，为血中之气药，使血和则肝和，血充则肝柔；白术、茯苓健脾祛湿，使运化有权，气血有源；甘草益气补中，缓肝之急；生姜烧过，温胃和中之力益专；薄荷少许，除柴胡疏肝郁而生之热；配丹参、牛膝活血调经；香附疏肝理气；另根据病情在排卵期配以山茱萸、枸杞子、肉苁蓉、熟地黄等补肾药，补益肝肾以填精血，现代研究发现补肾药[6]具有调节纠正下丘脑－垂体－卵巢轴功能失调的作用，从而促进卵泡发育与排卵，促进黄体功能健全。诸药相合，共奏疏肝解郁、健脾补肾之功，有利早期妊娠。因此，在临床中应用本方治疗高泌乳素血症性不孕有较好疗效。

参考文献

［1］王臻. 柴芍二仙汤治疗女性高泌乳素血症 30 例疗效观察［J］. 新中医，2005，37（7）：41.

［2］张传雷，郑玉玲. 丹栀逍遥散合二至丸治疗三苯氧胺不良反应的研究［J］. 中医学报，2012，27（1）：6-8.

［3］梁丽芳. 逍遥散妇产科应用举隅［J］. 河南中医，2010，30（8）：823.

［4］赵献萍. 逍遥散加减治疗乳腺增生病的临床疗效分析［J］. 中医学报，2009，24（5）：63.

［5］吴培新，钱宁. 逍遥散对肝郁气滞型乳腺增生病大鼠血清激素的影响［J］. 时珍国医国药，2011，22（3）：591.

［6］刘宪鸣. 中西医结合治疗高泌乳素血症性不孕 64 例［J］. 中国中医药科技，2008，15（6）：481-482.

（吕敏捷，叶琳）

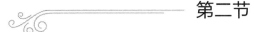

第二节
补中益气汤

一、补中益气汤治疗妇科疾病

补中益气汤为李东垣所创，是体现其"内伤脾胃，百病由生"学术思想的代表方剂。原方首见于《脾胃论·饮食劳倦所伤始为热中论》："黄芪（病甚，劳役热者一钱），甘草（以上各五分，炙），人参（去芦，三分，有嗽去之），以上三味，除湿热、烦热之圣药也。当归身二分，酒焙干，或日干，以和血脉；橘皮不去白，二分或三分……升麻二分或三分，柴胡二分或三分……白术三分……"此方具有补中益气、调理脾胃、升阳举陷之功，为治疗饮食劳倦所伤脾胃气虚、清阳下陷以及由于气虚而致摄纳不利所形成的一系列病症而设。历代医家读东垣书者，鲜不奉为金科玉律，而后世对补中益气汤进行了深入研究，通过加减化裁，广泛用于临床各科气虚所致的病症，当代运用补中益气汤更是渗透到各科疾病。通过总结、分析，发现补中益气汤在临床上治疗功能性子宫出血、压力性尿失禁、产后尿潴留、子宫脱垂、带下、产后缺乳等方面得到了广泛应用。笔者认为补中益气汤在妇科方面治疗上具有重要的指导意义，现追溯求源，据近四年来相关研究，简要综述如下。

1. 功能性子宫出血

功能性子宫出血，简称功血，一种常见的妇科疾病，是由于神经内分泌失调引起的子宫内膜异常出血，为非器质性疾病，常表现为月经无规律、经期过长、经量过多甚至不规则阴道流血等，多发生在青春期及绝经期。现代医学认为，功血的病机主要是调节生殖的下丘脑-垂体-卵巢轴之间的神经内分泌、卵巢刺激素与黄体生成激素失调。祖国医学认为功血属于崩漏范畴。"冲为血海，任主胞胎"，中医学认为崩漏主要由血热、气虚、脾肾不固等各种原因导致冲任损伤，不能统摄经血，使血从胞中非时而下。正如《妇人良方》所云"妇人崩中漏下者，由劳伤血气，冲任之脉虚损故也"。可见古人对这一疾病早有较深的认识。甘伯居[1]治疗一43岁妇女：月经过多，经期7～11天，经色淡红、夹有血块，颜面浮肿，神疲乏力，腰腹下坠感，耳鸣，寐少，舌淡有瘀点，脉沉涩。西医诊断为功能性子宫出血；中医诊断为月经过多，证属气虚下陷兼血瘀。治以补气摄血，升阳举陷，活血化瘀。用补中益气汤加减（党参30g，黄芪75g，白术20g，菟丝子20g，当归15g，升麻10g，柴胡10g，川芎12g，五灵脂 15g，阿胶 15g，艾叶 10g，炙甘草 10g）治疗，服 2 剂后月经量明显减少，耳鸣明显减轻。继用上方加杜仲 18g，酸枣仁 15g。连服 3 剂而愈。李晓晖等[2]用补中益气汤加减治疗功能性子宫出血 72 例，经治疗 1 个疗程后，痊愈 21 例，显效 37 例，有效 9 例，无效 5 例，显效率为 80.5%，总有效率为 93.1%。运用补中益气汤加减，诸药合用，使气虚得补，气陷得升，共奏益气升举、固冲摄血之效，临床治疗功能性子宫出血效果显著。

2. 子宫脱垂

子宫脱垂的常见病因是分娩损伤，产妇过早参加重体力劳动者，此时过高的腹压可将尚未复旧的后倾子宫推向阴道。中医学认为此病的发生多由于产伤未复，中气不足，或肾气不固，带脉失约，或长期咳嗽、便秘、年老体衰、冲任不固、带脉提摄无力所致[3]。属于阴挺、阴脱、子宫不收等范畴，与脾肾关系甚为密切，脾肾亏虚，升举无力，固摄无权，以致中气下陷，子宫下垂。陈少春[4]认为妇女子宫脱垂多由于气虚肾亏为本，但临床上如果遇脱垂的子宫破溃、分泌物量多、黄水淋漓者，则宜先治其标，从肝论治。郭明毅等[5]治疗一产有 3 子并 2 次人流史患者，就诊时子宫脱出阴道口外，如茄子大小，坐立不便，活动受限，小腹下坠，腰酸疼，饮食不佳，体倦少气、周身乏力、面色萎黄，用补中益气汤加减。方中黄芪、党参补中益气；白术、陈皮、大枣、甘草健脾和中；当归、龙眼肉养血；升麻、柴胡升提清阳之气；川续断、桑寄生、杜仲补肾壮胞络。诸药合之，补中益气，升提固摄，调补气血，补肾托举，使气陷得升，在充分的临床应用的基础上，认为此方治疗本病效果较为理想。邱德林[6]认为子宫脱垂证属气虚不足，中气下陷，冲任不固，劳损胞络，失于固摄所致，运用补中益气汤加味，治拟补中益气、升提固摄、补肾固脱，治疗结果认为补中益气汤加味治疗该病具有较好的治疗效果，且远期疗效较佳。孙社敏[7]运用补中益气汤加减治疗子宫脱垂 150 例患者，其中 I 度轻型 90 例，I 度重型 35 例，II 度轻型 20 例，II 度重型 5 例，经过临床治疗后，I 度轻型总有效率为 96.67%，I 度重型总有效率为 88.57%，II 度轻型总有效率为 75%，II 度重型总有效率为 60%，临床疗效显著。

3. 产后尿潴留

产后尿潴留，是指产后 6～8 小时膀胱内有尿而不能自行排尿或排尿不畅致尿液残存，是临床产科妇人产后常见并发症之一，严重者会影响子宫收缩，导致阴道大量出血。尿潴留严重影响产妇的身体健康和心理不安，影响产后恢复，影响对婴儿的喂养，同时也是引起产后泌尿系统感染的重要因素之一。西医针对此病，多采用留置导尿管排尿的方法，此方法虽见效快，但操作较复杂，必须严格遵守无菌技术操作原则，若操作不当，则会造成膀胱、尿道黏膜损伤，不仅会给病人增加新的痛苦，严重的还会因消毒不严而引起导管伴随性尿路感染。产后尿潴留属于中医学癃闭范畴，《素问·灵兰秘典论》曰:"膀胱者,州都之官,津液藏焉,气化则能出矣。"本病病位主要在膀胱,但与肺脾肾关系密切,主要由于膀胱气化功能失司所致。中医药治疗产后尿潴留具有确切的疗效,配合现代护理,可以提高产后康复的质量,降低产后尿潴留的发生率,减少并发症的发生。薛妍[8]选取符合临床诊断标准的产后尿潴留患者42例,随机分为两组,对照组20例,采用拔管前定期夹管膀胱功能锻炼、训练盆底肌功能以及进行膀胱冲洗等妇科术后留置导尿常规护理;治疗组22例,在常规护理的基础上,加用针药结合治疗。临床疗效结果:治疗组总有效率为90.19%,对照组为65.10%,临床疗效明显。彭惠娟[9]采用穴位注射联合中药内服的方法治疗产后尿潴留86例,服药1～2个疗程,治愈74例,好转8例,无效4例,总有效率为95.35%。她认为采用补中益气之法峻补中气,佐以桔梗以开宣肺气而通调水道,加入官桂以化膀胱之气,茯苓、通草健脾除湿、升清降浊,全方共奏益气通溺之效;穴位注射疗法有运气血之功,通过针刺穴位及药物刺激穴位的双重作用,发挥经络整体调整功能,可扶正祛邪,通经活络,调理气机,恢复膀胱肌的收缩功能。两者合用达到针药合一,治疗产后尿潴留可取得较好疗效。

4. 带下病

带下病是指带下量明显增多,或色、质、气味异常,或伴有局部或全身症状,又称白沃、赤沃、白沥、赤沥、下白物、流秽物等,是中医妇科常见病之一。带下病有广义、狭义之分,广义泛指妇人经、带、胎、产诸病,狭义是指妇人阴道内排出白色或淡黄色稀薄或黏稠的液体,绵绵不断超乎正常。带下病首见于《素问·骨空论》:"任脉为病,男子内结七疝,女子带下瘕聚。"现代医学的阴道炎、子宫颈炎、盆腔炎、妇科肿瘤等多种疾病均属于带下病范畴,有难治愈、易复发的特点,严重影响广大女性的学习和生活。临床实践证明,中医的辨证施治对带下病具有显著的优势。在带下病的治疗上,中医药确有肯定疗效。"脾土受伤,湿土之气下陷,是以脾精不守,不能化荣血为经水,反变成白滑之物,由阴门直下,欲自禁而不可得也",脾胃虚弱,津液输布和排泄功能失常,津液和水谷精微不能上输于肺,随下陷之中气流注下焦,损伤任带二脉而成为带下病[10]。杨弋等[11]临证灵活运用补中益气汤加减治疗内科、妇科等疾病,均获良效,针对带下病,主张治以补中益气,健脾止带,方用补中益气汤加减,诸药共奏补气益中、升阳化湿之功效而达痊愈,疗效显著,充分显示了中医药治疗此病的优势。

5. 产后缺乳

缺乳病名始于隋朝《诸病源候论》,是指分娩后乳腺泌乳量少,远不能满足喂养新生儿,或无乳汁分泌。又称产后缺乳、乳汁不足、乳汁不行。缺乳多发生在产后第二三天至半个月内,也可发生在整个哺乳期。发病率为20%～30%,临床中以新产后的缺乳最为常见，为妇产科常见病、多发病。中医学本病分虚、实两端，虚者素来体虚，或产后营养缺乏，气血亏虚，乳汁化生不足而乳少，正如《校注妇人良方》说："妇人乳汁，乃气血所化，若元气虚弱，则乳汁短少。"实者肝郁气滞，气机不畅而乳少；或乳络不通，乳汁不行而无乳，正如《格致余论》说："乳子之母，不知调养，怒忿所逆，郁闷所遏，厚味所酿，以致厥阴之气不行，故窍不得通，而汁不得出。"产后缺乳常给产妇、婴儿、家人带来不必要的麻烦，加之当今社会崇尚自然，强调母乳喂养对母婴及家庭的好处，故诊治缺乳尤为重要。中医辨证治疗产后缺乳有着悠久的历史，临床疗效显著。王翠霞[12]运用补中益气汤加减治疗缺乳，辨证灵活，用药精当，治疗产后缺乳疗效显著。王燕等[13]将60例产后缺乳患者，经过中医辨证分型，予以补中益气汤内服，配合神灯或红外线热疗仪予以每侧乳房治疗，经过治疗后，治愈39例，占65.0%；好转16例，占26.7%；无效5例，占8.3%，总有效率为91.7%，临床上取得了显著的效果。

6. 结语

补中益气汤是临床常用方剂，临床上可用于多个领域，具有免疫调节、抗应激等作用。历代医家经过反复实践探索，不断将此方的临床适用范围加以扩展，使其成为至今仍为中医内科及妇科、儿科、五官科等临床广泛使用的名方之一。古代名医对补中益气汤的研究和运用，成效显著，拓展了我们的视野，增强了研究此方的价值。当代中医学者应结合目前先进的科技，进一步提炼该方诸多应用，使名医大家运用补中益气汤的机制更加清晰，扩充该方的使用范围，探索出新的针对诸多疑难病症的补中益气汤类方。

参考文献

[1] 甘伯居. 补中益气汤加减治疗疑难病举隅 [J]. 实用中医药杂志，2010，26（2）：116.

[2] 李晓晖，宋杰. 补中益气汤加减治疗功能性子宫出血72例 [J]. 内蒙古中医药，2010（7）：11.

[3] 张玉珍. 中医妇科学 [M].2版.北京：中国中医药出版社，2007.

[4] 俞丽君，喻燕雯. 陈少春治疗子宫脱垂经验 [J]. 山西中医，2011，27（10）：7-8.

[5] 郭明毅，张宏亮. 补中益气汤治验3则 [J]. 河南中医，2012，32（12）：1697-1698.

[6] 邱德林. 补中益气汤在临床运用中的体会 [J]. 中国民族民间医药，2011（11）：98.

[7] 孙社敏. 补中益气汤加减治疗子宫脱垂150例疗效观察 [J]. 国医论坛，2010（1）：26.

[8] 薛妍. 针药结合治疗剖宫产术后尿潴留 [J]. 长春中医药大学学报，2012，28（6）：1077.

[9] 彭惠娟. 穴位注射联合中药内服治疗产后尿潴留86例 [J]. 江苏中医药，2011，43（11）：62.

[10] 吴开明. 补中益气汤治疗脾虚带下病的体会 [J]. 中外医学研究，2011，9（21）：143-144.

［11］杨弋，聂友源.补中益气汤临床新用［J］.广西中医药，2012，35（5）：40-41.

［12］陈娜，王翠霞.王翠霞教授运用补中益气汤加减治疗缺乳经验［J］.辽宁中医药大学学报，2012，14（6）：151-152.

［13］王燕，李莉，彭俊芬.补中益气汤治疗产后缺乳60例［J］.中国中医药现代远程教育，2010，8（8）：95.

（汪伟，段雷，胡蓉蓉）

二、补中益气汤治案举例

笔者近年来采用补中益气汤治疗多种妇科疾病，取得较好的疗效，现举验案4则如下，与同道交流。

1. 经期浮肿

周某，女，42岁。1985年6月初诊。患者反复出现经期眼睑浮肿，经小便等多项检查均无殊。末次月经6月11日来潮。近日浮肿又见，且以眼睑浮肿最为明显，并与月经有关，经水将至则浮肿出现，经净浮肿即自行消退，并伴腰酸，经血色淡，量偏多。舌淡、苔薄，脉滑弱。治拟健脾益气、活血利水。处方：党参12g，黄芪24g，炒白术、陈皮、当归、防己、泽泻、大腹皮各10g，升麻、柴胡、炙甘草各5g。每日1剂，水煎服。

6月18日二诊：药后浮肿即退，经水也净，腰酸仍存，前方去防己、泽泻、大腹皮，加熟地黄12g，杜仲、阿胶各10g。7剂。嘱其经水来潮前再来服药。

7月11日三诊：经水已至，稍见浮肿，腰酸减轻，上方出入治疗。

8月四诊：诉经期浮肿未现。上方再服1月，至今未见浮肿复发。

按语：本例患者每逢经期，血聚胞中，而出现眼睑明显浮肿，此乃脾胃亏虚、水湿上聚于目，故投补中益气汤以升举阳气，使下部之气血得以上荣，浮肿则可消退；再加健脾养血之品，则顽疾得除。

2. 阴道壁下垂

周某，女，27岁。2003年4月5日初诊。患者于2003年元旦分娩1男婴，因产程时间较长，产后常觉神疲肢倦，下阴坠胀，如有物塞于阴道口。经检查发现为阴道壁下垂，嘱其卧床休息，1个月后症状未见好转，而来我处就诊。诊见其心情抑郁，纳谷欠佳，行走不自如。舌淡，脉沉细。宗"下者举之"之训，投补中益气汤。处方：党参12g，黄芪24g，炒白术、当归、芡实、金樱子、鹿角片、陈皮各10g，升麻、炙甘草、柴胡各5g，枳壳、生白芍各30g，桑螵蛸15g。上方加减治疗3个月后，自觉症状消失。

按语：阴道壁乃肌肉之属，为脾所主，脾虚气陷是阴道壁下垂的主因，故投补中益气汤治之。肾阳有鼓舞脾阳之功，故加鹿角片、补骨脂补肾振督，以增强脾阳的升提功能；生白芍养肝柔肝；"散者敛之"，故投金樱子、桑螵蛸收敛固涩。诸药共用，使松弛的阴道壁恢复原状。

3. 乳汁自溢

周某，女，26 岁。2004 年 5 月 3 日初诊。患者产后半个月，乳汁不足，伴神疲肢倦、面色少华、乳汁自溢，且质稀、色淡。舌苔薄白，脉细弱。治拟健脾升阳、和胃开窍通乳。处方：党参 12g，黄芪 24g，炒白术、茯苓、陈皮、当归、炒鸡内金、炒莱菔子、平地木、石菖蒲各 10g，羊乳、漏芦各 15g，炮穿山甲、炙甘草各 5g。

5 月 8 日二诊：患者纳谷已明显改善，乳汁量稍增，质变稠厚，但乳汁自溢仍存。上方去炒莱菔子，加升麻、柴胡各 5g。

5 月 13 日三诊：患者乳汁量明显增加，乳汁自溢已明显减轻，再服 5 剂而愈。

按语：本例患者平素脾虚且阳气不得升提，则乳汁易自溢。故投四君子汤加炒鸡内金、炒莱菔子健脾助运；平地木、石菖蒲健脾开胃；黄芪补气升提；漏芦下乳、通脉；羊乳补血通乳；炮穿山甲通乳。复诊加升麻、柴胡，把四君子汤变为补中益气汤，既能健脾开窍又能升举下陷之阳，药后乳汁不再自出，药已中肯。

4. 宫颈内口松弛早产

应某，女，30 岁。2003 年 5 月 12 日初诊。患者婚后 5 年，有引产史，2 次于妊娠近 6 个月即早产。妇检时发现其宫颈内口松弛。末次月经 4 月 1 日来潮。查尿妊娠试验阳性。治拟益气提升、补肾安胎。处方：党参 12g，熟地黄、黄芪各 24g，山药 15g，炒白术、陈皮、鹿角片、山茱萸、巴戟天、淫羊藿、杜仲、桑寄生、续断各 10g，升麻、柴胡、炙甘草各 5g。7 剂。并给予心理上疏导，增强患者信心。

5 月 19 日复诊：B 超检查提示早孕，单胎，已有心搏，患者恶心欲吐，未见腰酸，上方加苏梗、竹茹各 10g，连服 2 个月后停药，待孕 5 个月时再服，并加服别直参每天 3g，连服半个月。嘱其绝对卧床休息，后顺产 1 男婴。

按语：本例患者 2 次于妊娠 6 个月左右早产，系中气不足所致，故以补中益气汤升举阳气，使胎盘提升，减轻对子宫口的压力；加服别直参加强益气升提之功；又加服补肾助阳之剂，提高其固胎功能。诸药同用，故获佳效。

（胡章如）

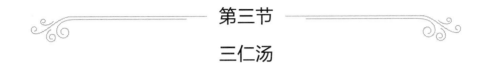

第三节
三仁汤

一、三仁汤治疗妇科疾病

三仁汤出自吴鞠通著作《温病条辨》上焦篇，原方为：杏仁五钱，飞滑石六钱，白通草二钱，白蔻仁二钱，竹叶二钱，厚朴二钱，生薏苡仁六钱，半夏五钱，甘澜水八碗，煮取三碗，每服一碗，日三服[1]，是治疗外感湿温病的名方。后世对此方加以发挥，广泛运用于临床各科，治疗各种由湿热病邪引起的疾病。在妇科临床上，该方在湿热病邪引起的经、带、胎、产等疾病的治疗也有明显作用，报道如下。

1. 月经病

月经来潮是女性的特殊生理，而月经病为最常见的妇科疾病。邪气伤人乘其虚时，如叶天士《温热论》记载："妇人病温……多胎前产后，以及经水适来适断。"湿热病邪所致月经病常见有月经不调、崩漏、闭经、经行泄泻、经期发热等。

黄芝华[2]对一月经来潮时外感湿热导致的闭经，症见头重、肢酸、心烦、尿赤、舌红苔黄，脉缓的患者，运用三仁汤加香附、丹参进行清利湿热，行气活血，用药 3 剂而经闭 3 个月告愈。而对一湿热内蕴胞宫、迫血妄行导致的月经过多的患者，则将原方去滑石之滑利，加地榆凉血止血，以清热塞流，使血海得宁。何迎春对症见倦怠乏力、体型丰满，面部油光，舌体胖大，舌苔白腻，脉象濡涩的痰湿壅滞，脉络不通导致的闭经患者运用三仁汤化裁治疗，10 剂而愈[3]。张良英等[4]运用三仁汤加茯苓、鱼腥草、益母草治愈一辨证为湿热的经期前后发热患者。蔡朝霞等[5]以三仁汤加减方为主方：杏仁 10 克，白蔻仁 10 克，薏苡仁 30 克，通草 10 克，滑石 10 克，淡竹叶 10 克，厚朴 10 克，丹参 30 克，茜草 30 克，甘草 6 克。临床治疗月经不调 57 例（月经后期 42 例，闭经 12 例，月经量少 3 例），总有效率为 92.98%。陈皓[6]治疗一多囊卵巢综合征导致的月经延期患者，辨证为肝郁脾虚，湿热瘀滞，选用三仁汤加味疏肝健脾，清热利湿。经治疗后月经按期来潮，基础体温测定：双相体温，提示已形成排卵性月经。湿热症多在气分流连不去，然月经来潮之时，血室易亏。亦需预防湿热陷入血室，传变为营分证，出现谵语神昏、壮热口渴、舌绛无苔等症状，此时需酌加清营凉血药，清除营热。如《温热论》记载："若热邪陷入与血相结者，当宗陶氏小柴胡汤去参、枣加生地、桃仁、楂肉、丹皮或犀角等。"薛生白《湿热论》云："邪陷营分，宜大剂犀角、紫草、茜根、贯众、连翘、鲜菖蒲、银花露等味。"

2. 带下病

带下病指的是带下量明显增多，色、质、气味异常，或有局部、全身症状。临床以湿热病邪为患最为多见，《傅青主女科·带下》更是指出"夫带下俱是湿症"。三仁汤具有清热利湿、宣畅气机、健脾止带的功效，多为临床医生所喜用。

有一妇女白带多，腥臭浓稠，身体困乏，眩晕，梦多失眠，胸闷口黏，纳呆腹痛，小便浑浊，舌淡苔黄腻，脉滑数。钟秋生[7]、何顺华[8]均以三仁汤为主方，清利湿热，佐以益气养阴之药。5剂告愈。同样病症相似，彭玉芬[9]在原方基础上加白果仁、乌贼骨、鸡冠花进行治疗，3剂症减，再进2剂告愈。对于湿邪较重导致肢体轻度浮肿的患者，孙成生[10]加扁豆、车前子、黄芪、茯苓、山楂，用以益气健脾、利水消肿。王玉英等[11]也运用该方进行加减治疗黄带患者，5剂而使其病瘥。

3. 妊娠病

妊娠病关乎孕妇和胎儿的健康和发育，甚者影响胎儿的正常发育和生命，所以对妊娠期间的妇女来说，妊娠病的防治尤为重要。

妊娠恶阻是妊娠早期常见病证之一，湿热病邪引起的恶阻临床上可用三仁汤化裁治疗，进行清利湿热、理气止呕。王德君[12]对湿热导致妊娠呕吐，运用三仁汤原方进行治疗而见效用。刘经训[13]治妊娠恶阻，原方去厚朴、滑石加砂仁、苏梗、竹茹、枳壳，3剂痊愈。郑忠民[14]报道李义生老中医在40年医疗实践中，采用三仁汤加生姜、紫苏治疗恶阻，收效显著，并附案一例证。徐妙燕等[15]对三仁汤化裁运用在妇产科临床治疗，其中对湿热蕴结、肾气不固导致的先兆性流产，予清利湿热、益肾固胎。药用：原方去通草，加桑寄生、白扁豆、苎蔗根、炒杜仲。治疗2个月，患者于半年后顺产一女婴。另外，陈皓将此方用于肾虚兼夹湿热导致不孕的治疗。患者月经后期，痛经，精神欠佳，纳差，舌尖红，脉细滑，苔黄腻。药用三仁汤，佐以补肾、疏肝、祛瘀，取效。

4. 产后病

产后的调理和疾病的预防关乎产妇身体各脏器和精气神的健康恢复，同时也影响新生儿的母乳喂养。由于产后多虚、多瘀的特点，需要注意相关疾病的防护。

产后发热是由湿热引起的产后常见病症。黄垚等总结何迎春临床经验：应用三仁汤化裁化湿清热、益气养血治疗产后瘀、虚引起的低热，并认为，孕妇妊娠期过度营养，摄入大量高热量饮食，也是产后低热的潜在因素。刘淮英[16]认为产后百脉空虚，湿热之邪乘虚而袭，流连气分不解，故应用三仁汤加减予以清宣芳化、透气泄热，治疗产后低热。吴礼兰[17]、李明州[18]、张长花[19]分别将产后湿热性发热分组，应用三仁汤化裁与抗感染药物进行对照治疗，取得理想疗效。

此外，徐妙燕等对三仁汤加郁金、枳壳、藿香运用在妇产科临床剖宫产后湿热中阻导致的自汗。何宇林[20]则与小柴胡汤相合应用于治疗剖宫产后的发热。任向毅等[21]在此方基础上加石菖蒲、淡竹叶、红花、续断、肉桂治疗脾虚湿盛、气血瘀滞所致的产后腰痛，达到脾醒湿祛、阳壮络通之效。陶文清[22]用此方加茯苓、藿香梗、丝瓜络等药治疗剖宫产后乳汁不行 1 例，3 剂乳汁即来。

5. 杂病

除了经、带、胎产等疾病之外，对于与女性解剖、生理及病理特点有密切相关的妇科杂病，三仁汤也在临床上发挥着一定的作用，如用于治疗痰湿壅滞、冲任不调、肝气郁结导致的卵巢囊肿便是何迎春的临床经验。刘忠珍则用于治疗湿热型急性盆腔炎，认为经过化裁后具有清热解毒、理气活血、化瘀止痛的功效。徐妙燕等佐以黄连、黄柏、紫花地丁、蒲公英、红藤治疗外感湿热、邪热气血搏结的急性前庭大腺炎。胡振义等[24]认为三仁汤是治疗湿热中阻、里湿蕴热之主方，只要辨证准确，将其运用于妇科肿瘤术后及放射、化疗过程中的辅助治疗，能取得妙用。李长文[25]用三仁汤加减治疗湿热蕴结、热毒炽盛、扰乱神明所致之急性乳腺炎，药用头孢菌素及物理降温，并用三仁汤加通草、陈皮、白芍、当归、荆芥、藿香、丹参、土元、二花、赤芍、连翘等，是取其清利湿热，分别三焦，使得化湿、去毒、退热之意。陈皓将其与知柏地黄丸合用于肾虚夹湿的更年期综合征治疗，认为其在安更年方面也具有疗效。

6. 讨论

三仁汤以杏仁、蔻仁、薏苡仁三味组成方中主药，故名三仁汤。方中杏仁苦温以宣开上焦，通利肺气；蔻仁芳香苦辛以开中焦，行气化湿；薏苡仁甘淡以导下焦，渗湿利水。此外，半夏配厚朴行气散满，除湿消痞，佐杏仁、蔻仁以宣畅上焦、中焦气机。而滑石、通草、竹叶相合寒凉淡渗，佐薏苡仁清利下焦湿热。诸药相配，疏利气机，宣畅三焦，使湿利热泄、诸证自解。故三仁汤原意为湿温初起，邪在气分，湿重于热的一切湿热之症治疗而设。现代中医根据其用药特点，临床中也多用于胃肠道疾病的治疗。可以看出，在妇科临床中，只要辨证为中焦湿热者，不管是月经病、带下病，还是妊娠病、产后病，或者其他杂病，同样可以起到良好的疗效。上文通过文献综述的方式总结了温病名方三仁汤在妇科临床的应用状况，体现出了中医辨证论治和异病同治的思想。

参考文献

［1］吴瑭.温病条辨［M］.北京：人民卫生出版社，2010：42.

［2］黄芝华.三仁汤的临床应用［J］.福建中医药，1992，23（3）：41–42.

［3］黄垚，何迎春.何迎春应用三仁汤治疗妇科杂病临床举例［J］.浙江中西医结合杂志，2011，21（8）：567，584.

［4］张良英，高杰.三仁汤验案四则［J］.中外医疗，2011，30（27）：144.

［5］蔡朝霞，张丽君.三仁汤治疗月经不调57例［J］.湖北中医杂志，2012，34（4）：57.

［6］陈皓.三仁汤在妇科中的新用［J］.湖北中医杂志，2013，35（8）：51.

［7］钟秋生.三仁汤新用［J］.江西中医学院学报，1994，6（3）：40-41.

［8］何菁.何顺华新用三仁汤举隅［J］.江西中医药，2005，35（7）：7-8.

［9］彭玉芬.三仁汤临床新用体会［J］.成都中医学院学报，1995（1）：38.

［10］孙成生.三仁汤临床应用举隅［J］.甘肃中医，1995，8（3）：20.

［11］王玉英，李有先.三仁汤的临床运用体会［J］.光明中医，2013，28（7）：1458-1460.

［12］王德君.应用三仁汤的几点经验［J］.辽宁中医，1979，（4）：27.

［13］刘经训.三仁汤临床应用［J］.安徽中医学院学报，1987，7（2）：30-32.

［14］郑忠民.三仁汤加味治疗恶阻［J］.四川中医，1988，6（1）：37.

［15］徐妙燕，赵向阳.三仁汤在妇产科中的应用［J］.浙江中医学院学报，1995，19（1）：26.

［16］刘淮英.三仁汤临证应用体会［J］.陕西中医，1986（9）：406.

［17］吴礼兰.三仁汤加味治疗产后发热36例［J］.中国中医药现代远程教育，2010，8（13）：117-118.

［18］李明州.三仁汤加减治疗湿阻型产后发热76例［J］.中国民间疗法，2007，15（9）：36-37.

［19］张长花.三仁汤加减治疗湿热型产后发热36例临床观察［J］.河北中医，2009，31（2）：233，249.

［20］何宇林.剖腹产后发热案［J］.江苏中医杂志，1983（1）：63-64.

［21］任向毅，邢燕军.产后腰痛从脾论治［J］.河北中医，1991，5（13）：23.

［22］陶文清.三仁汤新用举隅［J］.陕西中医，1986（8）：360-361.

［23］刘忠珍.辨证治疗盆腔炎症246例总结［J］.贵阳中医学院学报，1995，17（2）：21-22.

［24］胡振义，熊楠华.三仁汤在妇科临床运用3则［J］.甘肃中医，1996，9（1）：33-34.

［25］李长文.三仁汤临床验案举隅［J］.河南中医药学刊，2002，17（5）：68-69.

（陈绩锐，胡小利，马丽，徐子涵，黄毅凌，黄碧玲，艾军）

二、三仁汤治疗妇科疾病举例

三仁汤由苦杏仁、白豆蔻、薏苡仁、厚朴、法半夏、滑石、竹叶、通草组成，具有宣畅气机、清热利湿功效。此方原用于温病感受暑邪偏于暑湿者，症见头痛恶寒，身重疼痛，舌白不渴，脉弦细而滑，面色淡黄，午后身热，胸闷不饥，状若阴虚，病难速已者。笔者随主任医师、教授、医学博士、硕士生导师、中华中医药学会内科分会委员、国医大师朱良春学术继承人——何迎春主任医师临床多年，发现应用三仁汤治疗妇科疾病，每每见效，现举例如下。

（一）病例举隅

1. 卵巢囊肿

葛某，女，41岁，护士。自诉发现卵巢囊肿2个月。2个月前体检B超检查示：子宫左侧可见一大小约3.1cm×2.4cm的液性暗区，边界清，有包膜。诊断：左侧卵巢囊肿。当时正值月经后第5天。平素月经量、色、质及时间均正常，无腹痛、腰痛等症状。胃纳欠佳，倦怠懒言，大便溏薄，舌体胖大，舌苔白腻，脉象沉濡。中医辨证痰湿壅滞、冲任不畅。治拟健脾化湿、软坚散结，选三仁汤加减：苦杏仁12g，白豆蔻10g，薏苡仁30g，厚朴10g，法半夏15g，滑石30g，淡竹叶3g，通草6g，茯苓30g，桂枝15g，莪术30g，干姜6g。7剂后胃纳渐佳，精神转佳，大便成形。原方增加茯苓用量至60g，余药不变，送进14剂，诸症均缓解，B超复查未见异常。

按语：中医认为，卵巢囊肿多由肝气郁结、脾虚湿阻、肾气不足、湿淫下侵所致，治宜疏肝理气、健脾化湿、补益肾气、除湿解毒等。该例病人属痰湿壅滞。治宜宣畅气机、健脾利湿，选三仁汤加减治疗，取得较好疗效。

2. 闭经

张某，女，32岁，教师。主诉月经延期30天，伴见倦怠乏力、体型渐丰、嗜睡健忘，查见体型丰满、面部油光，舌体胖大、舌苔白腻，脉象濡涩。中医辨证痰湿壅滞、络脉不通。治拟健脾化湿、活血化瘀，选三仁汤加减：苦杏仁12g，白豆蔻10g，薏苡仁30g，厚朴10g，法半夏15g，滑石30g，淡竹叶3g，通草6g，桃仁、红花各10g，莪术30g，干姜6g。3剂后月经来潮，血量中等，色泽正常。继服7剂后，倦怠乏力、嗜睡纳呆等诸症均缓解。随访半年月经均按期而至。

按语：中医认为，闭经原因有虚实两端。虚者，多因肾气不足，冲任虚弱；或肝肾亏损，精血不足；或脾胃虚弱，气血乏源；或阴虚血燥等导致精亏血少，冲任血海空虚，源断其流，无血可下，而致闭经。实者，多为气血阻滞，或痰湿流注下焦，使血流不通，冲任受阻，血海阻隔，经血不得下行而成闭经。临床可见单纯的虚证或实证，亦可见虚实错杂为病。该例闭经属痰湿流注中焦，症见倦怠乏力、体型渐丰、嗜睡健忘，查见体型丰满、面部油光、舌体胖大、舌苔白腻，脉象濡，故用三仁汤加减疗效甚佳。

3. 产后低热

骆某，女，31岁，工人。患者于1个月前剖宫产1女婴，产后15天出现发热，体温波动在37.3～37.8℃之间，无咳嗽咳痰、无尿频尿急、无腹痛腹泻等症状。当时化验血常规、尿常规、拍胸片等各项检查均未见异常。精神尚好，头重如裹，胃纳欠佳，恶露量少，舌淡、苔黄腻，脉滑数。治宜化湿清热，考虑产后多虚多瘀，佐以益气养血活血。予三仁汤加减：苦杏仁12g，白豆蔻10g，薏苡仁30g，厚朴10g，法半夏15g，滑石 30g，淡竹叶 3g，通草 6g，茯苓、泽兰各 15g，炒谷芽 20g，干姜 6g，鱼腥草、生黄芪各 15g，当归 10g。水煎服，1 天 1 剂，连服 5 剂。服 2 剂后热势减，3 剂热除，诸症好转。继续住院观察 1 天未发热，随访 2 周未见复发。

按语：产后发热临床较为常见，即使没有感染征兆，也常见高热不退，抗生素疗效欠佳。中医认为，产后发热病因较复杂，多与外感、瘀、虚等有关。笔者在临床中发现，湿热型产后发热较为常见。由于生活水平提高和优生优育观念的普及，孕妇妊娠期营养丰富，摄入大量高热量饮食，过剩的营养在体内转化为湿热，生产过程中又耗伤气血，引起产后气血暂时不足，气化能力减低，使体内湿热郁而发热。

（二）讨论

三仁汤方中，杏仁苦辛，轻开上焦肺气，肺主一身之气，气化则湿化；白豆蔻仁芳香苦辛，行气化湿，以利中焦；薏苡仁甘淡，渗利湿热，利湿不伤阳，以利下焦。三焦同治，气行则湿化。滑石滑利，增加利湿热之功；热重以淡竹叶清热。药理研究显示，三仁汤具有调节免疫、改善血流、抗内毒素等作用。何迎春应用此方治疗妇科疾病收到较好的疗效。

（黄垚，何迎春）

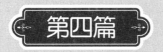

第四篇

名医名家学验薪传

第一章
古代名医

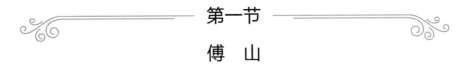

第一节
傅 山
——《傅青主女科》学术思想与临床应用探讨

　　中医药学在数千年的发展中，是通过反复临床实践、不断提高认识、深入探索以求达到更好疗效的过程。傅山医学思想的形成，与其知识学养之广博深厚、社会经历之艰难曲折以及在中医学领域不断实践探索密切相关。傅山医学上溯《黄帝内经》，博采众家之长，尤其受到"金元四家"和张介宾学术思想的影响，辨证多从肝、脾、肾立论，注重滋补，用药平和，疗效显著。他主张阴阳协和，不损天然之气血。傅氏女科以善治妇科疑难杂病著称，用药精当，直达病所，往往能于平淡处出神入化，疗效显著，不人云亦云而独抒己见，不拘泥古方而独制新方，其经验广为流传，直到今天对中医妇科临床仍有现实的指导意义和实用价值。平遥道虎壁王氏妇科在长期临床实践中形成了崇尚《傅青主女科》的学术思想，家父裕普公从事妇科临床 50 余载，闻名遐迩，人称"妇科神手"，与他应用《傅青主女科》炉火纯青的技艺是分不开的。对《傅青主女科》，家父强调说："需认真细心研读，反复临床实践方能体会到其中奥妙。"

一、强调从肾治本

　　傅山云"经水出诸肾""肾水足而胎安，肾水亏而胎动"，这是对妇女月经调节机制和胎孕发育的高度概括。治疗多种疾病均从肾着手，而补肾又通过养血、健脾、温阳来实现，如谓"脾胃健而生精自易，补脾胃之气与血，正所以补肾之精与水也"。其安奠二天汤健脾补肾，补气培元，使阴阳协和，气血相濡，对于保胎，促进胎元发育，而无妊娠腹痛之虞，其学术思想于此可见一斑。

傅山对妇科最常用的疏肝一法，也不同于常人行气为重。他独具慧眼，治病求本，以肝为肾之子，认为滋肾则肝舒，补肝肾之精血，则肝肾之气舒而精通，肝肾之精旺而水利。所以傅山在治疗妇科疾病中，驾轻就熟，灵活运用补肾疏肝、滋肝生血而成为补精生血、血中补阴、气中求阳的独特疗法，发展和拓宽了先贤调理肝脾肾、精气血的思路。

在治疗妊娠早期胎停育中，傅山云："以胞胎上系于心包，下系于命门。系心包者通于心，心者阳也；系命门者通于肾，肾者阴也。是阴之中有阳，阳之中有阴，所以通于变化，或生男，或生女，俱从此出，然必阴阳协和，不偏不枯，始能变化生人，否则否矣。"王氏妇科有感于傅山不孕篇的启示，从"阴阳协和，不偏不枯"一语中领悟到，治胎停育是对阴阳偏枯的治疗，须从男女双方这个大阴阳中去调其协和，务求男女精充血丰，从而治愈了许多胎停育的病例。

傅山在调肝汤后曰："经后之症，以此方调理最佳，不特治经后腹痛之症也。"吾认为经后是肾精亏虚之时，也是肝肾易于失调之际，若肝肾失调，必然影响机体全局，病症百出，而有不孕、带下、崩漏诸变。此方以滋水涵木法作为经后滋补方，随症加减，确系妇科之不二良方也。

《中藏经》曰"肾者，精神之舍，性命之根"，故称为先天之本。其藏精，主生殖，故与妇人经、带、胎、产有密切关系。肾为水火之脏，藏真阴而寓元阳，肾中精气固秘则强，耗泄则虚。故妇科之虚，多责之于肾，补肾为妇科重要治则。

补肾法有滋养肾阴、温补肾阳、补益肾气三法。张景岳曾提出"善补阳者，必于阴中求阳，则阳得阴助而生化无穷。善补阴者，必于阳中求阴，则阴得阳升而源泉不竭"的理论。肾阴不足，导致肝肾阴虚，阴不潜阳，冲任失养而致月经后期、量少、闭经、子烦、胎萎不长、崩漏，生风化燥而致阴痒，且伴见头晕耳鸣，颧红，咽干，五心烦热，失眠盗汗，腰膝酸软，足跟痛，尿赤短，大便干，脉细数无力，舌红瘦且苔少等，治宜滋补肝肾之阴以引火归原。肝肾乙癸同源，精血互化，故常用傅山之补精养血之法，养精种玉汤加生地黄、枸杞子、山药、龟甲、白芍、菟丝子、覆盆子等益肾添精，阳中求阴，壮水之主以制阳光。

二、重视疏肝养肝

根据傅山"妇人经、孕、产、育损耗气血，口首欲多于丈夫，感病倍于男子，善怀忧郁"，又加上身心劳甚，而对诸多矛盾，不胜其力，心有不平，故肝郁矣。肝郁为妇科疾病的一个重要特点。肝藏血，体阴而用阳，主藏魂，在志为怒，主疏泄，其性喜条达，不喜抑郁。肝经通于血海，故为女子先天。故养肝之血，疏肝之郁是治疗妇科疾病的重要治则。

肝郁易化火扰心，常见心烦易怒，口苦咽干，头晕口眩，不寐多梦，经行量多或痛经，脉象弦数，舌质红等症。可治以傅山宣郁通经汤，重在养肝之血，解肝之郁，利肝之气，降肝之火，恒多获效。

人之情绪变化，常使气血、脏腑功能失调。女子之情绪变化多于男子，表现为易急易怒，导致不孕、经期或先或后、经量或多或少、或延期不尽，伴见腰困头晕、失眠多梦、带下诸症。应以柔肝解郁调治。用傅山定经汤加减疗效甚好。分析肝易急，因肝失涵养，肝气偏盛所致。加柏子仁、连翘、百合于柔肝之中清泻肝火，临床中感觉很是见效。曾治一女患不孕症，皆因婆媳不和，常常生气吵闹，自服上方后，脾气性格渐好转，未及 3 个月而怀孕。

肝郁气滞常可致瘀，瘀结而形成妇科癥瘕之变。临床中此症颇多，应以散结化瘀之中，尤以疏郁为主。而有些慢性病，如崩漏、不孕、阴痒、更年期综合征等，时间一长，病人因病而郁。这种病的治疗，在治疗过程中要强调配合心理治疗，务必使心情开朗，保持乐观心态，增强治愈疾病的信心。如治一崩漏病人，因疾病所致，情绪波动较大，甚至影响了日常工作和生活，经辨证分析，患者因肝虚易急而失于藏血，久不愈者，皆因与工作、家庭有关，身心不得其静为咎。用傅山养精种玉汤，加龟甲胶、山药、枸杞子、炒白术、炒酸枣仁、三七粉、黑杜仲等滋养肝肾之精血，以行止崩之法，后果痊愈。其肝得养则心安，肝得养则脾健，肝得养则肾固，肝得养则血藏，全在一个"养"字。总之，肝之疏泄正常与否直接关系到女子经、孕、产、乳诸方面，疏肝养肝的正确与否直接影响到临床疗效，我们不可忽视。

三、善于健脾调胃

女子凡经、孕、产、乳，均以脾胃为基础。脾胃虚弱，药物的治疗作用也难以发挥。脾胃的功能正常与否，反映在妇女生理上的变化和病理特点，所以健脾调胃是妇科病的重要治则。脾失健运，一为化源不足，冲任乏源而致月经后期、量少、闭经、胎萎不长；二为水湿不化停滞下焦而致经行泄泻、子肿、带下，湿聚成痰、痰湿壅阻胞宫可致闭经、不孕等病。前者可伴见面色萎黄，头晕心慌，神疲倦怠，纳谷不香等，后者则可见形体虚胖，头晕且闷，脘腹痞满，口干不欲饮，大便稀溏，脉虚缓，舌苔薄白而腻等，治疗宜健脾化湿。对此症的治疗，前者主张健脾调肝，常用养血归脾汤酌加香附、柴胡、鸡内金疏肝以利脾运生化；后者则健脾通阳，以化水湿，四君、平胃酌加桂枝、防风、大腹皮等通阳化湿。

脾虚则失统血之权，以致冲任失固，可见月经先期、量多、崩漏、乳汁自出，中气下陷更可致阴挺、脱肛等，且伴见面色不华，气短懒言，神疲畏寒，腰困腹坠，脉虚，舌胖、苔薄白等症，治宜益气健脾以升陷。以补中益气汤，或加山茱萸、菟丝子、巴戟天、阿胶、淫羊藿、熟地黄等填精益肾，助脾统摄。

曾治疗一女子，23 岁，闭经数月，且伴见行迟神呆之候。在治疗过程中重视调肝和胃，兼调冲任，用当归、红花、桃仁以养血活血调经，柴胡、白芍平肝解郁。而大虚之候，脾胃虚弱，可轻用厚朴，要顾护胃气，先以米粥、山药等调养，渐进滋补。后患者身体状况大有改善，治疗数次痊愈，月经恢复正常。

健脾益气勿忘调胃，没有胃之降，脾就失之升，血无由化。脾升与胃降是运化水湿水谷的运动规律，常与肝胆之升降疏泄密切相关，故临床治疗脾胃常与肝胆相照应，是健脾调胃不可忽视的要点。

四、结语

妇女病多位于中焦、下焦，临床治疗妇科病重在从肝、脾、肾论治。从肝之"心有不平"致郁，在解郁之中兼以养肾健脾，在健脾调胃中参以疏肝；养肾滋肾中，又以益肝健脾为辅，于见微知著中强调补肾的作用，处处以治未病的观点，贯穿于治疗之中；尤以胃气为本，治当辨证求因，统筹兼顾。

余在应用傅氏之法的基础上，结合多年的临床经验，撰写了《傅山女科家传应用》一书。在傅山先生健脾胃治法中参合了消法；补肾精治法中增添了化法；疏肝郁治法中加上了通法；对不孕症的治疗，重在调理肝肾之中寓通畅冲、任二脉，每收奇效；对崩漏出血遵固本治崩，不求一时之效，治病求本，是以此类患者痊愈者多；对经期用药，以不碍血行为原则，胎前、产后尤以顾护气血为要，虽闭经而不妄行气血，以不伤气血为法；对现代妇科常见病如子宫肌瘤、卵巢囊肿、输卵管阻塞等，不以攻伐为能，先安经血，而后消磨其积，这样既强壮了患者体质又可消除隐患，是以患者乐于坚持治疗；对经现代科学仪器做试管婴儿仍不能怀孕的患者，在临床中用中药而怀孕者近年来有五六例，可见中医药疗效之神奇，今后我们在临床工作中还需继续深入学习与探索。

中医药学博大精深，中医妇科为其重要组成部分，在社会实践中逐渐形成并独树一帜。医学的进步离不开社会的发展，受到社会政治、经济、文化、思想等多种因素的影响。治病施药随着时代的变化而变化，随着春秋四季、节令气候、南北地域的变化而变化。时代在前进，人们的生活习惯、饮食结构与往日相比已发生了很大的变化，掌握在不同情况下的用药规律，根据不同情况辨证施治尤为重要。我们要在吸取《傅青主女科》精华的基础上与现代医学相互融合，不断创新走向发展，更好地为社会服务、为广大患者服务。

（王培章）

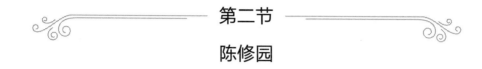

第二节

陈修园

一、浅谈陈修园妇科学术理论

陈修园（1753—1823），名念祖，号慎修，字修园，清代著名医学理论家、科普家和临床医学家。其一生著作颇丰，如《女科要旨》《时方妙用》《金匮要略浅注》《医学三字经》等记载妇科知识较丰富。陈修园论治妇科疾病，遵《黄帝内经》、效《金匮要略》，综合先前诸家学说，并结合临床实践经验，其总结诸多妇科学术思想，见解独到，值得继承。

（一）调理月经

1. 调经从脾

陈修园[1]根据《黄帝内经》"二阳之病发心脾……女子不月"之旨，《金匮要略》之法，认为经病不调多在气血，但其根本在后天脾胃。女子以血为主，凡经、孕、产、乳无不以血为用，血之化源，统摄在脾，故脾充血旺，统血守职，则月事正常；脾不健运，化源匮乏统摄失职，则月事失常，其言"脾为阴土，胃为阳土，而皆属信；信则以时而下，不愆其期。虽曰心生血，肝藏血，冲任督三脉俱为血海，为月信之原，而其统主则惟脾胃，脾胃和则血自生，谓血生于水谷之精气也"。其治法应从调理脾胃入手，使"脾胃和"而"信则以时而下"，尤对《金匮要略》温经汤方推崇备至，认为无论阴阳、虚实、闭塞、崩漏、老少，善用之无不应手取效。后世用归脾汤治疗月经先期、过多，经闭、经断复来，则是陈氏重脾胃以调经观点的应用和发展。

2. 辨阶段，分标本

陈修园还认为，应根据经前、经时、经后的不同阶段，选用不同的治疗方法，一般"经前勿补""经后勿泻"，经行之初宜理气血调月经，经期鲜用寒凉滞涩之剂，经后宜益肾和脾，养血益气，这与现代"中药调整月经节律法（调周法）"[2]的治疗相吻合。陈修园论治月经病，临证善详察病机，明辨标本，权衡缓急，其言"妇人有先病而后致经不调者，有因经不调而后生诸病者。如先因病而后经不调，当先治病，病去经自调；若因经不行而后生病，当先调经，则经调病自除"，不论治病调经和调经治病，虽有先后之分，但都需分清标本，在治疗过程中治病求本的治疗原则在一脉相承，可见一斑。

（二）种子

1. 种子先调经

古之"种子"即今之妊娠。陈修园重视调经在受孕中的作用，随月经周期之异而立法选方灵活变化，使任脉通，气血和，精血充，太冲脉盛，从而易于受孕。把妇人无子（不孕）分为经水不调和经水既调两方面。其曰"经水所以不调者，皆由内有七情之伤、外有六淫之感，或气血偏盛、阴阳相乘所致。种子之法，即在于调经之中"，种子必先调经。陈修园认为妇人经水既调而不孕，因其"经水既调，身无他病，而亦不孕者，一则身体过于肥盛，脂满子宫而不纳精也"，治用启功丸，速效；"二则身体过于羸瘦，子宫无血而精不聚也"，治欲景岳毓麟珠极效。究其意，解其方，乃从脾肾分治，调补气血，启功丸是二陈汤加苍术、川芎、六神曲、香附之类；景岳毓麟珠是以八珍汤加菟丝子、鹿茸霜、川椒、杜仲四味而成。

2. 种子条件

陈修园认为受孕条件无非，"一曰择地，二曰养种，三曰乘时""凡妇人一月经行一度，必有一日氤蕴之候……顺而施之则成胎"，明确指出女子气血充盛，排卵功能正常；男子肾气充沛，种子优良，功能正常；同房期与排卵期间相应，即可受孕。陈修园认为男女受胎者，选择时机尤为重要。时机不宜，难以成孕，其揣测女子月事之中，"必有一日氤蕴之候"，这与现代医学中妇科排卵日一致，从某种程度上，支持了今天超声监测排卵和药物促排卵等现代技术。

3. 先天之本

陈修园对于母不受胎者责之"气盛血衰"，对于父不种子者责之"气虚精弱"，加上男女配合中时，方能受孕得子，因而提出"调经养精"之法，即妇人调补气血，使之经调血盛；男子则要养精益肾，使之精充气足，如此为男女受孕之本。可以看出陈修园治疗不孕症不是局限于女子一方，而是认为男女双方均有关，这种从男女双方治疗不孕不育的思想，早于欧美国家20世纪提出的"不孕不育症，夫妻共同诊治"的理念[3]，对指导今天临床仍然具有意义。

（三）孕期

1. 辨证安胎

陈修园对妊娠病治疗法宗仲景，博采众长，总结实践经验，并有所创新。其主张孕期以安胎为主，重视脾胃，兼补肾气是妊娠病总的治疗原则。其通过临床验证得出"凡瘦人多火，火盛则耗血而伤胎，宜用当归散。肥白人外盛内虚，虚则生寒，而胎不长，宜用白术散"的结论。妇人妊娠，脾胃甚为重要，脾主后天司运化，输送精微，气血生化必因于脾，肾气之滋长亦赖后天脾胃水谷精气以滋养，脾胃纳化正常，气血两旺，母婴得安；若脾胃虚弱，纳呆运迟，生化乏源，则气虚不能载胎，血虚不能养胎，所以培脾乃益母之源。肾主先天，补肾为固胎之本，血充本固，则胎自安。陈修园认为，安胎有凉补、温补二法，使用时须审明女子平日之气血阴阳偏盛状况，丰厚羸瘦之素体；致病之因寒因热；病形之多寒多热；病情之喜寒喜热；又合之于脉而治之，不可执一也。

2. 孕期禁忌

陈修园十分注重妇人妊娠期间的食物、药物禁忌，提出"《达生篇》及《妇人良方》《女科大成》《济阴纲目》等书，皆互相沿习，今以普明子所定为主"，且在孕忌方面独崇钟龄。在《女科要旨·胎前》列出妊娠禁忌药，其谓"此系妇人胎前忌，常须记念在心胸"。

（四）产后调理

陈修园论治产后诸症，多宗仲景之法，施《金匮要略》之方。《金匮要略》指出：痉、郁冒、大便难为产后三大症，陈修园认为产后三病为纲，非谓产后只此三病，强调治疗以调理脾胃为主。陈修园提出对产后寒热、恶露等症，需明辨虚实、真假，除补气血外，强调治疗须健脾胃和辨证论治，以祛瘀为先，温补相兼，其言：产后以祛瘀血为先，血滞不去乃成诸疾。若虚极不容姑待者，峻补之中宜加温行之药。峻补则力大而可宣通，温行则流利而不凝滞。即实症逐瘀，亦不可用峻厉之药[4]。产后诸病以及治疗方药，他以《金匮要略·妇人产后病脉证治》为准绳。

在临床论治产后病方面，对于产后临床最常见的大便难，陈修园认为不宜轻下，其病因分娩失血伤津，阴液亏耗，肠道失于濡润所致，属产后大虚之后又有实证，当用承气汤治之。若惧承气之峻而不敢用，庸医也；如怕承气汤过于攻伐，而改用谷芽、麦芽、山楂、神曲之类，亦能误事。陈修园认为此处用承气之目的，在于防止消耗胃气。这种时时紧扣病机、标本同治的观点，至今仍有现实意义。

总之，陈修园论治月经不调、女子不孕、产后诸病等顽疾，综合前贤精华，遵古而不泥古，提出了自己独特的见解，以脾胃后天之本，调理月事，同时兼顾男女同治，注意饮食，慎起居的学术思想，以及针对特殊时期，用药谨慎有度等临床妇产科疾病辨证论治的丰富经验，对于今天仍有着借鉴和参考意义，值得进一步研究。

参考文献

［1］林慧光.陈修园医学全书：女科要旨［M］.北京：中国中医药出版社，1999：723-737.

［2］夏桂成.中医妇科理论与实践［M］.北京：人民卫生出版社，2003：26.

［3］詹耀球，李艳萍.不孕症临床诊疗模式的探索［J］.中国性科学，2006，15（1）：20-23.

［4］陈修园.南雅堂医案［M］.上海：上海群学书社，1929：743.

（王巍，阮时宝）

二、陈修园论治产后病思路探讨

陈修园在学术上善于探本溯源，会同诸家，重视择善以从，切合临床实用。其治疗妇科病的观点和方法主要体现在《女科要旨》[1]中，以《金匮要略》妇人病三篇为正法，采纳巢元方、陈自明、朱丹溪、薛己、叶天士诸家之说，为后学者正确传承历代诸家学术提供极好的指导。笔者将学习陈修园论治产后病体会总结如下，供同道参考。

1.遵从经典，拒绝门户

针对当时许多医生远离岐黄本旨，忽视中医经典著作《黄帝内经》和《伤寒杂病论》的学习，临证只以少量效方笼统治病，甚至自以为是某某门派而忽视他学等门户之见，陈修园呼吁治学要遵循经典，用中医理论指导临床，强调医家之于《内经》，犹儒家之四书，日月江河，万古不废。陈修园对仲景学说极为推崇，认为"仲景专以方药为治，而集群圣之大成。医门之仲景，即儒门之孔子也。"[2]在《女科要旨》产后病论治中，陈修园录《金匮要略·妇人产后病脉证治》全文11条，对妇人产后生理特点和常见疾病进行逐一分析阐发，旗帜鲜明地指出后世医家偏离经典的错误观点，如"宗朱丹溪所云，产后有病先固气血，故产后以大补气血为主，虽有杂病以末治之。薛立斋、汪石山极赞其妙，而陈良甫、单养贤诸论皆不出其范围，虞天民、叶以潜又以祛瘀血为主"，认为"此皆庸俗之见，亦且一偏之言，不足听也"。应该回归经典，详细分析病理机转，全面认识产后疾病，不至于误治、错治产后病。

2.师古不泥，辨疑不苟

陈氏崇尚经典，但也不盲从，能做到师古而不拘泥。如《金匮要略》提出新产妇人有三病，"一者病痉，二者病郁冒，三者大便难"。陈修园强调产后不只此三类疾病，提出产后"三病以为纲，非谓产后只此三病"。因为新产妇人亡血、汗多、伤津耗液，多气血虚弱，卫外不固，易感受外邪，常见痉、郁冒、大便难三类病证。痉病，相当于现代产后破伤风、产后子痫、产褥感染以及血虚不荣筋脉的抽搐等；郁冒，即头目眩晕、胸闷作呕，甚至不省人事等证；大便难多由于阴血亏虚，或气虚无力排便而致。但是产后还有恶露需要顺利排出，若排出不畅则为瘀血阻滞气血而为产后腹痛、恶露不绝、产后发热等病证。这些病证就不能只用丹溪所言的大补气血之法了，但若用活血化瘀法治疗又需要配以养血之法，方使产妇的瘀血得去而正气不伤。

3.辨证识病，善抓主症

辨别疾病，陈氏善于总结，发现个别症状对辨别一种疾病非常重要，因此予以特别强调，如他指出"一身无汗，但头上汗出，为郁冒纲中之专症"。因为产妇生产过程中亡血伤津，则阴津耗伤于下，则阴阳不能相互维系，孤阳上越而出现头目眩晕、胸闷作呕、头汗出等郁冒之症，其中头汗出而身体其他部位无汗则为虚阳上越的产后郁冒之特征。又如他提出产后大便不通、不欲饮食、谵语、发热，但"至夜即愈"为产后"胃家实"即阳明腑实证的重要特征。因为若为产后血病发热，病在阴血分，应该是"昼轻夜重"，如经来感冒，热入血室，即表现为"昼日明了，暮则谵语，如见鬼状"，应该辨为血虚发热，宜使用仲景的小柴胡汤。夜间阳明之气衰，如果是发热征象到夜间而反轻甚至不再发热，表明是阳明胃家实证，宜用大承气汤。

4. 病情多变，大胆变通

面对复杂的临床状况，《女科要旨》重视审察病情，用药灵活变通。关于产后能否用承气汤，陈修园明确提出，产后有承气汤证一定要用，否则贻误治病良机。如《金匮要略》言，郁冒"解能食，七八日更发热者，此为胃实，大承气汤主之"。修园指出，产后郁冒病解后能入饮食，而且到了七八天发热而不恶寒，就可确定病位不在表而在里，不再是虚证而是"食复"的实证了，所以辨为"胃家实"，大胆用大承气汤治之。若"畏承气之峻而不敢用，恐因循致虚，病变百出"，造成严重的后果，指出有的医生不敢用承气汤而改用谷芽、麦芽、山楂、神曲等消食药，只会"消耗胃气，亦为害事"。

对于产后腹痛，仲景有用当归生姜羊肉汤、枳实芍药汤和下瘀血汤等方治，对各方的正确选用，陈修园进行了详细分析，认为临床病情多变，关键在于抓住病机，方可用好经典名方。当归生姜羊肉汤是治产后"腹中痛"，此"痛"为缓缓而痛，病机在于产后虚弱，寒邪阻滞血气，此方中当归养血兼行血滞，生姜散寒行气滞，羊肉气温味厚，能补气生血，则气血得温补而寒邪就自然散去了。因此，认为"此方攻补兼施，故并治寒疝虚损"，不可因为羊肉太补而不敢用。但是产后腹痛也有不虚的证型，就应该用枳实芍药散或甚至是下瘀血汤，一定要辨别清楚。仲景言"产后腹痛，烦满不得卧，枳实芍药散主之"。修园指出这是因为"火上逆而烦气壅滞而满"，导致"胃不和则卧不安"，此方是为"调和气血之滞，所谓通则不痛之轻剂也"。但若此方仍不愈，同时见仲景言之"痛着于脐下，宜下瘀血汤主之"，修园指出此为"热灼血，腹中有干血"，"非枳实芍药散所能治"，认为用下瘀血汤，"出其方治也，意者病去则虚自回，不必疑其过峻"。产后腹痛的复杂变化要详细辨析，大胆变通使用适合的方药治疗，这种思想对于其他复杂的病证处理也具有良好的借鉴意义。

5. 大胆质疑，勇敢辨误

阳旦汤是什么？仲景言，"产后风，续之数十日不解，头微痛，恶寒，时时有热，心下闷，干呕汗出。虽久，阳旦证续在者，可与阳旦汤"。修园指出，后世对阳旦汤的认识因循于孙思邈的注释，认为是"桂枝汤加黄芩"，实则有误，应仍为"桂枝汤"。因为此证即桂枝汤证，取用桂枝汤原方是正法。修园及其子元犀认为其证比桂枝汤证更进一步，其有"心下闷，干呕"，应该在桂枝汤原方上加大桂枝用量，以使其汗出，表邪随汗而解，因此阳旦汤应为桂枝汤加桂枝。理由是参照《伤寒论》太阳篇的思路，即桂枝汤中"加附子参其间，增桂令汗出"的精神，认为此方症状比桂枝汤证稍重，可以加大桂枝量以促汗出更畅。产后数十日虽病久，但有表证应用表药，不必考虑病久体虚而不敢发表。陈修园这种学习研究经典能结合实际，融会贯通，活学活用的治学精神值得我们学习。

对于元代朱丹溪所言产后当"大补气血为先"，其余"以末治之"，及言芍药"伐生发之气"，修园严词反驳。他认为此言过于偏见，容易授人以柄，导致"此授庸医藏拙之术以误人"。他指出仲景有桂枝汤去芍者是因为中风证兼"心下闷"，而产后气血两虚，不应去芍药，而是要增加桂枝或附子以温通气血，二药合芍药能"固少阴之根以止汗，且止汗即在发汗之中"。

修园在产后病中，还对产后发热、产后下痢的辨治提出自己独到的见解。对于复杂的产后各种变证，修园提出遵从经典，也要撷取各家。修园列专区摘录自己学习历代医家学术的体会以示后人，可谓用心良苦，如王叔和《脉经》，《妇人良方》《济生产经》《产宝新书》《产宝百问》《产乳集》《达生篇》以及来自朱丹溪、薛己、萧慎斋等历代医家的优秀而切合实际的观点。

总之，通过研究陈修园辨治产后病特色，其遵经而不盲从，辨证有主次而又灵活变通，更可贵的是对历代名医观点敢于批判、去粗取精的精神，实为后世学者研究疾病的辨治打开了一扇视野开阔的窗户，其治学方法和临床思想值得我们后学者学习和追随。

参考文献

［1］陈修园.女科要旨［M］.北京：中国中医药出版社，2007：1-96.

［2］林慧光.陈修园医学全书［M］.北京：中国中医药出版社，2009：3.

（邓月娥）

第二章

当代名医

第一节

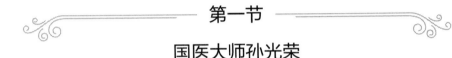

国医大师孙光荣

一、孙光荣教授运用"中和"理论诊疗妇科病学术经验点滴

孙光荣教授是国家非物质文化遗产同仁堂 20 名中医药大师之一，主任医师，研究员，教授，北京中医药大学远程教育学院副院长，享受国务院特殊津贴的有突出贡献专家，著名中医临床家、中医药文献学家，中和医派创始人，中医药现代远程教育创始人之一。我辈有幸师从孙老研修中医，对孙老高尚的医德医风、高明的医道医论、高超的医技医术感佩至深，尤为孙老所倡导践行的"中和"学术思想所吸引。现谨就孙老运用"中和"理论诊疗妇科病的临床经验，做一总结，以飨同仁。

（一）孙光荣教授"中和"学术思想概述

孙老倡行的"中和"学术思想认为："中和是机体阴阳平衡稳态的基本态势，中和是中医临床遣方用药诊疗所追求的最高佳境。"如果说"阴阳平衡"是机体稳态的哲学层面的概念，那么"中和"就是人体健康的精气神稳态的具体描述。"中和"更能在人体气血层面和心理层面阐释机体的生理、病理。因此，孙老认为，中医养生要诀是上善，中和，下畅；孙老的临床学术观点是扶正祛邪益中和，存正抑邪助中和，护正防邪固中和；临床基本原则是慈悲为本，仁爱为先，一视同仁，中和乃根；临床思辨特点是调气血、平升降、衡出入、致中和；临床基础处方是自拟调气活血抑邪汤，并擅长使用对药、角药加减治疗诸病。

孙老临床治疗原则，重点在气血，关键在升降，目的在平衡阴阳。气血调和百病消，升降畅通瘀滞散，气血活、升降顺则阴阳平衡而何病之有？因此，孙老强调临床要做到"四善于"：善于调气血，善于平升降，善于衡出入，善于致中和。孙老学医，先是研习李东垣补脾土学派之法，后又袭承朱丹溪滋阴之说，融会贯通，乃成今日重气血之中和医派之临床基本思想。升降出入，则是基于中医阴阳学说形成的气机消长转化形式的重要学说；升清（阳）、降浊（阴）、吐故（出）、纳新（入），中是气机的基本动态。《素问·六微旨大论》云："非出入则无以生长壮老已，非升降则无以生长化收藏。"孙老认为，医临床无论以何种方法辨证论治，气血、津液、脏腑、六经、表里、寒热、虚实、顺逆、生死，都离不开阴阳这一总纲。临证用药，不论寒热温凉，还是辛甘酸苦咸，无论升降浮沉，还是补泻散收，毋论脏腑归经，还是七情配伍，同样不离阴阳之宗旨。归根结底，阴阳最终还是离不开气血，这是因为"人之所有者，血与气耳"（《素问·调经论》）。而气血之间的"中和"关系尤为密切，"气为血之帅，血为气之母"，"中和"是气血合和的稳态。论生理、病理，不管在脏腑、在经络，还是在皮肉、在筋骨，都离不开气血，离不开气机的升降出入，离不开气血平衡的稳态——"中和"。孙老指出，如果说中华文化的灵魂是"和"，中医医德的核心价值就是"仁"，中医医术的最高水平就是"调"，中医疗效的终极指标就是"平"。什么叫"调"？就是调整，调和，调理。调什么？调阴阳，调气血，调气机的升降出入、消长机转。调到什么程度？调到平衡，调到"中和"。所以，在调气血的前提下，还要善于平升降、衡出入。综合一句话，就是"致中和"。

所以，孙老临床辨证遣方选药，总是"谨察阴阳所在而调之，以平为期"，审诊疗之中和，致机体之中和。观其处方，多以人参、黄芪、丹参为君药共调气血，并作为"中和"班底，率领加减诸药，组成"中和"团队（自拟调气活血抑邪汤），平升降，衡出入，以达用药中和，而使机体中和。

（二）孙光荣教授临证组方用药经验

1. 遣方选药基本原则——心中有大法

孙老幼承庭训，深研经典，继拜名师，博采众长，中医功底尤为深厚。经过长期临床实践，他达到了"心中有大法，笔下无死方"的境界，擅长以调阴阳、和气血为纲治疗疑难杂症，善用单方、复方祛顽疗疾，经方、时方尽为所用。

中医治病，当先审证求因，明确病机，然后确定治则治法，再遣方选药，如果"执医方以医病，误人深矣"！孙老认为，作为中医，背诵经典和汤头歌诀是基本功，没有这种垫底的功夫，就无法行医；但是，疾病和证候是千变万化的，中医辨证论治的精髓就是因人、因时、因地制宜，而不是用统一的"套餐"，不是用程式化的"套路"，大部分的"汤头"必须悉罗于胸中，但又要化裁于笔下，而不能墨守成方。因此，临证处方之时，孙老都会根据已经确定的治则治法，按照君、臣、佐、使的结构形式，对选用的基本方进行重组，并随症加减用药，巧妙地用古方治疗今病。既源于古方，又高于原方，一方中的，奇效非凡。细研其方，君臣佐使，井然有序，虽不套"汤头"，却方中有方。且药精量小，有如调兵遣将，知人善任，贵在精，贵在巧，讲究"中病即止"，注重"不滥伐无过"，尽显医者之王道，而无"大兵团"（大处方）的霸道之气。

2. 用药特点——常用对药，善用角药

孙老临床组方用药灵巧机动，颇具特色。尤其是对药及角药的运用，使升降相因，出入相衡，动静相合，阴阳相扣，最能体现孙老的"中和"学术思想。

孙老临床多施对药，或相互辅佐，或相互制约，或互为佐制。常用的对药有：广陈皮、法半夏，川郁金、佩兰叶，生薏苡仁、芡实仁，云茯神、炒酸枣仁，石菖蒲、炙远志，制首乌、明天麻，西藁本、蔓荆子，大生地黄、大熟地黄，麦冬、天冬，炙冬花、炙紫菀，龙骨、牡蛎，乳香、没药，蒲公英、金银花，川杜仲、川牛膝，全瓜蒌、薤白，炒枳壳、制川厚朴，制香附、延胡索，浮小麦、麻黄根，旱莲草、女贞子，金樱子、车前子，桑白皮、冬桑叶。

孙老临床还善用角药，三味一组，相须相使，相畏相杀，有机配伍，三足鼎立，互为犄角。常用的有来自经方或小方的角药：黄连、半夏、瓜蒌，茵陈、栀子、大黄，甘草、小麦、大枣，猪苓、茯苓、泽泻，黄连、香薷、厚朴，黄柏、苍术、牛膝，柴胡、黄芩、半夏，大黄、附子、细辛，防风、黄芪、白术，大黄、黄芩、黄连，北杏仁、白蔻仁、薏苡仁，白芥子、紫苏子、莱菔子，润玄参、麦冬、生地黄，人参、麦冬、五味子，附子、干姜、炙甘草；也有自创的角药：人参、黄芪、丹参，菊花、白芷、川芎，银柴胡、地骨皮、炙鳖甲，川杜仲、枸杞子、山茱萸，桑白皮、冬桑叶、枇杷叶，大腹皮、云苓皮、冬瓜皮，白花蛇舌草、半枝莲、天葵子，乌贼骨、西砂仁、鸡内金，制首乌、明天麻、石决明，西藁本、蔓荆子、粉葛根。

3. 组方特点——以人参、黄芪、丹参为君

人参、黄芪、丹参，是孙老最常用的自创角药，也是孙老自拟调气活血抑邪汤诸方的君药。孙老临证多以人参、黄芪、丹参为君药，配合其他角药、对药，益气理血，扶正祛邪，组成自拟调气活血抑邪汤，治疗中医内科、妇科及肿瘤、心脑血管疾病等疑难杂症，助益机体达到"中和"稳态，疗效显著。

人参大补元气，补益脾肺，生津止渴，宁神益智；黄芪则有益气固表、敛汗固脱、托疮生肌、利水消肿之功效；丹参活血调经，祛瘀止痛，凉血消痈，清心除烦，养血安神。《滇南本草》谓丹参"味微苦，性微寒。色赤象火，入心经。补心，生血，养心，定志，安神宁心，健忘怔忡，惊悸不寐，生新血，祛瘀血，安生胎，落死胎。一味可抵四物汤补血之功。"三药合用，气血并调，共奏补气行气、养血活血之功，以求机体气血"中和"的稳态；再配合其他角药、对药，扶正抑邪，助益中和，组成调气活血抑邪汤。上述三味药孙老几乎方方不离，时常变的是三味药用量之比例和用药量之大小，最大量也很少超过 15g，彰显孙老重气血、调气血、畅气血之基本临床思想。

（三）孙光荣教授"中和"学术思想对妇科病的认识

孙老认为，万病乃气血失和。女子以血为主，气顺血旺则经带调，孕育常。若因禀赋不足、六淫七情、房劳多产、饮食失节、劳逸过度等，导致气血中和稳态失衡，则可发为妇科病，表现各异，治疗困难。

孙老根据自己几十年的临床经验，认为妇科病虽然病因不一，病机复杂，但总不离气血逆乱之宗，治疗唯有调理气血，使气充血安，月经自和，他病亦消。诚如张景岳所云："治妇人之病，当以经血为先，而血之所主，在古方书皆言心主血、肝藏血、脾统血，故凡伤心、伤脾、伤肝者，均能为经脉之病。"因此，在诊治妇科病的原则上，孙老遵《素问·五常政大论》"上取下取，内取外取，以求其过""病在上，取之下；病在下，取之上"，即上之病宜下取，下之病宜上取。心肝脾病，可致经带之病；经带为病，亦能伤心肝脾肾。故临证之时，应根据主诉，结合全身症状、舌脉，审证求因，治病求本，做到上下并调，内外合治，标本兼顾，攻补同施，而使脏腑顺安，气血畅通，机体中和，经带正常。

（四）孙光荣教授运用"中和"理论诊疗妇科病验案赏析

1. 月经后期

月经后期，又称经期错后、经迟，指月经周期较正常推迟7天以上。可因血虚、阴虚、气滞、痰阻、寒凝、血瘀等，引起营血虚滞，甚者伴经量过少，常可发展为闭经。

案1： 经行愆期，多思厌食，眠艰多梦，证属心脾两虚，痰瘀内阻，治以益气健脾，养血安神，佐以活血通经。

童某，女，28岁。

2010年1月15日初诊：月经愆期2周，色深有块，多思，神难守一，尤厌冷食。舌淡红苔少，脉细稍数。辨证：心脾两虚，痰瘀内阻。治则治法：益气健脾，养血安神，佐以活血通经。处方：生晒参12g，生北黄芪12g，紫丹参10g，益母草10g，法半夏7g，广陈皮7g，西砂仁5g，荜澄茄4g，佩兰叶6g，川杜仲12g，炙远志6g，石菖蒲6g，云茯神15g，炒酸枣仁15g，灵磁石10g，生甘草5g。7剂，每日1剂，水煎内服，每日2次。

2010年3月19日二诊：服上方后已见效，月经正常，但春节后他症反复，现不寐，胃不舒，经期提前，舌淡苔少，脉细稍数。上方去荜澄茄、佩兰叶、川杜仲，加乌贼骨10g，鸡内金6g，夜交藤10g。服法同前。

2010年4月2日三诊：服前方病情稳定，现多梦，夜咳，舌淡紫、苔薄白，脉弦细。前方去益母草、乌贼骨、西砂仁、鸡内金、灵磁石，加桑白皮10g，麦冬12g，宣百合10g，炙百部10g，白蔻仁6g。服法同上。

按语：对于本病，朱丹溪提出"过期而来，乃是血虚，宜补血，用四物加黄芪、陈皮、升麻"，此乃常理。余师则根据患者多思厌食与眠艰多梦互见的特点，认为导致月经愆期的根本是忧思伤脾，心神失养，虽"病在下"，但宜"取之上"，治疗重在健脾和胃以增纳化，养心安神以通经脉。正所谓不治而治，使脏腑功能正常，冲任气血调和，血海蓄溢有常，胞宫藏泻有时，月经行止有期。

2. 崩漏

崩漏是指妇女不在月经期，突然阴道大量下血，量多如注，或淋漓不断，前者称为崩中，后者称为漏下。若经期延长达 2 周以上者，应属崩漏范畴，称为经崩或经漏。此病属妇科常见病，常因崩与漏交替，因果相干，致使病变缠绵难愈，成为妇科的疑难重症。历代医家都将崩漏专立门类进行论述，至今仍为妇科讨论、研究的重点。崩漏相当于西医学无排卵性功能失调性子宫出血。现代医学虽然对其病因研究较为透彻，但在治疗上始终应用激素止血及进行人工周期调节，虽然在用药期间可起到止血、建立正常月经周期之效果，但停药之后易反复发作，同时长期服用激素有明显的副作用。而中医药有多系统、多环节的整体调节作用，用于临床安全而有效。

此病的主要病机是冲任损伤，不能固摄经血，而引起冲任不固的常见原因有肾虚、脾虚、血热、血瘀、气郁、湿热等。此病以无周期性的阴道出血为辨证要点，临证时结合出血的量、色、质变化和全身证候辨明寒、热、虚、实。治疗应根据病情的缓急轻重、出血的久暂，采用急则治其标、缓则治其本的原则，灵活运用塞流、澄源、复旧三法。

案 2：月经不调，淋漓不断，证属肝肾阴虚、热扰冲任，治以滋肾敛肝、益气止血。

辛某，女，36 岁。

2009 年 4 月 10 日初诊：经期紊乱，经血色黑有块，淋漓不断，白带量多。

患者 10 年前人工流产后至今未孕。3 月 4 日经来后至今未净，白带增多。经期紊乱，经血色黑有块，淋漓不断。舌淡红，苔少，脉弦数。

专科检查：前位子宫，宫体大小：6.2cm×5.3cm×5.4cm，形态稍饱满，肌层回声稍欠均匀，后壁探及一不均质回声区，范围 3.2cm×2.5cm，边界欠清晰，内膜线略向前偏移，厚 0.9cm。

西医诊断：子宫腺肌症。中医诊断：崩漏。辨证：肝肾阴虚，热扰冲任。治则：滋肾敛肝，益气止血。处方：白晒参片 15g，生北黄芪 15g，紫丹参 15g，云茯神 15g，炒白术 10g，当归片 12g，炙远志 10g，炒酸枣仁 15g，龙眼肉 10g，蒲黄炭 15g，地榆炭 15g，阿胶珠 15g，山慈菇 10g，蒲公英 15g，生甘草 5g，大枣 5 枚，生姜 3 片。7 剂，每日 1 剂，分 2 次服。

二诊：血压高（舒张压高），头胀，晨起脐周疼痛，腰酸。舌红、苔少、脉稍数。

处方：石决明 20g，川牛膝 15g，法半夏 10g，广陈皮 10g，生北黄芪 10g，益母草 10g，当归片 10g，炒白术 10g，云茯神 15g，炙远志 6g，炒酸枣仁 12g，龙眼肉 10g，地榆炭 15g，茜草炭 15g，延胡索 10g，田三七 6g，生甘草 5g。7 剂，每日 1 剂，分 2 次服。紫河车粉 99g，每次 3g，每日 2 次，冲服。

三诊：服上方后漏止已 5 天，晨起头胀，脐周不适，血压偶有升高。舌红、苔少，脉稍数。处方：石决明 20g，川牛膝 15g，川杜仲 15g，西藁本 10g，正川芎 6g，益母草 10g，当归片 10g，炒白术 10g，云茯神 15g，炙远志 6g，炒酸枣仁 12g，地榆炭 15g，茜草炭 15g，田三七 6g，龙眼肉 10g，广木香 6g(后下)，大枣 7 枚，生鲜姜 3 片，生甘草 5g。7 剂，每日 1 剂，分 2 次服。

按语：经云"阴虚阳搏谓之崩"，是言造成崩漏病机，责之于阴虚。本例崩漏患者的病机根本亦是肝肾阴虚，阴不敛阳，导致肝阳妄动，虚火干扰冲任二脉，使冲任失其开阖之常，致经血非时而下。肝肾不足则腰酸；阴不敛阳，肝阳妄动则头胀。另外，本例患者还有痰瘀之象，如白带多，经血色黑有块。因此，在滋肾敛肝、益气止血的基础上外加活血祛痰之品而收效。

案 3：月经淋漓不断，少腹坠胀，证属气滞血瘀，热扰冲任，治以理气活血、凉血止血。

吕某，女，24 岁。

2011 年 5 月 13 日初诊：漏证。自今年 2 月以来，月经淋漓不断，色红有块，少腹坠胀，经补气、止血治疗，疗效不显。舌淡、苔少，脉弦且涩。辨证：气滞血瘀，热扰冲任。治则治法：理气活血，凉血止血。处方：西洋参 12g，生北黄芪 15g，紫丹参 7g，益母草 10g，制香附 10g，吴茱萸 10g，茜草炭 10g，蒲黄炭 12g，生地黄炭 12g，阿胶珠 12g，蒲公英 12g，延胡索 10g，黄芩炭 10g，川郁金 10g，生甘草 5g。7 剂，每日 1 剂，水煎内服，每日 2 次。

2011 年 5 月 20 日二诊：服前方后，月经淋漓不断明显好转，现仍有少量咖啡色分泌物，少腹已不胀。舌红，苔少，脉细濡。上方去生地黄炭、延胡索、川郁金，加川萆薢 12g，薏苡仁 12g，玉米须 6g，杭白芍 15g，制川朴 5g。服法同前。

2011 年 7 月 1 日三诊：前方加减服用一月余，月经淋漓已止，现感心悸、腹胀。舌红、苔少，脉弦小。处方：生晒参 12g，生北黄芪 10g，紫丹参 7g，益母草 10g，阿胶珠 10g，蒲公英 15g，蒲黄炭 15g，生地黄炭 12g，地榆炭 12g，杭白芍 12g，云茯神 15g，炒酸枣仁 15g，龙眼肉 10g，炙远志 6g，大红枣 10g，灵磁石 10g，大腹皮 10g，生甘草 5g。7 剂，每日 1 剂，水煎内服，每日 2 次。

2011 年 7 月 22 日四诊：服前方后，症状缓解，腹胀不显，月经至，五日，色质正常。舌红、苔少，脉细缓。上方去杭白芍、大腹皮，加金银花 15g，服法同前。

2011 年 7 月 29 日五诊：服前方后，月经淋漓反复，减少但未尽。舌红、苔少，脉细。处方：生晒参 10g，生北黄芪 10g，紫丹参 5g，当归身 10g，云茯神 15g，炒酸枣仁 15g，炙远志 6g，龙眼肉 10g，大红枣 10g，牡丹皮 10g，川郁金 10g，生地黄炭 10g，地榆炭 10g，蒲黄炭 15g，生甘草 5g，生鲜姜 3 片。7 剂，每日 1 剂，水煎内服，每日 2 次。

服上方后月经淋漓已止，病情稳定。

按语：本例患者经血非时而下，量少势缓，当属祖国医学崩漏之漏证。其经血淋漓不断，色红有块，少腹坠胀，脉弦且涩，乃因瘀滞冲任，血不循经，运行不畅，治宜活血祛瘀、固冲止血，此为"通因通用""反治"之法。而《丹溪心法》指出："夫妇人崩中者，由脏腑损伤冲任二脉，血气俱虚故也。"故余师方以人参、黄芪、丹参为君，益气理血，提气摄血，其中丹参一味抵四物，乃活补同用之妙品；再选用阿胶珠补血止血，益母草活血调经，炭类药凉血止血；配合制香附、川郁金、延胡索等理气解郁，调经止痛，蒲公英、金银花、牡丹皮等清热凉血；并根据脾虚湿停而白带量多之标证，加用川草薢、薏苡仁、玉米须等分清泌浊，效著。后患者月经淋漓反复，时感心悸，腹胀，舌淡，苔少，心脾两虚证候明显。又据《丹溪心法》"治宜当大补气血之药，举养脾胃，微加镇坠心火之药，治其心，补阴泻阳，经自止矣"，于是余师把握病证关键，改用归脾汤加减，调理月余，终使经漏顽疾得以平复。

3. 闭经

女子年逾 18 周岁，月经尚未来潮，或月经来潮后又中断 6 个月以上者，称为闭经，前者称原发性闭经，后者称继发性闭经，古称女子不月、月事不来、月信不行、经水不通、经闭等。妊娠期、哺乳期或更年期的月经停闭属生理现象，不做闭经论。闭经的发病机理主要是冲任气血失调，有虚、实两个方面，虚者由冲任亏败，源断其流；实者因邪气阻隔冲任，经血不通。导致闭经的病因复杂，有先天因素，也有后天获得，可由月经不调发展而来，也有因他病致闭经者。辨证重在辨明虚实或虚实夹杂的不同情况。治疗上，虚证者治以补肾滋肾，或补脾益气，或补血养阴，以滋养经血之源；实证者治以行气活血，或温经通脉，或祛邪行滞，以疏通冲任经脉。此病虚证多实证少，切忌妄行攻破之法，犯虚虚实实之戒。

案 4：继发性闭经，消瘦，面暗，口干，尿黄，寐差，证属阴虚血瘀，冲任失调。治以滋阴养血，通经活血。

文某，女，35 岁。

2011 年 6 月 10 日初诊：继发性闭经。自 2010 年春季以来，月经自行停止。现面色晦暗，消瘦，尿黄，寐差，口干。舌淡紫、苔黄，脉细涩。辨证：阴虚血瘀，冲任失调。治则治法：滋阴养血，通经活血。处方：西洋参 12g，生北黄芪 15g，紫丹参 10g，大熟地黄 12g，阿胶珠 10g，益母草 15g，川郁金 10g，制香附 10g，大生地黄 10g，赤芍药 12g，金银花 12g，制何首乌 15g，云茯神 15g，炒酸枣仁 15g，无柄芝 3g，川红花

10g，生甘草 5g。7 剂，每日 1 剂，水煎内服，每日 2 次。

2011 年 6 月 24 日二诊：服前方后，诸症好转，月经未至。舌淡红，苔白，脉沉细。上方去金银花，加枸杞子 15g，服法同前。

2011 年 7 月 15 日三诊：服前方后精神转佳，少腹疼，下肢疼，月经未至。舌淡、苔白，脉细。处方：生晒参 15g，生北黄芪 12g，紫丹参 10g，益母草 15g，制香附 10g，川郁金 10g，阿胶珠 10g，延胡索 10g，川牛膝 10g，川红花 10g，吴茱萸 10g，生甘草 5g。14 剂，每日一剂，水煎内服，每日 2 次。

服上方后月经至，继续调理两个周期，月经正常。

按语：《景岳全书·妇人规》曰："凡妇女病损，至旬月半载之后，则未有不闭经者。正因阴竭，所以血枯，枯之义，无血而然。"闭经的病因主要有饮食不当、情志失调、寒湿内侵、劳伤产后等。而本案患者并无明显的上述发病因素，根据其病史、症状，结合舌脉，当属久病脾虚，气血生化乏源，肾阴不得滋养，冲任无血可下，表现为经闭、消瘦、舌淡、脉细。而正气虚极，必血流艰涩，甚至枯涸，而生瘀证，表现为面色晦暗，舌紫，脉涩。阴虚内热，心肾不交，则表现为口干、尿黄、寐差、舌苔黄。因此，本案闭经缘于阴血不足，血海无血，有如水库无水，若直接开闸并无经水满溢外泄。故治疗上，余师用熟地黄、生地黄、阿胶珠生血补血，制首乌、无柄芝、枸杞子滋肾养阴以储水，并用益母草、川红花、赤芍药等活血通经以开闸，随症加减用药。诚如《景岳全书·妇人规》所言："欲其不枯，无如养营；欲以通之，无如充之。但使雪消则春水自来，血盈则经脉自至，源泉混混，又孰有能阻之者？"足以预见此病远期疗效。

案 5：闭经并不寐、纳呆，证属肝郁脾虚，心肾不交。"补以通之，散以开之"，心、肝、脾、肾四经同治，不治之治意也。

贾某，女，25 岁。

2009 年 7 月 9 日初诊：产后停经 2 年，不寐、纳呆 1 年。刻下：寐差，纳不香，恶油，脱发，消瘦，心烦，下肢无力，口干不引饮。舌淡、苔黄腻，脉细涩且沉。诊断：闭经。辨证：肝郁脾虚，心肾不交。治则：疏肝健脾，交通心肾，养血活血通经。处方：生晒参 10g，生北黄芪 12g，紫丹参 10g，川郁金 10g，云茯神 15g，炒酸枣仁 15g，制何首乌 15g，明天麻 10g，益母草 10g，法半夏 7g，广陈皮 7g，佩兰叶 6g，阿胶珠 12g，枸杞子 15g，生龙齿 15g（先煎），乌贼骨 10g，山药 12g，生甘草 5g。7 剂，每日 1 剂，分 2 次服。

二诊：服上方后，自感稍好转，但月经仍未至，怕冷，消瘦，无力，仍寐差，纳差。舌淡、苔黄润，脉细涩。上方改生晒参为西洋参；去法半夏、广陈皮、佩兰叶、枸杞子、山药、生甘草，加谷麦芽各 15g，西砂仁 4g，薏苡仁 20g，芡实仁 20g。因患者此时脾失健运之证明显，故加上此四药以助健脾之功，益后天之本。

三诊：月经未至，仍难寐，多梦，纳差，多汗，消瘦，腹胀，脚肿。舌绛，苔少，脉细涩。因患者脉有涩象，并出现水肿之象，随证调方，治以理气利水、活血调经。处方：生晒参 15g，生北黄芪 15g，紫丹参 10g，益母草 15g，浮小麦 15g，当归片 10g，阿胶珠 10g，川红花 10g，乌贼骨 10g，生龙齿 15g（先煎），大腹皮 12g，炒枳壳 6g，制川厚朴 12g，云苓皮 12g，合欢皮 10g，川杜仲 12g，冬瓜皮 10g，车前仁 10g(包煎)，谷麦芽各 15g，鸡内金 6g，生甘草 5g。7 剂，每日 1 剂，分 2 次服。

四诊：服上方后纳眠可，脚稍肿，腹仍胀，月经未至。舌绛、苔少，脉细涩。因纳眠已可，仅有肿胀，更方如下：生晒参 15g，生北黄芪 12g，紫丹参 10g，益母草 15g，鸡骨草 12g，田基黄 15g，薏苡仁 15g，川红花 6g，云苓皮 10g，赤小豆 10g，车前仁 10g（包煎），麻黄根 10g，制何首乌 15g，阿胶珠 10g，浮小麦 15g，当归片 15g，金樱子 10g。7 剂，每日 1 剂，分 2 次服。

服上方后，月经至，腹胀、脚肿消失，病情平稳。

按语：不寐之因颇多，但缘于阳不入阴，心肾不交而致不寐者较为常见。诚如清代名医林佩琴《类证治裁·不寐论治》所云："阳气自动而之静则寐，阴气自静而之动则寤，不寐者，病在阳不交阴也。"产后耗血伤阴，阴虚内热，以致产后经闭；肝肾阴亏，心肾不交，血虚受风而脱发；肝郁脾虚，则纳差、恶油、消瘦、下肢无力。孙老采用水火两济、疏肝健脾法治疗此证，颇多效验。心火下交于肾水，肾水上济于心火，心肾阴阳交通，水火既济，则昼兴夜寐。《傅青主女科》云："肾气本虚，又何能盈满而化经水外泄耶？"此方心、肝、脾、肾四经同治药也，妙在"补以通之，散以开之"而经水自调，正乃不治之治意也。

4. 带下病

正常女子自青春期开始，肾气充盛，脾气健运，任脉通调，带脉健固，阴道内即有少量白色或无色透明无臭的黏性液体，特别是在经期前后、月经中期及妊娠期量增多，以润泽阴户，防御外邪，此为生理性带下。若带下量明显增多，或色、质、气味异常，即为带下病。《女科证治约旨》说："若外感六淫，内伤七情，酝酿成病，致带脉纵弛，不能约束诸脉经，于是阴中有物，淋漓下降，绵绵不断，即所谓带下也。"在《诸病源候论》中还有五色带下的记载，有青、赤、黄、白、黑五色名候，指出五脏俱虚损者，为五色带俱下。临床上以白带、黄带、赤白带为常见。带下病以带下增多为主要症状，临床必须辨证与辨病相结合进行诊治。西医妇科疾病如阴道炎、宫颈炎、盆腔炎及肿瘤等均可见带下量多，应明确诊断后按带下病辨证施治，必要时应进行妇科检查及排癌检查，避免贻误病情。带下病以湿邪为患，故其病情缠绵，反复发作，不易速愈，而且常并发月经不调、闭经、不孕、癥瘕等疾病，是妇科领域中仅次于月经病的常见病，应予重视。

案 6：赤白带患者，月经提前，色黑有块，腰痛，多梦，心烦，易怒。证属阴虚阳亢，湿热瘀结，治以滋阴潜阳，清热利湿，活血解毒，兼以凉血止血。

李某，女，32岁。

2011年7月15日初诊：白带，心烦，易怒，月经提前，色黑有块，腰痛，眼花，多梦，便黏，多发口腔溃疡。舌红、苔少，脉弦小。辨证：阴虚阳亢，湿热瘀结。治则治法：滋阴潜阳，清热利湿，活血解毒。处方：西洋参12g，生北黄芪12g，紫丹参10g，云茯神15g，炒酸枣仁15g，合欢皮10g，制何首乌15g，明天麻10g，蒲公英12g，川杜仲15g，川萆薢10g，山慈菇10g，焦三仙各15g，大红枣10g，生甘草3g。7剂，每日1剂，水煎内服，每日2次。

2011年7月29日二诊：服前方后腰痛、多梦、月经不调等症状好转，但盆腔炎症状存在，白带偶有血丝。舌淡，苔少，脉细。上方紫丹参减量为7g，蒲公英增量为15g，加金毛狗10g，地榆炭10g。7剂，服法同前。

2011年9月2日三诊：服前方后精神明显好转，诸症减轻，但仍有白带夹血丝。舌淡，边尖有齿痕，苔少，脉弦缓。处方：西洋参12g，生黄芪12g，紫丹参5g，云茯神15g，炒酸枣仁15g，合欢皮10g，山慈菇10g，桑螵蛸10g，川萆薢10g，地榆炭10g，生地黄炭10g，阿胶珠10g，大红枣10g，车前子10g，生甘草5g。7剂，每日1剂，水煎内服，每日2次。另方：蒲公英12g，蛇床子10g，白鲜皮10g，白花蛇舌草15g，半枝莲15g，鱼腥草15g，紫苏叶15g，煅龙骨15g，煅牡蛎15g，蒲黄炭15g，白茅根15g，生甘草5g。7剂，每日1剂，水煎外洗阴部，每日2次。

内服外治，双管齐下，调理月余，赤白带止，诸症好转，病情稳定。

按语：《傅青主女科》云："夫带下俱是湿症。"正常带下的产生与肾气盛衰、天癸至竭、冲任督带功能正常与否有重要而直接的关系。若肾气旺盛，所藏五脏六腑之精在天癸作用下，通过任脉到达胞中，在督脉的温化和带脉的约束下生成生理性带下。若内外湿邪为患，侵袭胞宫，以致任脉损伤，带脉失约，则发为带下病。临证应根据带下的量、色、质、气味，结合伴随症状及舌脉、病史综合分析，辨清寒热虚实。孙老认为，白带味腥臭、质黏稠是湿热下注的表现，白带清亮、稀薄则提示肾元亏损，红白夹杂则癌变可能性大。本案患者出现赤白带，从其全身症状、舌脉来看，当为阴虚夹湿，阴不敛阳，湿浊从阳化热，湿热蕴毒，下注任带所致。而水湿内停，气机阻滞，瘀久化热，血不循经，月事提前，白带夹红。吾师遂以益气养阴之法扶正，清热利湿，活血解毒，凉血止血之法祛邪，标本兼顾，内服外治，双管齐下，奇效可待！吾师还强调带下病缠绵难愈，善后调补脾肾以固本，方可巩固疗效，减少复发。

案7：白带增多、黄稠，伴阴痒，既往有宫颈炎及盆腔积液病史。证属脾肾亏虚，湿热下注。治以健脾固肾、理气祛湿、涩精止带。

孙某，女，23岁。

2011年8月5日初诊：带下病。近半年来，胃脘不适，食欲减退，腰酸，白带增多、黄稠，阴痒。既往有宫颈炎及盆腔积液病史。舌淡，苔少，脉细涩。辨证：脾肾亏虚，湿热下注。治则治法：健脾固肾、清热祛湿。处方：西洋参10g，生北黄芪10g，紫丹参10g，乌贼骨10g，西砂仁4g，荜澄茄4g，制川厚朴6g，川杜仲10g，阿胶珠10g，川萆薢10g，生薏苡仁15g，芡实仁15g，蒲公英15g，白鲜皮10g，生甘草5g。7剂，每日1剂，水煎内服，每日2次。另方：蛇床子15g，百部根15g，白鲜皮15g，蝉蜕6g，皂角刺10g，地肤子15g，鱼腥草12g，蒲公英15g，金银花15g，煅龙骨10g，煅牡蛎10g，生薏苡仁15g，生甘草5g。7剂，每日1剂，水煎外洗阴部，每日2次。

2011年8月26日二诊：内服前方后白带减少，但腹泻；外用前方后，阴痒减轻。舌红、苔少，脉细涩。针对腹泻，更方如下：生晒参10g，生北黄芪10g，紫丹参10g，乌贼骨10g，西砂仁4g，川萆薢10g，焦三仙各15g，藿香叶6g，延胡索10g，大腹皮10g，蒲公英12g，车前子10g，生甘草5g。7剂，服法同前，腹泻止后，服用首诊方药。外洗方同上，续用。

内服外治，双管齐下，调理月余，白带减少，阴痒消失，病情稳定。

按语： 本病属祖国医学带下病、阴痒范畴，"治外必本诸内"，应采用内服与外治、整体与局部相结合辨证施治。带下量多、黄稠，伴阴痒，多为肝经湿热下注，带下浸渍阴部，或湿热生虫，虫蚀阴中以致阴痒。而湿邪为患，带下为病，脾肾功能失常又是发病的内在条件。因此，本病为本虚标实之证，治疗上应着重调理肝、脾、肾三脏，扶正祛邪，标本兼治。本案孙师即在益气升阳、温中健脾、补益肝肾的基础上配用西砂仁、生薏苡仁、芡实仁之类健脾固肾、理气祛湿、涩精止带，川萆薢、车前仁之属利尿，使邪有出路；同时，另方用蛇床子、百部根燥湿、杀虫，白鲜皮、蝉蜕、皂角刺、地肤子止痒，鱼腥草、蒲公英、金银花清热解毒，煅龙骨、煅牡蛎收敛固涩以止带，生薏苡仁健脾利湿，水煎外洗。诸药合用，内外同治，使脾气健、清阳升、湿邪除，任带二脉得固而收全功。

5. 子宫肌瘤

子宫肌瘤是女性生殖器最常见的良性肿瘤，临床表现为月经周期缩短、经量增多、经期延长，白带增多，腹块，腹痛，腰酸，下腹坠胀，压迫症状，不孕，继发性贫血等。目前，现代医学治疗子宫肌瘤的方法有药物治疗、手术治疗、介入治疗，价格昂贵且病人不易接受。中医对子宫肌瘤的治疗积累了丰富的经验，包括辨证论治、中成药治疗以及针灸疗法等。中医药治疗子宫肌瘤既可使肌瘤消散，又可免除患者手术之苦，保留生育功能，独具优势，有着较为广阔的前景。

案8： 子宫肌瘤伴盆腔积液，去疾求子，证属阴血亏虚，瘀毒内结，治以滋阴养血，解毒散结利湿，养精种子。

施某，女，38岁。

2010年7月23日初诊：子宫肌瘤2年，伴盆腔积液。2010年3月16日超声所见：

子宫肌瘤，盆腔积液；右侧卵巢长径为 3.0cm，左侧卵巢长径为 2.8cm；子宫后方可见液性暗区，厚径 1.8cm。刻下：多梦，消瘦，面色无华，皮肤干涩，月经准期，质稠。舌红、边有齿痕、苔薄，脉细涩。中医诊断：癥瘕，痰饮。证属阴血亏虚，瘀毒内结，治以滋阴养血，解毒散结利湿，养精种子。处方：西洋参 12g，生北黄芪 12g，紫丹参 7g，山慈菇 10g，猫爪草 10g，生薏苡仁 15g，炒芡实 15g，葶苈子 10g，川杜仲 12g，鸡内金 6g，云茯神 15g，炒酸枣仁 15g，阿胶珠 12g，大生地黄 10g，杭白芍 10g，生甘草 5g。7 剂，每日 1 剂，分 2 次服。

2010 年 7 月 30 日二诊：服前方后，病情稳定，便稀，带稠，略呈红色，多梦，舌红边有齿痕，苔少，脉细稍涩。上方去川杜仲、鸡内金、阿胶珠、生地黄、杭白芍，加炒广曲 15g，车前子 10g，制何首乌 15g，生龙齿 15g。服法同前。

2010 年 8 月 6 日诊：服上方后，病情稳定，舌淡边有齿痕，苔花剥，脉细稍涩。求嗣。上方去云茯神、炒酸枣仁、炒广曲、生龙齿，加阿胶珠 10g，制鳖甲 15g，路路通 10g，鸡内金 6g。14 剂，每日 1 剂，分 2 次服。

按语： 子宫肌瘤属于中医学癥瘕范畴，是有形之邪，以胞中结块为主要特征；而盆腔积液则属于中医学痰饮的范畴，亦为实邪。本例兼有阴血亏虚之象，总的病机为正虚邪实，虚实夹杂。"实者攻之""结者散之"，余师标本兼顾，扶正和祛邪相结合，方中山慈菇、猫爪草解毒散结；生薏苡仁、炒芡实补脾祛湿；葶苈子、车前子利水渗湿；阿胶珠、制何首乌益肾养血填精。诸药合用，共奏滋阴养血、解毒散结利湿、养精种子之效。

6. 乳腺增生

乳腺增生是妇女常见病、多发病之一，多见于 25 ～ 45 岁女性，且发病年龄呈现低龄化。其本质上是一种生理增生与复旧不全造成的乳腺正常结构的紊乱。在我国，囊性改变少见，多以腺体增生为主，故多称乳腺增生症。临床以乳腺肿块，乳腺疼痛为基本表现，大约 80% 的患者有乳房疼痛的症状，多双侧，也可单侧疼痛，疼痛性质分为胀痛、刺痛、窜痛、隐痛或触痛，可在月经前加重，也常在劳累、情绪变化、天气变化时加重。乳房肿块是诊断乳腺增生症的主要依据，多数为多发，肿块大小不等，质地硬或硬韧，不与皮肤粘连，表面常不光滑，触之有颗粒感。乳房肿块也有随月经周期变化的特点，经前肿块增大变硬，经后肿块缩小变软。除以上症状外，部分患者有乳头发痒，溢液及口苦胁胀、胸闷、厌食、月经紊乱等全身症状。西医认为乳腺增生发病原因主要是由于内分泌失调，故临床多用激素调节卵巢功能，但疗效不稳定，常反复发作，甚至恶变；如果采用手术治疗则会造成损伤，可能影响美观，远期疗效亦欠佳。而中医学认为，本病主要是由于劳倦内伤、郁怒伤肝、思虑伤脾、气滞血瘀、痰凝成核所致，称之为乳癖。多采用疏肝解郁、健脾益气、活血化痰等方法，结合按摩、外敷等手段综合调治，并注重日常饮食、情志的调养及不良生活方式的改变，治愈率高。

案 9： 乳腺增生，经期感觉胀痛明显，月经愆期，色黑，有块。证属气滞血瘀，痰凝乳络。治以理气止痛，活血化痰，软坚散结。

何某，女，35 岁。

2011 年 5 月 13 日初诊：乳腺增生，胀痛在经期感觉明显。月经愆期，色黑，有块。舌紫、苔薄白，脉弦小。辨证：气滞血瘀，痰凝乳络。治则治法：理气止痛，活血化痰，软坚散结。处方：生晒参 12g，生北黄芪 10g，紫丹参 10g，益母草 10g，制香附 10g，丝瓜络 6g，山慈菇 10g，天葵子 10g，川郁金 10g，法半夏 7g，广陈皮 7g，延胡索 10g，蒲公英 15g，制鳖甲 15g，生甘草 5g。7 剂，每日 1 剂，水煎内服，每日 2 次。

2011 年 5 月 20 日二诊：服前方后，病情稳定，右侧乳腺增生已有软化、缩小，手足凉。舌淡紫，苔薄白，脉弦小。前方加珍珠母 15g，伸筋草 10g，14 剂，服法同前。

2011 年 6 月 10 日三诊：服前方后，右侧乳腺增生缩小，但觉痒，月经有味。舌绛、苔白，脉弦。处方：西洋参 10g，生北黄芪 10g，紫丹参 10g，北柴胡 10g，川郁金 10g，广橘核 6g，制香附 10g，丝瓜络 6g，山慈菇 10g，珍珠母 15g，制鳖甲 15g，皂角刺 10g，延胡索 10g，生甘草 5g。7 剂，每日 1 剂，水煎内服，每日 2 次。

2011 年 6 月 17 日四诊：服前方后乳腺增生已明显缩小，右侧已基本消散，但偶有腹泻。上方去延胡索，加焦三仙各 15g，车前仁 10g，服法同前。

2011 年 7 月 15 日五诊：服前方后，乳腺增生缩小，现四肢凉，自汗。舌淡紫、苔薄黄，脉细涩。处方：生晒参 12g，生北黄芪 12g，紫丹参 10g，川郁金 10g，山慈菇 10g，丝瓜络 10g，制鳖甲 15g，珍珠母 15g，云茯神 15g，炒酸枣仁 15g，浮小麦 15g，生甘草 5g。7 剂，服法同前。

2011 年 8 月 26 日八诊：前方加减服用一个月后，右侧乳腺增生已消散，左侧尚有三粒小结节，偶有自汗。舌绛，苔白滑，脉弦小。处方：生晒参 12g，生北黄芪 12g，紫丹参 10g，川郁金 10g，山慈菇 10g，丝瓜络 10g，云茯神 15g，炒酸枣仁 15g，制鳖甲 15g，麻黄根 10g，浮小麦 15g，阿胶珠 10g。14 剂，每日 1 剂，水煎内服，每日 2 次。

按语： 本病属于祖国医学乳癖范畴。孙老认为，乳癖发病多因情志内伤、忧思恼怒。正如《外科正宗》所云："忧郁伤肝，思虑伤脾，积想在心，所愿不得志者，致经络痞涩，聚结成核。"足阳明胃经过乳房，足厥阴肝经至乳下，足太阴脾经行乳外。若情志内伤，忧思恼怒则肝脾郁结，气血逆乱，血阻为瘀，津聚成痰；复因肝木克土，致脾不能运湿，胃不能降浊，则痰浊内生；痰浊瘀血阻于乳络则为肿块疼痛。八脉隶于肝肾，冲脉隶于阳明，若肝郁化火，耗损肝肾之阴，则冲任失调，因"冲任……二经……主上为乳汁，下为月水"（《妇人良方》），故而乳房结块而疼痛，月事愆期而紊乱。验之于临床，乳房结块之大小和疼痛程度每随月经周期而改变，且多伴月经不调。本案即为气滞痰凝血瘀、冲任二经失调的典型病例，余师以理气止痛、活血化痰、软坚散结之法治疗是证，并强调要善用丝瓜络等引经药，使药达病所；天葵子、山慈菇、制鳖甲等软坚散结之药应与人参、黄芪等益气扶正之药合用，做到中病即止，避免过用伤正；善后还须补肾固本以减少复发。颇多效验，值得效法。

（翁俊雄，杨建宇，李彦知，孙文正，薛武更，王兴）

二、孙光荣教授运用外治法治疗带下病的学术经验

带下病，是困扰患者、缠绵难愈、苦不堪言、严重影响生活质量以及夫妻生活的妇科疾病，古已有之，而今由于生活环境的日益复杂致使发病率日渐增高。笔者师从孙光荣教授，获得采用孙氏清带汤外治法，见效快速、疗效持久，特将孙光荣教授运用外治法治疗带下病的学术经验初步总结如下。

中医所称的带下病，是影响妇女生活质量和健康的常见病、多发病。"带下"之名，首见于《内经》，如《素问·骨空论》说："任脉为病……女子带下瘕聚。"带下一词，有广义、狭义之分，广义带下泛指妇产科疾病而言，狭义带下又有生理、病理之别。正常女子自青春期开始，肾气充盛，脾气健运，任脉通调，带脉健固，阴道内即有少量白色或无色透明无臭的黏性液体溢出，特别是在经期前后、月经中期及妊娠期，其量增多，用以润泽阴户，防御外邪，此为生理性带下。如《沈氏女科辑要》引王孟英说："带下，女子生而即有，津津常润，本非病也。"若带下量明显增多，或色、质、气味异常，即为带下病，临床上以白带、黄带、赤白带为常见。近年来也有学者开始认为带下病还应包括"带下过少"[1-2]。笔者所论之带下病主要指带下过多。西医妇科疾病如阴道炎、宫颈炎、盆腔炎及肿瘤等均可见带下量多，必要时应进行妇科检查及排癌检查，避免贻误病情。

带下病的主要病因是湿邪，如《傅青主女科》说"夫带下俱是湿症"。湿有内外之别。外湿指外感之湿邪，如经期涉水淋雨，感受寒湿，或产后胞脉空虚，摄生不洁，湿毒邪气乘虚内侵胞宫，以致任脉损伤，带脉失约，引起带下病。内湿的产生与脏腑气血功能失调有密切的关系：脾虚运化失职，水湿内停，下注任带；肾阳不足，气化失常，水湿内停，又关门不固，精液下滑；素体阴虚，感受湿热之邪，伤及任带，导致带下病的发生。带下病病位主要在前阴、胞宫，任脉损伤、带脉失约是带下病的核心机理。

从古至今，带下病的治疗以内治法为多，但外治法具有局部药物浓度高、直达病灶的优点，因此历来备受重视。带下病外治法首见于《金匮要略》的矾石丸。有研究发现，自《金匮要略》之后，治疗带下病的外用方不多，多采用阴道纳药的疗法，其次采用外洗、外熏及外敷疗法。外治多采用辛温燥湿、杀虫止痒之药，以温补下元，祛湿止痒。从目前文献报道来看，临床中治疗带下病的外用药以清热解毒为主，如治疗湿

热下注型阴道炎有临床疗效的清热化湿中药方[3]，组方为：苦参 15g、黄柏 15g、蛇床子 15g、龙胆草 15g、土荆皮 30g、地肤子 15g、淫羊藿 10g、蒲公英 30g、冰片 4g（后下）。王和权[4]经临床观察发现苦参百部黄柏汤冲洗坐浴治疗滴虫性阴道炎与念珠菌阴道炎，效果满意。苦参百部黄柏汤组方为苦参、百部、黄柏、白鲜皮、地肤子、蛇床子、蒲公英、土茯苓、五倍子、乌梅。欧晓青[5]治疗老年性阴道炎的外用药——清带汤组方为知母、黄柏、金银花、蒲公英、牡丹皮、丹参、旱莲草、地骨皮、枸杞子、党参、黄芪。姜妮娜[6]治疗阴道炎的坐浴方组方为：苦参、蛇床子、百部、川椒、大枫子、白矾、白头翁。

孙光荣教授是全国老中医药专家学术经验继承工作指导老师，是第五批全国老中医药专家学术经验继承工作指导老师、第四批北京市级老中医药专家学术经验继承工作指导老师，执业中医临床 50 多年，擅长治疗内科、妇科、肿瘤、情志病的疑难杂病，是我国著名的中医临床家和文献学家。在长期的中医理论和临床研究中，孙老在诊治带下病的长期临床实践中形成了鲜明的学术观点和"三联药组"用药特色。虽然众多学者认识到带下有生理性和病理性之分，但未体现在组方用药上。孙老独具匠心，认为白带本属人体生理现象，白带增多无论何种原因所致，固然是病理现象，但女子之带犹如男子之精，女子带下绵绵，犹如男子遗精，日久则可导致人体虚证丛生。因此，带下病的外治不能只顾针对症状而一味使用清热解毒止痒的药物，单纯清热解毒止痒可取效于一时，但效果不能持久，容易反复。所以，还要兼顾到带下本属人体生理现象这一情况，注意加用敛湿止带的药物，如此，治疗带下病方可全面兼顾。

孙老的这一学术思想具体体现在孙氏清带汤的组方中。孙氏清带汤是孙光荣教授治疗带下病的外治验方。其基本组方思想是在运用清热解毒止痒药物的同时，加用敛湿止带的药物。主要药物包括蛇床子、百部、蒲公英、金银花、白花蛇舌草、煅龙骨、煅牡蛎、生薏苡仁、芡实、白鲜皮、地肤子等。方中由清热解毒杀虫止痒的蛇床子、百部、蒲公英、金银花、白花蛇舌草、白鲜皮、地肤子等和利湿、敛湿止带的生薏苡仁、芡实、煅龙骨、煅牡蛎等两大部分组成，若白带有腥味，则加苏叶芳香化湿除腥味。方中融清、利、敛为一体，相反相成，相得益彰。经在临床中长期使用，发现采用孙氏清带汤化裁，经坐浴治疗各种证型的带下病取效迅速，疗效持久，值得进一步研究。

案 1：某女，13 岁。1987 年春节就诊。

脉细无力，舌暗淡，苔白滑。自 5 岁起咳嗽气喘，8 年来反复发作，无有休时，多方医治，时愈时发。现见面色苍白，心悸自汗，精神萎靡，软弱乏力，咳喘不已，气息微弱，少气懒言，思睡少纳。询其今年正月初潮，白带淡而多，无异味。此乃禀赋不足、脾肾两虚之喘，法当健脾化痰、温肾纳气，内服方以金匮肾气丸为基本方治疗。脾肾本已不足，白带增多使虚上加虚，应急则治标，以孙氏清带汤坐浴治之，药用：

蛇床子 15g	百部根 12g	蛇舌草 15g	白鲜皮 10g	地肤子 10g
蒲公英 10g	煅龙骨 15g	煅牡蛎 15g	金银花 10g	川萆薢 10g
生薏苡仁 10g	芡实仁 10g	生甘草 5g		

7剂，水煎，早晚各坐浴1次，每次5～10分钟。

上方内服、外用各7剂后，咳喘明显缓解，白带已不明显，精神转佳，食欲增进。

由于白带基本消失，嘱停用坐浴药，以内服药专治哮喘。

案2：某女，41岁。2012年7月就诊。

白带增多伴阴道灼热、瘙痒近半年。2011年初，患者因反复发作性泌尿系感染，在多家三甲、二级医院经多种抗生素间断治疗1年余。2012年2月初，出现阴道瘙痒，并逐渐加重，豆腐渣样白带逐渐增多。某医院诊断为阴道炎，继续给以抗生素治疗，但未见好转。期间，患者因瘙痒难耐，自行以清水冲洗阴道，无效。患者痛苦不堪，改求中医治疗。证见神疲力乏，口苦咽干，大便稍干，小便灼热。自诉白带呈豆腐渣样，有腥臭味，阴道灼热瘙痒。舌尖红，苔黄厚腻，脉沉数。既往高血压病史，血压控制良好。

此为湿热下注。停用抗生素，内服以清热利湿之方。外用以孙氏清带汤坐浴，药用：

蛇床子 15g	百部根 12g	蛇舌草 15g	白鲜皮 12g	地肤子 12g
蒲公英 15g	煅龙骨 12g	煅牡蛎 12g	金银花 12g	川萆薢 12g
生薏苡仁 15g	芡实仁 12g	紫苏叶 10g	干苦参 12g	黄柏 12g

7剂，水煎，早晚各坐浴1次，每次5～10分钟。

治疗7天后，白带量明显减少，阴道灼热感消失，但仍轻微瘙痒。效不更方，外用药同前。再用7剂后，白带消失，阴道瘙痒消失。经随访半年，未再发作。

参考文献

［1］曾莉梅.自拟滋肾润燥汤治疗带下过少38例临床报告［J］.广西中医药，1987，10（6）：1-3.

［2］李蓓蓓.带下过少症的病机和证治初探［J］.贵阳中医学院学报，1994，16（3）：14-16.

［3］张瑾.清热化湿外洗方治疗湿热下注型阴道炎的疗效观察［D］.南京中医药大学，2009.

［4］王和权.苦参百部黄柏汤冲洗坐浴治疗滴虫性阴道炎与念珠菌阴道炎380例［J］.光明中医，2010，25（4）：698.

［5］欧晓青.清带汤外用治疗老年性阴道炎52例疗效观察［J］.湖南中医学院学报，2000，20（1）：66.

［6］姜妮娜.中药坐浴治疗阴道炎46例［J］.中国中医急症，2003，12（6）：563.

（薛武更，杨建宇，李彦知，王兴，曹伯龙）

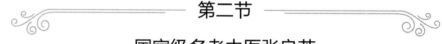
第二节

国家级名老中医张良英

张良英教授，女，1935 年生，汉族，江西省南城县人。国家级名老中医、省级荣誉名中医、全国第二批、第四批、第五批老中医药专家学术经验继承指导老师、国家首批中医药传承博士后合作导师。跻身医林五十余载，擅治妇科常见病、多发病及疑难病症。尤对不孕症治疗疗效卓著，被病家尊称为"送子观音"。

一、张良英教授学术思想简介

1. 熟悟经旨，遵古不泥古

张教授博采众长、学贯中西、推陈出新、医名卓著。遣方用药，熟悟经旨，融古通今，临证善用《黄帝内经》《伤寒论》《金匮要略》等经典理论辨治妇科病，精读《傅青主女科》《妇人良方》等妇科专著，认为《傅青主女科》对后世妇科的贡献很大。在广州中医学院学习期间，接受罗元恺、邓铁涛等名医亲自授课，并受其学术思想的深刻影响，主张为用而学，学而为用，读经典，做临床，提疗效，宏学术。学术上遵循传统中医理论，重视经典著作和历代医家的学术经验，在此基础上，不断创新和突破，不拘泥于经方、时方，不偏信于流派，结合自己的实践经验，融诸家之长于一炉，遵古不泥古，形成了自己独特的学术思想。

2. 病证结合，审因论治

临证思路开阔，辨病审证精确。治病立足于在调整机体阴阳平衡的基础上，辨证与辨病相结合，专病专方、专药治疗，同时多渠道给药。张教授通过辨证辨病相结合，从不同侧面来认识疾病的本质。

3. 吸纳新知，衷中参西

临证主张中西合璧，融会贯通。以中医理论为指导，临床疗效为标准，积极探索妇科疾病新的诊疗方法，善用中西医两法解决妇科复杂和疑难问题，临证做到审证求因，重视疾病发生的因果关系，以及女性不同年龄阶段与疾病发生的关系等。善于吸取并运用现代医学妇科诊疗技术，承古治今，兼容并蓄。在治疗方面，充分发挥辨证施治之所长，又重视现代医学，认为危症、急症、重症当果断采用手术等西医相关操作治疗，以防延误病情。坚持以辨证论治为核心，同时不断地吸取和采用现代科学技术，充分利用现代医学先进的方法和手段，对疾病进行检查和诊断，从而扩大辨病辨证视野，如 B 超、尿妊娠试验、性激素测定、CT、MRI、输卵管碘油造影、晶氧、宫腔镜、腹腔镜、病理切片分析等中医均可利用，且都应积极采用。

4. 遣方用药，精简考究

其经验精华主要在于辨证的准确与治法方药之精妙。

（1）补肾调周，顺应用药。认为调经应根据整个月经周期存在的一系列阴阳消长、气血变化的规律用药，提出分期调治的原则：经前期，在阴盛阳生的基础上，阴阳二气日益滋长，冲任气血充盛，为种子提供着床孕育的基地，或为月经来潮做准备；行经期，血海满盈而下溢胞宫、月经来潮，冲任胞宫气血变化急骤，经血以下行为顺，此时用药以调理气血为主。当然对于经期流血量多或经血淋漓不尽者，让其畅通 2～3 日后可止血，以防血虚；经后期，阴血偏虚，宜滋肾养血，以充养冲任，促使阴血逐渐滋长，阴精不断充盛，待阴血渐复，则在滋阴之中稍佐温阳益气之品，以促进阴阳的转化；经间期，排卵后阳气渐长，宜阴阳双补，使阴阳气血俱旺，阴精充盛，精化为气，阴转为阳，是月经周期中的一次重要转化，标志着排卵的到来，在此期用药时宜酌加理气药、茺蔚子帮助排卵等。

（2）组方精当，合理用药。在长期的临床实践中总结出一些宝贵的经验方，多年用之治疗妇科病有显著疗效，如调畅月经之调经方、崩漏止血之止崩方、经后淋漓之六味二至方或补中二至方、促子宫内膜发育的助孕方、流产后调理的人参养荣汤、抑制子宫肌瘤增长之消瘤方、围绝经期综合征之更年方等。这些验方均有一个共同的特点，就是药味不多，精当合理，颇具实用性。

5. 重视基础，四诊合参

治学严谨，尤其重视基本功。强调作为一名医生，病历的书写至关重要。认真书写病历既是对病人负责也是衡量医生专业水平的标准，不仅可以看出医生的知识水平及外源知识的深度，而且直接关系到诊治的效果，同时必要时还是保护医生的有力证据。妇女在生理上有经、带、孕、产、乳，病理有经、带、胎、产、乳及杂病，故妇科病历的书写要求有别其他，既要简单明了，又要突出重点。望、闻、问、切是中医传统的诊断方法，其主张四诊时要结合妇科特点及现代检查手段，可以更好地辨病求因。四诊运用于妇科领域也有其特点及针对性，问诊详细，以便对疾病做出初步判断。

6. 重治未病，调畅情志

推崇《素问·四气调神大论》之"是故圣人不治已病治未病，不治已乱治未乱，此之谓也。夫病已成而后药之，乱已成而后治之，譬犹渴而穿井，斗而铸锥，不亦晚乎"，指出预防的重要性。认为近年来发病率居高的各类妇科疾病完全可以通过预防来减少其发病率。在妇科诊治中，一方面，非常重视"治未病"，做到未病先防，既病防变，强调亚健康状态就应该重视的必要性。另一方面，提出心理健康的重要性。认为情感致病与其他病因病机有明显的不同，忧、思、怒等七情病因，多伤及脏腑气机，造成种种气机紊乱，形成身心俱病。妇女常处于血不足而气有余的状态，特别是中年妇女大多经过经、孕、产、乳而致气血损伤。认为妇人之生，有余于气不足于血，以其数失血也。情志致病可致气血损伤以致伤及相应脏腑导致疾病，因此临证非常重视心理疗法与疏肝理气同用，综合治疗首治"神"，使中医心理疗法贯穿在疾病治疗的始终。

7. 免疫疾病从脾肾论治

在临证中注意到了免疫因素与妇科许多疾病的发生发展、诊断、治疗效果有着密不可分的关系。认为不孕症、滑胎、妇科肿瘤、围绝经期综合征等均与免疫有关。同时通过多年临床经验发现，中药在辅助生殖技术方面有不可忽视的作用，临床多治以补肾健脾，常用熟地黄、淫羊藿、仙茅、枸杞子、女贞子、桑寄生、续断、菟丝子等，改善子宫内膜，明显提高种植成功率。

二、张良英教授治疗不孕症经验简述

张良英教授认为受孕是一个非常复杂的自然生理过程，必须具备如下基本条件：女方排卵功能正常，卵巢排出正常的卵子；男方精液正常，含有正常的精子；卵子和精子能在输卵管内相遇，并能结合为受精卵；受精卵能顺利地输入子宫腔着床，并生长、发育及成熟。其中任何一个环节发生障碍均可导致不孕。寒、热、湿、瘀、痰是常见病因，肾虚、肝郁是不孕症的主要病因，肾气不足，冲任气血失调，导致冲任胞宫阻滞，两精不能相合是不孕症的主要病机。证候多为虚实夹杂，病位在冲任胞宫。

根据临床症状，进行有关不孕症的相关检查。临床重视辨证审因论治不孕症，重视西医诊病、中医分型结合。针对不同类型不孕症，常用经验方有助孕方、补肾调经促卵方、通管助孕方、扶正固本助孕方等，临床疗效显著。

张教授在不孕症治疗方面，不仅临证选用药物方面有其特色，而且在药物服法方面也有其独到见解。她认为不孕症患者在生活中已受到较大的精神及经济压力，从减轻患者负担及配合疗效两个方面综合考虑，建议不孕症患者每月服药不超过七剂，以防造成其压力，疗效却适得其反。如此，张教授所用之方的使用虽不符合大众用药规律，但疗效有目共睹。

三、张良英教授诊治妇科肿瘤特色

女性生殖器肿瘤有良性、恶性之分，良性肿瘤包括子宫肌瘤、子宫腺肌病，卵巢良性肿瘤如纤维瘤、卵巢子宫内膜样肿瘤、卵巢囊肿等；恶性肿瘤包括外阴癌、阴道癌、宫颈癌、子宫肉瘤、子宫内膜癌、卵巢癌、输卵管癌及滋养细胞肿瘤等。其中最常见的良性肿瘤当属子宫肌瘤；恶性肿瘤则以宫颈癌、卵巢癌、子宫内膜癌较常见，是威胁女性生命的重要原因之一，又以卵巢癌恶性度最高，死亡率占首位。

（一）对病因病机的认识

张教授认为，人是一个整体，而肿瘤的形成、生长过程是一个机体内邪、正气斗争消长的过程。当机体受到某些内因的影响或外因的侵袭，也就是在人体内部环境稳定性及机体内外相对平衡性遭到破坏的时候，致癌因子就能起作用而导致肿瘤形成，并使肿瘤得以浸润、扩散和转移。

引发疾病的内因不外正气虚弱、脏腑失调、气血失和及七情内伤等，外因则主要指六淫之邪和疫疠之气，其中正虚又是最重要的。另外，观察到在患肿瘤病之后，耗伤气血，日久因病致虚，更导致正气亏虚。故《医宗必读》云："积之成也，正气不足，而后邪气踞之。"正气不足是发病的内在根据，正气旺盛与否是决定发病与不发病的关键。

临床表现为腹中有形结块。主要因正气不足，风寒湿热之邪内侵，或房室所伤、情志因素、饮食劳倦脏腑功能失常，机体气机运行受阻，气机阻滞，瘀血、痰饮、寒凝、湿浊等有形之邪凝结不散，结于胞中内外，聚集成块。

（二）诊治特色

1. 治疗原则

张教授主张"攻补兼施，标本兼顾"，认为此病有虚有实，既有瘀留成癥的实证，又有久病耗血伤正的虚候，形成本虚标实的疾病。因经血量多损耗气血，带下淋漓损及阴津皆可致虚，治疗时不能仅用祛瘀散结攻伐的方法，也不能纯补气血，根据病情辨治，攻补兼施，或以攻为主，或以补为主。另外，因其常引起月经量过多、经期延长、痛经、下腹痛等症状，仅针对症治疗，减少月经量、缩短经期或止痛，如不消除癥瘕这病根，上述症状只能暂时缓解，停药后还会复发，故此病须标本兼治，治疗癥瘕要将攻补兼施与标本兼治有机地结合起来，才能消瘤不伤正，消除病根，彻底治愈。

2. 临证注意点

（1）辨病与辨证相结合。大部分为良性肿瘤，部分未表现出明显症状，治疗要进行辨证论治，就无症可辨；此病的治疗，必须结合疾病的特性，从辨病论治入手，辨病与辨证相结合进行诊治。

（2）注意辨别癥瘕的大小、部位。一是良性肿块大于5cm者考虑手术治疗为宜。癥瘕的形成是慢性过程，一些临床的症状不明显，所以不能以临床症状来判断癥瘕的体积大小，要通过仔细触诊来辨别癥瘕的发生部位及其大小，借助现代的B超检查来诊断。二是辨清癥瘕的良性与恶性。常见的癥瘕中子宫肌瘤及子宫和子宫腺肌瘤多为良性，对卵巢肿瘤要注意区别它的良恶性质。三是妇女需定期进行妇科检查，对于癥瘕早发现早治疗。癥瘕因为发生的部位不一、大小不等，部分癥瘕在无临床症状体积小时不被发现。在遇到久患月经过多而屡用止血之药的患者，经血虽止，会有闭门留寇致经血阻滞胞宫，久则形成癥瘕的可能。所以，要行B超检查，及早发现触诊不能诊断的小的癥瘕，争取早诊断早治疗。

3. 包块大小准确诊断是决定治疗方法和疗效判定的重要依据

张教授一贯强调要借用现代医疗技术来精准确定。传统方法是以妇人下腹结块，固定不移，或推之可移，聚散无常为依据。但因为发生的部位不一、大小不等，部分早期可无临床症状，体积小时不被发现。所以仅凭借触诊与临床症状来进行诊断易漏诊。如月经异常，或下腹疼痛，虽然触诊未发现有结块，要利用现代检查方法来诊断，如进行B型超声检查，及早发现触诊不能诊断的小肌瘤。其次，如遇到病程短，包块生长迅速，质地坚硬而活动性差，甚至伴有消瘦、出血、腹水等症，此时需要辨清癥瘕为良性还是恶性很重要，进行一些辅助检查是很必要，如MRI、CT等检查及血清CA125测定。

4. 宜先审身形之壮弱，病势之缓急而治之

如人虚，则气血衰弱，不任攻伐，病势虽盛，当先扶正气，而后治其病；若形证俱实，宜先攻其病也。脾肾为先后天之本，脾肾的强弱关系到正气的盛衰、气血的盈亏，故张教授对妇科肿瘤的认识在继承前人理论和经验的基础上，充分利用现代先进的科学和技术手段对肿瘤防治进行了深入的研究，主张对于良性肿瘤如妇科良性肿瘤的治疗多以手术为主，中医药治疗多以内治为主，健脾补肾的同时以活血化瘀、软坚散结为大法。

5. 适合的服药时间是治疗的关键

包块因气滞血瘀，结而不散，停聚下腹胞宫内外，日久形成癥瘕。组方有活血、散结药物，在经期经血畅行时，如果使用活血药，就会增加出血量，甚至经血不止，所以经期不宜服用。治疗时间选择在非行经期。

6. 重情志调理与疏导

此病气机调畅是关键。气为血之帅，气机阻滞，气行不畅，则血运不行，血液瘀积，如气机不能及时畅通，瘀结不散形成此病。治疗时一方面活血散瘀，另一方面要重视调畅情志，畅达气机，进行心理疏导及疏肝理气药物的运用。

7. 辨良恶，定治法

恶性肿瘤主张放疗、化疗后调理用补中益气汤加减。发现肿瘤，不能盲目进行治疗，要据其大小、部位、性质等，结合B超、CT及癌胚抗原测定判断包块的良恶性。一经确诊为恶性者，选择手术治疗，或采用放疗、化疗等治疗方法，待术后或放疗、化疗后可按中医辨证来治疗，促使患者延长生命或早日康复。

（三）自拟扶正化瘀消瘤方解析

立方依据：认为此病主要责之气滞血瘀，治疗重点在气与血，气机不畅则滞而不行，气不行则血无运，血液没有气的推动则停而成瘀。立方主张理气药物与活血化瘀药物配合应用，使之气行瘀化；瘀血内结胞宫日久而成癥瘕，癥瘕已成，须配伍软坚散结之品以利于消癥的治疗。然而，子宫肌瘤的形成并非一日，病久体虚，若长期服用化瘀之品，难免损伤脾胃，故还需健脾药来顾护脾胃。根据癥瘕的形成机理和发生发展规律，制定出健脾理气、活血化瘀、软坚散结的治法。

药物组成：枳壳、川芎、桃仁、赤芍、三棱、夏枯草、荔枝核、鸡内金、当归、白术、甘草。

方义分析：气滞则血不行，血属阴而主静，血不能自行，有赖于气的推动，气行则血行，气滞则血瘀。方中枳壳、川芎、荔枝核、三棱等行气散结，理气之品使气行能运血。其中枳壳为理气要药，行气消积，化痰消癥，专治于气为君；川芎有行气之功，通达气血，为血中之气药，荔枝核行气散结，三棱行气破血以消积止痛，共为臣药，在枳壳的统领下，四药既能行气，又能活血，还能散结消癥。方中桃仁、赤芍、夏枯草亦为臣药，川芎、桃仁、赤芍活血化瘀，三味药中，川芎性温、赤芍微寒、桃仁性平，故活血而不动血。三棱与川芎相伍既行气又活血。夏枯草、荔枝核、三棱软坚散结，行气止痛。土为万物之母，恐化瘀之品久用伤及脾胃，故方中配伍当归、白术、甘草益气健脾、补中，当归又有补血之用，体现了治未病的思想。全方共奏理气活血、软坚散结、益气健脾的功效，使结块软散，气行瘀化，癥消而不伤正。此方临床获效明显。对于恶性肿瘤，其治疗以手术、放疗、化疗等为主。治疗以健脾益气、扶正祛邪为法，主要在于提高机体免疫功能，增强自身抗病能力，达到消灭肿瘤或带瘤生存的效果。常用补中益气汤或人参养荣汤加减治疗，可明显延长寿命，提高生存及生活质量。

（四）典型医案

王某，女，43岁，已婚，于2009年9月1日初诊。主诉：发现子宫肌瘤2个月。因带下量多于7月8日到某医院治疗，行白带常规及B超检查，诊断阴道炎、子宫肌瘤。给抗生素消炎治疗症状消失。现因半个月来再发带下量多来诊，伴尿频、尿急，平素纳少，二便调。舌质紫暗，苔白根腻，脉弦。既往身体健康。月经史：14岁6～7～10/30～50天，末次月经8月21日来潮，经量中、色鲜红、少量血块、无腹痛，带下量多，色白，质清，无异味。1-0-2-1（顺产）。妇科检查：外阴已产型，阴道分泌物量较多，色白。宫颈轻度糜烂。宫体前位，大小活动正常，轻压痛。双附件无异常。7月8日B超检查：子宫肌瘤（3.0cm×2.6cm，2.6cm×1.5cm），宫颈纳氏囊肿。8月14日白带常规检查：白细胞阴性，清洁度Ⅳ度。诊断：癥瘕（痰湿瘀结），月经后期（气滞型）。辨病与辨证分析：素体脾虚，脾失健运，水湿不化，凝聚为痰，痰浊与气血相搏，凝滞气血，痰湿瘀互结于冲任、胞宫形成癥瘕。日久未治，损伤带脉则带下量多；湿浊下注膀胱，膀胱气化不利则尿频、尿急。患者舌质紫暗，脉弦内有血瘀之征，苔白根腻，为痰湿之象。综上所述，病位在冲任、胞宫，证属痰湿瘀结型。急则治其标，故先拟化痰除湿止带下，佐以活血消癥的治法。方选张良英自拟验方消炎Ⅰ号加减：苍术10g，连翘15g，车前子12g，黑荆芥10g，红藤10g，茯苓15g，山药15g，白术10g，白果15g，芡实10g，川芎12g，三棱10g，甘草6g。4剂，每日水煎400mL，分两次温服，每次200mL，2日1剂。

2009年9月22日二诊：带下量正常，尿频、尿急好转，末次月经8月21日来潮。舌质紫暗，苔白，脉弦。患者症状缓解，缓则治其本，治疗重点在消癥。给扶正化瘀消瘤方（枳壳10g，川芎10g，桃仁12g，赤芍12g，三棱10g，荔枝核12g，白术12g，茯苓 15g，薏苡仁 20g，党参 12g，苍术 10g，法半夏 12g，陈皮 10g，甘草 6g）以健脾燥湿化痰，理气活血消癥。非月经期服药，饭后 1 小时服，每月 10 剂，共 3 个月。

2010 年 1 月 22 日三诊：治疗后无不适，带下正常。3 个月来经期基本是 5～7 天。1 月 20 日 B 超检查示多发性子宫肌瘤，最大为 2.2cm×1.4cm。守方治疗，30 剂，服法同上。

2010 年 8 月 5 日四诊：服药后，月经周期由原来 30～50 天调整为 34～38 天，末次月经 7 月 5～10 日。原方加当归 12g、枸杞子 12g 以补血，防止长期服消瘤攻伐药阴伤耗血。30 剂，服法同上。

2011 年 1 月 31 日五诊：末次月经 2011 年 1 月 1 日来潮，量中，2010 年 12 月 22 日 B 超检查示子宫、双附件未见异常。患者子宫肌瘤已消，定期 B 超检查。

按语：子宫肌瘤因其大小、发病部位不一，可引起多种症状，临床以月经异常、腹痛、带下量多、贫血以及尿频尿急等压迫症状多见。该患者除子宫肌瘤，临床还见带下量多、尿频尿急、经期延长、月经后期等，诊断时老师只做出癥瘕与月经后期两个诊断，而其余的症状认为是子宫肌瘤导致，故未单独做出诊断。治疗时只在首诊因患者带下量多、尿频尿急，影响生活，所以急则治其标；在解除带下量多、尿频尿急症状之后，未急于治疗经期延长与月经后期，而是缓则治其本，以消除肌瘤为主要目的，一直守方治疗。经过一年多的医患合作，消除肌瘤病根，月经后期及经期延长不治而愈，体现了治病必求于本的思想。

（邬晓东，姜丽娟，雷传丽，邵梦秋，张良英）

四、张良英教授诊治不孕症经验选粹

不孕症是一种常见多发病，是由多种疾病和多种因素造成的生殖障碍，是临床常见又复杂的综合征，近年来发病率呈逐年上升的趋势。

凡婚后未避孕，有正常性生活，同居 2 年而未受孕者，称不孕症。从未妊娠者古称全不产，西医称原发性不孕。有过妊娠而后不孕者，古称断绪，西医称继发性不孕。反复性流产、早产和异位妊娠而未获得活婴称不育，目前也属不孕范围。近有学者提出"难治性不孕症"，是指结婚 5 年以上、接受专科治疗 2 年以上，未避孕而未孕，以及辅助生殖技术反复治疗失败者可诊断为难治性不孕症。

（一）诊治特色

1. 审因论治，病证结合

在不孕症的辨治过程中，张良英教授认为受孕是一个非常复杂的自然生理过程，必须具备如下基本条件：女方排卵功能正常，卵巢排出正常的卵子；男方精液正常，含有正常的精子；卵子和精子能在输卵管内相遇，并能结合为受精卵；受精卵能顺利地输入子宫腔着床，并生长、发育及成熟。其中任何一个环节发生障碍均可导致不孕。《素问·上古天真论》曰："女子七岁，肾气盛……二七而天癸至，任脉通，太冲脉盛，月事以时下，故有子。"即是以肾气－天癸－冲任－胞宫为生理生殖轴，各个环节正常方能受孕。男子亦须肾气盛，天癸至，精气溢泻。即男精女血正常，男女两精相结合，而成孕，说明受孕的基本条件，是男女双方肾气盛、天癸至、任通冲盛，女子月事以时下，男子精盛而溢泻，两性适时相合，则可摄精成孕。

不孕症原因复杂，张良英教授强调辨证与辨病结合，根据月经、带下及全身证候综合分析，临证首先明确病因，分析病位，辨其虚实，身心兼顾，内外兼治。认为寒、热、湿、瘀、痰是常见病因，肾虚、肝郁是不孕症的主要病因，肾气不足，冲任气血失调，导致冲任胞宫阻滞，两精不能相合是不孕症的主要病机。证候多为虚实夹杂，病位在冲任胞宫。不孕症治疗比较困难，而且疗程长。张良英教授临床重视辨证审因论治不孕症（病证合治）重视西医诊病，中医分型结合，根据临床症状，进行有关不孕症的相关检查：了解内外生殖器官有无畸形、炎症以及肿瘤等。卵巢功能检查：B超监测卵泡发育及排卵、基础体温测定、阴道细胞涂片检查、宫颈黏液检查、子宫内膜活组织检查、生殖内分泌激素测定等。输卵管通畅试验：输卵管通液或子宫输卵管造影检查。宫腔镜检查：了解宫腔和输卵管情况。腹腔镜检查：直接观察子宫、输卵管、卵巢有无病变或粘连，直视下行输卵管通液以确定其是否通畅。可同时进行粘连松解、输卵管造口等治疗，对经上述检查未发现异常时应进行生殖免疫及相关检查。

治疗原则以补肾健脾、调经种子、祛瘀通络、调节免疫为主，兼调冲任气血。张良英教授主张中医辨证和西医病因病理相结合：对排卵障碍性不孕，当责以肾，治以补肾益精；对输卵管阻塞性不孕，多责以瘀血阻滞胞络，治以活血化瘀通络；对多囊卵巢综合征不孕，多责于脾虚痰湿阻滞，治以健脾祛湿化痰。充分发挥中医调经助孕和调畅情志的优势，结合西医辨病的特长，指导排卵期受孕，孕后可积极对症善后安胎。

张良英教授认为不孕症的治疗应重视辨病与辨证结合，吸取辨证论治之精华，并结合现代科技诊疗之所长，进行选方用药。不孕症是由多种疾病和多种因素造成的生殖障碍，病因复杂，发病率高，病程长，临证要认真寻求病因。妇科不孕症的发病原因，现代医学认为不孕症的机制是多方面的，可以是诸多环节中任何一个环节出现障碍导致精、卵不能相遇受精或受精卵未能着床，造成不孕，但以排卵功能障碍、输卵管阻塞、免疫性不孕为主。目前，在引起排卵障碍的疾病中又以多囊卵巢综合征、高泌乳素血证备受关注。输卵管因素主要是因为盆腔炎、结核、子宫内膜异位症等使输卵管扭曲、变形、管腔闭塞粘连，影响摄取卵子及影响精卵相遇，从而导致不孕。免疫学因素近年来已经成为不孕的一个重要的因素。在正常性生活情况下，机体对下丘脑－垂体－卵巢（睾丸）轴组织抗原产生免疫排斥，均可引起免疫性不孕，女性可表现为无排卵、闭经，男性可表现为精子减少或精子活力降低。目前发现造成免疫性不孕的主要抗体有抗精子抗体、抗子宫内膜抗体、抗心磷脂抗体、抗卵巢抗体、抗透明带抗体、抗绒毛膜促性腺激素抗体等，其中抗精子抗体最为常见。

2. 针对西医病因治疗

张良英教授根据临床所见，认为不孕症多以排卵障碍、输卵管阻塞以及免疫性不孕为常见，故拟三个基本方，即助孕Ⅰ号、助孕Ⅱ号、助孕Ⅲ号，随症加减运用。

（1）排卵障碍导致的不孕：临床常见的疾病有闭经、高泌乳素血症、多囊卵巢综合征、甲状腺功能低下、未破裂卵泡综合征、黄体功能不足等。国内已普遍认为排卵障碍导致的不孕症应属中医学肾虚范畴，而有的学者认为与肝、脾、肾三脏及冲、任二脉关系最为密切，认为引起排卵障碍的病因多与肾虚、肝郁、痰湿相关，尤以肾虚关系密切。中医学认为，肾为先天之本，主藏精气，是人体生长、发育、生殖的根本。女子发育到一定时期后，肾气旺盛，肾中真阴天癸由先天之微少，而逐渐化生、充实，才能促成胞宫有经、孕、产、育的生理功能。同时，肾精为化血之源，直接为胞宫的行经、孕胎提供物质基础。卵子是生殖的基础，藏于肾，其发育成熟与肾精充盛密切相关，卵子的正常排出有赖于肾阳鼓动，冲任气血调畅，其中任何一个环节出现问题，均会导致排卵功能障碍。肝主藏血，主疏泄，畅达气机，理血调经，若肝气不疏，情志不畅，以致冲任不能相资，肝郁克脾，脾伤不能通任脉而带、任、督脉失调，胎孕不受。元代朱丹溪《丹溪心法》云"肥盛妇人，禀受甚厚，恣于酒食之人，经水不调，不能成胎，谓之躯脂满溢，闭塞子宫，宜行湿燥痰"。首倡痰湿不孕。痰湿为阴邪，最易阻滞气机，损伤阳气，致生化机能不足，月事不调或致精髓不利，阻滞冲任及胞宫胞脉，影响"两神相搏"致冲任不通，不能成孕。张良英教授治疗排卵障碍型不孕选用自拟验方助孕Ⅰ号方：菟丝子、紫石英、补骨脂、续断、制首乌、覆盆子、女贞子、当归、熟地黄、党参、白术、沙参、甘草等。肾阳虚加仙茅、淫羊藿、巴戟天、肉苁蓉，肾阴虚加女贞子、枸杞子、金樱子、旱莲草、紫河车，促排卵、健黄体，适应于排卵障碍性不孕，如卵巢发育不良或早衰引起的不排卵等，临床表现为久婚不孕，初潮迟，经量少，或后期肢冷等。治以温肾扶阳、益冲任。高泌乳素血症加麦芽、小茴香。多囊卵巢综合征加健脾祛痰药，如法半夏、浙贝母、胆南星等。

（2）输卵管阻塞导致的不孕：输卵管阻塞或粘连相当于祖国医学胞脉阻滞范畴，是因正气虚弱，起居不当，湿热之邪内侵胞宫胞脉，气滞血瘀，湿邪久恋，宿痰滞留，致气血壅滞不通，精子与卵子不能遇合而成不孕，总的病机为胞络瘀阻不畅。张良英教授也认为输卵管阻塞或粘连是由于机体抵抗力低下、引产、人流术、经期性生活等致病菌、病原体入侵，导致输卵管炎、水肿，管腔变窄而阻塞。患者平素多下腹部疼痛，腰骶部坠痛，经前或经期或在劳累、久站、性交后疼痛加重，身体倦怠易疲劳，白带量较多。常见的疾病有输卵管炎、输卵管结核、子宫内膜异位症、盆腔手术后粘连等。输卵管阻塞大多是因为女性患者进行过多次人流手术。张良英教授认为流产及产后是造成输卵管阻塞性不孕的主要原因。病机特点主要是瘀血阻络，外邪久伏冲任胞宫，阻碍气机，气滞血瘀，胞脉阻塞，并影响冲任功能，导致不孕。由于流产及产后血室正开，湿热易于内侵，湿热瘀血互结，壅遏胞脉、胞络，使冲任不通，两精不能相搏，从而导致不孕。张良英教授认为以湿、瘀贯穿始终。

张良英教授治疗输卵管阻塞性不孕选用自拟经验方助孕Ⅱ号方：当归、川芎、赤芍、丹参、桂枝、丝瓜络、路路通、香附、枳壳、台乌、甲珠、甘草等。方中甲珠咸凉，性善走窜，具有行气活血破瘀、疏通经络、直达病所之功效，为方中之君药；当归、川芎、丹参活血化瘀，促进瘀滞消散，助甲珠疏通经络，枳壳、台乌调畅气机，使气行则血行，共为臣药；丝瓜络、路路通宣通经络直达病所，桂枝、香附通利血脉，共为佐药；甘草调和诸药为使药。此方具有调畅气机、活血化瘀、通络助孕之功效，适应于输卵管阻塞性不孕或盆腔炎性引起的不孕，临床表现为排卵及月经周期基本正常。婚后或流产后不孕，有盆腔炎、附件炎史，经输卵管检查，一侧或双侧不通，或通而不畅。夹湿热者，去桂枝，加苍术、黄柏、连翘、薏苡仁以清热利湿；输卵管积水者，加泽泻、丹参、通草、薏苡仁以利湿通络；炎症明显者，加蒲公英、紫花地丁、虎杖以清热解毒；若为子宫内膜异位症而导致输卵管阻塞者，加三棱、莪术、橘核以活血化瘀通络；若为输卵管结核而导致输卵管阻塞者，加地骨皮、银柴胡以清虚热。

（3）免疫因素导致的不孕：张良英教授近年来临证发现不孕症中有一部分患者各项检查正常，通过扶正固本、增强免疫获效，认为不孕症20%～40%是由于免疫因素引起的。而近些年最受关注的是抗精子抗体阳性。原因主要是精液中免疫抑制因子缺乏或妇女在月经期、子宫异常出血、人工流产吸宫术后或患有生殖道炎症时进行性活动，使精子抗原的吸收增加，并通过女性生殖道破损的内膜上皮屏障进入上皮下的淋巴细胞，引起生殖道局部或全身免疫反应合成抗精子抗体。目前，多数学者认为抗精子抗体引起不孕的机制主要是阻碍了精子与卵细胞的融合，从而降低了人类的生育能力；引起受精卵溶解，使早期胚胎死亡，导致妊娠失败。张良英教授在结合此病西医诊断的基础上，通过多年的临床实践，认为此病的发病机制是肾气亏虚，冲任不足，不能摄精成孕，或孕而不育。抗精子抗体阳性患者多因先天禀赋不足，或房事不节，或因流产引起冲任损伤，或起居不慎，感受外邪，损伤肾气，冲任虚衰，以致不孕。在临床中发现此病初期多偏于肾阴虚即肾精亏损，以致冲任血少，胞脉失养，不能凝精成孕；日久阴损及阳，则肾阳亏虚，冲任失于温煦，不能摄精成孕；或阴阳俱虚而致不孕。抗精子抗体阳性患者多有腰膝酸软、头晕乏力、耳鸣等肾虚表现。或偏于肾阴虚，或偏于肾阳虚，或阴阳俱虚。根据虚则补之的原则，治疗应着重补肾气、调冲任。张良英教授治疗此病取得了良好的疗效，选用自拟经验方助孕Ⅲ号方：炙黄芪、黄精、党参、熟地黄、当归、白芍、菟丝子、女贞子、何首乌、甘草等。临床适用于不明原因及免疫性不孕，尤其对抗精子抗体阳性效佳。

（二）医论医话

张良英教授经过长期临床实践，临证诊治不孕症时重视病历书写，强调五方面的内容：必须询问月经，特别是初潮，月经正常与否可以判断有无排卵；B超有助于了解子宫、卵巢等的发育情况；输卵管检查特别是输卵管碘油造影，能准确判断输卵管通畅与否；生育是否可以帮助诊断是继发不孕还是原发不孕；男方精液数量、活动率等可以判断男女双方的原因。张良英教授认为妇科炎症如急慢盆腔炎、带下病、子宫内膜异位、癥瘕等均可致不孕，提出治疗不孕以清热除湿活血化瘀通络祛邪为先，然后调经。张良英教授认为肾藏精，主生殖，肾为先天之本，孕育为肾之功能，若受外邪之侵袭，则功能失常而不孕，祛邪是为肾的生殖排除障碍，若肾气旺盛，则功能正常而孕矣。祛邪即驱散外来之邪，清化内郁之结。主要针对带下病、妇人腹痛、胞络瘀阻、癥瘕等致不孕。张良英教授认为排卵是受孕的一个重要环节，于月经中期予益肾填精、调补肝肾中药，少佐活血之品促卵子正常排出以助孕，则胎孕乃成。然不孕妇女孕前或有诸症，孕后可能发生诸多妊娠病影响胎孕，故孕后保胎不可缺少。此即张良英教授"治病先祛邪、邪去正自安""种子先调经""治疗不孕尤重孕后保胎"的学术思想，以此临床辨病与辨证相结合，并随病情变化，分阶段或一法或数法进行治疗，愈人无数。

1. 妇科炎症导致不孕

妇科炎症包括阴道炎、宫颈炎、宫颈糜烂、急慢性盆腔炎症等。临床以带下病及妇人腹痛多见，张良英教授认为带下不离乎湿，湿邪入侵，注入下焦，任带失约而致病，随体质之强弱，病有虚实，治有攻补。实证为邪气实，其病机是湿浊内停，久而化热，带脉失约，任脉不固所致，其湿浊来源，多因经期流产后，胞宫开泻，湿热或寒湿之邪乘虚侵袭而留滞作祟，或七情内伤或房事不节（洁）、冲任受损等原因，导致气失宣行，血滞成瘀、瘀阻胞宫、胞脉，形成腹痛等致不孕，自拟消炎方。

2. 癥瘕致不孕

癥瘕包括现代医学的子宫肌瘤、子宫内膜异位症、附件囊肿等，其病因病机主要是湿热阻滞胞宫脉络，影响肝之疏泄，肝郁而血瘀，脾失运化而湿盛，痰浊与瘀血蕴结而成包块，导致胞宫孕育失常，不能摄精成孕，其治疗方法多是辨病与辨证结合处理，自拟消瘤1号。

3. 月经不调致不孕

张良英教授认为女子经、孕、产、乳易使机体处于血常不足、气偏有余的状态。妇女以血为本，以气为用。今血不足而气有余，阴阳已失去平衡，再加以七情的干扰，肝气郁结，疏泄失常，或郁而化火。经前以理气为主。经期胞宫泻而不藏，经血以通为顺。若经血不通畅，甚至小腹疼痛，则必有瘀血阻滞胞络，不通则痛也，故经期常以活血为主。经期以活血为主，经后由于胞宫开泻，经血流失，阴血小足，则肝血亦不足，肝失所养，无以柔润条达，致肝气郁滞，而形成肝郁血虚之症。经后养血柔肝，调理冲任。自拟调经方。

4. 提高辅助生殖技术妊娠成功率

张良英教授重视辅助生殖技术，认为人之育胎，阳精之施也，阴血能摄之，精成其子，血成其胞，胎孕乃成。今妇人无子，率由血少不足以摄精，血少固非一端，然欲得子者，必须补其精血，使无亏欠，乃可成胎孕。随着辅助生殖技术的发展，许多不孕症患者家庭获得新生，但成功的概率有待提高。张良英教授在临床发现配合中药患者移植率提高，胚胎发育较好。因子宫内膜需要分化到可接受状态才能容受胚胎着床，子宫内膜的发育对正常的着床是必需的，使内膜的发育和生长有类似雌、孕激素的作用。认为要提高辅助生殖技术妊娠成功率，强调在受精前要重视卵泡的质量与子宫内膜是否同步，故常先用助孕Ⅰ号补肾阳健卵泡，促排卵，再予自拟六号方，酌情加入制首乌、肉苁蓉等血肉有情之品，补肾阴养内膜，帮助着床，少佐理气活血之品，改善子宫局部微循环，为胚胎移植营造一个较理想的内环境，达到受孕目的，提高妊娠率。

5. 张良英教授临证治不孕强调几点

（1）关于婚后年限与受孕率：据有关调查统计，已婚一年内受孕率达80%～85%，已婚二年内受孕率达90%，已婚三年内受孕率达95%。认为结婚一年内受孕率最高，值得重视。世界卫生组织在1975年规定2年未孕为不孕症，1994年修订为1年。国外多定为1年，我国定2年为宜，张良英教授认为不可早下结论，也不可拖延太久，应早诊早治。

（2）生育年龄与生育能力的关系：女性生育期（成熟期）是卵巢生殖机能与内分泌机能最旺盛的时期，一般从18岁开始，历时约30年，表现为卵巢功能成熟，有规律地、周期性地排卵及分泌性激素。女性生育能力自14～15岁开始，18～20岁趋于成熟，21～24岁生育能力最强，最佳生育年龄为25～29岁，以后生育能力缓慢下降，35岁后迅速下降，45岁后很少受孕。

（3）不孕症是一种多发病，是由多种疾病和多种因素造成的生殖障碍，常见排卵障碍、输卵管阻塞以及免疫因素等。临证时必须详细询问病史，做到审证求因，治病求本。

（4）科学技术迅猛发展的今天，医学是一门综合性很强的科学。随着科学技术的发展，也出现了相互交叉和渗透的发展，我们中医也同样受着影响。也就是说，中医诊病除重视四诊、八纲辨证，也要充分利用现代科技检查手段，提高诊病率和治疗针对性。

（5）对本病论治应争取中西医结合，做到微观深入、宏观拓展、中西结合。

（6）张良英教授经多年临床观察提出，在不孕症患者中，阻塞性不孕症多与人工流产术关系密切，且宫外孕的发病率较高，造成不孕症的恶性循环，故强调人流术只是避免失败的一种补救措施，但不是唯一的方法，希望年轻女性尽量避免未婚先孕及第一胎人流，这样可以大大减少不孕症的发生率。

（三）方药解析

1. 用药特色

张良英教授治不孕症补虚药、补益气血药及理气活血祛瘀药用药频率颇高，仍排第一位。补虚药中，气血阴阳等药物种类仍有所偏重，注重肾精、肾气对孕育的作用，以肾为核心，强调补肾，在此基础上审证求因。

补气血药：常用党参、人参、白术、甘草、山药、大枣、阿胶、当归、熟地黄、白芍、制黄精。

补肾阳药：常用巴戟天、淫羊藿、杜仲、鹿茸、续断、紫石英、菟丝子、覆盆子。

补肾阴药：常用石斛、肉苁蓉、枸杞子、龟板、制首乌、麦冬。

活血祛瘀通络药：常用川芎、牛膝、泽兰。湿甚加茯苓、厚朴、砂仁，气滞加香附、橘皮、木香、乌药，血热加生地黄、牡丹皮。

常用对药：治不孕症喜用药对：熟地黄、白芍，为肝肾阴亏必选；肉苁蓉、巴戟天，两药均入督脉，为虚证不孕之要药；川楝子、路路通，为治疗输卵管梗阻必用之品；输卵管积水善用泽泻、丹参，马鞭草、王不留行。

单味药：输卵管不通，喜用甲珠、猪蹄甲，因甲乃筋之余，具开破之性、长于破瘀通性；治肝郁不孕，善用生麦芽、柴胡，盖本药能助肝木疏泄以行肾气；卵泡不破，善用茺蔚子以助排卵；子宫内膜受损，善用肉苁蓉、制首乌以修复内膜。

2. 经验方

（1）助孕Ⅰ号方：由当归、熟地黄、白术、菟丝子、续断、党参、制首乌、甘草、覆盆子、补骨脂、紫石英、女贞子、沙参组成。治以温肾扶阳、益冲任。方中菟丝子、紫石英、续断、覆盆子、补骨脂为君药，补肾暖宫促排卵；制首乌、女贞子、当归、熟地黄养血和血为臣药；党参、白术、沙参健脾养血，资生化之源为佐药；甘草调和诸药为使药。于排卵前开始服药，每剂药服2天，服至月经来潮。若子宫发育不良者，可加巴戟天、淫羊藿以温补肾阳；若基础体温不升者，加丹参活血促排卵；若神疲乏力明显者，加炙口芪、太子参以益气健脾。

（2）助孕Ⅱ号方：由当归、川芎、赤芍、丹参、桂枝、丝瓜络、路路通、香附、枳壳、台乌、甲珠、甘草等组成。具有调畅气机、活血化瘀、通络助孕之功效。方中甲珠咸凉，性善走窜，具有行气活血破瘀、疏通经络、直达病所之功效，为方中之君药；当归、川芎、丹参活血化瘀，促进瘀滞消散，助甲珠疏通经络，枳壳、台乌调畅气机，使气行则血行，共为臣药；丝瓜络、路路通宣通经络直达病所，桂枝、香附通利血脉，共为佐药；甘草调和诸药为使药。由于甲珠价格昂贵，药源受限，因此临床上亦用地龙代之。此方于月经干净后3天服药，每剂药服2天，连服3剂。

（3）助孕Ⅲ号方：由炙黄芪、黄精、党参、熟地黄、当归、白芍、菟丝子、女贞子、何首乌、甘草等，补肾固本，扶正祛邪，增强免疫。方中炙黄芪、黄精、党参益气固本，扶正增强免疫力为君药；熟地黄、当归、白芍养血活血为臣药；菟丝子、女贞子、何首乌补肾填精固本为佐药；甘草调和诸药为使药。

（四）医案举隅

童某，29岁，女，已婚，2008年8月9日初诊。结婚同居3年，未避孕未孕。患者素体尚健，然面色黄而晦暗，经期或前或后，行而不畅，血色暗红夹有小块，胸胁胀满，腰酸腿软，小腹冷痛，结婚 3 载犹未孕育。舌质淡苔白，脉结而迟。诊断为原发不孕肾虚型，子脏虚寒不能摄精成孕，治以温经散寒、扶阳抑阴以暖胞宫。方用助孕 I 号方：菟丝子 15g，续断 15g，党参 15g，制首乌 15g，覆盆子 15g，补骨脂 15g，紫石英 15g，女贞子 15g，当归 12g，熟地黄 15g，白术 12g，沙参 15g，白芍 12g，艾叶 10g，黄芪 12g，甘草 6g。治以温肾扶阳、益冲任。4 剂。于排卵前开始服药，每剂药服 2 天。助孕 II 号方：当归 12g，川芎 15g，赤芍 15g，丹参 15g，桂枝 10g，丝瓜络 15g，路路通 10g，香附 10g，枳壳 10g 等。于月经干净后 3 天服药，每剂药服 2 天，连服 3 剂。二诊：服上药后经期按时而至，血色红无块，腰酸腿软、小腹冷痛等症均有减轻。仍感胸胁胀闷，呃逆则舒，腰酸胀痛。此宫寒得暖而肝郁未畅，治以疏肝解郁益肾为治。守方续用 2 个月，诸恙尽瘥，旋即受孕，逾 10 个月生 1 女孩。

按语： 妇人不孕原因虽多，然不外乎两端：其一是先天性的生理缺陷，其二是后天的病理变化。肾气不足或冲任气血失调，皆能影响冲任的正常生理功能而致不孕。故《医宗金鉴·妇科心法要诀》云："女子不孕之故，由伤其冲任也……或因胞寒胞热，不能摄精成孕；或因体盛痰多，脂膜壅塞胞中而不孕，皆当细审其因，按证调治，自能有子也。"本案由于寒邪客于胞中，夹以肝郁不畅，致胞寒不孕。故治疗首用温经散寒以暖胞宫，复以疏肝解郁益肾以善其后。临证时，只要找出病机转变的关键所在，辨证确切，自能收到预期疗效。

（邬晓东，姜丽娟，张良英）

五、张良英教授诊治盆腔瘀血证经验举隅

盆腔瘀血综合征又称卵巢静脉综合征，是引起妇科盆腔疼痛的重要因素之一，是一种严重影响妇女身心健康的疾病，多见于 30～50 岁的经产妇女，以慢性下腹部疼痛、腰骶部疼痛、极度疲乏为主症的一种妇科常见疾病。因其症状涉及广泛，而患者自觉症状与客观检查不相符合，在体征上常与慢性盆腔炎相混淆，易误诊为慢性盆腔炎或慢性附件炎而久治不愈，是目前比较常见的女性内生殖器官疾病，也是引起育龄妇女慢性盆腔痛的一个重要原因。盆腔瘀血综合征是妇科多发病，正以逐年增多的趋势日益受到重视，已被确认为妇科独特的盆腔血管疾病，是目前妇科疑难症之一。

1. 学术观点

张良英教授认为本病由于瘀血留滞冲任胞宫，气血运行不畅，不通则痛。瘀血的形成为早婚早育、房事不节、孕产频繁等，导致盆腔充血和盆腔静脉瘀血，或肝气郁结、气机阻滞而致血瘀。提出瘀血阻滞下焦虽是此病的核心病机，还发现绝大多数患者都伴有自主神经系统失调的症状，而且一般自觉症状比客观检查所得的征象明显，自主神经系统的调节功能失常导致内分泌调节异常也可引起盆腔瘀血，即肝气郁滞导致血行不畅，冲任胞宫气血瘀阻而成此病。

临床上，张良英教授发现此病脏腑、冲任、气血虚弱，中气不足、气虚下陷才是其本质，认为"邪之所凑，其气必虚"。盆腔瘀血综合征患者气血不足，瘀血阻滞下焦，属本虚标实之证，多由脾胃虚损、中气不足而致。中气下陷，肾气亏损，致使带脉失约，冲任不固，胞宫失于固摄而得病。治宜补中益气，升提收摄，补肾固脱。在治疗中须标本兼顾，尤以治本为要，如果一味活血，恐正气更伤，加重病情，特别是病程较长者，常须健脾补肾，益精以生气血，同时应注意补虚而勿留邪。张良英教授常用补中益气汤适当加活血之品，临证腹痛甚者，加桂枝、干姜、乌药、延胡索化瘀止痛；盆腔有包块加三棱、莪术、鳖甲、半枝莲化瘀散结；腰酸不适加菟丝子、杜仲、鹿角霜补肾壮腰。乳房胀痛加柴胡、川楝子；阳虚、气虚甚者，重用黄芪、党参；阴虚、血虚甚者，加女贞子、旱莲草、白芍、阿胶；脾虚者，倍用白术加山药；腰疼、尿频者，加续断、杜仲、益智仁；脱垂部分肿痛、白带多、小便赤涩者加炒黄柏，未效者重用枳壳。禁忌负重、过累、房事、食生冷油腻之物。

2. 医论医话

张良英教授辨治此病认为患者主诉繁多，而症状不典型，确诊的手段有限，所以也是困扰妇科医师的一个棘手问题。盆腔瘀血综合征是盆腔静脉慢性瘀血而引起的一种妇科疾病。抓住其特点是慢性下腹部疼痛，低位腰痛，性感不快，极度疲劳感，白带过多，痛经等。多见于早婚、早育、多产、子宫后位、习惯性便秘及长期从事站立工作的妇女，也是女性绝育术后较常见的并发症之一。中医无盆腔瘀血综合征病名，据其症状、体征应属妇人腹痛、痛经、带下等病症的范畴。张良英教授认为此病主要病机为瘀血阻滞，盆腔脉络不通，以下腹疼痛为主症，经事来而腹痛，不来亦痛，皆血不调故也。临证辨证为气滞血瘀证、气虚血瘀证、湿热瘀阻证。属脾肾两虚，气虚下陷，中气不足，升举无力而导致，故治疗以补中益气汤，补气升阳，固脱举陷，经多年经验总结，临床验证，疗效确切。

另外，气为血之帅，以黄芪、党参与活血药同用，元气推动有力，血行渐归常度，冲任、胞宫瘀滞自除。盆腔瘀血综合征妇科疑难病之一，以下腹疼痛、低位腰痛、瘀血性痛经、经前乳房疼痛、性感不快、极度疲劳感等为主证。其多有久病、长期站立、长期坐位、子宫后位、孕产频繁、便秘、过劳等病史，结合其主要病理表现即慢性盆腔静脉瘀血，认为此病符合"久病入络""久病必瘀"之说，经年累月，外邪留着，气血皆伤，其化为败瘀凝痰，内阻经络。其病理本质为瘀闭或瘀闭痰结。基本治疗原则为活血通络，或佐软坚化痰，选用鳖甲、穿山甲、地龙、血竭、水蛭等虫类药搜剔通络。由于病人的体质差异及感邪的不同，常有或气滞，或寒凝，或痰湿，或湿热，或肾虚等兼证，日久易损伤人体正气，故在治疗的同时要兼护人体正气，并随兼证加减。

3. 方药解析

补中汤系李东垣经方，组成有党参、白术、陈皮、炙升麻、柴胡、枳壳、丹参、黄芪、当归、炙甘草等。方中黄芪为君药；党参、白术健脾和中为臣药；当归活血通脉，陈皮理气助运，更用升麻、柴胡为佐使药，引胃气上腾，助丹参、黄芪升阳举陷，培补中气；炙甘草调和诸药。

4. 医案举隅

张某，女，40岁，已婚。2005年3月4日初诊。下腹、腰骶疼痛一年，近3个月加重。患者1年前劳累后出现下腹隐痛，近3个月下腹疼痛加重，腰骶酸痛下坠，久站或性交后加剧；神疲体倦，头晕耳鸣，带下量多，性欲淡漠，小便频数。舌黯淡，苔薄白，脉沉细涩。妇科检查：宫颈肥大，呈紫蓝色，子宫后位，饱满，质软，双附件区压痛。辅助检查：体位试验阳性。辨证属肾虚血瘀型，治宜补肾益气，活血化瘀。处方：炙黄芪、桑寄生、菟丝子、鸡血藤各30g，党参、丹参、续断、鹿角霜各15g，淫羊藿、肉苁蓉、赤芍、当归各10g。14剂。

二诊：服上方下腹痛好转，于3月13日行经，量少，色稍黯，无血块，无痛经。现月经已净，腰骶坠痛，头晕耳鸣，夜尿多，舌淡红，苔薄，脉沉细。原方去黄芪、肉苁蓉，加枸杞子10g、紫石英30g、益智仁10g。9剂。

三诊：下腹、腰骶疼痛、头晕耳鸣、夜尿多等症状好转，仍然有腰酸，神疲体倦，舌淡红，苔白，脉沉。证属瘀血渐去，肾虚未复，治以补肾益精，养血活血。处方：桑寄生、菟丝子、制首乌各30g，丹参、续断各15g，淫羊藿、枸杞子、白芍、当归各10g，甘草6g。上方服1个月后症状基本消失，以肾气丸服3个月善后，随访半年未复发。

按语： 张良英教授认为"邪之所凑，其气必虚"，盆腔瘀血综合征患者气血不足，瘀血阻滞下焦，属本虚标实之证。在治疗中须标本兼顾，尤以治本为要，如果一味活血，恐正气更伤加重病情，特别是病程较长者，常须补肾益精以生血气，同时应注意补虚而勿留邪。

（邬晓东，姜丽娟，张良英）

第三节

国医大师班秀文

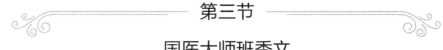

"治未病"，早在《黄帝内经》中就有记载，是中医学重要的防治思想，就是采取预防或治疗手段，防止疾病的发生、发展及传变。它包括未病先防、已病早治、既病防变、病后防复等方面的内容。班秀文教授是我国首批全国名老中医药专家学术经验继承指导老师，首届国医大师。班老潜心妇科临床70余年，学验俱丰。笔者有幸参与班老医案整理，特总结班老在妇科病治疗中的"治未病"思想与临证经验，浅析如下。

一、未病先防，以血为本

班老常说治妇必治血，中医早有女子以血为本、以血为用的认识，妇女生理的经、孕、产、乳的特殊性，均与血息息相关，血的充盈与畅达，是维持经、孕、产、乳的基本条件。而气为血之帅，血为气之母，因此重视妇女气血是顾护妇女正气、养生防病的重要手段。班老认为，调养气血，应从起居、饮食、精神等方面着手。

1. 起居防寒

班老认为妇女的健康不仅有赖于气血的充盈，尤赖于气血的温通。一般来说，妇女在生理上的特殊时期，如行经期、产褥期时，由于气血的损耗，身体的抵抗力较差，如果生活起居稍有不慎，往往外邪很容易乘虚而入，特别是风寒之邪乘虚侵袭，最易导致气血运行不畅，甚则凝滞。所以常嘱妇女平素要注意保持温暖，特别是下半身的温暖，勿冒雨涉水、坐卧湿地、水中作业等；在气候突变时，须注意衣着的加减，气温的调节；在行经期间，禁止游泳、冷水盆浴，避免经血骤然凝滞，留瘀为患。

2. 坚持锻炼

班老认为，气血以流通为贵，只有持之以恒，坚持运动锻炼，才能促进气血的循环运行。锻炼的方法、形式多种多样，班老指出，只要每天坚持30分钟至1小时的锻炼，气血自然运行畅达，可达到药物不可及的效果。班老不建议妇女在行经期参加重体力劳动和激烈运动，但适度的运动对气机的舒展、经血的畅利、缓解小腹坠胀疼痛等不适感是有帮助的。

3. 饮食调摄

《素问·藏气法时论》云："五谷为养，五果为助，五畜为益，五菜为充，气味合而服之，以补益精气。"故班老常说"药补不如食补"，正如《素问·生气通天论》所说"阴之所生，本在五味"，饮食五味，是物质营养的来源，是养阴血的最佳途径，通过食物营养的调摄，使气充血足，正气充足，自然能抗病强身。班老对食疗颇有研究，他指出人的体质是有差异性的，由于先天禀赋的不同以及后天调养的条件各异，妇人体质有阴阳寒热相偏的差异，而食物有四性（寒、热、温、凉）和五味（苦、辛、甘、酸、咸）的不同，食物与人体脏腑阴阳有着特殊的关联和影响。因此，食养必须根据妇人的体质属性、食物的性味功能、气候的温热寒凉等因素综合分析，而决定食物的宜忌。做到《灵枢·师传》所说"食饮者，热无灼灼，寒无沧沧"的要求，保持人体阴阳平衡。如妇女行经期间，班老主张宜进食清淡而富有营养、寒温适中的食物，因辛热香燥之物能助阳动血，迫血妄行，有使经期延长或经血量增多之虞；而生冷之品则易损伤阳气、凝滞气血，从而引起痛经甚或闭经。班老常推荐玉米粥、牛肉、鲮鲤鱼等清淡而又能益气养血之品。妇女在进入更年期后，由于肾气渐衰，冲任二脉虚衰，可导致阴阳失调，脏腑功能紊乱，从而出现烘热汗出、头晕头痛、目眩耳鸣、心悸失眠、烦躁易怒、忧郁悲伤等一系列更年期症状。班老认为，天癸既绝，则更应重视脾胃的调养，以助气血生化之源。因此，在饮食方面，少吃温热香燥刺激性强的食物和肥甘厚腻之品，宜选择多吃滋补精血、营养价值高的食物。盖因温热香燥之品刺激过重，易激发心肝火旺而加重更年期反应；而肥甘厚腻之品，易滞碍脾胃，不利于气血运化。班老建议更年期妇女宜吃小米、玉米、木耳、海带、紫菜、香菇等清淡之品，搭配鸡蛋、猪肝、肾脏、牛乳之类的血肉有情之品，并多吃菠菜、油菜、西红柿、胡萝卜等蔬菜水果及薯类食物，既保持大便通畅，又能防止浊气上犯心神。

4. 调节精神

人的精神活动与疾病的发生有极为密切的关系，精神上过度的忧郁或狂欢暴喜都能导致气机的变化，影响气血正常运行，正如《素问·举痛论》所说："百病生于气也，怒则气上，喜则气缓，悲则气消，恐则气下……惊则气乱，思则气结。"因此，班老主张妇女在精神上应避免过度的喜怒哀乐，保持精神上的舒畅，所谓"恬淡虚无，真气从之；精神内守，病安从来"是班老推崇的至理名言。在调畅情志中，班老最强调妇女戒恼怒。因"女子以肝为先天"，女子以血为用，肝藏血而主疏泄，肝体阴而用阳，肝气的舒畅关系到气机的疏利、血行的畅达。肝在志为怒，妇女受到各种不良刺激的影响，极易情绪多变，恼怒伤肝，以致气血逆乱，引起月经不调、闭经、痛经、崩漏、胎漏、胎动不安等妇科诸疾。因此，妇女应特别注意保持精神乐观、情绪稳定，以保持脏气的平和、气血的条达。对于更年期的妇女，班老要求医者不仅要善药物治疗，更需善言开导，让妇女正确认识这一阶段的生理变化，保持情绪乐观稳定，开阔胸怀，根据自己和性格爱好培养良好的兴趣以怡情养性，使不良情绪得到及时宣泄，就可以顺利度过更年期。

二、已病早治，既病防变

在疾病发生的初期，如果能够早期诊断、及时治疗，则可以防止疾病的进一步发展和传变。班老对许多妇科病症的早期处理、防止传变的经验和方法，值得我们推崇和学习。

1. 习惯性流产的防治

连续流产三次或三次以上者，古代称数堕胎，现代医学称之为习惯性流产。对于此病的防治，班老提出两大原则：未孕先治，已孕防病。班老认为，妇女之所以屡孕屡堕，总的机制是其冲任不固，肾失封藏所致。故对于有习惯性流产史或多次人流、药流的妇女，在下次有孕之前，应先注意调养气血，温养冲任，补肾固元，固护根蒂。班老常用人参养荣丸加菟丝子、鹿角霜、覆盆子、桑螵蛸等，或五子衍宗丸加杜仲、续断、桑寄生、党参、黄芪之类，调养半年至一年，使气血调和，冲任稳固，肾精充足，再行摄精受孕，则效甚佳。既孕之后，要针对孕妇禀赋的厚薄、体质的强弱，配合适当的药物治疗。班老认为，妇女妊娠后生理上发生了特殊变化，以虚证为多，或虚实夹杂为患。盖因一方面孕妇要供给胎儿以血液营养，故极易形成阴血偏虚；另一方面，随着胎儿的逐渐长大，影响气机的升降，容易导致气滞痰郁等病变。对此，班老喜用调肝汤加菟丝子、覆盆子、桑寄生、杜仲、续断之类，予孕妇滋肾精养肝血，或泰山磐石散加减以调理气血。如此先后天并治，则使气血调和，胎元得养，多能足月顺产。同时，班老还指出，除了药物治病安胎，还要遵循前人对孕妇提出的防漏安胎三字诀"调情志，慎起居，适劳逸，节嗜欲，戒房事"，才能保证足月顺产。

2. 产后病的防治

妇人产后，既有阴血耗损、元气不足的一面，又有离经之血溢出经脉间隙，或胞衣残留不尽的一面；既耗气又伤血，如果调摄不慎，极易发生产后病。所以对产褥期的妇女，既要养血扶正，促进气血的恢复，又要活血祛瘀以生新。今人对新产妇的调养多喜用生化汤。班老认为，此方是《傅青主女科》推崇的"血块圣药"，有生血化瘀、推陈出新的作用，对产后既虚又瘀、虚实夹杂的病症，都可加减化裁用之。班老强调，对于产后病的治疗，应在审证求因、审因论治的基础上，正确处理养血扶正与化瘀生血的关系。在以虚证为主时，虽应加入补益之剂以养之，但更应防止留瘀之患，故在补养之中，还应酌加行滞化瘀之品，如益母草、莪术、丹参、刘寄奴、泽兰之类以达"补血不滞瘀，祛瘀不伤正"之目的，有利于新血的再生。以瘀证为主者，则贵在逐瘀祛邪，因瘀不去则新血无以生，祛邪即所以扶正，两者是相反相成的。总之，对于新产之妇既虚且瘀的病变特点，其治疗原则是补血之中要化瘀，化瘀之中要扶正，如此才能尽早促进产妇的身体恢复。

三、病后防复，重在肝肾

班老认为，妇女以血为本，血的生成和运行都与五脏相关，而五脏之中，尤以肝肾与妇女的经、带、胎、产最密切。《素问·上古天真论》言"肾气盛……天癸至，任脉通，太冲脉盛，月事以时下"，说明肾气的强弱决定月经的盈亏有无及畅通与否。《傅青主女科》云"夫带下俱是湿证"，带下的异常，除责之于脾外，在很大程度上是取决于肾阳的温煦和蒸腾气化。因为肾藏精而系胞，是先天之根，故补肾实为固胎之本。叶天士《临证指南医案》云："女子以肝为先天。"盖因肝为藏血之脏，司血海，主疏泄，具有储藏血液和调节血流的作用。肝为冲任二脉之所系，妇科疾病多为冲任损伤，而冲任损伤与肝的病变互为因果。临床常见病症如月经不调、崩漏、带下、滑胎、不孕等，都和肝及冲任损伤密切相关。因此，班老强调妇科疾病重在调补肝肾，固肾培元、疏肝柔肝是班老在妇科病后期常施之法。如对妇女痛经，班老根据不通则痛的病机，根据妇人寒热虚实的不同，治之以通法，待气血调和、经行通畅后，常酌加调补肝肾之品。痛经不外乎虚实两方面的原因。实证采取疏肝调气、温经散寒治之，虚证则着眼于肾，以促进经水之化生，待经水一足，筋脉得养，肝肾之气得舒，则经痛自除。班老常用《傅青主女科》中之调肝汤，此方既有滋补肝肾、养血柔肝之功，又能温肾而调冲任，益精柔肝并用，诚是调补肝肾之良方。

（蓝丽霞，黄政德）

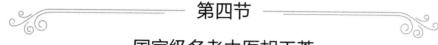

第四节

国家级名老中医胡玉荃

一、辨治绝经综合征经验

绝经综合征是指妇女绝经前后由于性激素波动或减少所致的一系列躯体及精神心理症状。中医称为经断前后诸证。临床上最常见潮热汗出、烦躁易怒、头目胀痛、眩晕耳鸣、失眠盗汗、情绪波动等症状，甚至出现精神心理障碍，严重降低患者的生活质量，甚至影响夫妻感情和家庭稳定。激素替代疗法虽可改善症状，但可能存在的潜在风险令许多患者望而却步。相比之下，中医药在治疗此病方面疗效好且安全的优势更加凸显。胡玉荃教授是我院第四批全国名老中医专家，在治疗此症方面经验颇丰，体会独到。笔者作为其继承人有幸随师临诊学习，收获良多。今将其诊治此病的经验略做总结，以飨同道。

（一）"真阴亏少"是病机根本，"阳亢火旺"是病机关键

《素问·上古天真论》云："七七任脉虚，太冲脉衰少，天癸竭，地道不通，故形坏而无子也。""冲任之本在肾"，肾主藏精，为一身阴液之根本，肾阴又称真阴、元阴。精能生血，血能化精，精血同源，为天癸和月经的物质基础。《素问·阴阳应象大论》言"年四十，而阴气自半也"；近绝经女性肾中阴津日亏，冲任逐渐衰少，天癸日益枯竭，经血无源而闭止。这本是机体由胜到衰的自然生理变化，多数人可以平稳过渡，但若不能很好地调节和适应这种重大变化，便会出现阴阳失调的一系列症状。胡老师认为，中年女性由于经历了经、孕、产、乳等生理活动而"数脱血也"，本就血不足而气有余，还常常承受着工作、家庭及社会的多重压力，若失于调养，往往使精血暗耗屡伤而更亏，肾中真阴衰竭，阴不涵阳，水难济火，致阳亢火旺。肾为五脏六腑之本，"五脏之阴气，非此不能滋"。精血衰少，髓海失养，则头晕耳鸣；水不涵木，则肝体失柔，肝阳上亢而见头痛目胀，情绪不稳；阴不维阳，虚阳上越，则潮热汗出；水亏不能上制心火，心肾不交，神志不宁，则烦躁失眠，多梦健忘。可见此病病机主要在于肾中真阴亏少，致五脏阴阳失调，以肝、心受累最常见。或水不涵木，肝阳上亢；或水亏火旺，心神失养。所以胡老师认为围绝经期虽阴阳俱衰，然以"真阴亏少"为病机根本，"阳亢火旺"是病机关键。

（二）治疗重在填补真阴，平衡阴阳

胡老师基于对此病病机阴虚阳亢、阴阳失调的认识，认为治疗上应谨察阴阳所在而

调之，以平为期。宜标本同治，一方面，应补其不足，重在填补真阴，益精养血，所谓壮水之主以制阳光，使阴阳能达到低水平的相对平衡；另一方面，应损其有余，需辅以抑阳清火之品以治其标，使上亢之阳归入阴中，阴阳和调而诸证得愈。胡老师总结数十年治疗经验拟定的安坤汤临床上加减治疗绝经综合征，每每应手取效。

1. 基本方

生地黄 30g，熟地黄 30g，山茱萸 12g，女贞子 15g，当归 30g，杭白芍 15g，生龙骨 30g，生牡蛎 30g，珍珠母 30g，石决明 12g，牡丹皮 12g，栀子 12g，酸枣仁 15g，合欢皮 15g，鸡血藤 30g，甘草 6g。

2. 加减

肝郁甚、胸胁胀闷者，加广郁金、香附；肝经火热、眼目胀痛者，加夏枯草、青葙子；眠差多梦者，加夜交藤；头目眩晕者，加钩藤、天麻；烘热汗多者，加浮小麦，生龙骨、生牡蛎改为煅用；潮热盗汗者，加地骨皮、知母；耳鸣者，加磁石、蝉蜕；抑郁寡言、悲伤欲哭者，加百合、石菖蒲；口苦烦躁者，加黄芩、夏枯草；心悸不安者，加远志、五味子；身目肿胀者，加玉米须、茯苓；血压偏高者，加丹参、杜仲、牛膝；大便干结者，加柏子仁、炒决明子；便溏者，生地黄减量，加山药、白术。

3. 方义分析

方中女贞子、山茱萸滋补肝肾真阴，为君药；熟地黄、当归、白芍补血填精，养阴柔肝，为臣药；生地黄、牡丹皮养阴凉血，泻阴中之火；珍珠母、石决明、生龙骨、生牡蛎平肝潜阳镇惊，使上亢之阳下潜入阴；栀子泻火除烦，《本草衍义》云"脏腑无润养，内生虚热，非此物不可去"；酸枣仁养心安神，合欢皮解郁安神，《神农本草经》云后者"安五脏，和心志，令人欢乐无忧"，共为佐药；鸡血藤既养血又行血，引药达病所，并防补药滋腻碍血；甘草调和诸药。全方配伍得当，补泻并行，清养俱施，育阴镇潜共用，标本同治，切合病机，共奏滋阴养血、凉血清热、平肝潜阳、养心安神之功。临床加减用之治疗经断前后出现的诸种不适症状，尤其对改善头痛目胀、烦躁失眠、情绪不稳等症状起效快捷。

（三）心药并治和提前预防至关重要

此病与精神情绪密切相关，常因情志因素诱发或加重，故应心药并治。药物治疗的同时，应注意对患者进行心理开导，引导其自我调节情绪，培养爱好，适当运动，交友沟通，家属要宽容理解和配合，以利于病情康复，防止症状反复而迁延不愈。"上工治未病"，提前预防本病的发生更为重要。一方面，应加大妇女保健的普及宣传力度，使近绝经女性正确认识这一生理过渡，遵循健康的生活饮食习惯，保持平和的心态，避免过劳熬夜，嗜食辛热而使阴精益损，阳亢火旺，致生诸症。另一方面，可以通过中药调理预培其损，执和致平，使阴阳和调，能够平稳度过这一生理波动时期。

（四）典型病案

乔某，女，54 岁，2010 年 3 月 4 日就诊。主诉经断 9 个月，失眠盗汗 8 个月，加重 2 个月。2009 年 6 月末次行经，2009 年 7 月开始出现失眠、盗汗，常需服安定片方能入眠，未正规治疗。近两个月症状明显加重，伴心悸气短，乏力，周身不适，四肢酸困疼痛，急躁易怒，情绪不稳，时欲哭泣，甚至有轻生想法。面色晦暗，表情淡漠，舌质暗红，苔薄少，脉象弦细。高血压病史 3 年，一直服药治疗，曾做心电图提示频发室早。测血压 150/90mmHg。辨证为阴虚肝旺、心火内炽。治以滋阴养血、平肝降火。方用安坤汤加减：生地黄 30g，熟地黄 30g，山茱萸 12g，杭白芍 15g，当归 20g，石决明 20g，珍珠母 30g，钩藤 15g，煅龙骨 30g，煅牡蛎 30g，青葙子 15g，知母 12g，地骨皮 20g，炒栀子 15g，五味子 10g，浮小麦 30g，柏枣仁各 15g，合欢皮 20g，丹参 15g，自然铜 10g，甘草 6g。7 剂，每日 1 剂，水煎服。2010 年 3 月 11 日二诊：患者服药后诸症明显好转，情绪略低落，偶有恶心，原方去自然铜，虑其久服碍胃；加百合 10g 增强养阴清心安神之力，继服 8 剂。2010 年 4 月 16 日三诊：患者诉近一个月间断服药，症状进一步好转，睡眠基本正常，偶夜梦多，盗汗消失，精神好，面色较前润泽明亮，近 5 天未服降压药血压也稳定于 120/70mmHg 左右。守二诊方继服 10 剂而收功。

（五）体会

绝经综合征发病逐年上升，和当今社会女性承受的工作学习等压力不断增加有关。不少患者长期熬夜，身心透支，使阴血精津过早过多耗损，阴虚阳亢火旺，阴阳失衡而致此病。为了预防绝经前后诸症的发生，我认为女性应该从五七、六七之年就要注意固护阴精，劳逸结合，保持乐观豁达，清淡饮食，适时中药调理，及时纠正阴阳失调，以平为期，防患于未然，不要渴而穿井，斗而铸锥。作为医者，更应把医未病之病作为我们追求的理想和践行的目标。

二、辨治产后身痛经验

产后身痛俗称产后风，临床表现为妇女在足月产、引产或流产后，因调护不慎，感受外邪而出现肢体或关节酸楚、疼痛、麻木、重着等症状，可延至数月，甚或经年不愈，严重影响患者的正常生活，甚至引发心理障碍，影响家庭和睦。近年来，由于非意愿妊娠增多导致人工流产频施，术后又失于调护，贪凉饮冷或滥用空调等，使此病的发生率呈上升趋势。此病临床上常常无阳性的客观指标，西医无有效的治疗措施，而中医药在产后身痛的治疗方面有着独特的优势。胡老师辨治产后杂病经验丰富，所创产后身痛方加减治疗产后关节疼痛效果卓越。

1. 气血虚弱是本，邪气留滞是标，经脉阻滞是主要病机

《傅青主女科》云："产后百节开张，血脉流散。气弱则经络间血多阻滞，累日不散，则筋牵脉引，骨节不利，故腰背不能转侧，手足不能动履，或身热头痛。"胡老师认为，产后气亏血少，四肢百骸空虚，宛若大门洞开，若摄生稍有不慎，风、寒、湿等邪气最易乘虚入侵，留滞经络、关节，使经脉气血运行不畅，瘀阻筋骨关节，不通而痛；或使气血不达，筋脉失养，不荣而痛。胡老师还指出：产后身痛与痹症不能混为一谈，它具备产后多虚、多瘀的特点，为本虚标实之证。其中，气血虚弱是病之本，风、寒、湿、瘀等邪气留滞经络、关节是病之标，经脉阻滞，使气血不能上通下达，濡养四肢百骸是其主要病机。

2. 治疗重在补气养血，疏通经脉，切记勿过发散

胡老师认为，此病乃本虚标实、虚瘀并存、风寒湿夹杂之证，临床表现虽似痹症但绝不可简单以痹论治。治疗时要充分考虑产后多虚、多瘀的生理特点和邪阻经脉的病机特点，抓住主要矛盾，以益气养血为主，气足则经脉得通，邪气得散；血旺则筋骨得养，荣而不痛。不能用大队的祛风湿药，如独活、羌活、秦艽等。切记不可过用辛散发表之药，因血汗同源，过汗则阴血伤，不但正气更虚，也会使邪入更深，犯"虚虚之戒"。正如《丹溪心法·产后》云："产后无得令虚，当大补气血为先，虽有杂证以末治之。一切病多是血虚，皆不可发表。"《沈氏女科辑要笺正》云："此证多血虚，宜滋养，或有风寒湿三气杂至之痹，则养血为主，稍参宣络，不可峻投风药。"邪气盘踞筋脉肌肉之间，单靠补益气血难以尽除，反易壅滞留寇。所以在补气养血的基础上，应稍佐祛风除湿散寒之药及化瘀通络之品，使正气复、血脉通、邪气自散而痛消病愈。产后身痛方就是胡老师在这一思想指导下数十年临床经验的结晶，具有益气养血、温阳补肾、通络止痛之功效。另外，胡老师还特别指出：产后关节痛应及早治疗，否则邪气留恋日久，将使正气更伤，恢复更难。

3. 产后身痛方

组成：党参、黄芪、熟地黄、当归、川芎、阿胶珠、杜仲、桑寄生、丹参、鸡血藤、丝瓜络、忍冬藤、络石藤、防己、甘草。

加减：若汗出多伍用玉屏风散，或加煅龙骨、煅牡蛎、浮小麦等；头痛者加白芷、藁本；项背强急加伸筋草、葛根；腰痛加续断、狗脊；上肢痛加桂枝；下肢痛加怀牛膝、木瓜；足跟痛加盐黑豆、补骨脂；风胜加透骨草；湿盛加炒薏苡仁；寒盛加艾叶、巴戟天；恶露不畅者加益母草；乳汁不足可酌加穿山甲、王不留行等；大便干结者加炒决明子。

方义分析：方中党参、黄芪大补元气，气足则血旺，气旺则能行血；熟地黄、当归、阿胶珠、川芎养血又活血，共使血脉畅通，筋脉得养而止痛，为君药；杜仲、桑寄生补肾填精、强壮筋骨，为臣药；丹参、鸡血藤活血通经，忍冬藤、防己、络石藤、丝瓜络祛风除湿、通络止痛，共为佐药；甘草调和诸药，为使药。全方扶正祛邪兼顾，补通并行，温凉相佐，补而不燥不滞，通而不伤气血，共成益气养血、补肾填精、活血通络、祛风止痛之良剂。

4. 预防调护

胡老师认为产后身痛的发生常因产妇起居不慎所致，因而可以通过科学的调护措施，有效地预防此病的发生，防重于治。具体来讲，主要概括为：产后应根据不同的季节和环境，穿着合适的衣着，既要慎避风寒，勿过贪凉，也不能过分捂衣，造成汗出过多而更易感受外邪；产后应加强饮食营养，提高免疫力，以增强抗御外邪能力，所谓"正气存内，邪不可干"；注意休息，勿过早劳作，以免使正气屡损，无力祛邪，病情迁延难愈；摒弃传统的汗蒸疗法，避免汗出过多使病情不轻反重，甚有亡阴亡阳之虞；引产、流产后同样要重视调护。

5. 典型病案

赵某，女，33岁，2007年8月31日初诊。患者于当年6月11日足月顺产1个女婴，产后汗出较多，恶风，即使门窗紧闭仍感肩、背及颈项等暴露部位发冷，肩、肘、腕、膝等关节及手指、足跟部冷痛、麻木，伴皮肤麻痒走窜。关节部位形态正常，无红肿及发热，曾贴止痛膏治疗效果不佳。现恶露已尽，乳量不多，常感疲乏，动辄汗出，偶感眩晕，时有盗汗，心烦，手心热，睡眠不佳，二便调。舌暗红，舌苔薄白，脉沉细略数。辨证为气阴两亏、风寒阻络，治以益气滋阴，养血祛风，通络止痛。处方：党参10g，黄芪15g，生地黄20g，熟地黄20g，阿胶珠12g，丹参15g，鸡血藤30g，防己6g，忍冬藤30g，丝瓜络12g，络石藤12g，徐长卿20g，石决明12g，煅龙骨30g，煅牡蛎30g，珍珠母30g，甘草6g。8剂，每日1剂，水煎服。2007年9月8日复诊：患者服药后身痛及自汗、盗汗症状明显减轻，其他诸症有所好转。再服16剂而病情基本痊愈。

6. 分析和体会

产后本就亡血伤津，元气大亏，上例患者又因产后汗出多而加重了阴血不足的状态，使筋脉失养，不荣而痛；气随津伤，腠理疏松，风寒之邪客至，阻滞肌肉关节，血运不畅，不通则痛，故肢体关节疼痛明显。元气不足则常感疲乏，气虚卫外不固而动辄汗出，不能温煦肌肤、筋脉则肢体冷痛。阴血不足，不能濡养筋脉、爪甲、肌肤，则肢体麻木、皮肤麻痒走窜；阴虚生内热，热迫汗出，而为盗汗；阴虚相火妄动则眩晕、心烦、手心热、睡眠不佳。上例患者有明显气血阴液的损伤过程，其肢体冷痛，并非以寒邪阻滞为主，而根本在于气血阴液的亏虚，使筋脉失于温养。故治疗重在以党参、黄芪益气，生地黄、熟地黄、阿胶珠补阴血，使气阴得复，脉道充而筋脉得养；丹参、鸡血藤养血活血，徐长卿祛风活血止痛，忍冬藤、丝瓜络、络石藤、防己通络止痛，使血脉通畅，通而不痛。石决明、珍珠母、煅龙骨、煅牡蛎滋阴潜阳兼以敛汗。全方紧扣气阴亏虚、邪阻经络的病机，从本而治，故能药到病除。我在临证实践中，对于这类病人，还常嘱咐其每剂中药前两煎口服，第三煎煎汤泡洗手足，药渣热敷痛处，物尽其用，既增强了疗效，又节省了药物花费，可谓一举多得。

三、治疗慢性盆腔炎经验

盆腔炎是指女性上生殖道及其周围的结缔组织、盆腔腹膜发生炎症，主要包括子宫内膜炎、输卵管炎、输卵管卵巢脓肿、盆腔腹膜炎。慢性盆腔炎常为急性盆腔炎未能及时彻底治疗，或患者体质较差病程迁延所致，其主要病理改变为组织破坏、广泛粘连、增生及瘢痕形成，导致慢性子宫内膜炎、慢性输卵管炎、输卵管积水、输卵管卵巢炎、输卵管卵巢囊肿，慢性盆腔结缔组织炎等。临床常引起慢性盆腔痛、不孕、异位妊娠、月经异常、低热疲乏等。慢性盆腔炎是妇科门诊常见及多发病，特别是近些年来随着流产次数增多、工作生活压力加大等原因，该病发生率更呈逐渐上升趋势，严重影响患者生活质量。

胡老师在治疗慢性盆腔炎上形成了系统的综合治疗方法，研制成了通胞系列合剂，应用临床多年，效如桴鼓。

（一）病机为寒、湿、热错杂，瘀、虚并见

祖国医学无慢性盆腔炎之病名，胡老师根据其临床表现，认为此病散见于祖国医学的癥瘕、带下病、痛经、不孕等病中。陈自明《妇人良方》云："夫妇人小腹疼痛者，此由胞络之间夙有风冷，搏于血气，停结小腹，因风虚发动与血相击，故痛也。""夫妇人腹中瘀血者，由月经否涩不通，或产后余秽未尽，因而乘风取凉，为风冷所乘，血得冷则成瘀血也。血瘀在内则时时体热面黄，瘀久不消则变成积聚癥瘕也。"《傅青主女科》云："夫带下俱是湿症。……况加以脾气之虚，肝气之郁，湿气之侵，热气之逼，安得不成带下之病哉！"胡老师结合古人认识，又根据长期的临床体会，认为慢性盆腔炎常因经期、流产后胞宫空虚之时，摄生不慎，寒、湿、热毒之邪乘虚入侵，与气血搏结，凝滞胞脉，瘀阻于内，不通则痛；或湿热客于任带，致带脉失约，任脉不固而为带下病。因本病病程日久，一者"郁久化热"，无论寒邪还是湿邪，郁结日久，均易从阳化热；一者"久病入络"，寒湿热毒之邪客于胞脉，阻滞气血，日久不散，瘀结日甚。故不论病之初起为何因，其最终的病机转归往往不离乎"瘀"；"病久伤正"，病情迁延，常致正气耗损，脾肾亏虚，血脉运行无力，更加重瘀阻。所以临床上往往病证寒湿热错杂、虚瘀并见。

（二）治疗时，标本兼顾，分段施治，内外结合

胡老师在慢性盆腔炎的治疗上充分发挥祖国医学特色，主张标本兼顾，分清主次，且分经期、非经期不同阶段施治，内服、外治相结合，临床取效甚捷。一般一个月经周期为一个疗程，连续治疗 1 ～ 3 个疗程。

1. 标本兼顾

胡老师认为慢性盆腔炎病证复杂，本虚标实。单纯祛邪治标，恐伤正气；仅用补正

之剂，难使积结日久之邪消散，又易使气机壅滞，瘀结更甚，邪实久留不去。所以治疗上主张标本兼顾，处方时在清热利湿、散寒祛瘀之中常常适当佐以益气扶正之品，并行不悖，相得益彰，使邪去正复，疾病向愈。

2. 分阶段施治

（1）经期宜因势利导。胡老师认为经期经血外排之际，是祛邪的良好时机。"经期宜逐、宜温、宜行"，此时采用益气逐瘀、补肾温经、通络调经之法，顺势导下，使寒散、湿利、热清，胞宫胞脉积聚之邪有出路，气通血活，瘀去痛消，而又不伤正气。通胞调经合剂由黄芪、桃仁、土元、牡丹皮、益母草、巴戟天、乌药、白花蛇舌草、重楼、白蔹、甘草组成，水煎服，每日一剂，分早晚两次服。一般经期开始，连服 3～5 天。方中桃仁、土元、牡丹皮、益母草活血逐瘀；巴戟天、乌药温肾暖宫，理气止痛；黄芪益气扶正；白花蛇舌草、重楼、白蔹清热利湿解毒，防潜伏内蕴之邪乘虚作乱；甘草调和诸药。全方扶正祛邪并行，寒热共用，使气行血活，经血畅行，通而不痛。在临床上，通胞调经合剂由于其温、活、行、散的良好作用，还广泛用于痛经、月经不调等的经期治疗，也正体现了中医的辨证论治、异病同治特色。

（2）非经期应求因治本。慢性盆腔炎病程长，易反复，特别是在经后血海空虚之时，不但易感新邪，残余之旧邪也易乘虚作乱。所以胡老师认为经行之后，应及时求因治本，扶助正气，驱除邪气。通胞消癥合剂由党参、黄芪、金银花、连翘、败酱草、炒薏苡仁、白头翁、延胡索、鳖甲、杜仲、巴戟天、甘草组成，水煎服，每日一剂，分早晚两次服。经净后开始，连服 15～20 天。方中党参、黄芪益气健脾，杜仲、巴戟天强腰固肾，调补冲任；鳖甲、延胡索软坚散结，通络止痛；金银花、连翘、败酱草、炒薏苡仁、白头翁清热解毒，利湿祛瘀；甘草调和诸药。全方配伍得当，健脾固肾，清热利湿，理气消癥，标本同治，正切慢性盆腔炎之病机实质，且补正不留邪，祛邪不伤正，能使热清湿去，瘀通结散，正气得复，气血和顺而诸症得消。

3. 内外合治

西医学认为慢性盆腔炎常存在盆腔血液循环障碍，表现为子宫旁组织增生、粘连，甚至形成炎性包块。此病之所以难于根治，是因为致病菌在增生和粘连的结缔组织内，药物难以深入其中而影响疗效，免疫力低下时病菌又重新活跃而使病情反复发作。胡老师认为治疗此病的关键应改善盆腔血液循环，使增生粘连的组织松解消散，这样药物才能达于病所而发挥作用，而这正是中医治疗的特色和优势所在。临床上除口服中药外，胡老师常配合通胞灌肠合剂保留灌肠，内外合治，全身与局部治疗相结合，以提高疗效，缩短疗程。此方由蜀羊泉、山慈菇、昆布、海藻、黄连、槐米、肉桂组成。功能清热解毒利湿，消癥散结止痛。方中蜀羊泉、黄连清热解毒利湿；山慈菇、昆布、海藻软坚散结消肿；槐米性凉苦降，泄血分之热而使邪有出路；肉桂少许反佐，以防诸药过寒而致腹泻，使药物在直肠停留时间过短而影响疗效。于经净第 5 天开始，每晚睡前一剂，浓煎至 100mL 保留灌肠，连续 10～15 天为一个疗程。要求灌肠时取侧卧位，药液温度 37～40℃，一次性灌肠管插入直肠的深度为 10～15cm，缓慢推注，保留至少 2 个小时以上。通过直肠黏膜的渗透作用，使邪随大肠而去，并能改善盆腔血液循环，促进炎症吸收、包块消散。操作时一定要掌握好药物的温度和灌肠管插入深度，这与疗效密切相关。

（三）防治结合，突出中医特色

慢性盆腔炎的反复发作一直是令临床医生颇为棘手的问题，即使临床治愈，一遇劳累或经期前后、流产后等正气虚弱之时，潜伏之余邪便乘机复作。胡老师在慢性盆腔炎的治疗上特别突出中医特色，强调防治结合，不但治已病，更要治未病；不但治未病，还要防复发。因而胡老师很重视药后的医嘱，常在处方用药后特别嘱咐患者注意经期、产后的卫生，避免劳累，注意保暖；饮食忌辛燥、生冷、肥腻之品，以免助湿生热，牵动余邪；注意调畅情志，以免气机郁结、血行不畅而加重瘀滞，使病情反复，迁延难愈。另外，还主张流产后、宫外孕手术后要及时进行预防性治疗，防止盆腔炎发生或急性发作，也正是中医治未病思想的具体体现。

（四）典型病例

朱某，女，32 岁，2009 年 1 月 5 日初诊。主诉：流产后 1 年未孕。2008 年 3 月早孕自然流产，行清宫术。之后经常小腹隐痛，腰骶坠痛不适，经期加重，曾间断中西医治疗效果不佳，且流产后一直未避孕而未孕。2009 年 1 月 5 日在外院做输卵管造影提示：双侧输卵管伞部粘连、不全梗阻。月经基本正常，末次月经来潮 2008 年 12 月 22 日。丈夫精液常规检查无异常。查患者舌质暗红，边有齿痕、瘀点，舌苔黄腻，脉沉细。诊断：断绪（继发不孕症）、癥瘕（慢性输卵管炎）。辨证属湿热瘀阻胞宫胞脉，兼有脾肾亏虚。治宜清热利湿，益气逐瘀。处以通胞消瘕合剂内服，通胞化瘀灌肠合剂保留灌肠。

2009 年 1 月 12 日二诊：诉用药后腰腹疼痛症状稍减，近日自觉乳胀。考虑到将近经期，改用通胞调经合剂口服。

2009 年 1 月 23 日三诊：月经来潮于 1 月 15 日，量中等，色质正常，7 天净，经期轻微腰部酸困，余无不适。

之后采用通胞系列合剂分阶段用药，据病情稍事加减，共治疗 3 个月，4 月中旬停药。末次月经 5 月 1 日来潮，停经 1 个多月时自测尿妊娠试验为阳性，7 月 20 日查阴道 B 超示宫内孕单活胎，胎儿双顶径为 1.9cm，头臀径为 4.2cm。

（五）体会

胡老师认为在治疗慢性盆腔炎时用大量清热解毒之品，把西医学所说的炎症等同于中医学所说的热毒是一种认识上的误区，背离了中医学的辨证论治精神。在治疗时谨遵辨证施治，尤其重视固护人体正气，几乎方方都有益气扶正之品，认为只有正气留存，才有抗邪能力，才能使疗效稳定持久，不易复发。

胡老师治疗时顺应女性正常的生理解剖特点，分阶段用药，内外合治，注重调护，充分体现了中医的整体观念思想，是保证疗效、缩短疗程、减少复发的关键所在。

胡老师在临床上并不泥古守旧，非常善于学习，及时了解学科新进展，对于西医也并不排斥，而是采取拿来主义，取长补短，把西医的辨病和中医的辨证相结合，一切为了疗效。这种博采众长、不断进取的精神也是我们要继承和发扬的。

四、保胎经验浅析

先兆流产和习惯性流产是临床常见的妊娠病，相当于中医的胎漏、胎动不安和滑胎。中药保胎历来是中医的特色和优势，胡老师在这方面积累了丰富的经验，形成了自己的治疗思路和特色，并总结出经验方，效果显著，无副作用，并在20世纪80年代对中药保胎后生育的后代进行过大样本的随访调查，发现中药保胎不仅疗效好，对所生后代的智力发育还有促进作用。

1. 肾虚是病机基础，常兼见血热、血虚

胡老师认为先兆流产和习惯性流产虽有肾虚、血热、气血不足、跌扑瘀血等不同原因，但临床诸因往往兼见而并非独现，其中又以肾虚为病机的基础和核心。因肾主生殖，为冲任之本，冲为血海、任主胞胎，《素问·奇病论》云"胞络者系于肾"，清代萧慎斋《女科经纶》引《女科集略》云"女子肾藏系于胎，是母之真气，子所赖也，"故肾气充盛则胞络能够提摄胎元，肾精充足则冲任旺盛，胎有所养而强壮。反之，肾气虚损则冲任不固，胎失所系；肾精亏乏则冲任血少，胎元失养而易堕。在肾虚的基础上，其他诸因中胡老师认为以阴虚血热最常兼见。因为孕后阴血聚于冲任以养胎，使机体处于阴血偏虚、阳气偏亢的生理状态。肝藏血，主疏泄，体阴而用阳，此类病人往往精神高度紧张，过于忧虑，使肝气易郁，气郁化火，加重内热。阴虚内热，伤于血络，胞络受损，扰动胎元而使其不安。综上所述，肾以载胎，血以养胎，热以动胎，临床上先兆流产和习惯性流产以肾虚兼血热血虚最为多见。

2. 固肾是安胎之根本，养血清热是安胎之基要

基于以上的病机认识，胡老师认为固肾是安胎之本，养血是安胎之基，清热是固胎之要。固肾安胎、清热养血是临床最常用的治法。在此思想指导下，胡老师总结数十年保胎经验，精心筛选，反复验证，提炼出了疗效确切、安全可靠的保胎经验方——安胎饮，临床经适当加减或药量变化，可用于各型的安胎治疗。

组成：菟丝子、续断、桑寄生、阿胶珠、焦生地黄、焦熟地黄、白芍、桑椹、黑杜仲、旱莲草、炒黄芩、白术、百合、藕节炭、砂仁、甘草。

加减：若下血量多色鲜，用黑白芍，黄芩炭，并可加仙鹤草、海螵蛸加强止血功效；若小腹下坠明显，可少佐党参、黄芪；若腹痛腹胀，可加苏梗、陈皮理气健脾安胎；若脾虚泄泻者，加党参、山药，加重白术用量；若心肝火旺、心烦易怒，加黑栀子泻三焦之火；若眠差多梦，加酸枣仁养心安神；若心悸口干，加麦冬、五味子；若大便干结，加柏子仁、炒决明子养血润肠；若抗心磷脂抗体阳性，或内有瘀滞，舌质暗，有瘀点瘀斑，酌加少量丹参、川芎、益母草。临证可根据肾虚、血虚、血热等的侧重，通过调整药量或药味，改变组方的君臣佐使，从而使其功效侧重点有所改变。

方义分析：方中寿胎丸补肾固冲以安胎，张锡纯言菟丝子为安胎主药，"能使所结之胎善于吸取母气，此所以为治流产之最良药也"；黑杜仲补肾安胎又止血；焦生地黄、焦熟地黄养阴清热，补血止血而不滋腻；黑白芍养血收敛而止血；桑椹、百合滋阴补血，养胎育胎，百合又能清心安神，缓解患者的焦虑、恐惧心理；黄芩、白术为安胎圣药，黄芩炒用清热安胎，又能止血而不寒；白术健脾益气安胎，《女科经纶》中张飞畴曰"古人用黄芩安胎，是因子气过热不宁，故用苦寒以安之。脾为一身之津梁，主内外诸气，而胎息运化之机全赖脾土，故用白术以助之"；旱莲草、藕节炭凉血止血；砂仁既安胎，又顾护胃气，防他药滋腻之弊；甘草调和诸药，与白芍相合又能缓急止痛，防胎元殒堕。全方选药精当，配伍合理，固肾养血，清热养阴，止血安胎，使肾强而胎元稳固，热清而冲任安定。此方不但能固摄胎元，更重要的是养血益精，促进胚胎正常发育，利于优生。

3. 典型病案

李某，女，28岁，1990年1月19日入院。主诉：停经41天，阴道少量出血半天。末次月经1989年12月9日来潮，入院时停经41天，已出现恶心、厌食等早孕反应，阴道出血半天，量少，色淡红，情绪时有烦躁，睡眠差。一年前曾先后怀孕6次，均于孕后40多天自然流产，第一次清宫后在某医院检查发现其为双角子宫。舌质红，苔薄白，脉滑数。诊断：胎漏（先兆流产），滑胎（习惯性流产）。辨证为肾虚兼肝郁血热，治以固肾安胎、清热止血，处以安胎饮加减：菟丝子30g，黑杜仲12g，续断12g，桑寄生12g，炒黄芩30g，知母12g，焦生地黄30g，焦熟地黄30g，桑椹10g，旱莲草30g，黑白芍15g，藕节炭30g，砂仁6g，白术15g，百合10g，甘草6g。8剂，每日1剂，水煎服。治疗20天后复查B超：双角子宫，右侧宫角内见40mm×32mm无回声，内见10mm×6mm胚芽回声，见血管搏动，左侧宫角内见一12mm×11mm无回声区，内见散在细小回声。诊断为双角子宫双角妊娠，一胎存活，一孕囊发育不佳。又经半个月治疗，2月24日B超：右侧宫角可见一胎儿，头臀径44mm，胎心活动好，胎盘厚12mm，羊水深29mm；左侧宫角内可见约21mm×21mm孕囊。此时阴道出血已基本停止，早孕反应消失。继续服用安胎饮。孕21周时再次行B超检查，宫内探及一胎儿，头颅光环完整，双顶径53mm，脊柱呈串珠状排列，胎心148次/分，胎动好，胎盘附着于子宫后壁，厚约24mm，羊水深约42mm，诊断为：双角子宫右角内中期妊娠，左角孕囊已消失。共经4个多月治疗，孕25周时痊愈出院。9月15日足月分娩1个男婴，产后半个月随访，母子健康。

4. 体会

本例双角子宫合并妊娠下血，且有自然流产病史 6 次，禀赋素虚，肾气不盛，难以载胎，而屡孕屡堕；多次流产，使肾气屡损，冲任不固，此次孕后又害怕再次流产，恐则气下，使胞络失于提摄，胎失维系，而致胎漏；反复堕胎，求子不得，郁郁寡欢，致肝气郁结，气郁化火，心神不宁，故情绪急躁，眠差；诸症为肾虚兼肝热动胎，因而在固肾安胎的基础上兼以清热止血，二者并重，因患者烦躁焦虑症状较明显，又以知母养阴清热，除烦润燥，与百合清心安神相配，取《金匮要略》百合知母汤治百合病之意，使热清烦解而神宁，利于保胎。

通过多年跟师临证的体会，我认为胡老师安胎饮之所以临床疗效显著，且对后代的智力发育还有促进作用，主要原因在于该方不仅仅补肾以安胎固胎，清热以宁血安胎，更重要的是补血滋阴以荫胎育胎，双管齐下，最大程度地减少流产症状对胚胎发育的影响，使胎元安固的同时能正常生长发育，体现了中医治病求本、防治结合的特色。

五、治疗产后缺乳经验

产后哺乳期内，产妇乳汁甚少或全无者，称缺乳，又称乳汁不行或乳汁不足。母乳是婴儿最理想的天然食品，母乳喂养可以增强婴儿免疫力，促进母儿情感交流，利于婴儿身心发育和早期智力开发；还可促进母体子宫复旧，减少乳腺癌及卵巢癌的发病率，并且方便、简单、经济、安全。然而产后缺乳往往使母乳喂养成为妈妈们的奢望，不但影响婴儿的营养供给，也常常因此影响产妇的情绪而出现诸多的产后心理问题。中医药在催乳方面历来有着独特的优势，且安全无毒副作用。胡老师对治疗此病有着丰富的经验，其所创催乳方用之临床数十年，更是屡用屡效，经久不衰。

1. 病机为虚多实少，主要责之气虚血亏

《妇人良方》认为乳汁乃气血所化，妇人乳汁不行"皆由气血虚弱、经络不调所致"，说明气血是乳汁的化生之源，气血充足是乳汁充足的前提。产后阴血骤去，气随血伤，气血双亏，乳汁无以化生，而致乳汁不行。胡老师根据自己几十年的治疗经验认为，基于乳汁化生的机理和产后气血亏虚的生理特点，临床上缺乳几乎无一例外都主要责之血虚气弱，无乳可下，而有乳难下者相对较少，所以即便有肝郁络阻之象也常是兼证，因而虚多实少。

2. 治疗上，以补血滋阴益气为要，通乳为辅

薛立斋云："血者，水谷之精气也，和调五脏，洒陈六腑……妇人则上为乳汁，下为月水。"可见乳汁化生于阴血。胡老师认为缺乳以"无乳可下"居多，所以主张治疗此病应以补血为要，以滋乳汁化生之源。然有形之血生于无形之气，补益元气也甚为重要。如《傅青主女科》云："夫乳乃气血所化而成也，无血固不能生乳汁，无气亦不能生乳汁。然二者之中，血之化乳，又不若气之所化为尤速。""乳全赖气之力，以行血而化之也。"故订立养血滋阴益气，佐以理气通乳之治法，催乳方即是在此原则指导下遣药组方，并经临床反复验证总结出的经验方。另外，胡教授指出，防治缺乳宜于产后尽早开始，治疗越早，效果就越好。

3. 催乳验方应用分析

组成：生地黄、熟地黄、当归、阿胶珠、花粉、黄芪、党参（或太子参）、柴胡、穿山甲、王不留行、路路通、漏芦、鹿角霜、通草、桔梗、甘草。

加减：若因于生气忿怒，伴乳房胀痛，可加广郁金、丝瓜络；乳房红肿硬结者，加蒲公英、连翘、夏枯草，防止积乳而发生乳腺炎；食欲欠佳，加砂仁、鸡内金；腰酸膝冷，加狗脊、杜仲；自汗或盗汗，加浮小麦、煅龙骨、煅牡蛎敛汗；乳汁常自溢者，为气虚不摄，可适当增加补气药用量；大便干结，加炒决明子润肠通便；若恶露未尽，加益母草祛瘀生新，以助子宫缩复，使恶露止，新血生，而利于生乳泌乳。

方义分析：方中生地黄、熟地黄、当归、花粉、阿胶珠养血滋阴增液以滋乳汁化源；党参（或太子参）、黄芪益气，气旺则血生乳泌。柴胡理气疏肝，疏通乳络，与穿山甲、王不留行、路路通、漏芦、鹿角霜、通草共奏通络下乳之功，俗有"穿山甲、王不留，妇人服了乳长流"之语，可见通乳效佳。桔梗引药上行达于病所，甘草调和诸药。全方养血补气滋阴以充化源，疏肝理气通络以催乳下。

4. 正确调护必不可少

俗语说"三分治疗，七分调理"，在药物治疗的基础上，嘱咐产妇正确、合理地进行生活、饮食、精神等方面的调理对缺乳的防治非常重要。主要归纳为：饮食要高蛋白、易消化，增加汤汁类食物，荤素合理搭配，少食多餐，保证脾胃的正常功能；养成良好的哺乳习惯，按需哺乳，让婴儿多吸吮，每次哺乳尽量吸空乳房，若未吸空，应将多余乳汁挤出或用吸奶器吸出，以不断刺激泌乳，这也是保证疗效持久的关键；家庭要创造良好温馨的环境，保证产妇充分休息，关心理解产妇，避免精神刺激；侧卧哺乳，乳络受压，或受凉后乳络郁滞，均可造成积乳。所以还要嘱咐产妇采取正确的哺乳姿势，注意保暖。若乳房胀硬疼痛，可辅以按摩或热敷乳房，以疏通乳络，防止积乳成痈。

5. 典型病案

马某，女，32岁，2008年10月22日就诊。患者产后42天，乳汁不足。产后初乳量尚足，两周前因儿病住院暂停哺乳1周，后出现乳汁不足，每次哺乳均需添加奶粉30～50mL。夜间需加服2次奶粉，睡眠不佳。乳房局部时有硬结，胀痛不适，恶露已净，食欲欠佳，二便调。舌淡红，苔薄白，脉沉略弦。辨证为气血不足，乳络郁滞，治以益气养血，理气通乳。处方：黄芪15g，党参15g，生地黄30g，熟地黄30g，阿胶珠12g，丹参12g，鸡血藤30g，柴胡10g，丝瓜络15g，广郁金10g，穿山甲15g，王不留行20g，漏芦12g，通草3g，甘草6g。8剂，每日1剂，水煎服。

10月29日复诊：诉服药后乳量渐增，白天仍需加喂2次奶粉，但量可减至

20～30mL，夜晚乳量可基本满足婴儿需要，食欲、睡眠较前转佳。乳房无结块，二便调。舌脉同前。依原方再予5剂后随访，乳量已基本满足婴儿所需。

6. 体会

通过对胡老师治疗缺乳经验的总结和对催乳方的分析，我更加深切地体会到审症求因、治病求本的重要性。临证应抓住病机关键，充养乳汁化源，气血旺则不通乳乳亦自流也。万不可置产后多虚的病理特点于不顾，过用芳香辛燥理气之品，伤津耗气，欲速而不达；亦不可见闭即通，用大量通乳之品堆积成方。胡老师常给我们形象地比喻，这样治疗就像牙膏管里已无牙膏而非要硬挤，用力再大也于事无补，令我们茅塞顿开。另外，对于恶露未净的缺乳患者，方中加入益母草也寓有深意，《景岳全书·妇人规》云："妇人乳汁，乃冲任气血所化，故下则为经，上则为乳。"故有"乳血同源"之说，益母草祛瘀止血以生新，能使恶露止，新血上行而化乳。

六、治未病思想

治未病思想源自《素问·四气调神大论》"圣人不治已病治未病，不治已乱治未乱"，其后历代医家都非常重视治未病，中医中药在疾病的预防与已病防变方面显示出了巨大的优势。党的十七大提出提高全民健康水平，从治疗疾病向预防疾病重点转变的前移战略，吴仪副总理在2007年全国中医药工作会议上，倡导开展中医治未病工作，充分发挥中医治未病的特色和优势，使治未病在新形势下的重要性更加凸显。

现代医学理论将人群的健康状态分为三种：一是健康未病态，二是欲病未病态，三是已病未传态。治未病就是针对这三种状态，通过预先采取措施，防止疾病的发生与发展。包括未病养生，防病于先；欲病施治，防微杜渐；已病早治，防止传变。胡老师一直以来非常重视妇科疾病的预防，其治未病思想几乎涉及和贯穿所有的妇科疾病诊疗过程。

（一）复发性流产重在孕前调治

复发性流产指自然流产（包括胚胎停育）连续发生两次以上，是严重影响患者身心健康的妇产科常见病。

1. 复发性流产的治疗应始于非孕之时，重在查因和调治

《景岳全书·妇人规》指出："凡治堕胎者，必当察此养胎之源，而预培其损，保胎之法，无出于此。"胡老师依据治未病的理念，主张流产后应及时查因和调治，"预培其损"，以纠正体内失调状态，为下次妊娠打好基础。如等到受孕后出现胎漏、胎动不安征象时，再用药施治往往为时已晚，所谓防病于先。临证时叮嘱病人在流产发生后一个月即应及时查找病因，并针对病因辨证调治，建议至少三个月至半年后，再根据检查治疗情况考虑受孕为宜。调治之法，总以益肾健脾、疏肝养血、调补冲任为则，使肾气足，气血旺，冲任调而能摄精成孕，并能养胎育胎系胎，使胎元安固。

2. 再孕后尽早保胎治疗

在孕前调治的基础上，若再孕后应尽早予以保胎治疗，但在保胎之前，应该首先排除宫外孕，保胎治疗过程中也要注意动态观察胚胎情况，避免盲目保胎而造成不良后果。治疗期限至少要超过以往流产的月份，且无胎漏、胎动不安征象，检查胚胎发育正常时，方可停药观察。

（二）慢性盆腔炎要防治结合，重视治疗的连续性

慢性盆腔炎的反复发作一直是令临床医生颇为棘手的问题，胡教授在治疗上特别强调防治结合，不仅治已病，更要治未病；不仅治未病，还要防复发。

1. 重视药后医嘱和调护

慢性盆腔炎常因起居不慎，饮食劳倦，使机体抵抗力降低时病情加重或反复发作，所以胡老师特别重视药后医嘱和调护，以防微杜渐。嘱咐患者注意经期、产后的卫生，避免劳累，注意保暖，以防邪气乘虚入侵；饮食忌辛燥、生冷、肥腻之品，以免助湿生热，牵动余邪而其病复作；注意调畅情志，以免气机郁结、血行不畅而加重瘀滞，使病情反复，迁延难愈。

2. 针对病因，预防性治疗

慢性盆腔炎常因急性盆腔炎治疗不及时、不彻底迁延形成，而急性盆腔炎又常发生于经期、分娩、流产、人工流产手术等宫腔操作或下生殖道感染后，所以胡教授主张要规范、及时、彻底地治愈阴道炎、宫颈炎等下生殖道感染，流产等宫腔手术操作后应及时进行预防性治疗，防止盆腔炎发生或急性发作。防病于未病之先是每一位妇产科医生都应该追求的最高境界，正如清代程钟龄《医学心悟》所言："见微知著，弥患于未萌，是为上工。"

3. 重视治疗的连续性

慢性盆腔炎病程较长，治疗所需疗程也长，所以不能以症状消失作为停止治疗的指征，而应该至少再巩固治疗 1～2 个月，使盆腔积液、组织增生粘连、炎性包块等体征也消失后才能考虑停药，可以最大程度上防止病情反复，还能有效地预防由盆腔炎症引起的一系列疾病，如宫外孕、输卵管炎症阻塞性不孕症、慢性盆腔疼痛等。

（三）宫外孕要预防再发，注重治疗的连续性

临床中常见到连续二次甚至三次宫外孕发生的情况，并因而使不少有生育愿望的患者丧失自然受孕的机会。胡老师认为，治疗本病绝不能以手术切除病灶或保守治疗人绒毛膜促性腺激素（HCG），降为正常作为治愈的标准，而应该注重治疗的人性化，以使患者最大程度恢复和保留生育能力，避免再次宫外孕为目的。

1. 慎于调护以预防

一方面，要注意经期、产后、流产后、各种手术尤其是宫腔和盆腹腔手术后的卫生和调护，包括起居、饮食、情绪、房事等方面，以防止病邪乘虚入侵，引起盆腔炎症，影响输卵管的通畅而引起输卵管妊娠。另一方面，对于原有慢性炎症或体质较弱者，在产后、流产后、手术后这些特殊时期，常规进行预防性治疗，可以最大程度减少和预防炎症的反复发作，降低再发宫外孕的概率。

2. 注重巩固性后续治疗

宫外孕手术后，或药物保守治疗成功后，一定要抓住这一有利时机，继续巩固治疗，彻底治疗盆腹腔的炎症，促进输卵管功能的恢复，以帮助患者实现正常生育的愿望。治疗常采用胡老师的经验方通胞系列合剂口服加保留灌肠，能有效地改善盆腔血液循环，松解粘连，软化增生，消散包块，治疗应持续至病灶完全消失，输卵管通液或造影提示输卵管通畅方可考虑停药。

3. 再孕后严密监护

对于有生育愿望的患者，在积极的治疗和检查输卵管通畅情况下，有计划地指导其妊娠。一旦再孕，要通过监测血 HCG 和 B 超尽早确定妊娠部位以便及时采取相应的治疗措施。若为宫内孕，最好能监护到孕 10 周后，尽最大努力使患者安全度过妊娠期，获得良好的妊娠结局。

（四）子宫内膜异位症术后要及时跟进治疗以防复发

子宫内膜异位症是妇科临床常见的疑难病，是一种具有恶性生长行为的良性疾病，常引起痛经、不孕、慢性盆腔痛等。该病易复发，即使手术也不能彻底治愈，临证时经常见到卵巢子宫内膜异位囊肿（俗称巧克力囊肿）切除后数月再次复发或对侧卵巢新发巧克力囊肿，使治疗更为棘手，特别对于年轻有生育要求的患者。胡老师主张对于卵巢巧克力囊肿直径大于 5cm 者可先手术，但手术只是缩小病灶，重要的是在病灶缩小的基础上进行术后的跟进治疗，以防复发。建议出院后立即开始中药口服加保留灌肠治疗，连续治疗至少 2～3 个月，根据治疗情况适时地助孕。切忌手术完不管不顾，等到病情复发往往就失去了最好的治疗机会。正如《素问·四气调神大论》所云："夫病已成而后药之，乱已成而后治之，譬犹渴而穿井，斗而铸锥，不亦晚乎？"

（五）绝经后出血要注意排癌防癌

绝经后是生殖器肿瘤的高发年龄段，若此时期出现异常的子宫出血，首先要排癌，排除生殖器肿瘤后更要注意防癌。胡老师常在方中加入白花蛇舌草、半枝莲、败酱草、炒薏苡仁、墓头回、三棱、莪术、重楼等具有清热解毒、化瘀止血作用，药理研究证实有防癌抗癌功能的中药，治疗预防同时进行，是其治未病思想的具体体现。另外，通过长期的临床观察，胡老师发现部分患者为防止自己过早衰老而过多摄入的一些营养品与恶性肿瘤的发生有一定的关联，所以处方用药后总不忘反复交代患者应该顺应人体的自然衰老，不要盲目地补充营养品。此外，即使暂时排除了恶性肿瘤，也不能掉以轻心，要注意动态观察，以期对潜在的疾患能早期发现，早期治疗。

可以说，在胡老师的日常诊疗中，时时处处都贯穿和渗透着治未病的理念，这是数十年临床经验和感悟的厚重积淀，对我们的临床实践有着重要的启示作用和指导意义，也是我们年轻一代中医需要继承和不断追求的。

（翟凤霞）

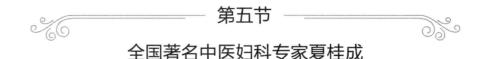

第五节
全国著名中医妇科专家夏桂成

《黄帝内经》作为四大经典之首，几千年来一直指导临床治疗与研究，对中医临床辨证思维的形成、治疗法则的完善发挥了巨大的作用。《黄帝内经》作为中医理论之渊薮，同时也是临床实践经验的结晶。当代学者将"读经典，做临床"视为培养优秀中医临床人才的重要途径，之所以如此，正因为经典是中医理论、经验与思维方法的载体。《黄帝内经》是中医理论体系的奠基之作，系统地阐述了人体生理、病理、诊断、治疗和预防等医学理论，创立了中医学的理论体系，奠定了中医学的发展基础，中医临床各科实质上是《黄帝内经》病证理论等进一步充实分化而形成的。历代名医贤者大凡成为中医大家者，无一不娴熟《黄帝内经》等经典，并通过临床实践灵活运用而有新的建树和发明，从而推动中医临床学术的不断发展。只有深入研究《黄帝内经》理论，奠定坚实的理论和临床基础，正确地指导临床实践，不断地开拓创新，才能使中医学发扬光大。笔者有幸成为全国第三批优才学员，通过读《黄帝内经》，跟师全国著名中医妇科专家夏桂成教授临证抄方，下面谈谈点学习体会。

一、心肾观理论渊源

1. 原文与相关论述

《素问·灵兰秘典论》云："心者，君主之官也，神明出焉……肾者，作强之官，技巧出焉……故主明则下安……主不明则十二官危。"表明心肾在人体的重要性，人的精神、意识活动从心出。肾藏精生髓，肾气充盛，则身体强健，思维意识活动精巧出于肾，肾所藏之精有五脏六腑之精和生殖之精。智慧虽属于脑，但肾藏精生髓，髓充于脑，肾的盛衰对脑的强弱起重要作用。《素问·六节藏象论》云"心者，生之本，神之变也……肾者，主蛰，封藏之本，精之处也"，心主血脉，主神明，凡气血运行，肢体诸窍活动，思想意识之发生，均由此而出，是人体生命的主宰，心藏神故心为生之本，是神明变化的处所。肾在人体就像冬眠伏藏之虫一样，贮藏着人体的先天、后天之精气，即肾藏精，宜闭藏不宜妄泄，称之为封藏之本。"精之处也"，进一步指出肾是人体精气储藏之处。肾的功能正常情况下能封藏真阳真阴，不使上越外泄，肾藏先天之精，又赖后天水谷之精不断补充，故为封藏之本、藏精的处所。《素问·评热病论》云："月事不来者，胞脉闭也，胞脉者属心而络于胞中。"即由于胞之络脉上通于心，下通于肾，是冲任二脉的发源地，胞得心血不断滋养，才能有月经。《素问·上古天真论》曰："女子七岁，肾气盛，齿更发长；二七而天癸至，任脉通，太冲脉盛，月事以时下，故有子……七七任脉虚，太冲脉衰少，天癸竭，地道不通，故形坏而无子也。丈夫八岁，肾气实，发长齿更。二八肾气盛，天癸至，精气溢泻……肾者主水，受五脏六腑之精而藏之，故五脏盛乃能泻。今五脏皆衰，筋骨解堕，天癸尽矣，故发鬓白，身体重，行步不正，而无子耳。"更确立了男女生殖与肾有关以及生殖与精有关的观点，论述了肾气对人体生长发育生殖的重要意义。"肾者主水"，就是指肾藏精的功能。"受五脏六腑之精而藏之"，即五脏六腑的精气都贮藏于肾中。《灵枢·决气》指出"两神相搏，合而成形，常先身生，是谓精"，意即男女之精，团聚结合，即能生殖的神奇作用。

以上原文与相关论述表明早在《黄帝内经》时代已经认识到心肾在人体的重要性及肾在生长发育生殖的重要性，但限于历史，没有能够阐明心肾在生殖中，特别是月经周期中的具体系统的作用。

2. 心 – 肾 – 子宫生殖轴调节理论

夏桂成教授在继承前人理论基础上，精研《黄帝内经》及易学等诸多理论，根据《黄帝内经》肾藏精，主生长、发育与生殖及心藏神，主血脉等理论，通过长期在科研、临床实践中发现心肾在月经周期节律、生殖节律中的主导作用。肾属下焦，主泌尿生殖，相当于卵巢的作用；心位于上焦，主神明，实属脑之功能，相当于下丘脑、垂体的作用。结合长期临床实践，援易入医，应用太极后天八卦理论，坎离与心肾关系，创立了女性心 – 肾 – 子宫生殖轴调节理论。据《黄帝内经》的理论所谓心（脑）者，君主之官（元明之府），是脏腑经络的主宰者，心肾相交，亦体现在脑窍骨髓方面，心者，包括脑，内藏神明，脑为骨髓之海，肾者藏精，亦主骨髓，精能生髓，髓自精生，髓通过骨腔，上达于脑，以养脑，心脑通过骨髓与肾关联。心脑为神之所藏，精能生髓，髓能养神，精亦能养神，神亦能驭精，特别是驾驭生殖之精。精卵的排出及受孕均与心脑有关。而肾藏精，为天癸之源，司生殖，亦为生殖的主要脏器；心包括脑，主神明，为君主之官，主宰肾精（卵）的发育和排出，亦有主宰子宫的作用，在生殖生理中具有主控作用。心、肾、子宫三者间通过胞脉、胞络产生直接的联系，肾与子宫受命于心脑，排出精卵，排出月经，为心脑所主宰。胞之络脉上通于心，下通于肾，脉道血海的通达盈满受心气主宰；肾者，生殖之本，天癸之源，阴阳之宅，生殖之精卵亦来源于肾；子宫者，奇恒之腑，排泄经血，孕育胎儿。子宫之排经、受孕、分娩，肾之分泌天癸、精卵，均与心（脑）神明相关，女性月经生殖节律等方面阴阳消长、阴阳转化的调节功能，必须在心－肾－子宫轴的纵横反馈作用下完成。

二、阴阳观

（一）原文与相关论述

《素问·至真要大论》云："谨察阴阳所在而调之，以平为期。"《素问·阴阳应象大论》云："善诊者，察色按脉，先别阴阳。""阴阳者，天地之道也……变化之父母……治病必求于本……阴静阳躁，阳生阴长，阳杀阴藏……天有四时五行，以生长收藏……人有五脏化五气，以生喜怒悲忧恐……故重阴必阳，重阳必阴。"将阴阳引入医学领域，阴阳和调是维系生命的根本，阴阳失调是引起疾病的根源，指导临床治疗的指导思想就是"治病必求于本"。《素问·天元纪大论》云"物生谓之化，物极谓之变，阴阳不测谓之神"，即阴阳是万物变化发展的总纲。《灵枢·本神》云："天之在我者德也，地之在我者气也，德流气薄而生者也。故生之来谓之精，两精相搏谓之神……"地之长养之气随天之生化之机而动，阴阳之气上下交感，才使万物化生成形；阴阳相交产生的生命原始物质就叫精，阴阳两精相互结合形成的生命活力就叫神。《素问·生气通天论》云"生之本，本于阴阳"，即生命的根本，来源于天地间的阴阳之气。

（二）月经周期节律、生殖节律中阴阳消长与转化

1. 心肾、水火、阴阳交合

夏教授认为心者，火也，八卦中的离卦，为君主之官，又为神明之府。肾者，水也，八卦中的坎卦，为生殖之本，藏精，为天癸之源，阴阳之宅。子宫为女性生殖的主要器官，所谓经、孕、产、带等生理活动均与心肾直接关联，同时子宫又有自身调节作用。月经周期、生殖节律的演变与心肾、水火、阴阳交合密切相关。肾水上济，心火下降，水火相交，阴阳相贯，维持女性心－肾－子宫生殖轴功能，即子宫是心肾阴阳交合的场所，其发生周期性阴阳变化由此产生月经周期节律及生殖节律，而夏桂成教授所谓调周即顺应月经周期性阴阳变化节律的调整。

2. 太极阴阳鱼图诠释月经周期节律

夏教授以《黄帝内经》的阴阳理论为核心，并引用太极阴阳鱼图形象地诠释月经周期节律、生殖节律。太极阴阳鱼图中的S状阴阳分界线，形象地说明阴阳之间，在互相拥抱前提下的消长对抗及其螺旋式发展的状态。以月经周期的演变而言，是阴阳运动的必然结果，阴长运动到"重"时，需要转化，必然出现经间排卵期排出精卵，转入经前阳长时期，阳长运动到"重"时，需要转化，必然出现行经期排出经血，再转入新的经后期，又开始新的阴长运动。夏教授认为如果说行经期是月经周期节律的体现，则经间

排卵期是生殖节律的体现。月经周期运动的目的就在于生殖，故经间排卵期尤为重要。

（三）物极谓之变——经间排卵期重阴必阳

夏教授据《黄帝内经》的阴阳理论"阴静阳躁，阳生阴长"及"重阴必阳，重阳必阴"，认为"重阴必阳"是阐明自然界与人体相应的生物钟演变的必然现象，所谓"物生谓之化，物极谓之变"，女子之精，以二七而至，卵子发育成熟，是在癸水滋长的前提下完成的，经间排卵期，不仅癸水之阴滋长至重，而且卵子发育成熟，所以重阴者主要是癸水之阴达重水平及成熟之精卵，丰厚的血海内膜亦等于双重之阴也，重阴还包括津液、水液代谢在内。重阴者，说明阴长运动已发展到高水平，并已达生理的极限，按太极阴阳钟的运动规律，阴长达重，阴阳的不平衡已发展到顶点，必须通过转化将有余之阴让位于阳长（包括津浊下泄、精卵排出），从而来纠正这种不平衡已达极限的状态，重新趋向相对性的总体平衡，开始新的消长运动，以推动周期及生殖节律的正常演变。

（四）心 - 肾 - 子宫轴理论

夏教授认为排卵是与心（脑）、肾、子宫生殖轴有关，其发生与冲任、肝、脾的协助分不开，在阴阳消长中发生、完成。前人认为肾藏精，为生殖之本，受孕之精来源于肾，肾为水火之脏、阴阳之府。所以生殖之精（卵）藏于肾，得肾阴包括天癸之涵养而发育成熟，把卵巢的功能及卵泡的发育纳入肾的范围内，肾藉胞脉胞络与子宫相连，子宫又借胞脉胞络与心脑相连，心与肾同属少阴经脉，相互贯通，心肾相交，水火既济，乃是协调阴阳、维护阴阳转化消长的主要所在。肾藏精，心藏神，神驱精，精促神。肾阴癸水是促进精卵生成和发育的主要物质，但发育成熟的精卵，其排出又与心脑密切相关。心为君主之官，藏神而主血脉，脑为元神之府，与心密切关联心脑的主宰活动有驱精的作用，而排出卵子以及能受孕者，主要在于心脑神明，心脑神明之所以活动而促发排卵，尤在重阴及成熟卵泡触发下发挥功能。子宫泻中寓藏，藏中寓泻，因此，当重阴时，心神动则精泄（即排卵），子宫亦开发，其中肝气、冲任等亦随之活动，完成排卵的任务。泻中有藏，动中有静，子宫之藏及冲任脉的约制功能又与肾的封藏、脾的统摄有关。子宫在经间排卵期，一面行泻，开放宫颈口，排出黏液以泻为主；一面发挥藏的作用，迎接受精卵种植于子宫内，使重阴下泄，让位阳长，固纳受精卵，促进孕育，形成子宫在经间排卵期活动的特点，即在心 - 肾 - 子宫轴的纵横反馈调节作用下完成。

三、临床运用

（一）调经种子

夏教授认为以调理心肾阴阳、尤以肾阴癸水为主调节心肾子宫生殖轴，心肾合一，心肾同治，月经周期中癸水能够促使精卵发育成熟即达到重阴的水平，然后心肾活动，才能促发排卵，调理肾阴癸水，极为重要。然而夏教授据《内经》的阴阳理论"阳生阴长"，认为没有充足旺盛的阳，也不可能达到重阴，实现重阴必阳的转化，阴愈长，愈要阳的支持，最为重要的是重阴冲击排卵，更需要得阳的支持，"阴静阳躁"即阴静阳动，"阳化气，阴成形"即阳易动散，故能化气，阴易凝敛，故能成形。阳不足，将影响阴长之动，特别是重阴的上升运动，非有旺盛的阳支持不可，故临证经后滋阴养血还需加补阳药物，助长阳气内动，利于阳长。而在经间期滋阴补肾，提高肾阴癸水的水平及精卵发育成熟程度，夏教授认为补肾阴同时需增入补肾助阳之品，所以在经间排卵期，肾阴阳癸水阴阳，同等重要。

1. 补阴补阳并重

夏教授创制了由张景岳的补天五子种玉丹加减而成夏氏补天种玉丹，以调补阴阳为主，兼顾心肾之间活动，用丹参、合欢皮，以符合心肾合治，通过调理心、肾、子宫参与排卵前的气血阴阳活动而有助于排卵。

2. 主从心肾论治，滋阴降火

夏教授创制了由张景岳的柏子仁丸加减而成夏氏益肾通经汤，同时活血通络，促进氤氲状活动，促进转化，既有通经又有促排卵的作用，以柏子仁为主药，即心－肾－子宫轴三者合治、三者共调的方药，再加入杜仲、炙鳖甲等补养肝肾的药物，以五灵脂、生茜草活血调冲，经间期滋阴活血、滋阴宁神、条达心气，提高肾阴水平，有助于血气活动而促排卵。

3. 健脾补肾以促排卵

夏教授创制了由《傅青主女科》的健固汤加减而成健脾温肾促排卵汤，以健脾补肾为主，加入续断、杜仲或鹿角霜温阳补肾，同时调理心肾活动加入合欢皮、茯苓、五灵脂、荆芥等升动之品以促排卵。

（二）妊娠流产

在治疗妊娠流产，夏教授强调"补养肾气是固摄胎元的主要方法"，而因心主血和心藏神，同时重视心－肾－子宫轴系统调治。孕后阴血下聚胞宫，以养胎元，心血相对不足，心血不足则心火上炎，心神不宁，心肾不能相交，水火不能相济，则子宫失于固藏，临床见大多患者孕后心情紧张，胸闷心慌，心烦不寐，时见少量阴道出血、小腹抽痛、腰酸等流产先兆，在养血补肾同时，注意宁心安神，调节情志，使心肾相交，水火相济，胎元才能得以安固，夏教授在补肾安胎方中常加入钩藤、莲子心、黄连、炒酸枣仁、茯神、青龙齿等宁心安神之品，尤其注重心理疏导，情志调节，心身同治。

（三）更年期综合征

夏教授认为更年期综合征以肾气衰退、肾阴亏虚为发病之本，心肝火旺、神魂失宁乃发病之标，肾及心肝之阴虚火旺为主要病机，抓住心 – 肾 – 子宫生殖轴，治心结合滋肾调子宫，治以滋肾清心、安定神魂、调理阴阳气血。夏教授创制了滋肾清心汤，为滋阴降火、交济心肾兼调子宫的验方。药用钩藤、牡丹皮、莲子心、黄连、紫贝齿、牡蛎、合欢皮、太子参、浮小麦、丹参、川牛膝、茯苓等。发作时治心，以心血（脉）、心神为主论治，还要兼顾其肾，平时以调治肝肾为主，兼以调心。

四、典型病例

王某，女，32 岁，2012 年 7 月 27 日初诊。主诉：未避孕 3 年未孕。月经初潮 11 岁，经期 3 ～ 4/30 ～ 32 天，量少，色暗，无痛经，2004 年人流 1 次，自然周期卵泡发育欠佳，外院促排卵有时也欠佳，有优势卵泡排出指导同房 3 次未受孕，2011 年 4 月于某医院行夫精人工授精有优势卵泡未受孕，子宫输卵管造影显示双侧通畅。末次月经 2012 年 7 月 18 日来潮，量偏少，就诊日当为第 10 天，无腰酸，夜寐安，二便调，舌淡红，苔腻，脉弦。西医诊断：继发性不孕。中医诊断：不孕症，月经量少。证属肾虚偏阴。癸水不足，心肝火旺，所谓阴不足则精不熟，阴不足则津液亏少，阴不足则转化不利，所以经间期带下偏少，月经量少，不得孕育也。论治：经后中论治。方用滋肾生肝饮加钩藤汤：丹参 10g，赤芍 10g，白芍 10g，山药 10g，山茱萸 9g，牡丹皮 10g，茯苓 10g，续断 10g，菟丝子 10g，炒柴胡 6g，钩藤 10g，莲子心 5g，炙鳖甲 10g，太子参 15g。8 剂。处方：补天种玉丹，丹参 10g，赤芍 10g，白芍 10g，山药 10g，山茱萸 9g，牡丹皮 10g，茯苓 10g，续断 10g，菟丝子 10g，怀牛膝 10g，炙鳖甲 10g，杜仲 10g，鹿角片 10g，五灵脂 10g。7 剂。

8 月 13 日二诊：末次月经 7 月 18 日来潮，刻下：第 27 天，基础体温上升，曾有拉丝带下，夜寐安，二便调，舌红，苔腻，脉细弦。治法：经前后半期论治，方用补肾促排卵加六君子汤：丹参 10g，赤芍 10g，白芍 10g，山药 10g，山茱萸 9g，牡丹皮 10g，茯苓 10g，续断 10g，菟丝子 10g，怀牛膝 10g，紫石英 10g，五灵脂 10g，荆芥 10g，太子参 15g，炒白术 10g，广木香 6g。12 剂。

8 月 24 日三诊：末次月经 7 月 18 日来潮，第 37 天，基础体温上升 12 天，时乳胀，腰酸，夜寐安，二便调，舌红，苔腻，脉细弦。经期方：制苍术 10g，制香附 10g，山楂 10g，丹参 10g，赤芍 10g，泽兰 10g，益母草 15g，五灵脂 10g，续断 10g，茯苓 10g，川牛膝 10g，肉桂 5g，生茜草 15g。3 剂。经后期方用杞菊地黄汤加越鞠丸：枸杞子 10g，钩藤 10g，白芍 10g，山药 10g，山茱萸 9g，莲子心 5g，茯苓 10g，续断 10g，桑寄生 10g，菟丝子 10g，制苍术 10g，制白术 10g，广郁金 10g，广木香 6g，合欢皮 10g。12 剂。

9 月 10 日四诊：末次月经 8 月 27 日来潮，第 15 天，白带中等，有拉丝带下，无腹痛，夜寐安，二便调，舌红，苔腻，脉细弦。方用补天种玉丹：丹参 10g，赤芍 10g，白芍 10g，山药 10g，山茱萸 9g，牡丹皮 10g，茯苓 10g，续断 10g，菟丝子 10g，怀牛膝 10g，炙鳖甲 10g，杜仲 10g，鹿角片 10g，五灵脂 10g，荆芥 10g，党参 15g。12 剂。

9 月 28 日五诊：末次月经 8 月 27 日来潮，第 33 天，基础体温上升 14 天，无腰酸，无腹痛，夜寐安，二便调，舌红，苔腻，脉细滑。E_2：196，P：22.42，β–HCG：377.1，治法：养血补肾，益气安胎。处方：白芍 10g，山药 10g，山茱萸 9g，续断 10g，杜仲 10g，菟丝子 10g，桑寄生 10g，黄芪 15g，太子参 15g，苎麻根 10g，苏梗 6g，茯苓 10g，茯神 10g。10 剂。

10 月 16 日六诊：停经 51 天，无腰酸，恶心时作，舌红，苔腻，脉细滑。E_2：563，P：24.67，β–HCG：56578.10，B 超内见胎心，治法：健脾补肾，和胃安胎。处方：党参 15g，炒白术 10g，茯苓 10g，广木香 6g，砂仁 3g，菟丝子 10g，桑寄生 10g，杜仲 10g，苏梗 6g，苎麻根 10g，陈皮 6g，炒竹茹 10g。7 剂。

11 月 6 日七诊：停经 72 天，E_2：1909，P：32.18，β–HCG：140071，夜寐安，二便调，舌红，苔腻，脉细滑，B 超胎儿基本成形，治法：养血安胎。处方：白芍 10g，山药 10g，山茱萸 9g，续断 10g，杜仲 10g，菟丝子 10g，桑寄生 10g，太子参 15g，苎麻根 10g，香谷芽 10g，茯苓 10g，茯神 10g，陈皮 6g。7 剂。

五、结语

夏教授潜心研究《黄帝内经》等众多经典，并通过长期临床实践灵活运用，创立心（脑）–肾–子宫生殖轴学说，与妇科临床实践相结合，同时结合现代疾病谱，不断更新治疗方法，临床疗效显著。笔者在跟师学习过程中收获很大。正如国医大师朱良春说"经典是基础，师传是关键，实践是根本"，通过读《黄帝内经》，求真谛，跟名师，多临床，认真学习掌握《黄帝内经》辨证思维方法，应是提高临床思维能力的根本途径。

（李健美）